# 口腔数码摄影

——从口腔临床摄影到数字化微笑设计

第4版

主编　刘　峰（北京大学口腔医院）
　　　李　祎（北京大学口腔医院）

编者（按姓氏音序排序）
郭永文（四川大学华西口腔医学院）
李　祎（北京大学口腔医院）
梁珊珊（武汉大学口腔医院）
刘　峰（北京大学口腔医院）
牛丽娜（空军军医大学口腔医院）
师晓蕊（北京大学口腔医院）
王　莹（北京大学口腔医院）
王妙贞（北京大学口腔医院）
翁金龙（北京大学口腔医院）
吴夏怡（中山大学附属口腔医院）
吴玉琼（上海交通大学口腔医学院）
余　涛（北京大学口腔医院）
张　凌（空军军医大学口腔医学院）
赵　伟（福建省口腔医院）
周　倜（滨州医学院附属烟台口腔医院）

人民卫生出版社
·北京·

版权所有，侵权必究！

图书在版编目（CIP）数据

口腔数码摄影：从口腔临床摄影到数字化微笑设计 / 刘峰，李祎主编. -- 4 版. -- 北京 ：人民卫生出版社，2025. 2. -- ISBN 978-7-117-37666-2

Ⅰ. R78

中国国家版本馆 CIP 数据核字第 2025M2S872 号

| 人卫智网 | www.ipmph.com | 医学教育、学术、考试、健康，购书智慧智能综合服务平台 |
|---|---|---|
| 人卫官网 | www.pmph.com | 人卫官方资讯发布平台 |

口腔数码摄影

——从口腔临床摄影到数字化微笑设计

Kouqiang Shuma Sheying

——cong Kouqiang Linchuang Sheying dao Shuzihua Weixiao Sheji

第 4 版

主　　编：刘　峰　李　祎
出版发行：人民卫生出版社（中继线 010-59780011）
地　　址：北京市朝阳区潘家园南里 19 号
邮　　编：100021
E - mail：pmph @ pmph.com
购书热线：010-59787592　010-59787584　010-65264830
印　　刷：北京顶佳世纪印刷有限公司
经　　销：新华书店
开　　本：889×1194　1/16　　印张：23
字　　数：522 千字
版　　次：2006 年 6 月第 1 版　　2025 年 2 月第 4 版
印　　次：2025 年 3 月第 1 次印刷
标准书号：ISBN 978-7-117-37666-2
定　　价：398.00 元
打击盗版举报电话：010-59787491　E-mail：WQ @ pmph.com
质量问题联系电话：010-59787234　E-mail：zhiliang @ pmph.com
数字融合服务电话：4001118166　E-mail：zengzhi @ pmph.com

# 主编简介

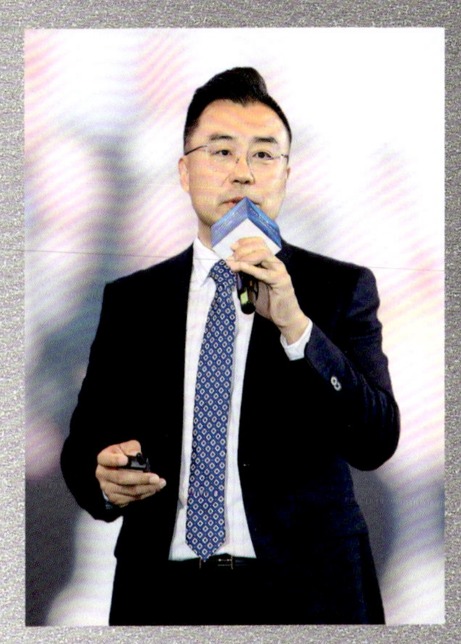

**刘　峰　主任医师**

北京大学口腔医院门诊部主任，门诊部培训中心主任

北京大学口腔医学院医疗质量管理委员会委员

北京大学口腔医学院继续教育管理委员会委员

北京大学口腔医学院医疗装备管理委员会委员

全国卫生产业企业管理协会数字化口腔产业分会（CSDDI）会长

国际种植牙医师协会（ICOI）中国专家委员会副会长

中国整形美容协会口腔整形美容分会副会长

中华口腔医学会口腔美学专业委员会常务委员

中华口腔医学会口腔种植专业委员会委员

国际数字化牙科学会（DDS）中国区主席

欧洲美容牙科学会（ESCD）前任中国区主席

多年来一直致力于口腔美学修复、口腔种植修复、口腔数字化等方面的临床、科研及教学工作，主编主译出版《口腔数码摄影》《口腔美学修复临床实战》《美学区种植——从设计理念到临床实战》《中国口腔数字化——从临床技术到病例精选》《垂直型牙体预备和生物导向预备技术（BOPT）》等 20 余部专业著作和教材，总字数 991.3 万字。

担任 *International Journal of Prosthodontics*、*International Journal of Computerized Dentistry*、*International Journal of Esthetic Dentistry* 等专业期刊编委、审稿人，在口腔美学修复、口腔种植修复及口腔数字化等领域具有深厚的积累。

发表中英文论著 80 余篇

主持团体标准和专家共识 6 项

参与团体标准和专家共识 5 项

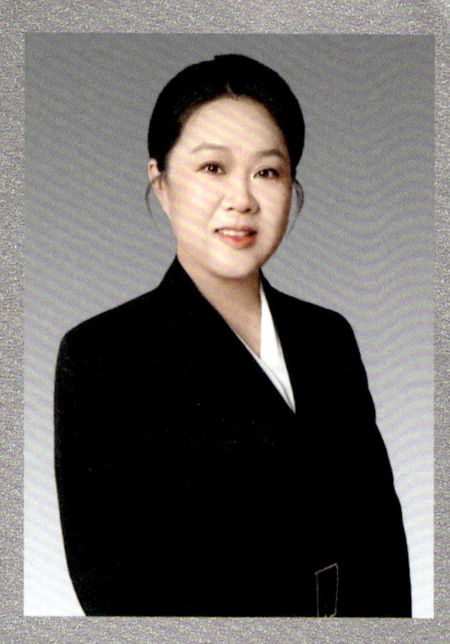

**李　祎　副主任医师**

北京大学口腔医院门诊部综合科主任，门诊部培训中心副主任

中国整形美容协会口腔整形美容分会理事

ISCD 认证培训师

吉林大学口腔医院口腔修复学硕士。毕业后一直在北京大学口腔门诊部从事修复工作，在前牙美学修复工作中积累了丰富经验，2012 年获得全国首届 VITA 杯医技美学修复大赛第二名。在北京大学口腔医院刘峰美学修复种植团队从事口腔美学修复的临床和教学工作，在北京大学口腔医院门诊部培训中心举办的美学修复系列继续教育项目中担任部分理论教学及大量临床指导工作。参与编写《口腔数码摄影》(第 2 版)、《口腔数码摄影——从口腔临床摄影到数字化微笑设计》(第 3 版)《纤维桩修复技术》《美学修复牙体预备》《精细印模技术》《垂直型牙体预备和生物导向预备技术(BOPT)》等多部专业书籍。作为核心骨干成员参与中华口腔医学会口腔美学专业委员会“口腔美学临床摄影专家共识”的制订及培训推广工作。

# 编　者

（按姓氏音序排序）

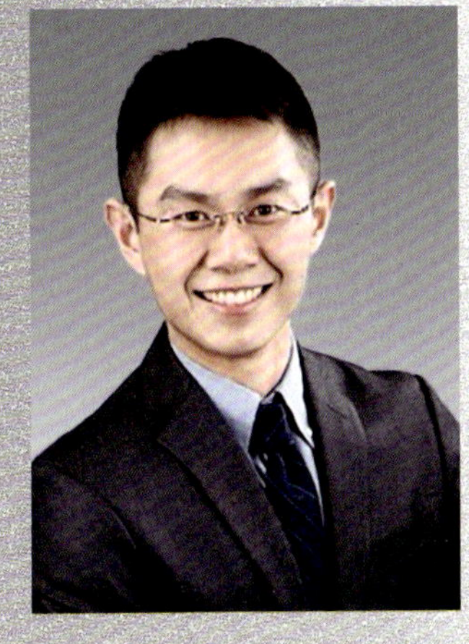

**郭永文**

四川大学华西口腔医学院（华西口腔医院）口腔正畸科副主任。口腔正畸学博士、副教授、硕士生导师。

中华口腔医学会口腔美学专业委员会青年委员，四川省口腔医学会正畸专业委员会常务委员、口腔美学专业委员会委员，四川省医学会医学美学与美容专业委员会常务委员、四川省医疗美容主诊医师备案培训专家、四川省卫生健康英才计划中青年骨干人才。主持国家自然科学基金，省部级，市、校、院级项目 10 余项，发表 SCI 期刊等论文 30 余篇，以第一发明人及参与人获授权专利 10 余项。临床擅长以美学、健康、功能、高效为目标的各类错𬌗畸形矫治，临床案例多次在各类病例展评中获一等奖等奖项，并发表于正畸学权威期刊 *AJO-DO* 及 *Angle Orthodontists*。

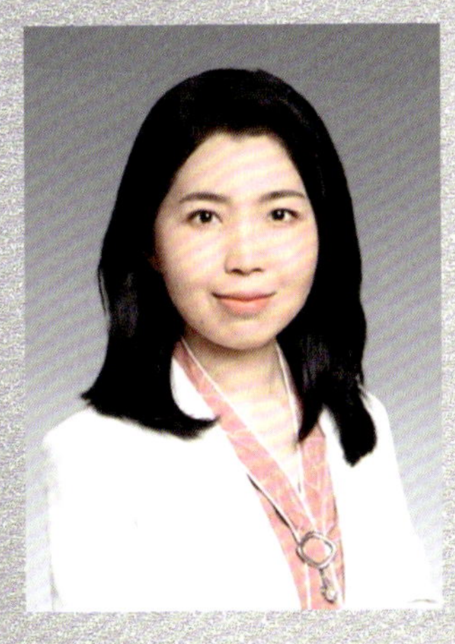

**梁珊珊**

武汉大学口腔医院修复科主任医师、副教授、硕士研究生导师、口腔修复学博士

武汉市中青年医学骨干人才、武汉大学珞珈青年学者

中华口腔医学会口腔美学专业委员会委员、青年讲师

中华口腔医学会口腔修复专业委员会委员

中华医学会医学美容分会美学牙科组委员

全国卫生产业企业管理协会数字化口腔产业分会（CSDDI）专家委员会委员

湖北省口腔医学会口腔美学专业委员会副主任委员

湖北三峡职业技术学院特聘教授

武汉医学会医学美学与美容分会委员

武汉市口腔医学会理事

出版著作《显微牙体预备图谱》（主编）；全国高等卫生职业教育口腔医学规划教材《口腔医学美学》（副主编）；译著《美容口腔医学》；参编《根管治疗图谱》（第 2 版）、《口腔疾病诊疗并发症》以及《口腔全科医疗临床病例精粹》。

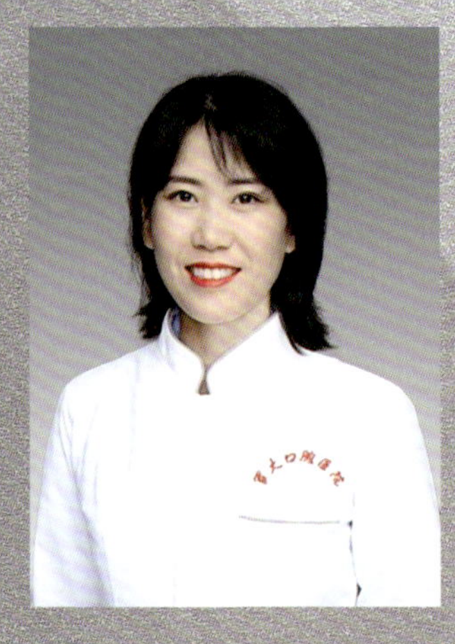

**牛丽娜**

空军军医大学口腔医院院长、教授/主任医师、博导、教育部青年长江学者、国家杰出青年科学基金、国家优秀青年科学基金项目获得者。

陕西省口腔医学会副会长、中华口腔医学会口腔医学教育专业委员会副主任委员、口腔修复学专业委员会常务委员。主要从事口腔颅颌面组织缺损修复的工作。先后主持国家杰出青年科学基金、青年“863”项目等20余项基金。以第一/通信作者在 *NAT MATER* 等国际著名期刊发表英文论文120余篇。授权国际发明专利2项、国家专利15项。获教育部科技进步奖一等奖及省部级一等奖3项。

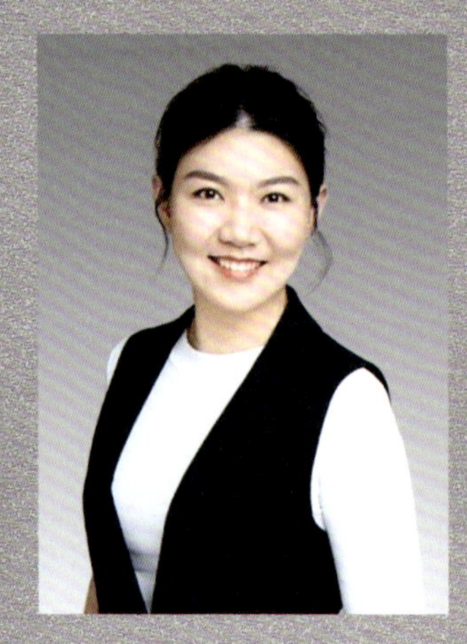

**师晓蕊**

北京大学口腔医院门诊部综合科副主任医师，口腔修复学博士，北京大学口腔医院门诊部门诊办公室主任。中华口腔医学会口腔美学专业委员会青年委员（第一届），全国卫生产业企业管理协会数字化口腔产业分会委员、学术秘书，北京口腔医学会颞下颌关节病学及𬌗学专业委员会委员，欧洲美容牙科学会（ESCD）认证会员、中国区主席，奥地利维也纳大学访问学者，首届中华口腔医学会口腔美学专业委员会青年讲师。完成多项国内外专业培训并参与多部临床专著、译著的编写，翻译 VieSID 咬合系列课程、Dawson 基础课程，著《面弓𬌗架应用基本技术》。

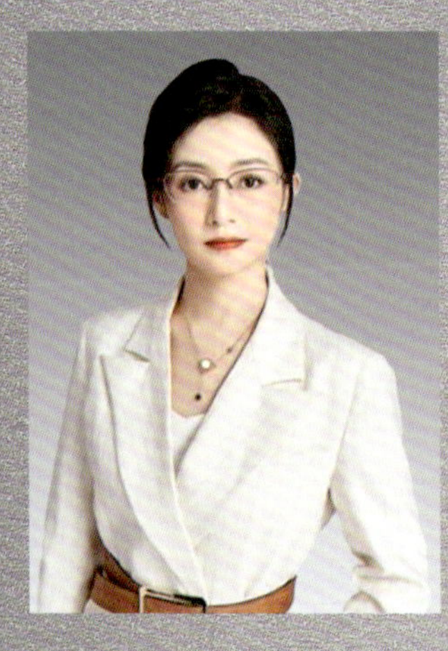

**王 莹**

北京大学口腔医院门诊部综合科主治医师、北京大学口腔医院口腔修复学博士。参编、参译《明明白白去看牙》《口腔美学修复策略》《瓷贴面修复技术——从标准到微创无预备》《口腔数码摄影》等多部口腔专著。科研方向主攻人工智能与口腔医学，发表多篇SCI、国内核心期刊论文。临床方向主要是全瓷固定修复、种植修复及前牙美学修复的多专业联合治疗。

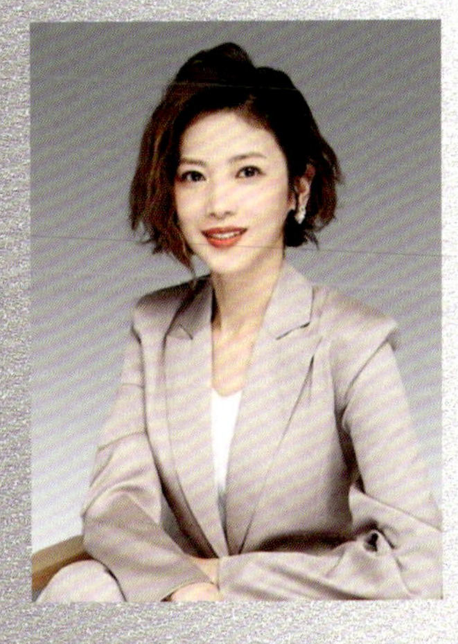

**王妙贞**

北京大学口腔医院门诊部综合科主治医师

北京大学口腔医学院口腔颌面外科博士

维也纳大学牙科学院口腔种植专业访问学者

中华口腔医学会口腔种植专业委员会青年委员

国际种植牙医师协会（ICOI）中国专家委员会理事

白求恩精神研究会口腔医学分会理事

全国卫生产业企业管理协会数字化口腔产业分会（CSDDI）委员

中华口腔医学会口腔美学专业委员会青年讲师

专业方向为美学区种植外科、复杂软硬组织增量手术、数字化种植等

《美学区种植——从设计理念到临床实战》副主编

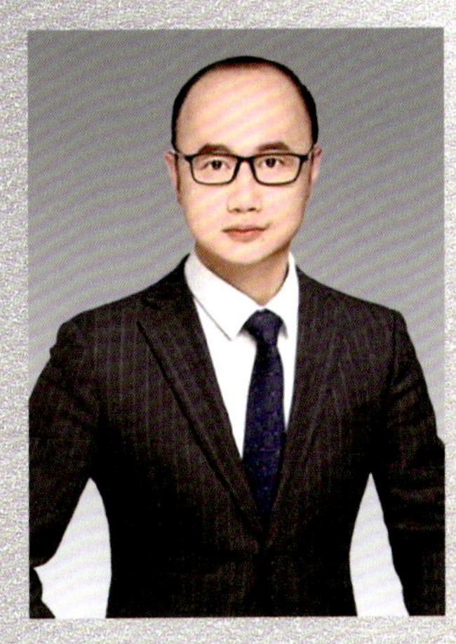

**翁金龙**

北京大学口腔医院门诊部特诊科主治医师、北京大学口腔医院口腔预防学博士。擅长疑难牙体牙髓病的诊断治疗、复杂显微根管治疗、显微根尖手术、美学修复、固定修复以及口腔多学科疾病的综合诊断、设计和治疗。数次赴美国进行短期研修和学习，师从美国宾夕法尼亚大学 Kim 教授学习显微根尖手术。作为项目负责人承担门诊部数项新技术新疗法项目。在国内外杂志发表论文多篇。

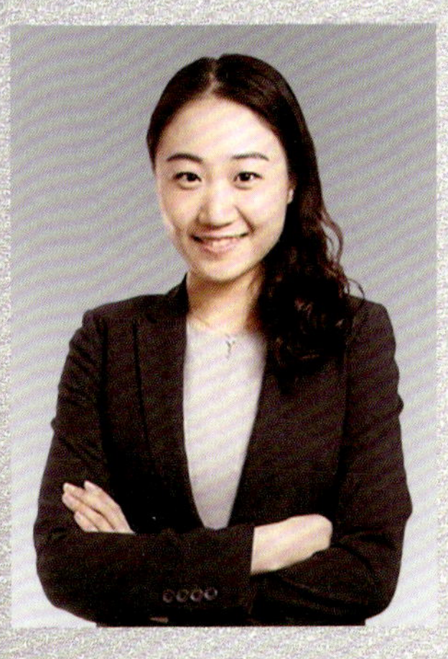

**吴夏怡**

中山大学附属口腔医院珠江新城口腔医疗门诊主治医师，口腔种植学博士，硕士研究生导师。

中华口腔医学会口腔美学专业委员会青年委员及青年讲师（第二届），广东省口腔医学会口腔种植学专业委员会委员兼秘书。

专注于美学种植修复和数字化技术的临床应用，多次在国内大会发表主题演讲，并积极参与本科教学和继续教育工作。主持国家自然科学基金和广东省自然科学基金各 1 项，在国内外专业期刊发表学术论文 10 余篇，并参与编著《中国口腔数字化——从临床技术到病例精选》《中国口腔种植临床精萃》等多部口腔医学专著。

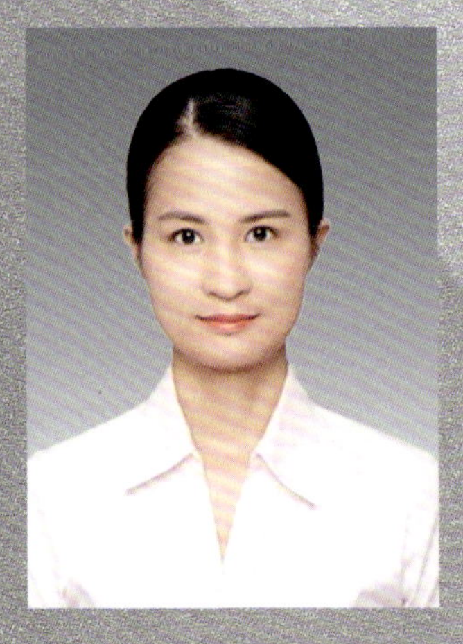

**吴玉琼**

上海交通大学医学院附属第九人民医院主治医师、口腔修复学博士、口腔正畸学硕士，擅长口腔正畸与美学修复的联合诊疗。上海市“扬帆计划”获得者，中华口腔医学会口腔美学专业委员会青年讲师，全国卫生产业企业管理协会数字化口腔产业分会青年委员，上海市口腔医学会口腔修复学专业委员会青年委员，上海交通大学附属第九人民医院首届“十佳青年临床医师”。主持 1 项国家自然科学基金青年项目及 1 项上海市科委课题，发表十余篇 SCI 论文。

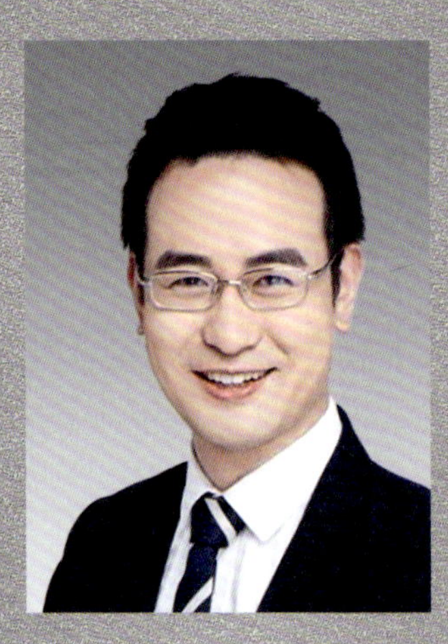

**余　涛**

北京大学口腔医院门诊部综合科主治医师

北京大学口腔医院口腔修复学博士

瑞士日内瓦大学访问学者

北京口腔医学会数字化口腔医学专业委员会委员

全国卫生产业企业管理协会数字化口腔产业分会委员、学术秘书

国际数字化牙科学会（DDS）中国区委员、学术秘书

共同主编《口内数字印模技术》、参编《中国口腔数字化——从临床技术到病例精选》《美学区种植——从设计理念到临床实战》《椅旁数字化修复实战——从入门到精通》及《口腔数码摄影》等临床专著。

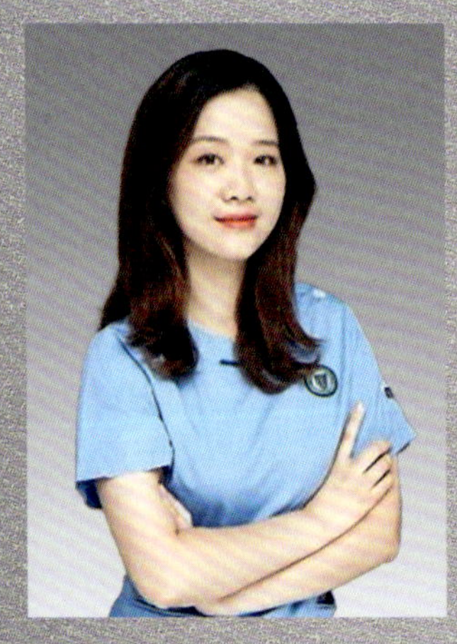

**张　凌**

空军军医大学口腔医院口腔修复科副主任、副教授、副主任医师、硕士研究生导师、第四军医大学 - 意大利锡耶纳大学联合培养博士、美国马里兰大学访问学者。

中华口腔医学会口腔美学专业委员会、口腔修复学专业委员会委员。

主持国家自然科学基金、省部级课题等 6 项，主持 1 项国家发明专利、4 项实用新型专利。获教育部高等学校科学研究优秀成果奖科学技术进步奖一等奖、中华口腔医学会科技奖一等奖等奖项。发表多篇 SCI 及中文核心期刊论著，主编、副主编专著 2 部，参编英文专著 1 部、中文专著 3 部。担任中华口腔医学会行业规范《瓷贴面粘接技术指南》和《纤维根管桩临床粘接技术指南》主要执笔人，临床病例获首届“中国科协优秀临床案例”等多项奖励。

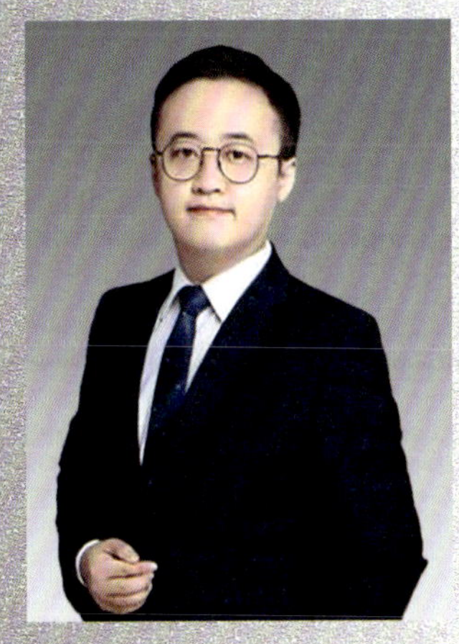

**赵　伟**

福建省口腔医院修复科副主任医师

中华口腔医学会口腔美学专业委员会工作秘书、全国青年委员、首届全国青年讲师，福建省口腔医学会口腔美学专业委员会常务委员，福建省口腔修复和材料工艺专业委员会委员。曾多次参加国内各口腔美学以及 BITC 口腔种植病例大赛并获得一等奖等佳绩。

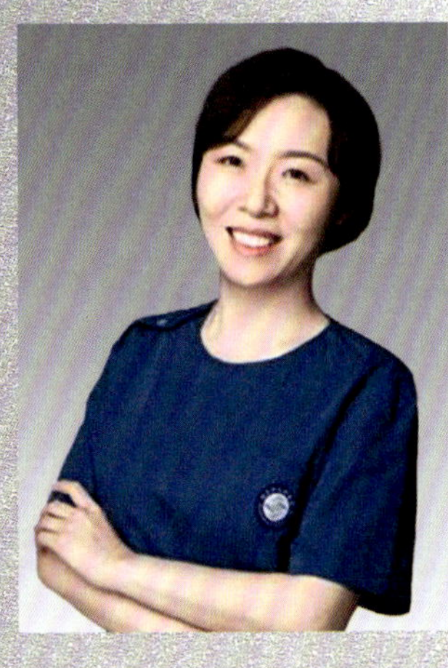

**周　倜**

滨州医学院附属烟台口腔医院副教授、副主任医师、吉林大学口腔医学硕士

中华口腔医学会口腔美学专业委员会青年讲师

发表多篇数字化口腔美学相关论文。参编《数字化美学修复实操手册》《牙好，生活更美好》。主译《口腔美学贴面修复——治疗计划和临床理念》。曾获中华口腔医学会全国美学病例展评全国 12 强，山东省第一届椅旁修复病例大赛一等奖，第五季数字化好声音全国 8 强。

## 特别鸣谢

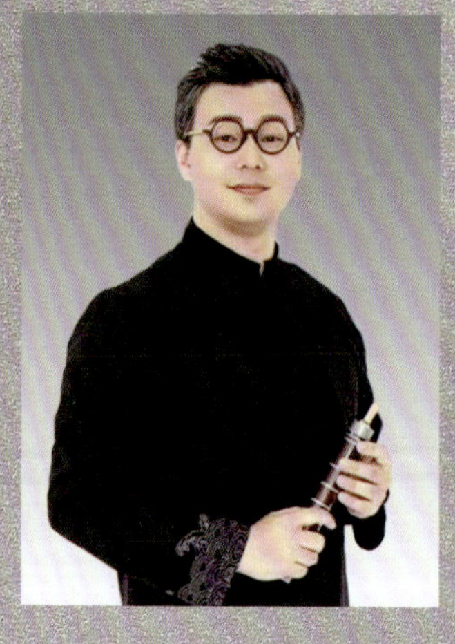

**张　浩**

民族器乐艺术家、摄影师。中国民族管弦乐学会会员、中国笙专业委员会会员、全国学生艺术展演优秀指导教师。人像摄影方面曾得到亚洲著名摄影师杨立德老师的指导，以敏锐的观察力和对人物状态的把握得到老师的肯定。自 2014 年开始担任中国发展高层论坛主办方摄影师，拍摄国家领导人与世界五百强企业家等，并先后参与中央广播电视总台、中国发展研究基金会、北京大学、中央音乐学院、中国音乐学院及中国歌剧舞剧院等单位的摄影活动。

## 特别鸣谢

**本书历版摄影模特，均为北京大学口腔医院门诊部综合科和特诊科的医护同事——李丹丹、师晓蕊、房吉雪、王冰。**

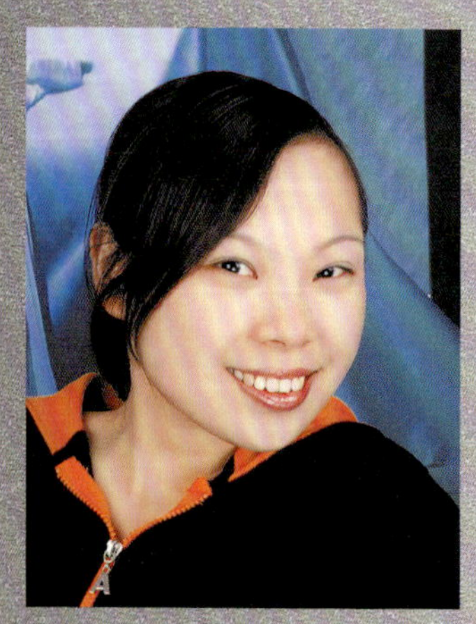

第 1 版模特：李丹丹

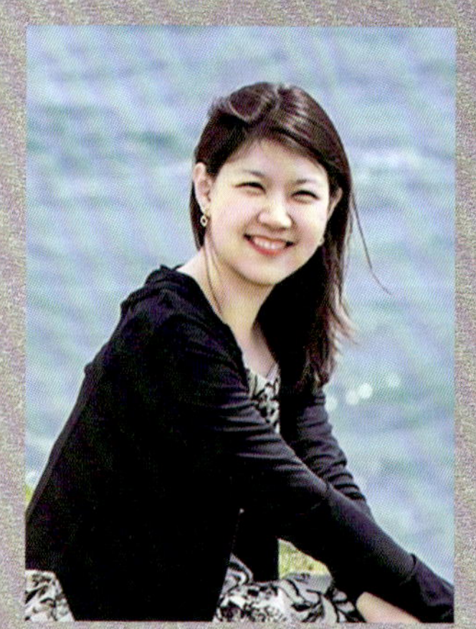

第 2 版模特：师晓蕊

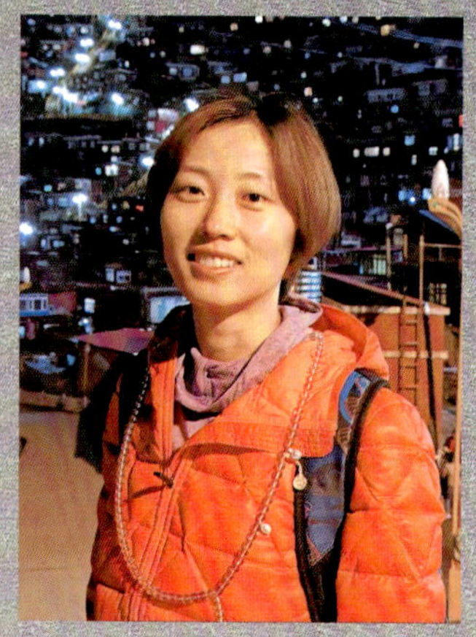

第 3 版模特：房吉雪

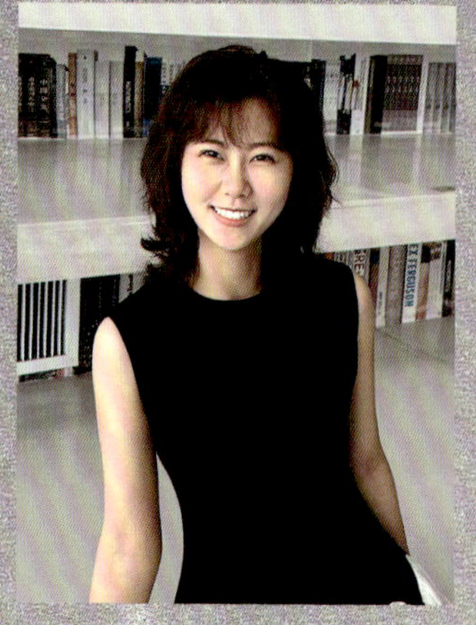

第 4 版模特：王　冰

# 特别鸣谢

参与本书首版撰写的编者：江山、何桐锋、韩亮、黄懽。他们都是口腔数码摄影这一领域的引领者。

参与第 2 版撰写的编者：田雨、江山、何桐锋、韩亮、黄懽；参与第 3 版撰写的编者：韩亮、何畏、何桐锋、黄懽、江山、刘星、刘诗铭、刘欣然、彭勃、田雨、徐明明、许桐楷、张振生。正是有了大家共同的努力，使《口腔数码摄影》这本书不断随着时代的进步而修订、重印，不断焕发新的青春。

在第 4 版编写工作中，各个院校都有一批年轻的医生们参与了一部分工作，作出了一定的贡献：仇碧莹（空军军医大学口腔医院）、邓淑丹（中山大学附属口腔医院）、张峻菱（武汉大学口腔医院）、孙源、郝志明（滨州医学院附属烟台口腔医院）、张吉昊（北京大学口腔医院），正是由于各位年轻同仁们的积极参与，使这本书更加与时俱进、符合青年读者的需求。

# 郭传瑸教授序

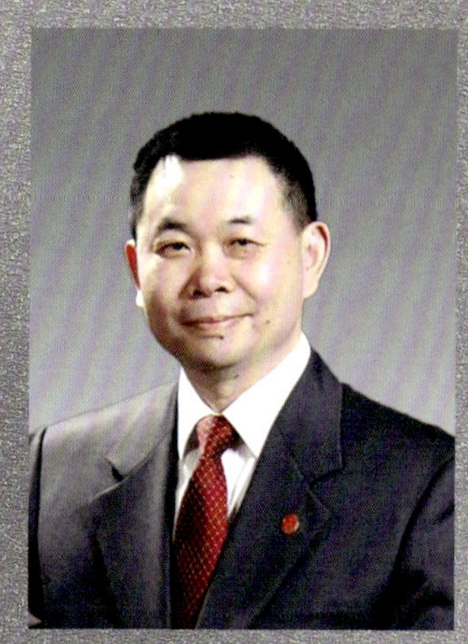

《口腔数码摄影》首版出版于 2006 年，迄今已经 18 年了。这正是一个人成年的时间，这本书历经 18 年仍然为广大读者所喜爱，具有很强的生命力，这是非常难能可贵的。

数字化技术的不断进步为口腔数字化的发展带来巨大的机会，口腔数码摄影是其中的一个重要组成部分，也是其中最早启动的部分之一。口腔数码影像的拍摄对于患者资料留存、医患技沟通交流、修复体设计制作等多方面都有着重要的作用。从 18 年前只有少数的专业医生在使用，到如今大多数医生都可以拿起相机去拍摄临床影像，这不仅仅是拿起相机的变化，更代表了口腔医生理念的转变，对专业的思考和对于技术的精益求精。可以说，这对于口腔医学尤其是口腔美学的发展起到了重要的促进作用。

我们知道，在这本书的第 3 版出版后，版权输出到施普林格出版公司，在国外出版了英文版。中国口腔医学图书能够进行版权输出，出版英文版目前还不多见，这对扩大中国口腔领域在国际口腔行业的影响力很有意义。

本书的主编刘峰医生从年轻时就善于思考，善于发现行业发展中的关键点、闪光点，并把发现的问题做深入细致的研究，不断总结经验，编撰成书，通过出版专著的方式进行广泛的传播，惠及许许多多基层医生。十余年来，刘峰医生和他的团队已经出版专业书籍二十多部，涉及口腔美学、数字化、咬合、种植等多个领域，是口腔医生中的佼佼者，是广大青年医师学习的榜样。

这一次再次修订，作者团队对书中的内容进行了更新和梳理，增加了适应时代变化的新内容，并且还邀请了国内 8 所著名口腔医学院校的优秀专家参与编写，融入了更多团队、更多专家的拍摄经验和体会，新版专著是一本可以代表目前中国口腔临床摄影水平的非常有临床指导意义的工具书。

希望这本书能不断走向成熟，再版后继续广泛传播，使更多的年轻医生、基层医生能从本书中受益。

**郭传瑸**

中华口腔医学会　会长

# 孙少宣教授序

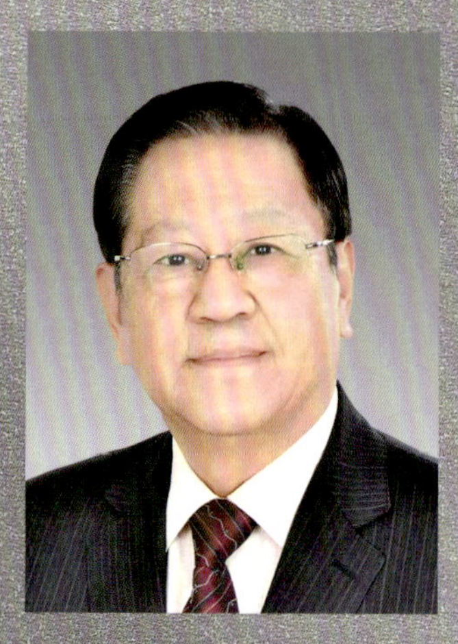

我和北大口腔刘峰教授的认识，源于“慕名”。因为对他高频率出版的口腔美学著作早有耳闻，也认真阅读了其中的几本，这岁月的册页，墨香扑鼻；这新颖的理念，不断丰富着口腔美学理论大厦；这些实战病例，微观而贴切地指导着口腔审美的临床应用。他的一系列成果，让我震惊，同时也看到了中国口腔美学的希望和未来。后来通过网络、电话有了交流与合作，虽然我长他 30 岁，但对口腔美学事业的热爱和奋斗期许，可谓志同道合，于是成了忘年交。

我作为一名在口腔美学领域深耕数十年的“老兵”，看到有这样一位踏踏实实不断前进，不断传播的后辈，甚感欣慰。当我收到为他的新书《口腔数码摄影——从口腔临床摄影到数字化微笑设计》（第 4 版）作序的邀请，便欣然命笔。

刘峰教授虽然看起来还很年轻，但其实进入口腔临床工作也已经 30 年，并且是从 2000 年就开始进入口腔美学领域，属于青年一代口腔美学专家中资历很深的了。这些年来，他秉持“以蝼蚁之行，展鸿鹄之志”的奋斗精神，蘸着汗水，熬过通宵，不断积累，逐步形成了自己的学术风格，引领着口腔美学的专业进步。刘峰教授已经主编出版了 21 本中文专著、1 本英文专著，大部分都非常“畅销”，还有 1 本英文专著马上出版、几本新的中文专著也在撰写或者修订之中。同时发表了 80 多篇中英文学术论文，这样的“高产”在国内口腔美学领域非常少见；同时他在各个国家的国际口腔美学大会上做过 20 多次报告，在国内各类学术大会、继续教育学习班上更是 20 多年持续的、高密度输出，并且在口腔美学领域内涉猎题材非常广泛、非常全面……当我得知这些信息后，对这个其实并不很年轻的“年轻后辈”有了更深一层的认识。

近日，刘峰教授应安徽省口腔美学专委会的邀请，来合肥讲学，我们得以晤面，发现他比照片上、视频里更年轻、更健康、更具活力。看起来身体很结实，走路很快，很难相信他已经 52 岁。我听说过他曾经很胖，通过运动把身体调整到很好的状态；我也听说他现在还维持着很好的运动习惯，喜欢登山，并且没有多少人能跟上他的速度。了解了这些，我理解了这个“年轻人”能获得如此成就的原因，我相信这是一种精神内驱力。每一个人都需要这样的内驱力，做口腔美学的医生们更加需要。

临床摄影是现代口腔美学的重要基础，是现代口腔美学医师必备的基本技能。从美学资料的留存，到基础的口腔美学设计，到医医、医技美学信息交流，再到医患美学沟通、美学确认，每个环节都需要临床摄影作为支撑。20 年前，刘峰教授就是抓住了这一重要抓手，不仅自己成功走上了口腔美学之路，同时带动了许许多多的医生也走向了这条辉煌的道路。这本书已经两次改版，不断与时俱进，持续地帮助了很多口腔医生走进口腔美学。2019 年，这本书的第 3 版还版权输出到施普林格出版社，出版了英文版，扩大了中国口腔美学的国际影响力。在现在这个新的历史时期，虽然口腔临床上的各类新技术，尤其是数字化技术应用越来越广泛，但临床摄影仍然是口腔美学医生一个不可或缺的临床技术。

刘峰教授向我介绍，这一次的再版，他还邀请了来自全国多所高级别口腔医学院校中对口腔临床摄影非常有建树的中青年专家参与了撰写工作，这本书可以代表目前中国口腔医学领域在临床摄影方面的整体水平，这也让我对他的这种学术包容性和不断自我修正、追求进步的风格颇为欣赏。

最后，预祝本书出版后继续获得读者们的广泛认可，继续发挥引领作用，带领更多的医生走进我们的口腔美学；同时预祝刘峰教授和他的团队、无数年轻的口腔美学同道们，未来在口腔美学的道路上顺利前行、攀上一座又一座高峰！


**孙少宣**

安徽医科大学口腔美学研究所创始所长

安徽医科大学口腔医学院主任医师、教授


2024 年 12 月 15 日

# 邓旭亮教授序

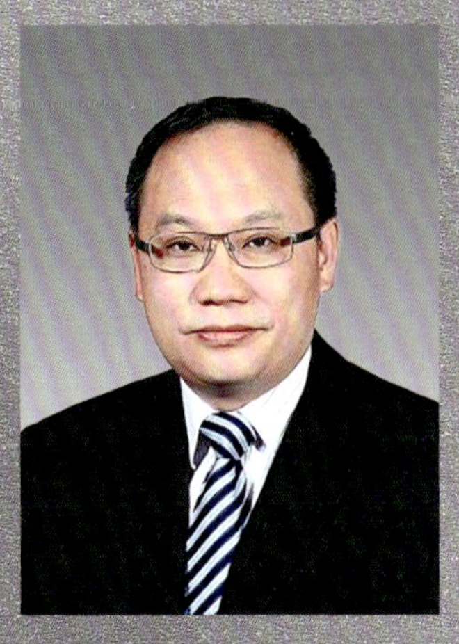

很高兴看到由我院刘峰医生主编的《口腔数码摄影——从口腔临床摄影到数字化微笑设计》(第4版)即将出版，这是中国口腔专业图书中为数并不很多、有机会经过多次改版修订的图书之一，也是国家“十四五”出版计划中的一本重要图书。

本书第1版是国内第一本关于口腔临床摄影的专业书籍，国内的很多医生都是通过这本专著对口腔摄影有了初步的认识，开始拿起相机学习如何拍摄。刘峰医生最初书写这个题材，是出于口腔美学的需要和认识。随着多年的发展，口腔数码摄影已经在口腔医学各个领域中都发挥了重要作用。

经过了18年的发展，口腔数码摄影的工具、应用、拍摄方法都发生了不少的变化，编写团队顺应时代的发展要求，与时俱进，时刻关注口腔数码摄影领域的发展，不断对本著作进行更新、改编，针对拍摄过程中新的需求、新的变化、遇到的问题提出解决的办法。

北京大学口腔医院作为集临床、科研、教学、预防一体的综合型口腔专业院校，肩负着对于临床基本理念、基本技术规范制定和推广的使命，口腔数码摄影也是其中重要的一个部分。本书的主编刘峰在青年时期开始撰写此书，后来的几版修订中不断吸纳更多青年专家加入本书的编写团队，体现着北京大学口腔医院对于专业知识体系的延续和传承。这次的第4版修订则邀请了国内8所著名院校的中青年专家共同撰写，使得本书的内容更加全面、丰富、包容。

刘峰医生在北大口腔门诊部工作近 30 年，一直从事临床、教学和众多的管理工作，一直致力于临床关键技术的学习、应用和梳理，在国内外的各种学术交流活动中，不断把北大口腔的临床、科研、教学等多方面的理念、技术对外推广，口腔数码摄影是其中的一个重要部分，对于北大口腔的先进技术、先进理念的推广起到了非常大的推动作用。

2025 年是刘峰医生作为主任的北大口腔第一门诊部（老院区）成立 30 周年，希望这本书的修订再版成为一个标志，让更多的年轻人快速成长，为门诊部的发展注入新的活力！

**邓旭亮**

北京大学口腔医院　院长

中国医学科学院　学部委员

第十四届全国政协委员

# 于海洋教授序

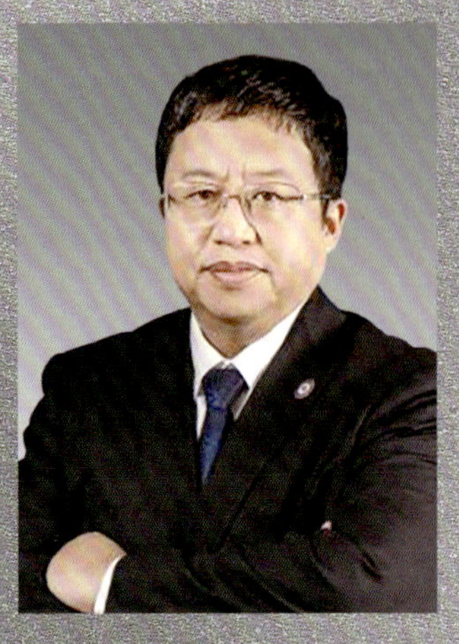

接到北大口腔刘峰医生的邀约，为他的《口腔数码摄影——从口腔临床摄影到数字化微笑设计》（第4版）作序，非常为他高兴，很愿意回忆一下我和刘峰医生之间的一些故事，也借此机会谈一谈青年口腔修复学医生的成长。

认识刘峰医生已经很多年，今年他也已经五十三岁，在口腔医学美学（口腔医疗美容）、口腔数字化领域、好几个学术团体中已经成为最活跃的学术骨干之一。刘峰医生是北京大学口腔医院最早进入口腔美学修复领域的专家之一，近二十年来做了很多非常有意义的学科基础性工作，如编写专著与教材、参与学术推广辐射等。其中，2006年出版了这本书的第一版，对我国口腔医学美学的早期发展具有十分重要的影响。也正是从那时起，我就开始认识、关注到刘峰医生，为我们尚在初始发展阶段的口腔医学美学事业有这样积极努力的年轻人而感到高兴。

2015—2016年，在我担任国家统编研究生教材主编的时候，我便力邀刘峰医生成为教材编委、进入编写队伍，那一次让我们有了更深入的接触、互相有了更深入的了解。在我看来，刘峰医生是一个非常乐观向上的人，执行力非常强，永远充满着干劲；在具有独立思考能力的同时，又非常具有谦虚学习、吸纳别人意见的能力，总是保持着学习学习再学习、不断刷新自己的认知、不断提升自己的愿望。

在那一次编写教材过程中，我们和很多专家进行过很多次非常深入的讨论，大家也因此在口腔修复和口腔美学的理念上获得很多共同的认识，这无疑也促进了我国口腔修复和口腔美学事业的发展。那以后，我主导的很多专家共识、团体标准都邀请了刘峰医生加入，一直保持着很好的学术交流，相信参与这些工作对于刘峰医生来讲也是一次次成长的机会。

近年来，刘峰医生还陆续出版了不少专著，在国内外几个学术团体中都有比较重要的任职，在国内外的重要学术会议上也有越来越多的学术报告。我为刘峰医生的成长感到高兴，也在从他的成长过程中思考新一代口腔美学（美容）医生应该如何成长。

我国现代口腔美学临床从萌芽阶段发展至今，经历了近四十年的历程，从早期的孙少宣、孙廉、邓典智、王兴、郭天文等前辈专家，到谭建国教授等我们这一辈，再到以刘峰、刘伟才等为代表的中青年专家，以及更多更年轻的同道们，几代人的执着追求和不懈努力，让我国口腔医学，特别是口腔医学美学的学科发展获得了今天令人侧目的成绩。

我非常欣赏刘峰医生的临床学术敏锐性，敢于在自己的工作环境中独树一帜，走出自己的专业之路。今天的口腔医学美学（口腔医疗美容）早已是热点中的热点，年轻一代的医生们不再面临“阻力”，但更要求医生们具有深入的学习能力、思考能力和创造能力，才能在已经日臻完善的知识理论体系中找到创新点，促进专业的提升。同时，也更需要医生们具备更严谨的态度，保证创新的科学性，避免为了创新而创新，从而使我们口腔医学能够一直健康成长。

转眼来到了2025年，我在口腔修复领域已经学习工作了39年，刘峰医生也已经从“青年新锐”成长为“成熟专家”。希望在未来，刘峰医生仍然能保持当年的勇气和锐气，继续积极探索，为我们的口腔修复和口腔美学事业作出贡献。尤其是在国际舞台上，希望能够敢于代表中国，发出属于中国自己的学术声音和学术态度。

即将出版的《口腔数码摄影——从口腔临床摄影到数字化微笑设计》（第 4 版）是一本非常基础的口腔临床摄影工具书，对于很多口腔临床摄影的入门读者来讲是非常实用的。这样一本书可以历经 18 年仍然在不断修订改版重印，代表着读者对这类参考书的需求，代表着出版社对这本书的认可，也代表着作者对这一领域的执着精神。希望更多的读者从这本书中受益，更好地做好口腔修复和口腔美学相关的工作。

**于海洋**

中华口腔医学会口腔修复学专业委员会　主任委员

四川大学华西口腔医院教授

2025 年 1 月 7 日

# 第 4 版自序

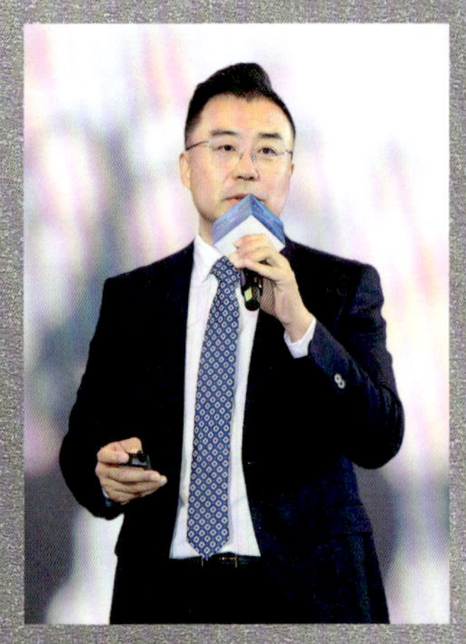

这一次改版历经了八年的时间，八年中间历经了许多的事情，我也从一个四十多岁的“小伙子”成长为五十一二岁的“中年人”。尽管身体上还不愿意承认已至“中年”，但心态上确实接受了“中年”这个定位。

在工作角度，2009 年以前是一个人在战斗，2009 年后，在门诊部领导的支持下来到综合科，组建自己的团队；团队从 3 名医生、4 名护士，逐渐发展到目前将近 50 人的队伍，团队里的年轻同志们积极努力、快速成长，从每个人都是默默无闻逐渐成长到一批团队成员都具有了一定的知名度，从此以后很多年都是一个团队在一起努力。2023 年，在门诊部同志们的支持下、在总院领导的信任下，开始承担门诊部的整体工作，从此这个 400 多人的大团队成了我坚实的后盾，我也将为这 400 多位同志们的发展和未来承担更大的责任。

在专业角度，2010 年以前我是一个人在战斗，2010 年后，我开始争取机会参与各种类型的国内外学术团体的工作，先后加入了国内的中华医学会医学美学与美容分会口腔美容学组、中国整形美容协会口腔整形美容分会等学术组织，也去参加一些国外美学牙科学会的活动，比如美国美容牙科学会（AACD）、日本审美齿科学会（JAED）的年会等。2014 年后，开始在一些学术组织里可以发挥主要作用，比如从 2014 年加入欧洲美容牙科学会（ESCD）、并于 2016 年开始担任欧洲美容牙科学会中国区主席，比如 2015 年作为核心成员参与申报、筹备、成立中华口腔医学会口腔美学专委会（CSED），再比如 2016 年作为核心成员申报、筹备、成立全国卫生产业企业管理协会数字化口腔产业分会（CSDDI）等等。2020 年，在 CSDDI 第三次换届大会上，很荣幸被推选为会长，从此之后我的第一个学术头衔就是 CSDDI 会长，要时时刻刻为这个学会的发展、定位、扩大影响力而思考、努力。

正是因为有了这么多的责任在身，让我必须时时刻刻沉下心来全面、认真地思考，把握准确的方向，规避可能的问题，在各个层面实现稳定而快速的成长。

我们既要找准时代发展的方向，跟上时代发展的节奏，争取继续引领学科发展的新进展和新趋势；同时也要筑牢基础，强化既往的优势板块，继续为培养更年轻的一代、为行业的持续发展赋能。纵观之前的二十多年，我和我的团队已经主编出版学术专著 22 本，其中很多专著已经面临出版时间较长、专业内容有所发展、改变的问题。像《口腔数码摄影》一样，好几本前些年出版的专著都于 2023 年开启了再版修订。

《口腔数码摄影——从口腔临床摄影到数字化微笑设计》（第 4 版）是这一轮修订中最早完成的。为了能更有新意，我们调整更换了之前 3 版书中的一部分编委，吸收了来自全国几大院校的一批中青年专家进入编委，他们都是在各院校、各专业中精通口腔临床摄影的青年才俊。有了他们的加入，这本书就从“体现北大口腔临床摄影专家经验的参考书”升级为“融合全国口腔临床摄影专家经验的参考书”，相信所涉及的知识结构会更加完整、更加丰富立体。

这本书的出版面世时间应该在 2025 年。2025 年是我国“十四五”规划的最后一年，我们这本《口腔数码摄影——从口腔临床摄影到数字化微笑设计》（第 4 版）被列入国家“十四五”出版计划的重点图书，非常荣幸本书受到人民卫生出版社的重视，这也是之前 3 版书一直受到读者们欢迎和认可的结果；2025 年也是北京大学口腔医院门诊部（老院区）建院 30 周年，我们也希望能用这本书为我们的门诊部（老院区）30 周年生日献礼，祝福我们的门诊部（老院区）如同这本书一样，不断焕发新的生机、吸纳新的力量、与时俱进、青春永驻！

最后对历版参加本书编写的所有专家、朋友们表示衷心的感谢，感谢你们的一路支持和陪伴，相信我们未来仍将一路同行！

**刘　峰**

2024 年 8 月 26 日

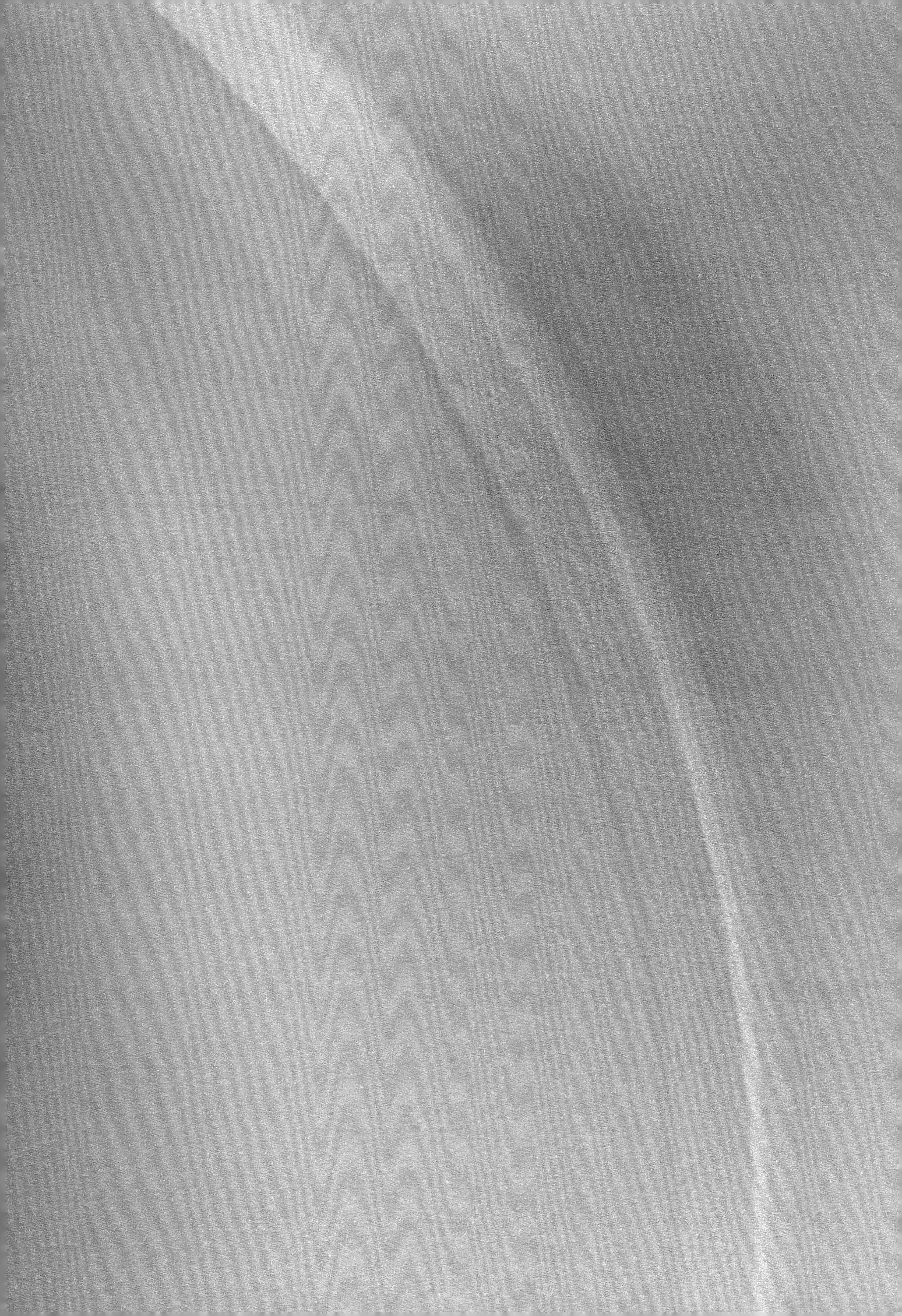

# 第 3 版自序

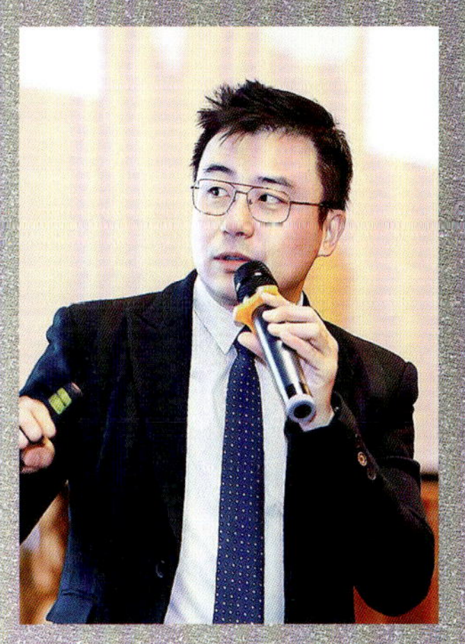

时隔五年，再次接到出版社修订《口腔数码摄影》第 3 版的邀约。虽然前前后后已经主编出版了 10 余本专业书籍，但对于《口腔数码摄影》这本书的感情仍旧无法替代。

十多年前，在我还是一个很小的医生的时候，凭借自己的好奇心和不放弃的韧性，在北大口腔几位老师、前辈的支持之下，在临床摄影这个小小的技术领域找到了小小的突破点，与此同时，也对于自己的口腔美学临床工作有了极大的促进。也得益于临床摄影的帮助，我留存了大量的临床病历资料，成为了在中国能拿出大量成功案例的口腔美学医生之一。

非常幸运的是，在早年间我就开始和江山、何桐锋等业内的前辈们有了很深的交往，向他们学习了很多口腔美学的临床技术；同时在很多年前就和韩亮、黄懽等年龄相仿的业内精英成为兄弟、战友。在这些具有共同志向的同道的带领之下，我有了第一次主编一本书的机会，那就是《口腔数码摄影》，那时是 2005 年。

2006 年，第 1 版《口腔数码摄影》出版，成为中国第一本专门针对口腔临床摄影技术的专著。由于捕捉到了一个技术的空白，这本书迅速被广大临床医生所知晓，成为很多希望学习口腔临床摄影技术的医生的首选读物。在几年之中，几次加印，很多医生通过学习这本书走入了口腔临床摄影的天地。《口腔数码摄影》，以及之后一年出版的、完全由我一个人执笔完成的《口腔美学修复临床实战》，成为早期我的两本代表作，很多医生认识我，就是从这两本书开始。

摄影技术对于口腔临床医生确实是非常具有意义的。随着口腔临床摄影技术的普及，中国的口腔美学医生的临床能力有了快速的提高，2010 年前后，我们已经能看到一批技术实力超群、临床摄影能力很强的年轻医生涌现出来。

一枝独秀不是春，百花齐放春满园。

那时的感觉，是中国口腔美学的初春已到，全国各地，点点花开。

2010 年下半年，接到出版社修订出版《口腔临床摄影》第 2 版的邀约。客观地讲，由于自己对于临床摄影认识的逐渐深入，那时已经感觉到第 1 版书的内容稍显单薄，有不少新的内容可以进行添加，仔细地修正。经过四个月的奋战，第 2 版书在 2011 年顺利出版。

第 2 版希望实现的感觉是一本金色的宝典，通过阅读这本书，口腔医生可以迅速入门口腔临床摄影，就像挖掘到一片未曾涉足的金矿。口腔美学领域一直是口腔临床医生学习的重点，临床摄影技术又是实现、记录口腔美学治疗的必须工具，于是《口腔数码摄影》第 2 版依旧持续热销，五年内又是几次断货、多次加印。

近几年来，国内能拿出非常精美的病例的医师、讲师已经随处可见，各种讲课中拿出照片质量很低的讲师已经越来越少。2014 年底，开始协助王兴会长编辑《中国牙齿美学病例精选 2015》，全国各地临床医生交过来的一百多份口腔美学病例中，拍摄非常精美的比例非常之高，有一些病例图片拍摄的水平已经让我自己感到惊叹。一切都说明，中国的口腔美学临床治疗能力已经有了极大的提高，中国的口腔临床摄影水平，已经有了本质的改变。

这样一种认识，在发起、筹备和成立中华口腔医学会口腔美学专业委员会的过程中，也被逐渐加强。最近这些年我参与了很多国外口腔美学专业学会的活动，最早是美国美容牙科学会（AACD），然后是欧洲美容牙科学会（ESCD）、日本审美齿科学会（JAED），近两年还在 ESCD 兼任了中国区主席的工作。在与国外同行、国外学会的接触过程中，我越来越迫切地感受到，中国需要自己的口腔美学组织，中华口腔医学会应该设立这样的下属机构。

终于，经过将近两年的前期准备，在做了很多具体筹备工作之后，中华口腔医学会口腔美学专业委员会在 2015 年 9 月正式成立。我们的专业委员会要为我们国家的口腔美学事业做一点实事，努力促进更多同仁的成长，同时也要努力在国际舞台上展现中国的风貌。其中一个具体的工作，或者说口腔美学专业委员会成立以后要做的第一个具体工作，就是建立“中国口腔美学临床摄影规范”，即“CSED 美学临床摄影规范”。

为什么要设立我们中国自己的规范呢?

AACD 有自己的临床摄影规范，在早期是被口腔美学医生广泛学习、认可的一套规范；但是后来，ESCD 认为 AACD 的标准比较简单、局限，仅仅考虑“美观”展示，而对于咬合、功能等问题的考虑过少，不能满足口腔美学治疗的需要，于是 ESCD 制定了自己的规范，成为被很多欧洲医生认可、遵循的规范。仔细研究可以发现，AACD 和 ESCD 两套规范的差异是非常明显的。

中国的口腔美学医生应该遵循哪一套规范呢? AACD，还是 ESCD? 在来自 15 个专业院校、7 个亚专业、29 名临床专家的反复探讨下，我们结合口腔美学分析、设计、展示的需要，共同确定了由 16 张影像所组成的“CSED 美学临床摄影规范”。

这个规范是由我负责初步起草的，非常感谢专委会把这个艰巨的任务交给我。虽然临床摄影对于我来讲似乎早就是轻车熟路，就像李谷一演唱《难忘今宵》一样，但是真的让我来起草一份能够代表中国思想的、融合口腔美学各专业需求的规范讨论稿，还是非常具有难度的。于是，利用这个契机，我带领自己的团队开始进一步认真学习、推敲，向自己并不是非常熟悉的其他专业的老师请教，在各种场合与不同领域的专家进行探讨。这个过程对于我和我的团队都是极大的促进。

当我们 CSED 的规范最终出炉以后，我的心情非常激动。我很清楚，我们的规范和 AACD 差异很明显，代表着口腔美学治疗理念的进步；我们的规范和ESCD有很大程度的接近，但仍有较多的区别，其中一些改变，代表着中国口腔美学医生的临床思考。我们可以很自信地向世界展示我们的规范，传达来自中国的口腔美学思想。

在制定CSED规范的同时，我接到了《口腔数码摄影》第3版的修订邀约，我感到这个时机恰到好处。通过这次的学习与思考，我们对于各种临床常用影像进行了新的梳理，对口腔临床摄影有了进一步的思考，对于和临床摄影相关的其他领域有了更多的涉猎，在这一次修订过程中，正可以全面的书写、表达出来。

这一次的修订和以往还有一个很大的不同，我被通知这本书作为人民卫生出版社的一本较为经典的专业图书，第3版将同期在国外发行英文版。这对于我是一个巨大的压力，同时更是一个巨大的动力。据我所知，中国医生出版的专业著作在国外以英文版的形式出版的还比较少见，如果做好，会更快地让更多国外医生认识、了解中国这个领域的发展，这与我自己、我们专业委员会希望做的工作目标非常一致。

整理书稿的过程中，回想起第1版出版当年的一些往事，看到江山、何桐锋、韩亮、黄懽这几个熟悉的名字，一路走来，他们每个人都已经是中国口腔医学领域、口腔美学领域中重要的引领者，感谢当年他们给我的机会，帮助我从一个小小的医生开始起步；再看看身边的李祎、师晓蕊、许桐楷、田雨、刘欣然、刘诗铭、刘星、王莹、余涛等许多科室、院里的年轻医生，还有虽然不在一起工作但一直保持着紧密联系的彭勃、张振生、何畏等民营医院医生中的佼佼者，是他们构成了我的强大团队，是我能够完成一项任务的坚实后盾，有他们和我相互学习、相互促进、共同成长，是我人生中的幸福。

相信在大家的共同努力之下，这本书的第3版将再次焕发口腔美学的魅力。希望这本书能够帮助更多的临床医生做好自己的工作，也希望被更多的国外医生阅读，帮助中国口腔美学在世界范围内塑造更完整、清晰的形象！

最后我要特别感谢北大口腔优秀的徐明明主任医师，她是我生活、工作、事业上完美的伴侣，时时刻刻都会给我最重要的支持、最坚定的信心，让我可以在我喜欢的道路上，一路狂奔！

**刘　峰**

2015年12月1日

# 前　言

日月如梭、时光荏苒。

从《口腔数码摄影——从口腔临床摄影到数字化微笑设计》(第 3 版)出版算起，又一个 8 年过去了。

其间经历了很多的不平凡，时间曾经仿佛停滞、而命运不断前行。

数字化的发展日新月异，督促着口腔医生不断前进。口腔数码摄影最近这 8 年来也有很大的发展：口腔摄影中重要的设备——单反相机的发展，对于口腔数码摄影的拍摄起到了进一步的推动作用，同时微单相机在临床中的应用也逐渐广泛，为数码摄影提供了另一种技术途径；显微技术在口腔临床中广泛应用于牙体牙髓专业、口腔修复专业、外科专业等，以口腔修复、种植手术等为代表的视频资料拍摄也是临床中越来越被关注的一个方面；面部扫描技术和口内扫描技术的结合能进行更加精准的数字化美学设计，为口腔摄影的发展提供了另外一个新的方向。

《口腔数码摄影》的编写团队，20 多年来不断在口腔医学美学领域推广各类新技术新进展，近年来在口腔美学、口腔数字化等领域不断推出各类专家共识、团体标准等技术规范。口腔数码摄影始终是口腔美学的起点。

多年来，《口腔数码摄影》的作者们不断吸收新鲜的知识，同时编委会也在不断吸收新鲜编写成员、不断提升编写水平。本次出版已经是《口腔数码摄影》第 4 版。区别于以往，第 4 版《口腔数码摄影》具有以下几个特点。

1．以口腔临床摄影专业知识为主　回到临床摄影技术本身，也回到 2005 年写这本书的初衷。

2．加大了显微摄影的内容，新增了口腔手术的内容　为了适应口腔医学的发展，显微摄影和手术摄影是口腔治疗中非常重要的内容，增加这些方向的内容，使本书内容更加全面。

3．更新了后期处理的内容　层出不穷的数字化处理软件为图片的后期处理和储存提供了便利，也是每次改版都需更新的部分。

4．各大院校倾力合作　本次改版邀请了国内各大院校的权威专家和青年精英倾力合作，为本次改版增强了专业力量，融汇了各院校的口腔临床摄影精华，也促进了国内院校间对临床摄影这一技术的深入交流。

本书的第 4 次改版是“十四五”出版计划的一项重要内容，历时 10 个月，非常感谢各位撰稿老师的辛苦工作、无私奉献，把丰富的拍摄经验和拍摄技巧倾囊相授，为广大读者的临床实践提供了非常实用的指导。

**本书编写团队**

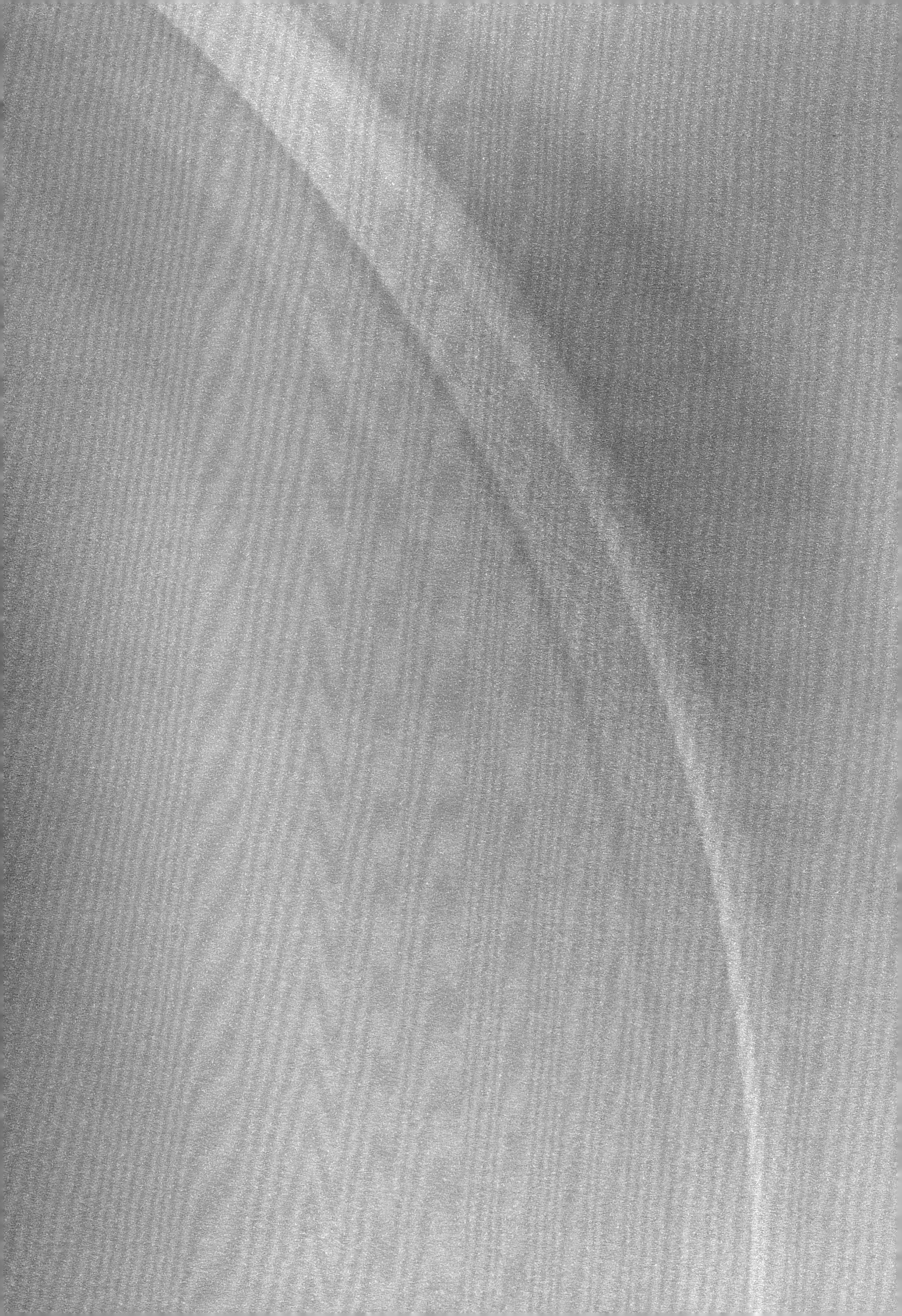

# 目　录

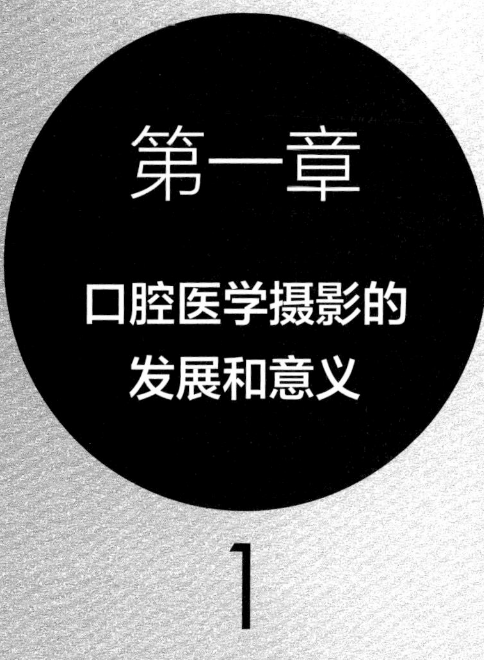




## 第二章

**摄影的基本概念和基础知识**

11

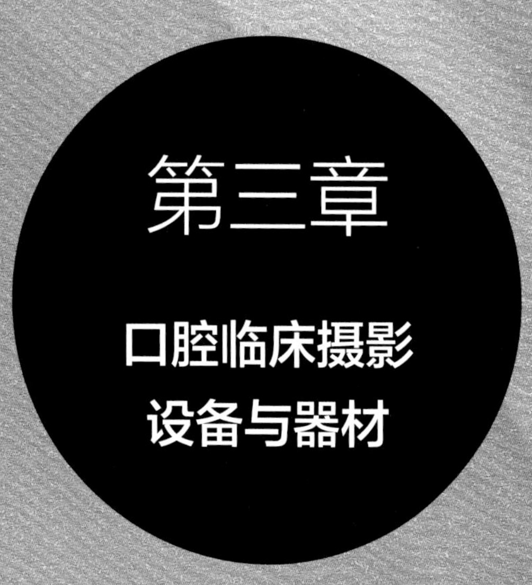

# 第三章 口腔临床摄影设备与器材

# 第四章

## 临床摄影的基本技术

89

# 第五章

## 口腔临床基本影像的拍摄

137

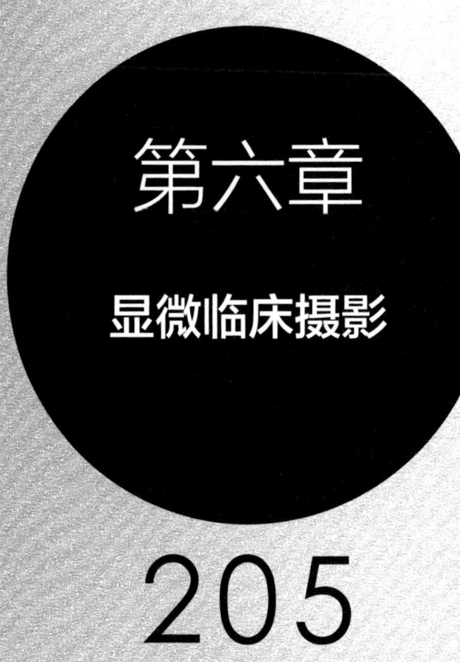


205



# 第七章

**静物摄影**

225

# 第八章

## 口腔临床手术的摄影与录像

259

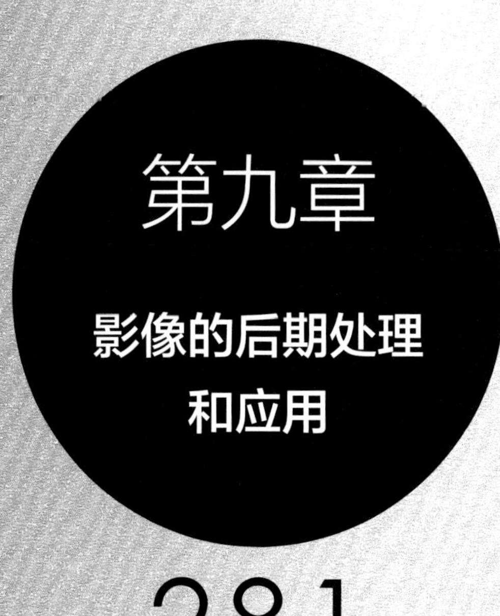

# 第九章

## 影像的后期处理和应用

281

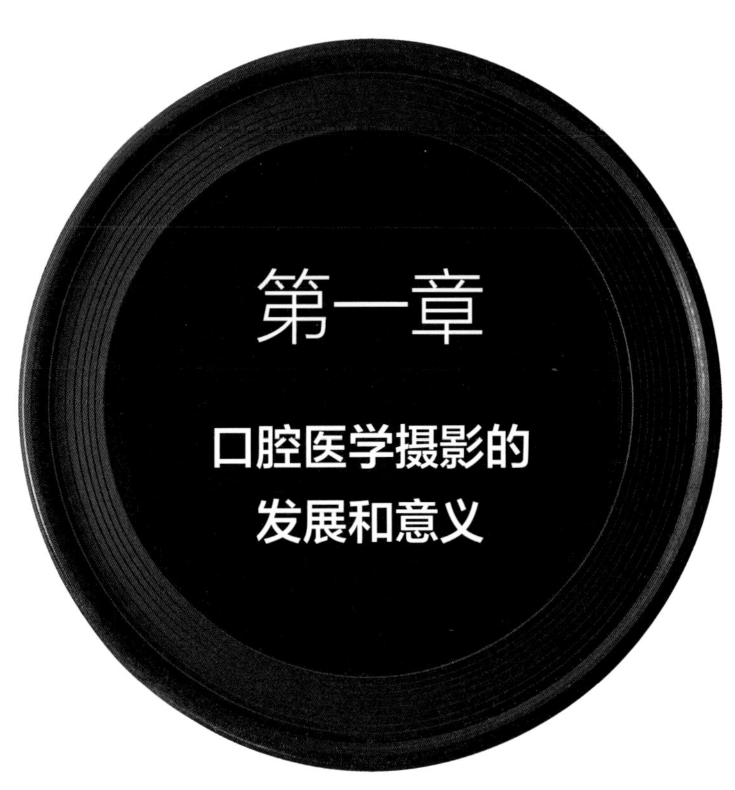

# 第一章

## 口腔医学摄影的发展和意义

医学摄影，不只是记录，更是发现、创造与传承。

# 第一节
# 医学摄影的特点和发展

医学摄影（medical photography），是一种以医学为题材（涵盖临床、解剖、显微镜下、病理、X 线片、科学实验等），适用于医学的摄影。医学摄影是摄影技术与医学科学相结合的产物，以医学为前提，“医学”是本质、是主体，“摄影”为客体，“摄影”从属于“医学”，是摄影技术在医学领域中的具体应用。

医学摄影是医学研究、疾病防治、医学教学工作中形象信息收集、存储、交流的重要手段，不同于一般摄影。随着医学技术的发展，医学模式的变化给医学摄影带来了新的问题和新的挑战。现代医学摄影要适应时代的需要，更好地为医、教、研服务。在医疗工作中，医学摄影既是进行诊断的图像信息，又是诊疗中的图像记录、形象的病案资料；在教学中，医学摄影是形象的示教，可以使学生形象地了解病例的诊疗过程；在科研工作中，医学摄影如实地记录医学研究的过程，成为研究过程中形象而真实的资料，为科研成果提供科学依据。医学摄影对提高医疗质量、提高教学效率、开展学术交流、促进医学研究都起到了不容忽视的作用。

## 一、医学摄影的特点

医学摄影是医学重要的图像信息资源，具有鲜明的客观性、时机性、对比性、知识性和艺术性等特点。

**1. 客观性** 医学摄影最重要的特性就是客观性，也就是真实性。客观存在的医学现象要通过及时的摄影方法来拍摄，不能捏造虚构、添枝加叶、夸大缩小。手术前、手术中、手术后的记录必须要客观真实，要能够表现被摄物或被摄部位的外形全貌和细节特征。

笔者一直坚持认为，从客观、真实的角度考虑，医学摄影应尽量减少对后期制作的依赖。不能真实地反映客观现象的影像不能作为医学展示和科学研究的依据资料。

在允许进行的后期制作中必须保证图像的客观性、真实性、科学性，同时要注意留存原始的影像资料，以保证对影像客观性、真实性的确认。

**2. 时机性**　医学摄影中抓住恰当的拍摄时机非常重要，不像一般的人像或风景摄影，可以一遍一遍重拍，不满意可以等待下一次机会重拍，直到满意为止。而在每一个病例的治疗过程中，很多治疗步骤都可能是稍纵即逝的，很多治疗关键步骤是一旦错过就无法重现的。这就要求医学摄影工作者要有充分的思想准备和过硬的摄影技术，能够在恰当的时机迅速、准确捕捉，以保证医学资料的完整、有效。

口腔临床摄像技术可以全程记录治疗过程，在很大程度上可以避免损失拍摄时机的问题，近年来在口腔医学临床上的应用逐渐增加。

**3. 对比性**　医学摄影影像经常可以作为治疗前后疗效对比观察，有助于临床医师积累经验，同时有利于在同行间进行展示、交流；有时临床工作中所拍摄的照片还可以具有一定的法律意义。按照我国现行的医疗事故举证责任倒置制度，医学摄影可以起到证据保全方面的作用，在解决医疗纠纷、处理医疗事故中可以作为比较具有说服力的证据。特别是在颌面整形手术、口腔正畸、美学修复等范畴，影像资料能直观记录和证明手术前后的对比状况，可以为评价治疗效果提供依据。

口内数字印模、面部扫描等技术可以数字化地、更加精准地获取各类形态信息，并可以方便地进行不同时期的对比，近年来在口腔医学临床上也已经广泛应用。

**4. 知识性**　医学摄影是以图像作为载体传播的医学信息，包含有大量的医学知识。随着 20 多年来数码相机的广泛使用、互联网和移动互联网的广泛应用，医学影像资料得到广泛的传播，实现了医学影像信息和医学知识的共享。

**5. 艺术性**　医学摄影不仅具有和科学相关的属性，有时也可以具备一定的审美功能和作用。艺术地再现被摄物的原状，使其各部位层次丰富，色彩还原真实，结构特征清晰、质感表现恰当，科学性与艺术性完美结合，可以使医学摄影更有吸引力，更有利于其科学性的传播。

我国著名口腔病理学家、北京大学口腔医学院李铁军教授是将医学摄影艺术性特征表现的登峰造极的典型专家。李铁军教授本来就是一名非常有造诣的风光人物摄影爱好者，他将爱好与职业完美融合，拍摄出的显微镜下的病理照片，既具有客观真实的科学属性，同时具备形色与内涵的艺术性，令人过目不忘（图 1-1-1，图 1-1-2）。

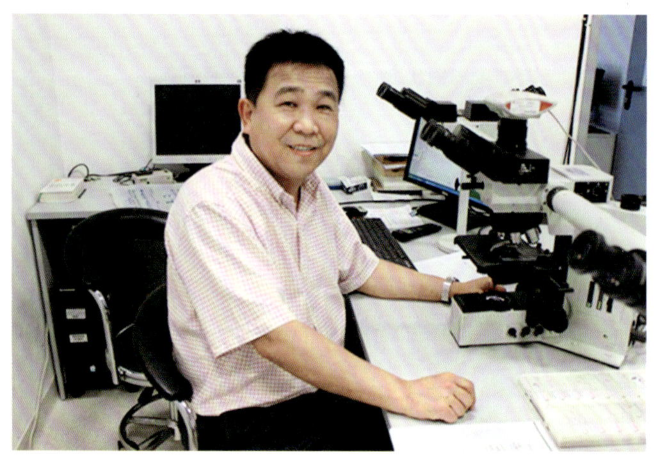

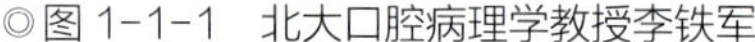
◎图 1-1-1　北大口腔病理学教授李铁军

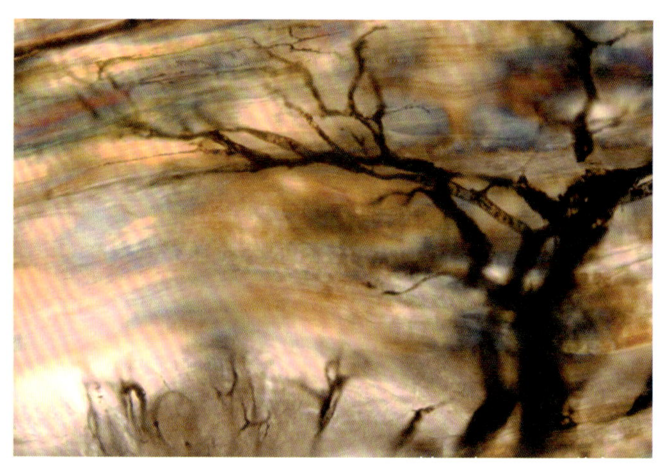
◎图 1-1-2　李铁军教授作品《秋色－灌墨血管的显微影像》

## 二、医学摄影在中国的起步

中国的医学摄影起步于 20 世纪 30 年代，至今已有近百年的历史。经过几十年的发展，尤其是近 20 多年，走过了专业起步、健全机构、交流促进、理论创作、创新繁荣的发展历程。近 20 年来，随着数码技术的迅猛发展，为医学摄影带来巨大的发展机遇，使医学摄影获得了非常快速的发展。

我国医学摄影学界公认的创始人是协和医院的蒋汉澄先生。蒋先生是我国早期从事摄影活动的摄影家，也是医学绘图专家。蒋汉澄先生在绘画方面也有很深的功底，曾被徐悲鸿先生聘请担任过国立北平艺术专科学校的客座教授，主讲过人体艺术解剖课。1933 年，蒋汉澄先生到北京协和医学院从事医学绘图和医学摄影工作，并创建医学摄影绘图室。在完成摄影任务的同时，他还参加医学院的解剖学、组织学等必要课程的学习。1935 年，他被派往美国约翰斯・霍普斯金大学医学院医学艺术系学习医学绘图和医学摄影，前往柯达公司学习红外线摄影及彩色摄影，1936 年回国后担任协和医学院照相室主任。1953—1957 年，在卫生部和中国医学科学院领导的支持下，蒋汉澄先生举办过 3 期医学摄影训练班和数期短期学习班，为各地医学院和医疗单位培养了大量医学摄影人才。

## 三、医学摄影的未来

医学摄影作为一门新兴学科和一门较为综合的技术，其在医疗、教学、科研等方面的作用与地位近年来越来越凸显。

近 20 多年来，医学摄影已经从达盖尔发明的银盐摄影时代迅速步入数字摄影时代，这是一场伟大的技术革命。回想起 20 多年前，人们还在担心数字摄影技术冲击传统医学摄影，还在热议医学摄影能否使用数字技术。目前，数码技术已经悄然融入了医学摄影领域，并迅猛发展，几乎已经取代传统摄影。

数字摄影以其自动化程度高、拍摄操作简单、即拍即现见图快、图像处理流程简便、存储管理集成、传输方便快捷以及成本低廉等优势，给传统摄影工艺带来了巨大的冲击，促使了医学摄影变革。

毫无疑问，先进代替落后、简便取代烦琐、新技术取代老工艺，这是社会发展的必然规律，医学摄影也不例外，医学摄影在近年来已经全面步入数字摄影时代。

随着数码相机的普及，医学摄影已由专业型走向大众化。20 年前，很多医院中都会有一个团队专门从事医学摄影工作，临床医师需要照相时通知他们，或者带患者到特定的“摄影室”。现在，许许多多医务人员都开始拿起相机，自己拍摄需要的患者照片或者由椅旁助手协助拍摄，医学摄影队伍逐渐由专业型发展为大众型。事实上，目前口腔医学领域已经产生了许多既精通临床医疗、又熟悉医学摄影的复合型人才。

从更深的层面讲，随着越来越多数字化技术在医学各领域中的应用，医学全面走向数字化已经成为一种大趋势，在此基础之上，数字化的医学摄影也成为数字化医疗中的有机组成部分，可以更好地与其他数字化医学资源对接，为数字化医疗模式的建立和发展提供基础。

近十年来，口腔医学美学领域非常流行的数字化微笑设计（digital smile design，DSD）就是基于口腔数码摄影资料完成的医患沟通、医技沟通、医医沟通和初步美学设计的临床技术，近年来融合了口腔数码摄影、口腔数字化印模、面部扫描等多元数字化信息的 3D-DSD 技术也已经快速发展、成熟。这其中，口腔数码摄影成为其非常重要的基础。

# 第二节
# 口腔临床摄影的意义

捕捉影像，使可能被错过的信息得以保存，并且可以被利用，这在医疗临床中非常重要。口腔临床摄影使我们能够捕捉、保存到更多的医疗信息，有利于我们和患者进行交流，帮助我们进行患者教育；可以提高自己诊断和制订治疗计划的水平；也有利于我们和其他医师、技师进行交流，提高治疗效果；影像作为临床病例的一部分，还可以成为保护自己的法律武器。

## 一、病例资料

保留病例影像资料是口腔临床摄影最基本的作用，也是很多临床医师学习临床摄影的最初动机。对于有着特殊医疗意义的临床案例，完整的术前情况、术中的治疗步骤、术后治疗效果资料可以形成一套良好的病历资料，方便我们回顾、分析病例，总结经验和教训，提高临床医疗水平；高质量的病例影像资料，还可以用于教学、出版，将自己的工作能力与成果展示给更多的人，与同行进行交流。

很多医师都喜欢将自己的成功案例通过各类网络渠道发布，这都需要良好的临床摄影技术作为基础。这些工作可以有助于自己的专业水平更快的进步，也可以使自己获得更多的专业认可。在没有掌握临床摄影技术之前，很多医师都曾经有过类似经历：自己认为很完美的案例，完成后才想起没有留存术前资料或术中步骤，使临床资料的科学性与有效性大打折扣；在讲课、教学或者出版之前，才发现手中的影像资料并不齐全；在准备参加病例比赛投稿或者某些资格认证时，才发现无法拿出满足投稿要求的完整影像资料。这时，很多医师就会体会到口腔摄影的必要性和重要性。

留取完整的影像资料是很多后续工作的基本条件，因此建议临床医师应该将口腔摄影作为日常工作的一部分，对有意义的病例常规留存影像资料，就可以避免以上那些缺憾。完整的影像资料包括很多的内容，不仅是术前资料、术后资料，也包括很多术中步骤；无论术前、术中、术后，都可以通过很多种影像进行表现。当然，各种规范中所涉及的影像数量非常繁多，如果针对每一个病例都拍摄最完整的资料，既会耽误大量的临床诊疗时间、增加工作难度，又有可能增加患者的痛苦，甚至影响患者对治疗的满意度。

通过大量的实践后，临床医师应该逐渐领悟到哪些情况下拍摄哪些影像是最直接、最本质地反映治疗思想与客观事实的，争取用最少的工作时间、留存最有意义的临床病历资料。

## 二、医疗沟通

口腔医师的工作需要和患者之间建立非常好的信任关系，赢得患者的信任，才能够获得患者对治疗的理解和认同。临床摄影资料可以帮助口腔医师和患者就现存问题、治疗方案、治疗效果进行沟通，使医疗沟通更加顺畅。

通过术前状况的拍摄、在电脑屏幕上的演示，可以使患者更加完整、全面地看到自己口腔内的情况、存在的病变，很多原来并没有被患者注意到的问题也能被发现。虽然口腔内镜也可以起到这样的作用，但临床摄影的效果比内镜所能达到的效果更清晰。让患者清楚、客观地了解这些情况，可以使患者理解治疗的必要性，促使患者建立更好的口腔医疗态度和行为。

治疗完好的术前术后的对比影像，会使患者在术后再一次理解治疗的必要性，并且对治疗效果有更清晰、更全面的认识，让患者留下深刻印象，具有帮助医生培养忠实的患者群的作用，并且可以因此不断带来新的患者，这对医生来讲也是很好的患者扩展机会。在口腔美学治疗中，除了和患者进行一般的治疗方案交流外，利用一系列完整的术前影像资料，结合一些其他相关影像，医师还可以和患者进行更深入的美学信息交流，医、患双方可以共同分析、评价口腔现状，制订治疗修复计划；在治疗过程中，还可以利用影像来评价修复体，与患者进行交流，共同讨论、决定如何对修复体进行进一步的精细调整，使修复体达到最佳美学效果。

将临床摄影资料用于医患沟通、患者教育时，很重要的前提是临床医师有能力为患者解决问题，使患者获得满意的疗效。同时，临床医师必须准确掌握各种治疗的适应证，而不应将临床摄影作为工具，诱导患者进行不必要的治疗、过度治疗，所有治疗方案的确定都必须以患者的健康为首要前提，以微创、舒适和长期健康效果为基本原则。

## 三、患者教育

临床上开展的许多新的、特殊的治疗方法与治疗项目，有时会存在患者不理解、接受度低的问题。为了让广大患者尽快地了解、接受这些新技术新疗法，可以应用自己拍摄的典型病例影像制作一些宣传资料。在电脑、网络尚不发达的时代，各类的宣传卡片、宣传栏都是最直观的办法，也是具有说服力的宣传品。

利用自己拍摄的影像制作精美的宣传栏，在诊室内外展示，向患者介绍治疗方法与效果，也曾经是进行患者教育的有力手段。尤其是专长于或感兴趣于口腔美学治疗的医师，将自己拍摄的临床影像设计成精美的展示板悬挂在诊室内外的醒目位置，其实就是在告诉患者：您所面对的是一个对美有追求的、有意识的口腔美学医师，这会增加患者对医师的信任感。

当然，在进入到网络时代以后，上面所讲的几种患者教育方式就稍显有些落伍了，当今时代更多的医患交流、患者教育功能已经都由互联网来承担。从最早的电子邮件、网络论坛，到博客、QQ、微博、微信公众号、抖音、快手、小红书等网络沟通方式、不断拉近着人与人之间的距离，也使得人与人之间的沟通越来越形象化、具体化。

但是无论时代怎样发展，临床摄影资料作为患者教育的一种基本素材，始终都具有其存在的意义。

## 四、医技交流和医医交流

利用临床影像传递各种宏观、微观美学信息，可以帮助治疗团队中的不同医师更方便地进行交流、讨论，利于多个医师之间统一认识，共同为患者制订出最合理的治疗方案。

临床影像也可以使医师和技师之间的美学信息传递更准确、更直观、减少传递误差；利用影像传递美学分析、美学设计信息，让技师获得更完整的、更准确的美学设计思路，使治疗更加具有目的性、有的放矢。掌握好影像的应用还可以使医技配合更加默契，对修复体美学效果的提高有着重要的意义。

虽然目前口内数字扫描、面部扫描等三维数据的应用已经近乎常规，但二维影像资料作为最容易进行交流的形态学信息，仍然发挥着重要的作用，很多时候仍然可以作为整个治疗最终目标的基本呈现。

## 五、法律依据

随着时代的变化，患者的法律意识越来越强，同时，如果一旦出现医疗纠纷，法院的判决遵循的是“举证倒置”原则，即要由医院方面提供无过错的证明。

我们通常所依据的是病历资料、X 线资料、CBCT 等资料，而良好的临床影像资料也可以成为保护自己的重要法律依据，如果有条件，应该把影像资料作为常规病历资料的一部分。

当然，良好的三维数据也可以起到这一作用，在这一方面可以成为临床影像的替代。

（刘 峰　牛丽娜）

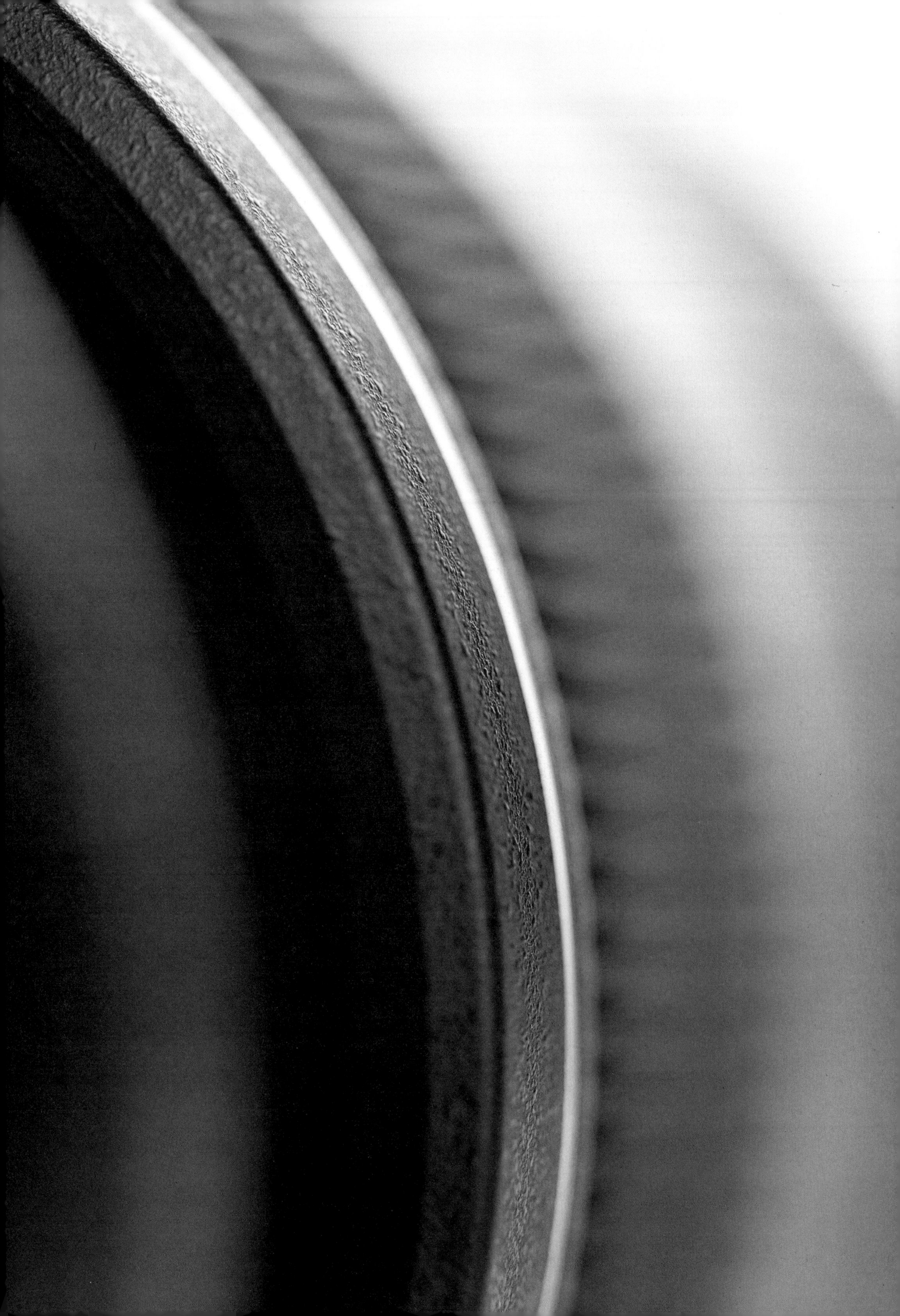

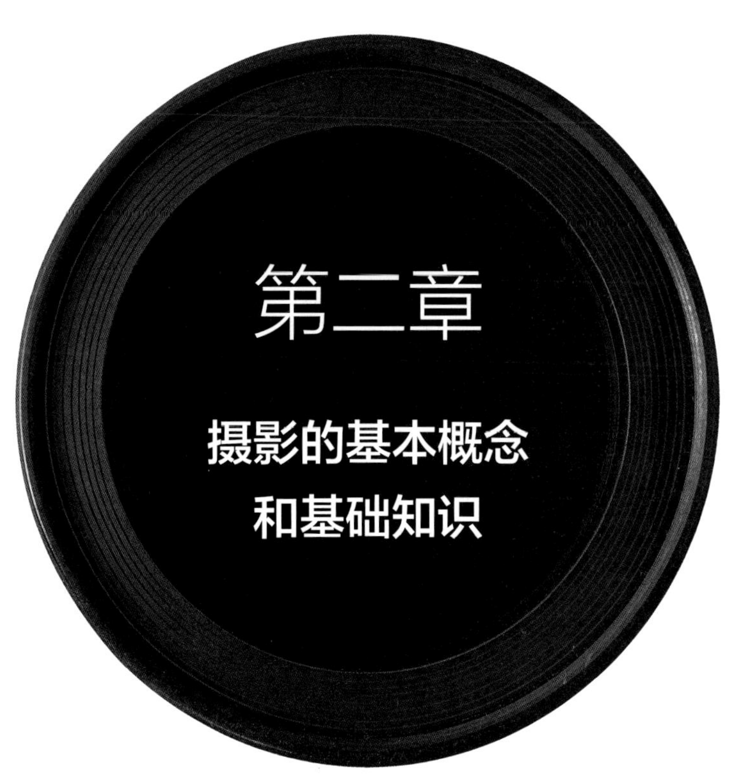

# 第二章 摄影的基本概念和基础知识

学习口腔临床摄影之前，需要对摄影的基本概念和基础知识有所了解，为以后的学习打好理论基础，对于更好地理解、掌握口腔临床摄影方法有着重要作用。

对于初学者来说，建议在掌握了基本摄影知识后，首先在生活中进行大量的拍摄，这对于掌握相机的应用，深入理解摄影的基本知识、基本理论都有非常好的促进作用。由于口腔摄影中大部分都是微距摄影，因此可以着重在生活中练习拍摄一些特写，这样在拍摄口腔影像时就能够更好地操控自己的相机。当具有拍摄良好的特写影像的能力后，再拍摄口腔临床影像就会感觉得心应手。

数码相机拍摄的数字影像，是以数字化信号为载体，将原始影像的明暗、阶调、层次及色彩以数字形式表达所得到的影像。虽然只有几十年的历史，但数码相机的发展已经历很多次、非常快速的迭代。目前的民用数码相机通常以 CMOS 为成像元件，主要涵盖“单反”与“无反”两大类。

# 第一节
# 单反相机与无反相机

## 一、单反相机与无反相机简介

自《口腔数码摄影——从口腔临床摄影到数字化微笑设计（第 3 版）》出版（2016 年）至今，作为两种可以更换镜头的相机，单镜头反光数码相机（digital single-lens reflex camera，DSLR camera，简称单反相机）和无反光镜可换镜头式相机（mirror-less interchangeable-lens camera，MLILC，简称无反相机或微单相机）在技术和市场发展方面都经历了一些显著的变化。

我们首先回顾介绍数码单反相机与无反相机在结构上的特点，了解它们的差异，有助于合理选择适合的口腔摄影设备。

**1. 单镜头反光数码相机** 单反相机是一种使用单个透光镜头和反光镜系统的相机。在相机内部有一个物理反射镜和一个内置在光学系统中的取景器棱镜，它们的作用是将图像从镜头传递到相机顶部的光学取景器中。单反相机具体由以下主要部件组成：镜头（lens）、反光板（reflex mirror）、五棱镜（pentaprism）、取景器（viewfinder）、快门（shutter）、感光元件（image sensor）、内存卡（memory card）、机身（camera body）、电池（battery），它们各自承担不同的功能，共同确保相机能够准确地拍摄和记录影像。

数码单反相机的拍摄成像过程如下：当通过光学取景器（OVF）观察所要拍摄的场景时，光线通过镜头进入到相机内部，接着光线会被反光板反射上升，经过五棱镜投影到取景器上，使拍摄者能够观察到实时的场景（图 2-1-1）。

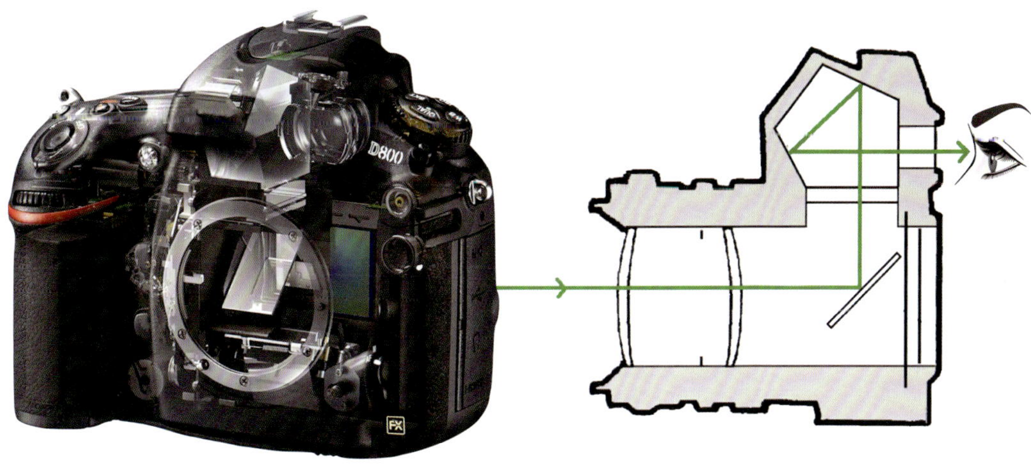


◎图 2-1-1　单反相机的工作原理

光线通过镜头进入反光器，然后通过取景器显示实际场景。拍摄者根据场景和拍摄要求，调整光圈、快门速度和曝光补偿等参数来控制曝光水平；通过光学取景器观察场景，调整构图和焦距；使用相机上的对焦点或触控屏幕（部分型号提供此功能）来选择对焦区域，确认焦点在合适的主体上并完成拍照。

在日常生活拍摄中，如果将相机设置于自动对焦状态，当拍摄者半按快门按钮，相机会启动自动对焦功能，确保所拍摄的景物清晰。当最终按下快门按钮时，反光镜会快速上翻，光学快门打开，使光线穿过镜头到达取景器。当快门打开时，光线通过镜头到达曝光传感器，传感器上的感光元件（主要是光电二极管或 CCD/CMOS）记录并将光能转换成电信号，表达为数字数据，最终生成数字图像文件，保存到存储卡中。

这就是数码单反相机的基本拍照成像过程，它利用镜头、反光板、五棱镜和曝光传感器等组件协同工作，捕捉并记录所要拍摄的画面。“反光式取景”作为一种纯粹的光学取景方式，即使关了机、拔掉电池也能从取景器里看到图像。

**2. 无反光镜可换镜头式相机**　读者可能对于“无反相机”这一词有些陌生，但对于“微单相机”这个词可能并不陌生（图 2-1-2）。

“微单相机”这个名称是索尼公司首创的，当时索尼为了中国市场首创了“微单”一词。在此之前，松下、奥林巴斯的 M4/3 微单相机在国内被称为“单电相机”，即“单镜头电子取景器相机”。随着索尼产品的成功，“微单”一词也深入人心。后来，尼康和佳能也都加入到了微单相机的竞争中。目前，索尼、佳能、尼康、松下、奥林巴斯在中国官方给出的名称都是“微单相机”。因此，在国内“无反相机”和“微单相机”“单电相机”是可以画等号的。

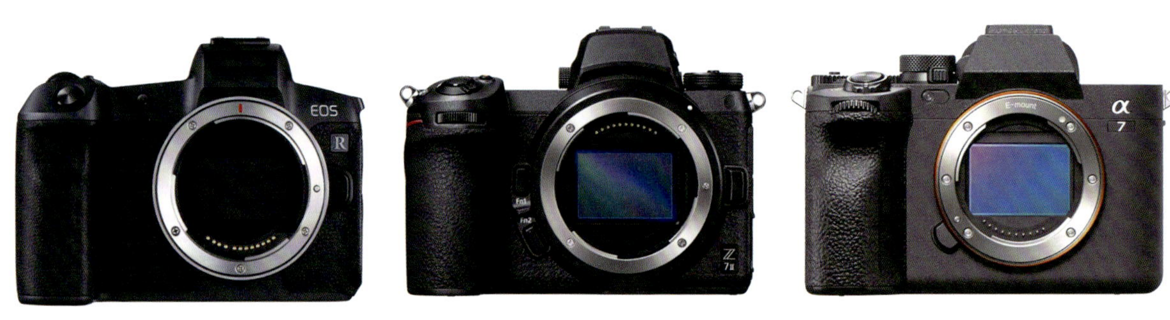


◎图 2-1-2　目前市场上常见的几款无反（微单）相机

近年来，无反相机在多个方面取得了进展，发展势头逐渐超越了传统单反相机，其构造特点以及优势主要包括以下几部分（图 2-1-3，图 2-1-4）。

（1）去除了反光镜系统和光学取景器，机身更加紧凑轻便。

（2）使用电子取景器（EVF）或屏幕取景，具有高分辨率、高对比度和广色域输出的特点，能够提供更丰富的实时预览体验。同时，EVF 可以直接在取景器中进行参数调整、查看实时曝光、白平衡和深度信息，提高了对于成像效果的直观感受，较单反相机取景器提供的未经任何电子处理的实时光学图像更加实用。

（3）取消了反光镜系统结构，减小了机身内部空间的占用，镜头间距（法兰距）较短，机身相对较为紧凑，携带或旅行使用较为方便。

（4）自动对焦性能不断改进，尤其是在追踪快速移动目标和低光环境中的表现。其混合自动对焦系统结合了相位检测和对比度检测，使得对焦速度更快、更准确，有效提高了高速连拍和跟焦表现。最新的无反相机通常搭载高效、精准的自动对焦技术，包括眼睛追踪等，对焦更加便利快速。

（5）视频功能进步显著，支持高分辨率的视频拍摄，如 4K 和 8K 视频，以及提供专业级的视频配置，能够更好地满足专业摄影师和摄影爱好者的需求。

（6）新设计的镜头通常更轻巧，也可以通过适配器使用老款 SLR 镜头。

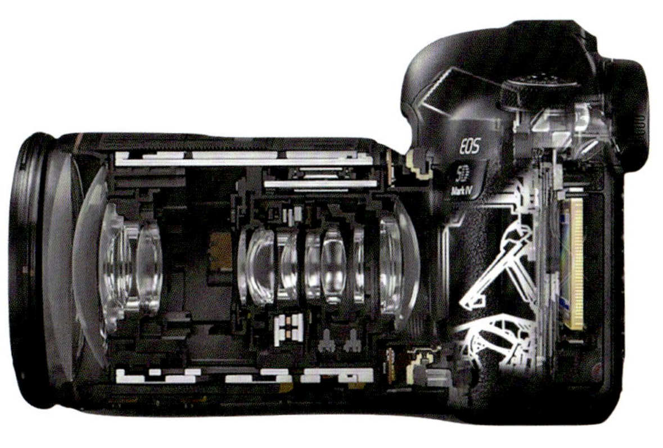


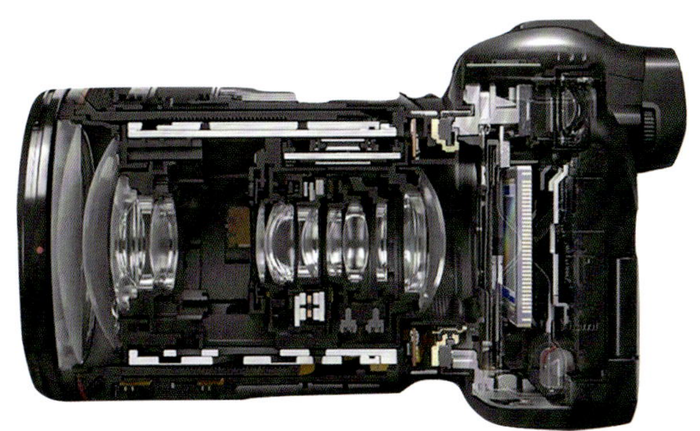


◎图 2-1-3　单反相机和无反相机的内部构造剖视图，可看出无反相机内部构造更加紧凑

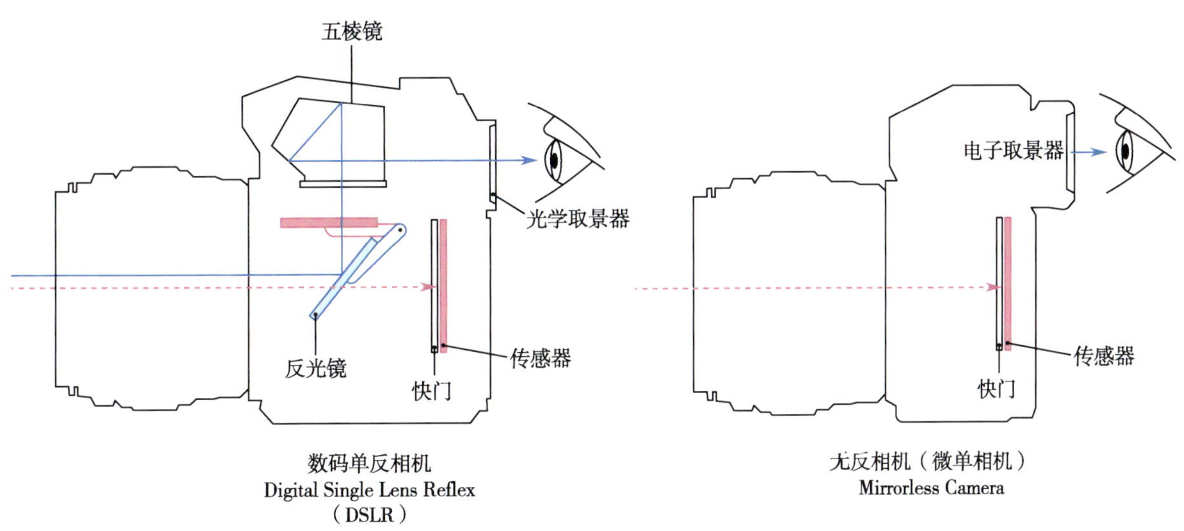


◎图 2-1-4　光线进入数码单反相机或无反相机的光路差别以及取景差别

## 二、像素和分辨率

“像素”（Pixel）是组成数字图像最基本的单位。

可以想象将影像以纵向和横向分成数量庞大的小块，每个小块就是一个“像素”。其原理就像用马赛克瓷砖拼贴的图画，每一块马赛克就是一个“像素”，拼合起来就是一个图案。当把一个影像高倍率放大后，我们就可以看到图像由一个个色块组成，这些色块就是一个个“像素”（图 2-1-5，图 2-1-6）。

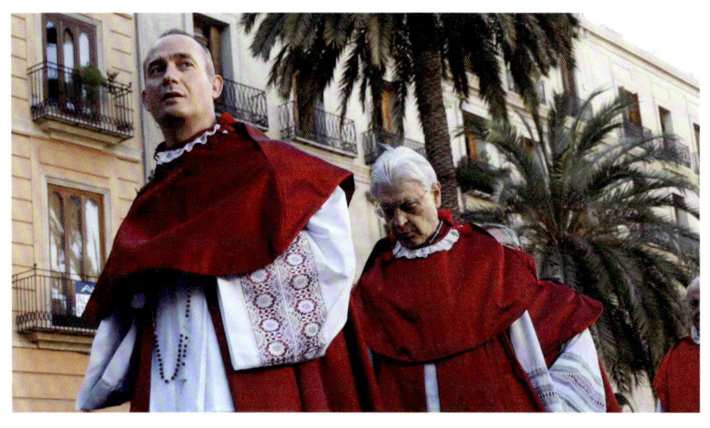

◎图 2-1-5　原始影像

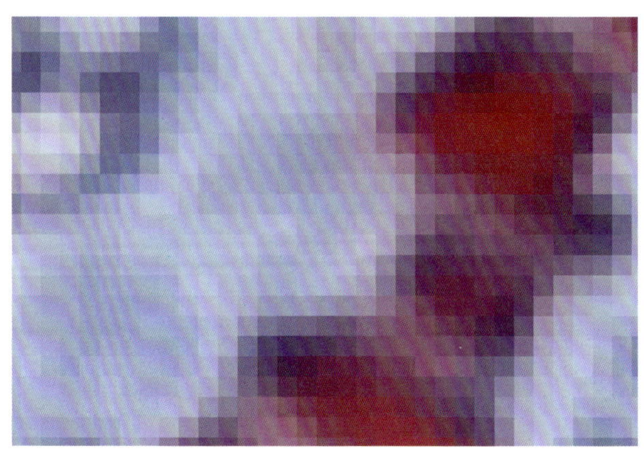

◎图 2-1-6　放大后可见图像由色块构成

“分辨率”指的是单位长度中，所表达或撷取的像素数目。“像素”与“分辨率”关系非常密切，二者呈正比关系。表现同一对象的影像，在一定范围内，图像的分辨率越高，像素值就越高，看起来通常就越清晰。例如，由 49 像素（7×7）组成的图像（图 2-1-7）完全由色块构成，分辨率非常低，无法辨别物体的形态特点；由 1 156 像素（34×34）组成的图像（图 2-1-8）分辨率略有提高，可以粗略辨别物体的形态，但仍不够清晰、流畅；由 28 万像素（531×531）组成的图像（图 2-1-9）清晰度有明显提高，可以比较清晰地展现被摄对象的颜色、形态和细节。

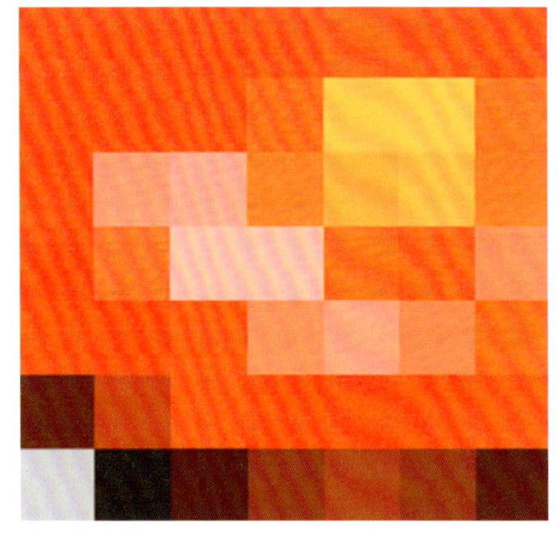

◎图 2-1-7　49 像素的影像

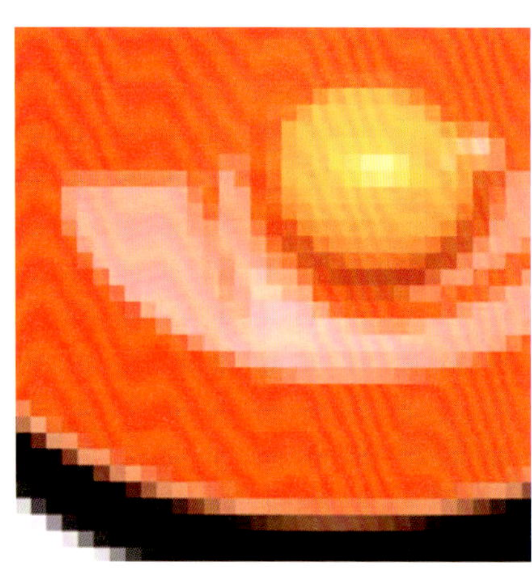

◎图 2-1-8　1 156 像素的影像

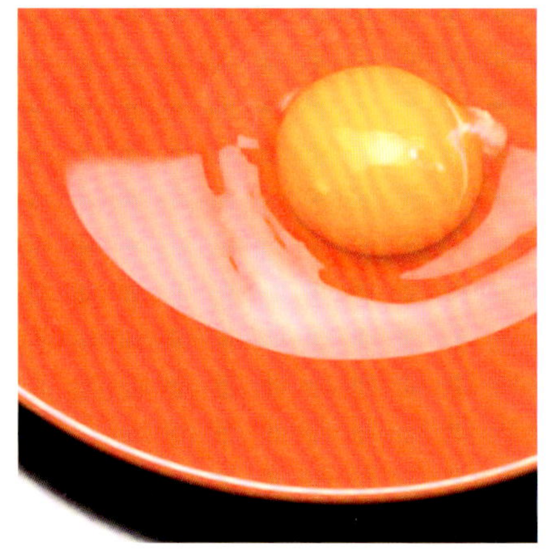

◎图 2-1-9　28 万像素的影像

数码相机的像素与拍摄影像的分辨率直接相关，是衡量数码相机的重要指标之一。笼统地说，数码相机的像素值由光电传感器上的光敏元件数目决定，在其他性能相同的情况下，数码相机像素数越大，意味着光电传感器的光敏元件数目越多，相应的成本就越高，价格也就越贵。

数码相机的像素分为最大像素、硬件像素和有效像素 3 个概念，分别具有不同的意义，需要加以区分。

最大像素是一个曾经在相机宣传中经常听到的概念，是指经过插值运算后获得的最高的像素数。在单反相机的发展初期，感光元件的性能十分有限或者成本高昂，很多相机具有“数码放大”功能。插值运算就是在需要放大图像时，通过设在数码相机内部的 DSP 芯片完成的运算过程，常用运算方法包括最临近法插值、线性插值等，目的是在图像内添加图像放大后所需要增加的像素。插值运算后获得的像素值是经过数码相机内部运算而得出的值，其图像质量不能与真正感光成像的同像素数图像相比。例如在打印图片的时候，插值运算后的图像画质减损会十分明显，所以实际上“最大像素”这个概念并没有重要的实际意义，经常是商家推广时使用，作为使用者几乎可以忽略这个参数。

硬件像素是指相机的实际像素，也就是相机光电传感器上光敏元件的实际数量；有效像素数指真正参与感光成像的像素值，因为传感器的边缘光线照射不到，并不参与成像，因此有效像素数会比硬件像素数低一些。有效像素数是评价数码相机像素水平最真实、最有效的指标。

拍摄图像的像素数与相机的像素数也是两个概念。原则上数码相机的有效像素数决定了拍摄图像的最大像素数，而实际拍摄图像的像素数受相机“分辨率”设置的影响。当相机分辨率设置为最大分辨率“L”时，拍摄出来的影像的像素数可以达到相机本身的有效像素数；当相机分辨率设置为“M”或“S”时，拍摄出的影像的像素数就会相应减少。

影像的分辨率与可冲洗、打印的最大规格相关。当相机的有效像素数不是很高时（低于 1 000 万像素），一般建议采用最大分辨率进行拍照，以保证影像的质量和应用的灵活性。当相机的有效像素非常高时（高于 2 400 万像素），为了节约数码相机存储卡和电脑的存储空间，并不一定所有照片都要按照最大分辨率设置拍摄。例如 2 000 万像素的数码相机也可以通过分辨率的设置，拍摄 1 000 万像素的影像，这样同样的存储卡可以存储数量更多的照片，存储运行速度也会更快。

# 第二节
# 曝光

传统相机拍摄影像的过程，是相机开启快门后，光线进入相机内部，到达胶片，使胶片的感光层面产生潜影，之后通过化学显影、定影来获得具有影像的胶片的过程。传统相机的曝光（exposure）是指在光线作用下胶片感光层产生显影的过程。

数码相机拍摄影像的过程，是相机开启快门后，光线进入相机内部，到达光电传感器，将光信号转换为电信号，再通过数模转换器，将图像的信息在相机的存储卡上记录下来。数码相机的曝光是指光信号在光电传感器和数模转换器的作用下转换为数字信号的过程。

拍摄时，胶片或光电传感器接收到的光量的多少称为曝光量。曝光适宜，即曝光量准确，最终再现的影像影调正常，明暗反差适当，色彩饱和（图2-2-1）；曝光太少，即曝光不足，则影像晦暗无力，画面沉闷，反差低，画面暗部没有层次（图2-2-2）；曝光太多，即曝光过度，则影像泛白，画面高光无层次，色彩不饱和（图2-2-3）。

与传统的相机一样，数码相机要想获得层次丰富的影像，就要控制投射在光电传感器上的光量值，使之获得适宜的曝光量。

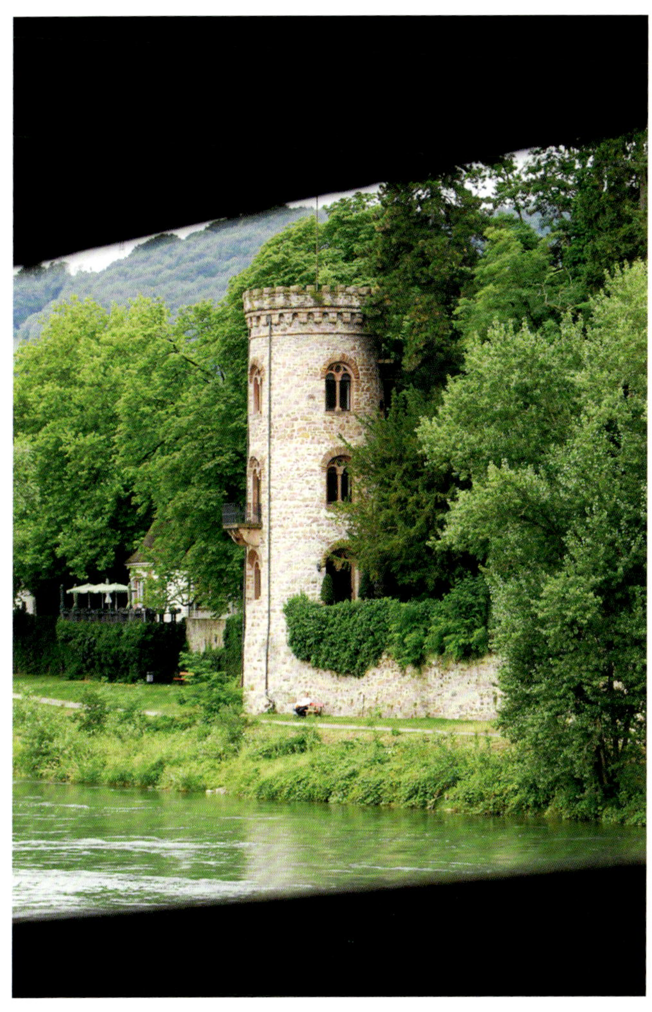

◎图 2-2-1　曝光适宜的影像

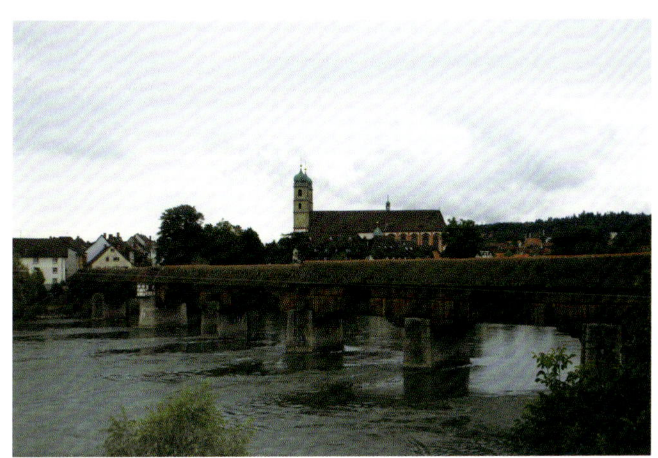

◎图 2-2-2　曝光不足的影像

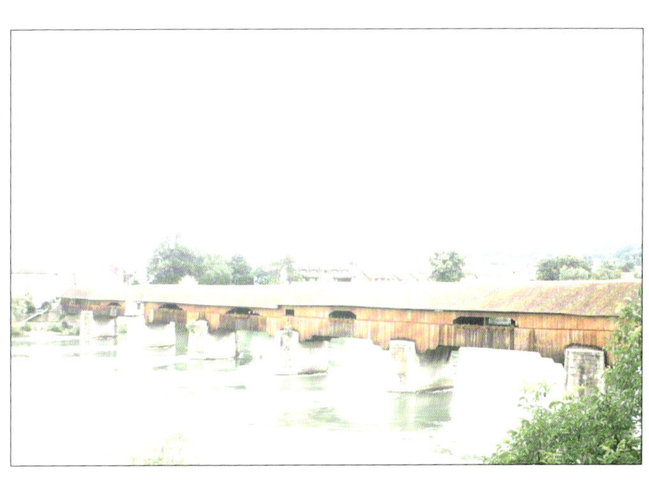

◎图 2-2-3　曝光过度的影像

## 一、光圈

光圈（aperture）本来是指一个用来控制光线透过镜头、进入机身的光量的装置，它的大小决定着通过镜头、进入感光元件的光线的多少，就如用人眼的瞳孔可以调节进入视网膜内光线的多少，光圈可以调整进入镜头、投射到光电传感器上的光线的强度。通俗地讲，“光圈”就是光线通过镜头时的口径大小。

对于已经制造好的镜头，镜头的直径是不可能随意改变的。为了调整光线进入镜头时的口径大小，在镜头设计中经常会在内部加入多边形或者圆形、面积可变的孔状光栅，这个装置称为“光圈”。与传统相机一样，数码相机的“光圈”也安放在镜头的透镜中，由金属瓣状薄片组合而成，利用金属瓣的移动而调节“光圈”的大小（图 2-2-4）。

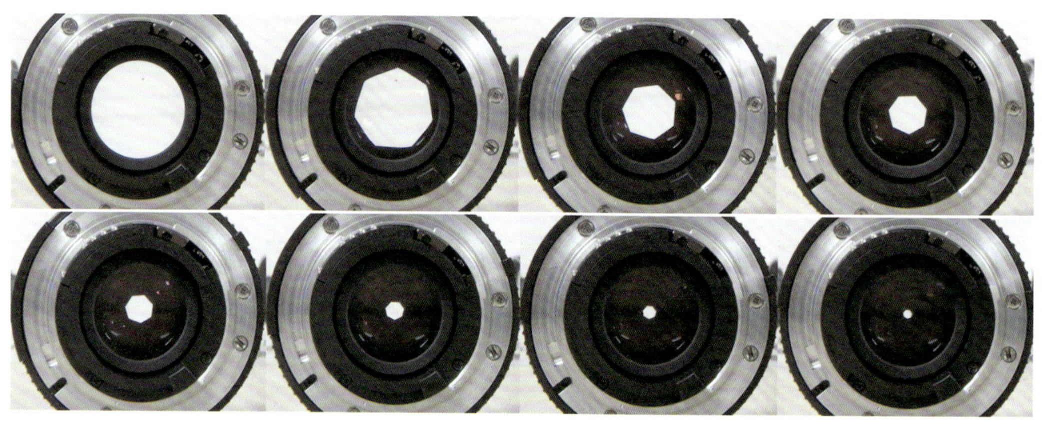

◎图 2-2-4　同一镜头在不同“光圈”状态下的镜头内部结构

摄影中通常用 F 值表达光圈大小，F 值 = 镜头的焦距 / 镜头的有效口径的直径。

从公式中可以发现，光圈直径为 25mm 的 100mm 镜头与光圈直径为 50mm 的 200mm 镜头计算出的 F 值是相等的。所以 F 值实际上代表的是一个“相对的”光圈值。

从公式中还可以发现，F 值与镜头的有效直径是呈反比关系的。在镜头焦距不变的情况下，F 值越小，说明镜头光圈开口越大，单位时间内通过镜头的进光量也就越多，“光圈”其实越大；反之，F 值越大，说明镜头光圈开口越小，单位时间内通过镜头的进光量也就越少，“光圈”其实越小。

相机上设置的 F 值都有很多档，为了方便对曝光量进行调节，这些光圈值通常被设计为连续变化的，即光圈每缩小一级，进光量就减少一半。为了达到这个效果，控光装置按 1.4 倍（2 的平方根）这个因数缩减光圈开启的直径，因此光圈值的主要档位一般为 1.4、2、2.8、4、5.6、8、11、16、22、32、45、64，代表其打开后的孔径分别是镜头焦距的 1/1.4、1/2、1/2.8、1/4、1/5.6、1/8、1/11、1/16、1/22、1/32、1/45、1/64（图 2-2-5），而它们所代表的光圈开口面积基本上是以大约 1/2 的倍率递减的。

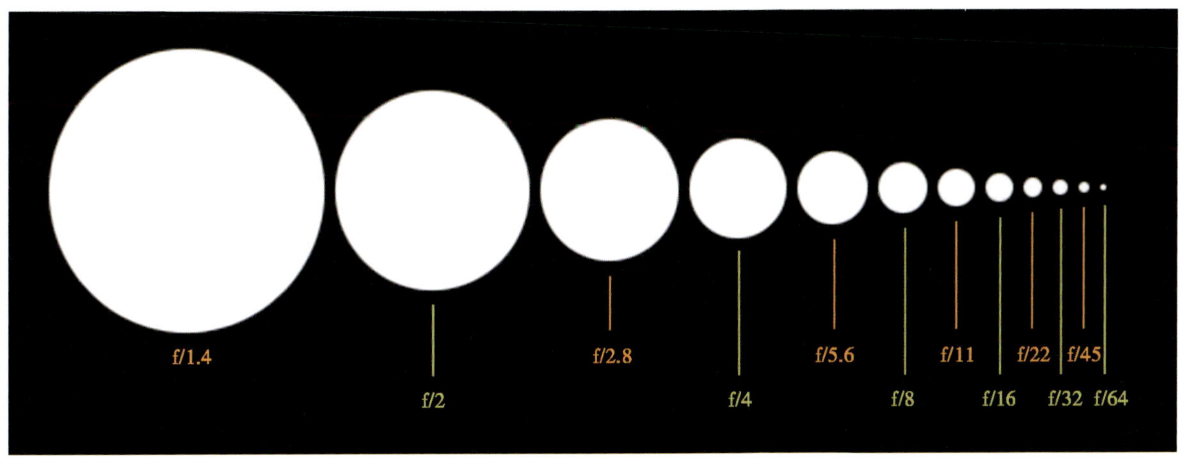


◎图 2-2-5　不同 F 值时光圈开口大小比较

## 二、快门速度

快门是镜头前阻挡光线进来的装置。拍摄影像时，当快门按钮被按下时，快门随即打开，让光线照射胶片或光电传感器，形成曝光。

根据快门在相机中的位置，可分为镜前快门、光圈快门、镜后快门、反光镜快门和焦平面快门；根据快门的构造可分为机械快门和电磁快门。

快门速度（shutter speed）代表的意义是快门打开、光电传感器接收光信号的时间，是影响曝光量的另一重要因素。数码单反相机的快门速度值通常会有 1s，1/2s、1/4s、1/8s、1/15s、1/30s、1/60s、1/125s、1/250s、1/500s、1/1 000s 等不同级别，分别代表快门打开时的时间。每两级快门速度值之间也以大约 1/2 的倍率递减，即快门速度值增大一档，实际曝光时间延长一倍。为了书写、标识简便，快门速度通常会被简写为 1、2、4、8、15、30、60、125、250、500、1 000 等。为了区分秒和分之一秒，在表示快门打开若干秒时，会在数字后面加一个分号（"）标记，例如 2" 表示快门打开 2s 而不是 1/2s。

清晰理解快门速度，应用正确的快门速度，对于拍摄生动的画面是非常重要的。高速快门可以使物体的运动位移忽略不计，也就是起到“凝固瞬间”的作用（图 2-2-6）；在弱光条件下，采用慢快门速度，可以增加进入相机内部的光线，是获得足够曝光的重要手段（图 2-2-7）；针对同一对象，不同的快门速度获得的拍摄效果不同，较快的快门速度捕捉运动的瞬间，较慢的快门速度则可以记录运动轨迹（图 2-2-8，图 2-2-9）。

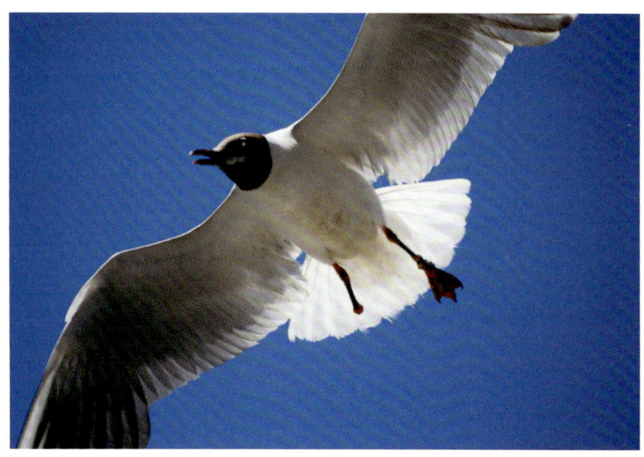

◎图 2-2-6　高速快门“凝固”运动

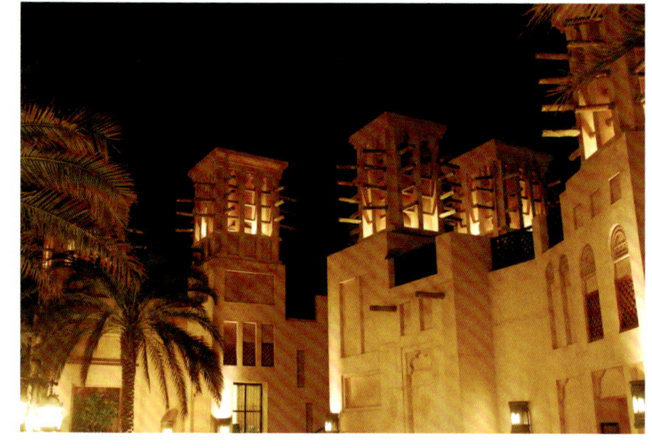

◎图 2-2-7　慢快门速度保证曝光量

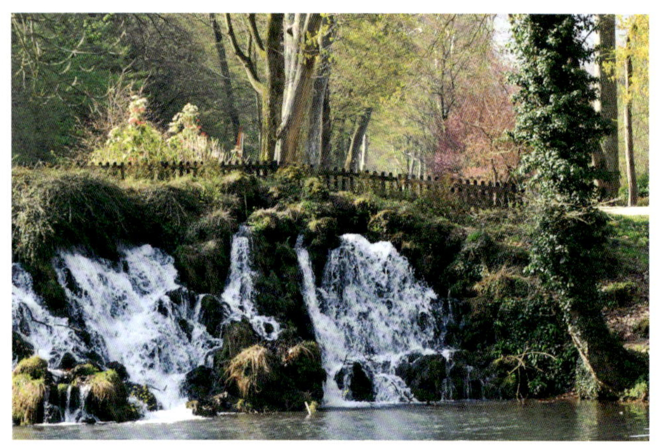

◎图 2-2-8　较快的快门速度捕捉了瞬间的水珠形态

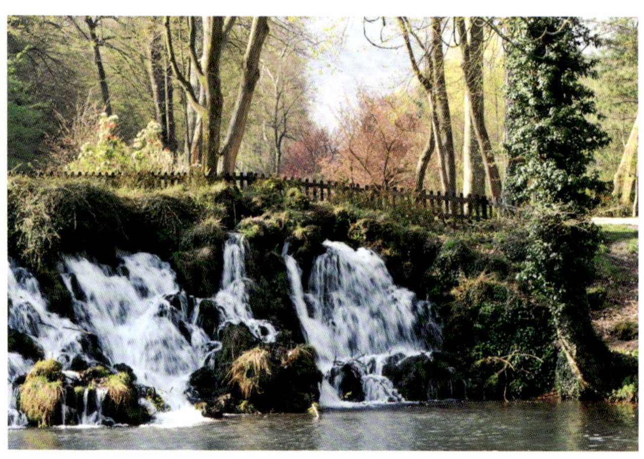

◎图 2-2-9　较慢的快门速度记录了水流的运动轨迹

## 三、曝光量的控制

光圈代表单位时间内光电传感器接收的光强度，快门速度代表光电传感器的受光时间，二者都直接影响曝光量。

光圈和快门速度与曝光量的关系，可以类比为用水龙头向水池中放水。光圈相当于水龙头开放的大小，即单位时间内水流（光流量）的强度；快门速度相当于水龙头打开的时间；二者相乘即为水池中获得的水量，也就是代表光电传感器接收的光总量。曝光不足就像总的放水量不足（图 2-2-10），需要通过增大光圈或延长曝光时间来调整；曝光过度就像总水量超出水池容积（图 2-2-11），需要减小光圈或缩短曝光时间来调整。

将池中的水正好放满，可以有很多种水流强度和水流时间的组合；同理，达到同一曝光量，光圈和快门速度也有很多种搭配可以选择（图 2-2-12）。由于光圈与快门各有独到特别的地方，因此每种搭配产生的效果都不一样，必须依据实际需要，选择最适合的组合。

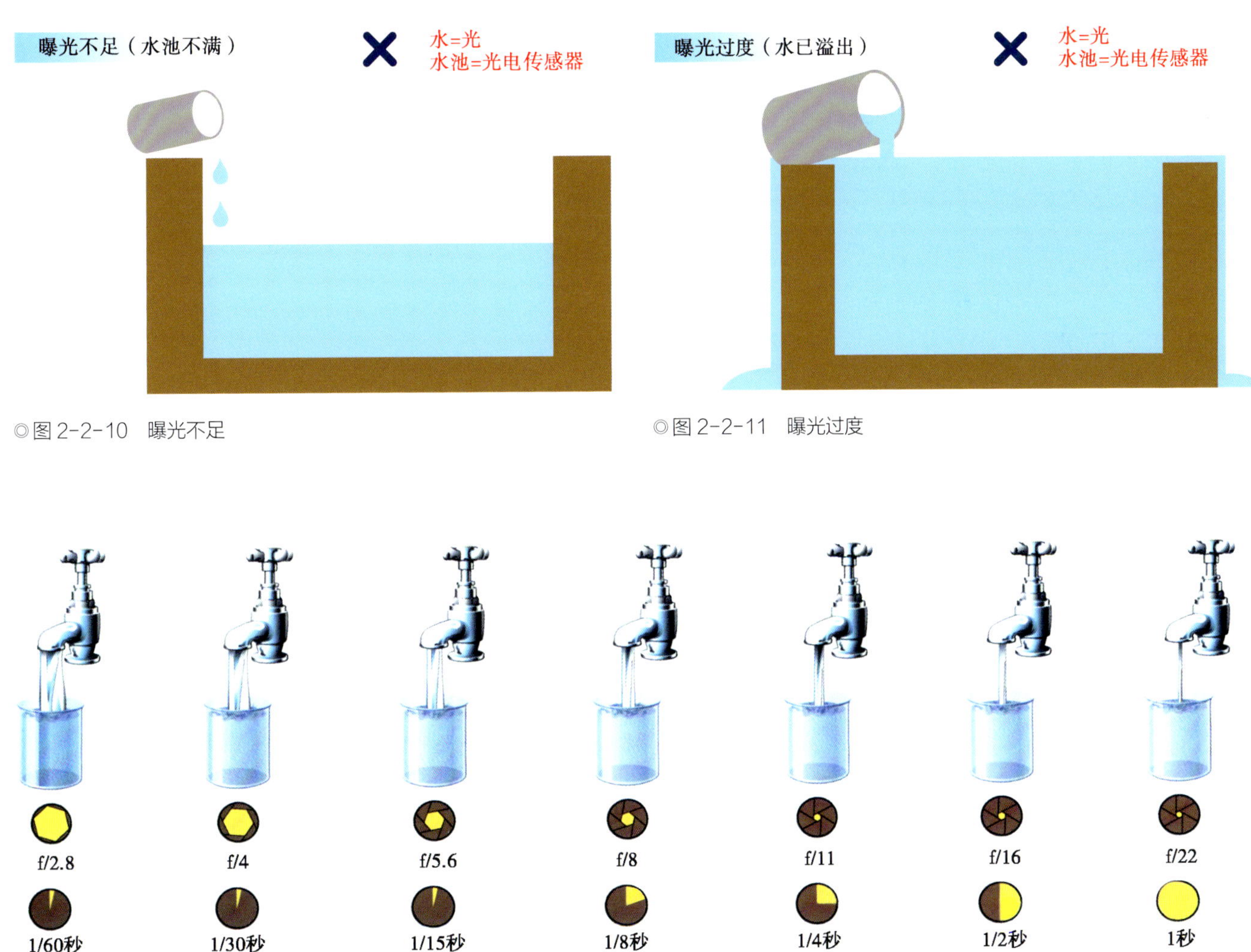


◎图 2-2-10　曝光不足

◎图 2-2-11　曝光过度

◎图 2-2-12　为达到同一曝光量，光圈和快门速度有很多搭配可以选择

在选择数码相机时，光圈值和快门速度的调整范围、级间距是需要关注的因素。为适应更多复杂的拍摄环境，数码相机的光圈值和快门速度的范围越大越好，并且最好能够按正常的级数连续设置，而不是跳跃性设立。除了标准级数，很多相机的光圈值 F 还会设置 27、38、54 等中间级别，快门速度也会设置 1/10s、1/20s、1/80s、1/200s 等中间级别，这些更细的级别设置有利于对曝光量进行更精细的调节。在进行拍摄时，不建议选择相机的最大或最小光圈值、快门速度进行拍摄，一般推荐选择中间值进行影像的拍摄。

数码相机的曝光有很多种模式，自动模式（Auto 模式）是由相机根据自身测光、测距等情况来确定光圈和快门速度以及 ISO、闪光灯强度、曝光补偿、白平衡等其他所有设置；程序模式（P 模式）是允许拍摄者自行设定 ISO、闪光灯强度、曝光补偿、白平衡等设置，由相机根据自身测光、测距等情况来确定光圈和快门速度；光圈先决模式（A 模式）是首先确定光圈值 F，由相机根据测光情况选择快门速度来获得适宜的曝光量；快门先决模式（S 模式）则是先确定快门速度，再由相机根据测光情况选择光圈来获得适宜的曝光量；手动模式（M 模式）则是拍摄者根据相机测光提示和自身拍摄经验自行设置光圈和快门速度，自主控制曝光量。

一般初学者都会首先选择自动模式（Auto 模式或 P 模式）尝试拍摄，但这两种模式下经常不能获得满意的、稳定的拍摄效果；使用光圈先决模式（A 模式）较前两种模式的拍摄效果更有把握，但仍然不及手动模式（M 模式）稳定。因此，在具有一定经验后，建议拍摄者逐渐学习应用手动模式（M 模式）拍照。

在实际拍摄中，在不采用三脚架的情况下，为了防止因手持相机造成的抖动，快门速度至少应快于镜头焦距的倒数，例如采用焦距为 50mm 的镜头拍摄，则安全快门速度应不慢于 1/50。如果快门速度过慢，手持拍摄中的轻微抖动就有可能造成拍摄影像模糊，影响影像质量。在口腔临床摄影中，所采用的镜头焦距通常为 100mm 左右，因此快门速度不应慢于 1/100，通常选用 1/125～1/180。

## 四、感光度

感光度（ISO）本来是感光材料（胶卷）在一定的曝光、显影、测试条件下对于辐射能感应程度的定量标志，一般用 ISO 值表示。这个数值增大，胶卷对光线的敏感程度也增加。传统相机本身是无感光度可言的，感光度是胶卷的特性。不同感光度的胶卷适宜在不同的光线条件下进行拍摄。ISO100 的胶卷适合在阳光灿烂的户外进行拍摄，而 ISO400 的胶卷则可以在室内或清晨、黄昏等光线较弱的环境下拍摄。

与普通照相机不同，数码照相机包含了用于接收光线信号的光电传感器，因此数码相机就有了感光灵敏度高低的问题。为了方便使用者理解，一般将数码相机的光电传感器对光线的灵敏度等效转换为传统胶卷的感光度值，因而也就有了数码相机“相当感光度”的说法。

数码相机主要以改变信号的放大倍率的方式改变感光度，所以当提升 ISO 值时，放大器也会把信号中的噪点放大，于是产生粗微粒的影像。所以，感光度与影像的颗粒、解像力和分辨率成反比关系。低感光度拍摄的影像质量高，画面细腻，噪点少，解像力高；在使用高感光度拍摄时，拍摄的影像质量相对会降低，画面相对粗糙，噪点增加，解像力较低。很多数码相机在超过 ISO1 600 时，就能够看到尚可接受的噪点，而超过了 ISO3 200，噪点就经常很明显（图 2-2-13）。

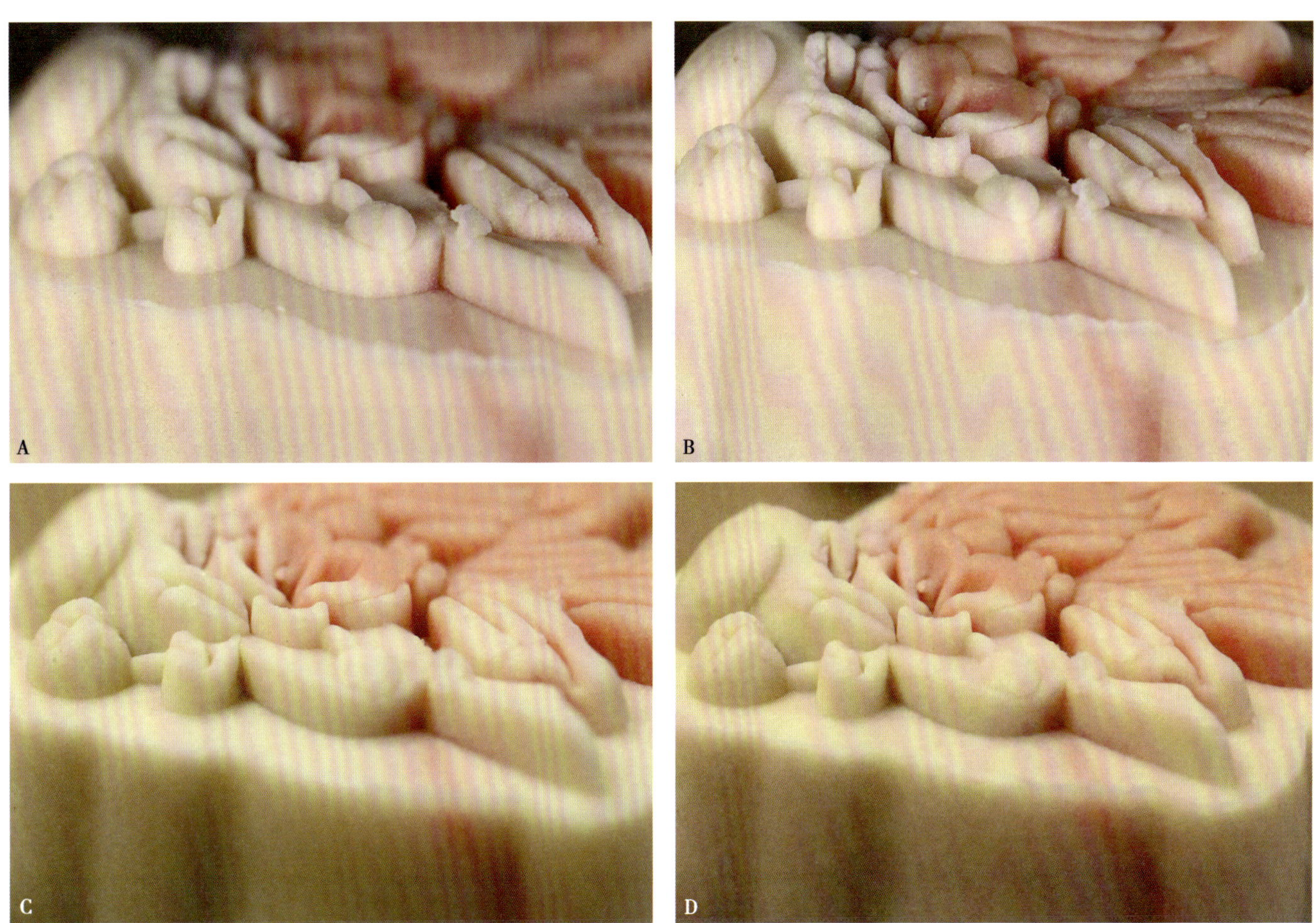


◎图 2-2-13　Nikon Z5 在不同 ISO、保证相同曝光量下的拍摄效果比较
A. ISO：200，影像细腻　B. ISO：1 000，影像比较细腻　C. ISO：10 000，影像出现噪点　D. ISO：51 200，影像噪点明显

数码相机的感光度还可以通过合并感光点的方式来提高，即合并几个相邻的感光点，使用多个像素点共同完成原来只要一个像素点来完成的任务。总体来说，数码相机提升 ISO 以后，通常会造成画质的损失，尤其感光器件面积较小时，对影像质量的影响更为明显。因此，要根据不同的拍摄场合，选择相机适宜的 ISO 感光度，以获得良好的拍摄效果。

在光线良好的场合，或者方便进行人工布光的拍摄条件下，应该尽量选择较低感光度，可以得到高画质影像。而在拍摄现场光线很暗，用较大的光圈、较慢的速度都无法有效地捕捉到良好的影像时，或者现场条件无法应用慢快门速度时，就需要选择高感光度，虽然损失一些拍摄效果，但首先可以保证完成拍摄（图 2-2-14，图 2-2-15）。

◎图 2-2-14 较高感光度，画面比较细腻
（大雾天气，光线较充足，60km/h 车速条件下，Nikon D300s F2.8，1/640s，ISO800）

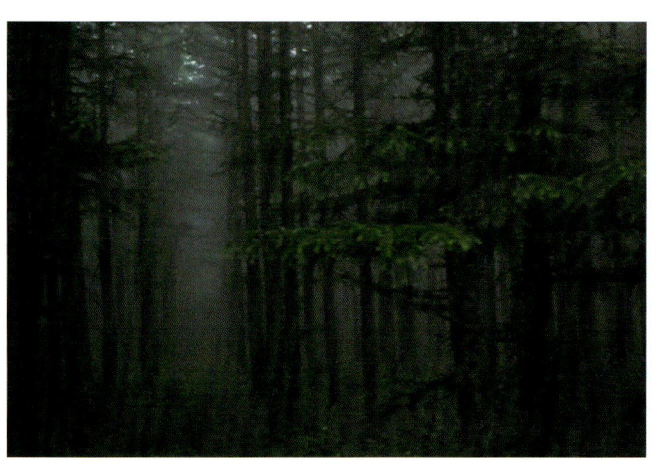

◎图 2-2-15 高感光度，画面噪点明显
（大雾天气，光线非常弱，60km/h 车速条件下，Nikon D300s F2.8，1/400s，ISO1 600）

有一些高端数码相机允许应用很高的感光度（ISO6 400 ~ ISO25 600）进行拍摄，并且获得的影像噪点并不明显，因此，能够满足拍摄要求的 ISO 范围也成为评价相机品质的一个重要指标。

另外，近年来随着新型感光元件的研发，有一些相机出现了“双原生感光度”的概念，即一块感光元件的感光度高到一定程度的时候会进入另一档处理，从而提高画质减少噪点，这使得在光线较差的环境下相机具有更好的使用效果（具体情况需要结合相机的使用说明）。

当然，由于口腔临床摄影的拍摄条件相对静止，容易布光，其实基本上用不到相机的高感光度进行拍摄，正常情况下都应该将 ISO 设置到稳定的、较低的级别，以保证更细腻的拍摄效果。从这个角度讲，口腔临床摄影其实并不需要级别很高的数码机身。

需要注意的是，由于 ISO 影响光电传感器对光作用的敏感性，因此其设置直接影响曝光量，当 ISO 提高一个级别时，光圈或快门速度就要相应降低一个级别，才能保证影像获得适宜的曝光；反之，当ISO 降低一个级别时，光圈或快门速度相应提高一个级别，就能保证影像获得适宜的曝光。

# 第三节
# 景深

在调焦使影像清晰时，焦点的前后一段距离内的区域，影像仍能够清晰显现，这段范围称之为景深（depth of field）。景深越大，能清晰呈现的范围越大；反之，景深越小，前景或背景会更迅速变得模糊，便于强调虚实结合的效果。不同的景深所拍摄的影像意境不同。

焦点是绝对的，景深是相对的。理论上，被摄物体上的点通过镜头会在焦平面上汇聚成为一个点。被摄物体前后的点在焦平面上尚未汇聚成点，而是汇聚成锥体截面上的一个圆；或者在焦平面之前就汇聚成点，而在焦平面上重新发散成圆。如果这两种圆小到放到照片上也看不出来，我们的眼睛就会认为它们还是清晰的点，这个最大的能够被视为点的尺寸叫“弥散圆直径”，能够被视为点的最大圆叫“弥散圆”。成像在前后弥散圆之间的范围就是景深（图 2-3-1）。

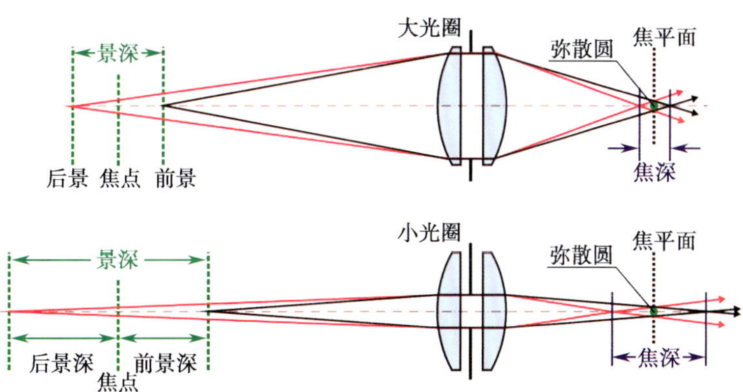


◎图 2-3-1　景深示意图

$$景深 = \frac{2 \times 弥散圆直径 \times 镜头焦距的平方 \times 光圈值 \times 调焦距离的平方}{镜头焦距的4次方 - 弥散圆直径的平方 \times 光圈值的平方 \times 调焦距离的平方}$$

根据景深的计算公式，可以看出在拍摄中影响景深的因素包括镜头焦距、调焦距离和光圈值3个因素（图2-3-2～图2-3-4）。

**1. 景深与镜头焦距成反比**　在同样的距离下拍摄，镜头焦距越短则景深越大。

**2. 景深与调焦距离成正比**　使用同样焦距的镜头，距离越远则景深越大。

**3. 景深与光圈值成正比**　使用同样焦距的镜头、拍摄距离不变，则光圈F值越大景深越大。就是说当光圈由F/5.6向F/16、F/32变化时，景深会越来越大。

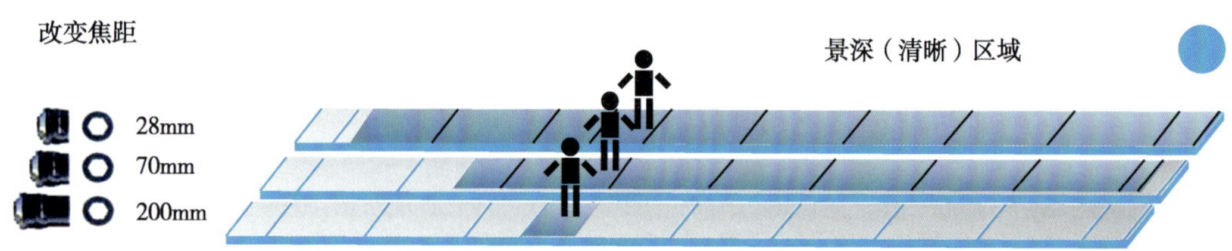


◎图2-3-2　采用不同焦距的镜头拍摄，焦距越短，景深越大

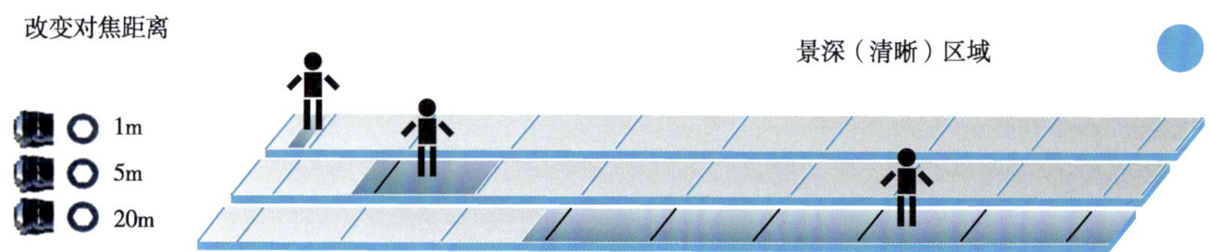


◎图2-3-3　采用相同焦距的镜头拍摄，距离越远，景深越大

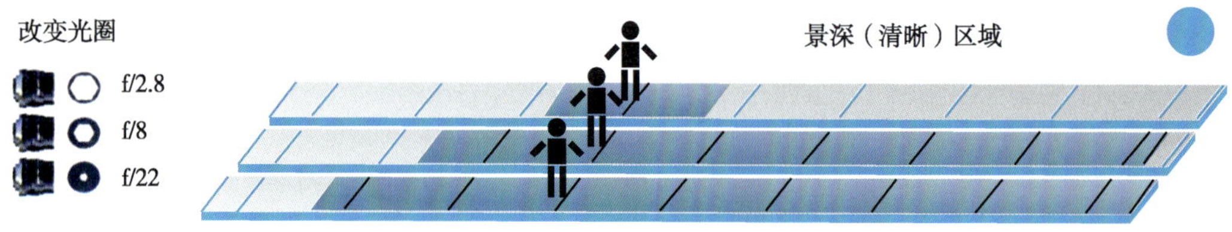


◎图2-3-4　采用相同焦距镜头、在相同距离拍摄，光圈值越大，景深越大

实践中景深的控制是一个比较复杂的工作，需要对多个因素深入理解、灵活搭配。采用中等焦距的镜头（50～70mm焦距）、中等光圈值（F5.6～F8），在正常的距离下拍摄，可以获得景深适中的影像。这种影像的景深和透视效果接近人眼平时的观察习惯，易于被观察者所接受（图2-3-5）。但这样照片的效果没有超出肉眼的天然感受，可能会显得有些平淡、缺少个性（图2-3-6）。

有经验的摄影师会根据被摄对象的不同特点，结合希望表达的思想，选择大景深或小景深拍摄，从而创造画面的独特魅力。

在拍摄时增大光圈 F 值（减小光圈），并选用广角镜头（焦距短），则从较近的位置到无限远的物体，都会清晰地展现在人们面前，这在风光摄影、建筑摄影中用得比较广泛。大景深可以用于展现田园的开阔、山河的气势以及建筑物的整体风貌（图 2-3-7）。大景深还可以使主体与周围的环境形成有机的联系，特别适合于旅游纪念照的拍摄，使人物和身后的景物都非常清晰，起到旅游留影纪念的作用（图 2-3-8）。

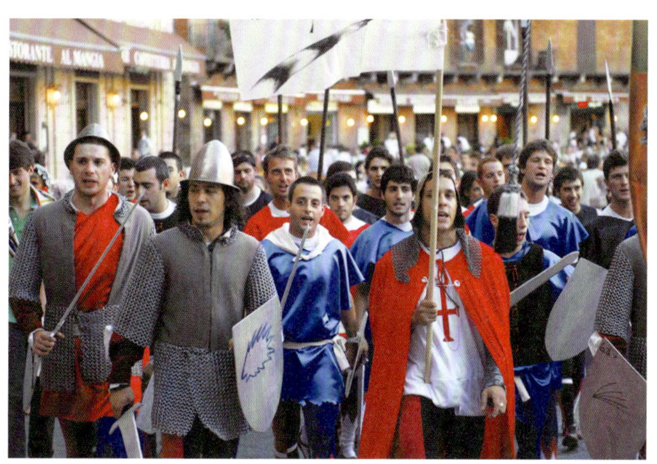


◎图 2-3-5　中等景深，观察者易于接受

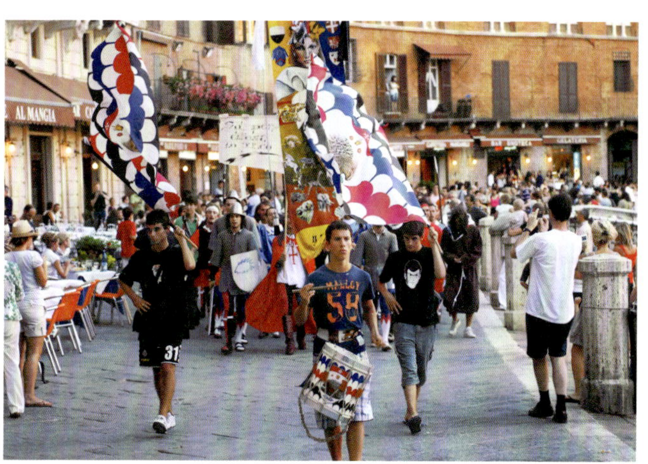


◎图 2-3-6　中等景深，稍显平淡

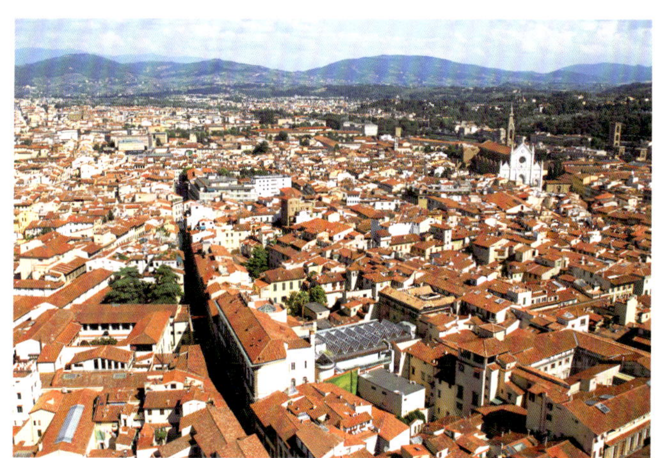

◎图 2-3-7　大景深的城市建筑整体风貌

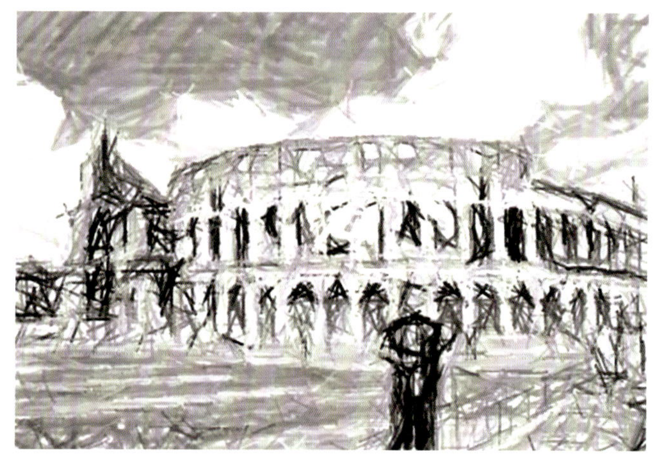

◎图 2-3-8　大景深的旅游纪念照

在实际拍摄中，仅满足于影像的所有部分都清晰是远远不够的。

由于自然界的景物丰富繁杂，在拍摄时常常无法避开一些杂乱的景物，如果让这些景物与主体一样清晰突出，势必会干扰对主体的表现。利用小景深突出主体，虚化无关景物，照片就会显得简洁，主题突出，富有冲击力，可以充分表达被摄人或物的内在思想和韵味（图 2-3-9，图 2-3-10）；有时即使是很普通的拍摄对象，在小景深的表现下，也会给人以耳目一新的感觉，带来视觉冲击（图 2-3-11）。

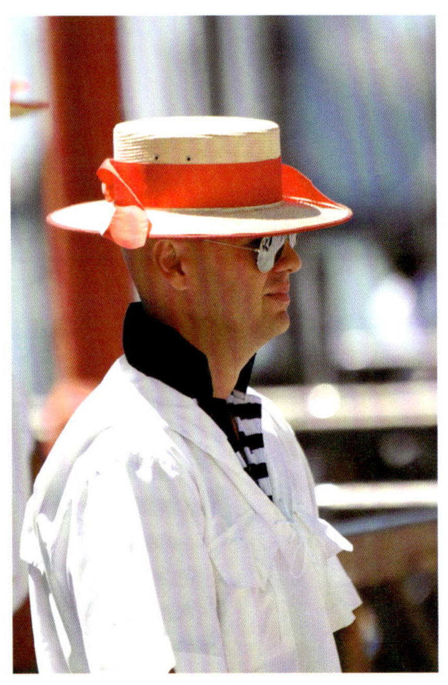

◎图 2-3-9　小景深拍摄的人物

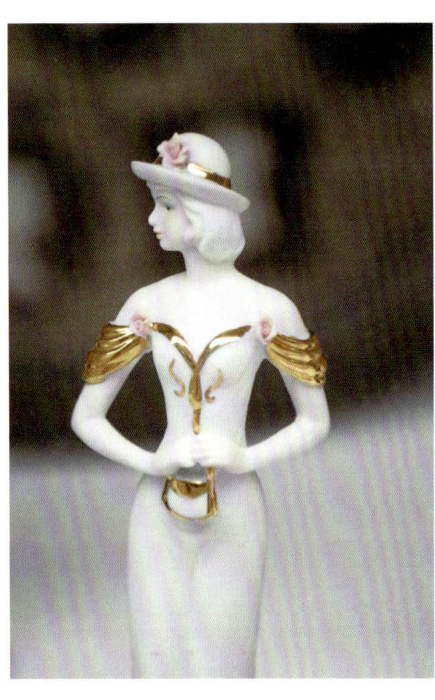

◎图 2-3-10　小景深拍摄物

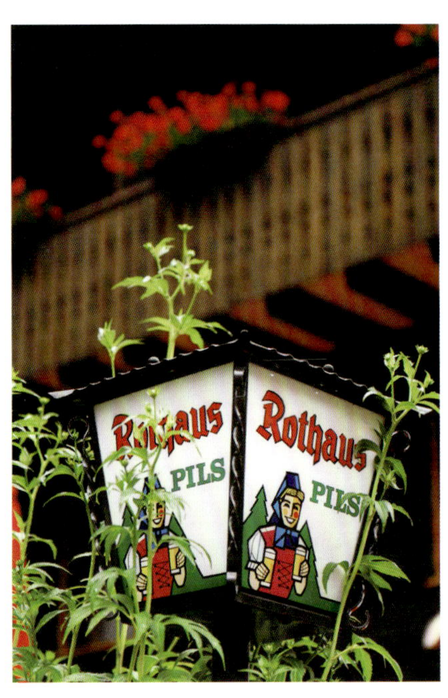


◎图 2-3-11　小景深拍摄的景物

获得小景深的主要方法是大光圈（减小光圈值 F），对主体对焦，其他无关紧要或是杂乱的物体变得模糊而不可辨认，只作为一种抽象的形式空间来陪衬主体。

在拍摄小景深的影像时，对焦点位置的掌握非常重要。焦点的前清晰区叫前景深；焦点的后清晰区叫后景深；前清晰区的最前点是“景深的前界限”；后清晰区的最后点是“景深的后界限”。根据透镜的成像原理和焦点的关系可知，前景深是小于后景深的，前后景深的比例一般大约为 1:2（图 2-3-12）。根据景深这一原理，对焦点应选择在主体的前中 1/3 位置，可以使整个主体获得最清晰的效果。

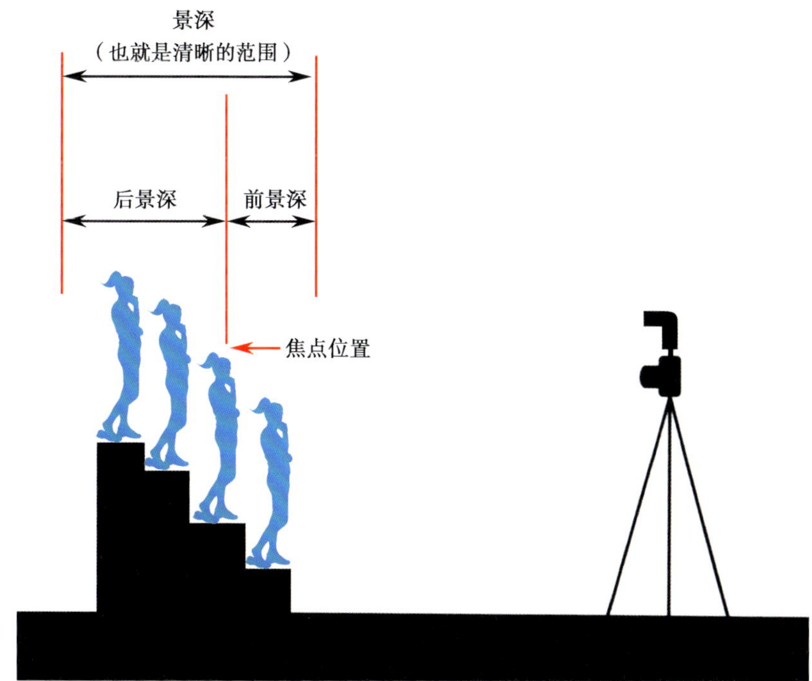


◎图 2-3-12　焦点位置和前后景深

焦点选择的变化，可以突出不同的主体，使同一范围下的景物获得不同的拍摄效果。将焦点对在前景的主体上，让模糊的远景在画面上产生空间透视感，可以在最大限度上降低对主体的干扰作用，有时杂乱的远景在虚化之后还会形成某种质感效果，使画面变得更耐人寻味（图 2-3-13）；以后方景物为对焦点，让前景虚化，会使人产生一种身临其境的感觉，它所形成的心理效应是突出了摄影的回眸一瞥的真实性和偶然性，通过模糊、朦胧、虚幻的前景来烘托或反衬清晰的主体，会使画面显得简洁、明快、干净，而且小景深中局部的虚，还可以给观赏者以丰富的想象余地，使画面更加含蓄，更富魅力（图 2-3-14）；有时也可以将焦点对在中景的主体上，让前景和背景同时模糊，这会形成对主体的一种明确的视线引导作用（图 2-3-15，图 2-3-16）。

口腔临床影像作为一种医学影像，对景深的要求通常非常简单，就是距离镜头远近不同位置的牙齿都能够得到清晰的表现，因此需要尽量加大景深。

在口腔临床摄影中，常用镜头是 100mm 焦段的微距定焦镜头，镜头的焦距是确定的，同一放大比例（即同样的构图范围，具体见第四章第二节）下拍摄的距离也是确定的，所以加大景深的手段只有一个：缩小光圈，也就是增大光圈 F 值。

一般来说，口腔内的影像拍摄需要采用低于 F22 的小光圈，很多时候需要采用到 F27、F32、F36 等，而这在其他摄影领域并不常用。

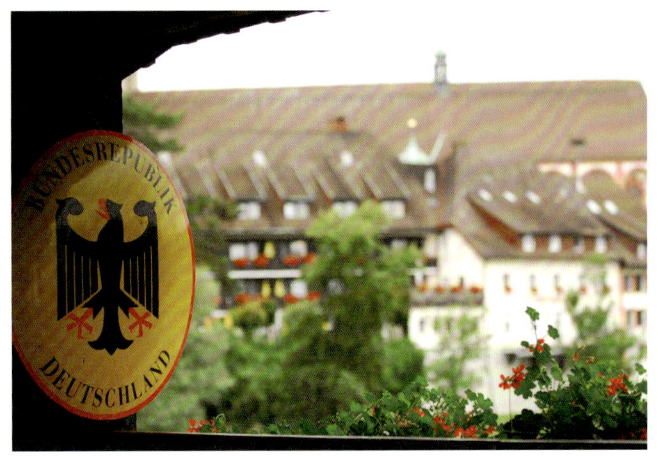


◎图 2-3-13 主体在前，后景虚化

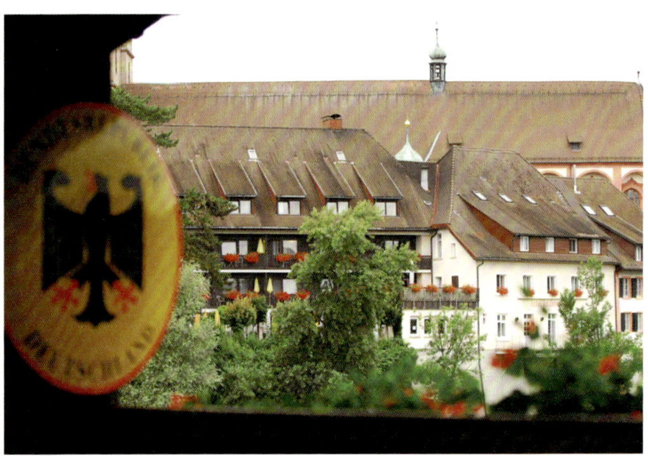

◎图 2-3-14 主体在后，前景虚化

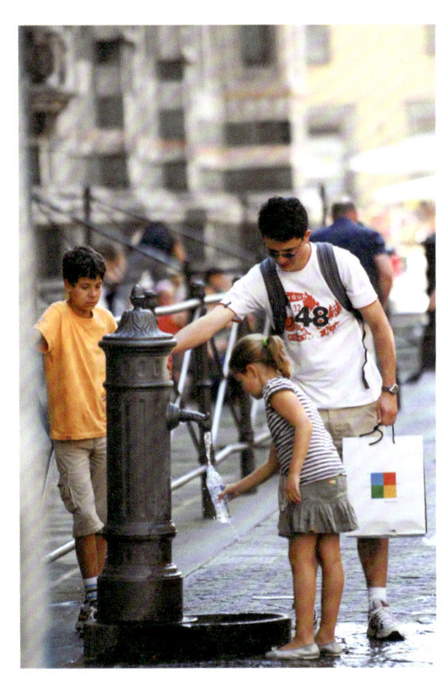

◎图 2-3-15 主体人物在中部

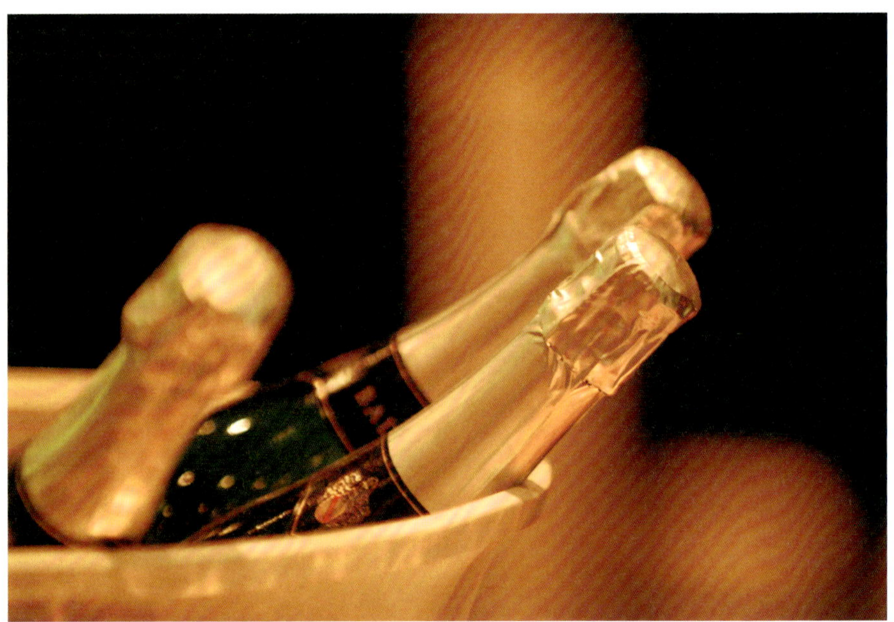

◎图 2-3-16 主体在中部，前景、背景均虚化

正因为要实现这种不太常用的小光圈、大景深的拍摄理念，建议采用手动曝光模式（M 模式，具体见本章第二节）。如果采用自动曝光模式，相机自身通常都会选择中等偏大的光圈设置（F4～F5.6～F8），拍摄出的影像就会景深偏小，不符合临床影像的需要。

当然，过小光圈拍摄也有可能造成影像质量下降的问题，因此在光圈设定时，在能够达到适合的曝光、足够的景深要求基础上，还是要选择可能的相对大一点的光圈。

# 第四节
# 构图

构图（composition）的概念，来源于西方的美术课程中的构图学，这个概念在我国国画理论中称为布局。摄影构图是从美术的构图转化而来，有时也可以简单称为取景。摄影构图是一个将三维空间的关系转换为平面关系的过程。

成功的摄影作品，首先需要的是构图的成功。对于同一个场景、景物，不同的构图会带给人截然不同的观看感受。构图不佳的作品会显得没有章法，缺乏层次（图 2-4-1）；经过认真思考的、好的构图可以使作品主体突出、增强感染力（图 2-4-2）。

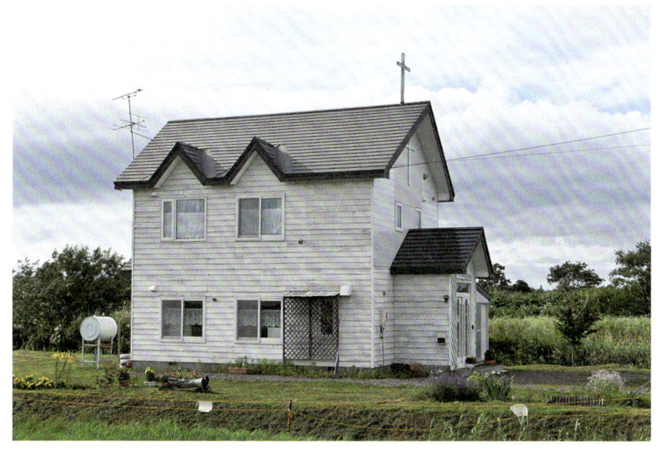

◎图 2-4-1　常规构图，平淡缺乏新意

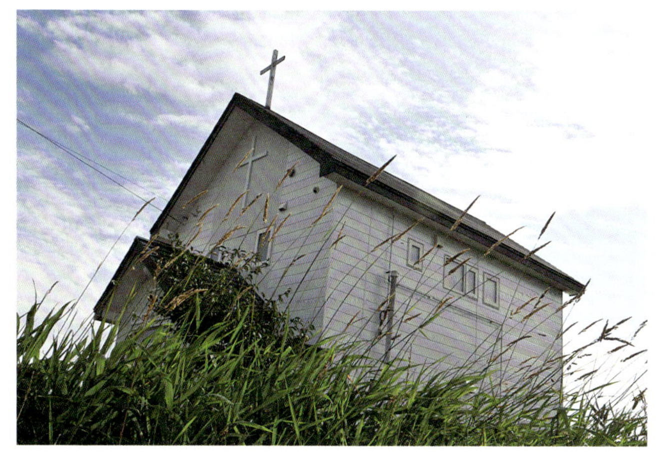

◎图 2-4-2　改变构图，主体突出，感染力强

## 一、简洁

摄影构图中首先应该考虑的问题是确定主体，能突出、烘托主体的景物，都可以进入拍摄范围；而破坏画面整体感、干扰被摄主体的物体，则应该想办法去除。根据这个原则确定拍摄范围、去除杂乱无用的景物后，摄影画面就会变得简洁。繁杂的画面很难获得构图成功（图 2-4-3），简洁的画面是构图成功的基本要素（图 2-4-4）。

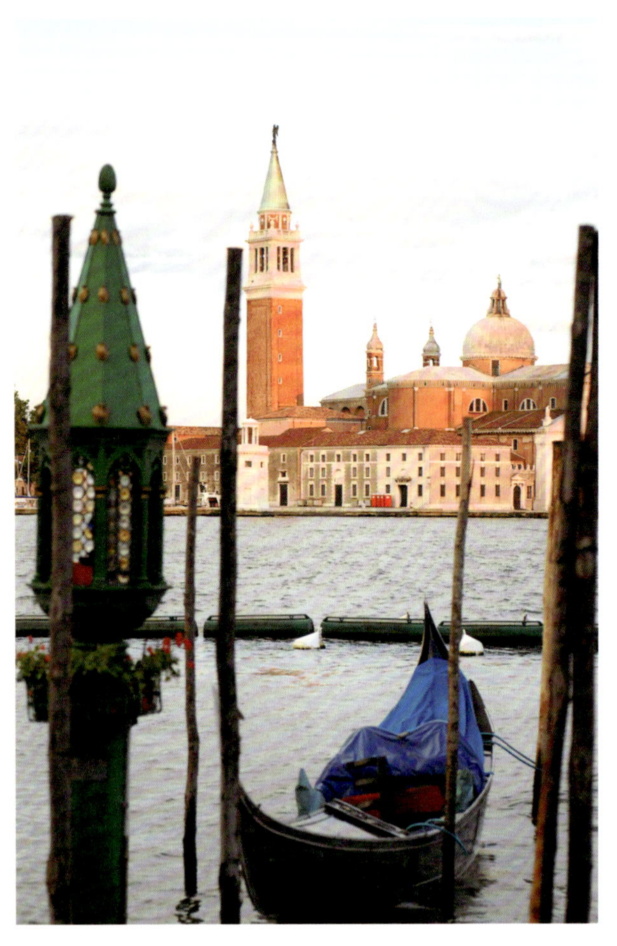

◎图 2-4-3　画面繁杂，构图失败

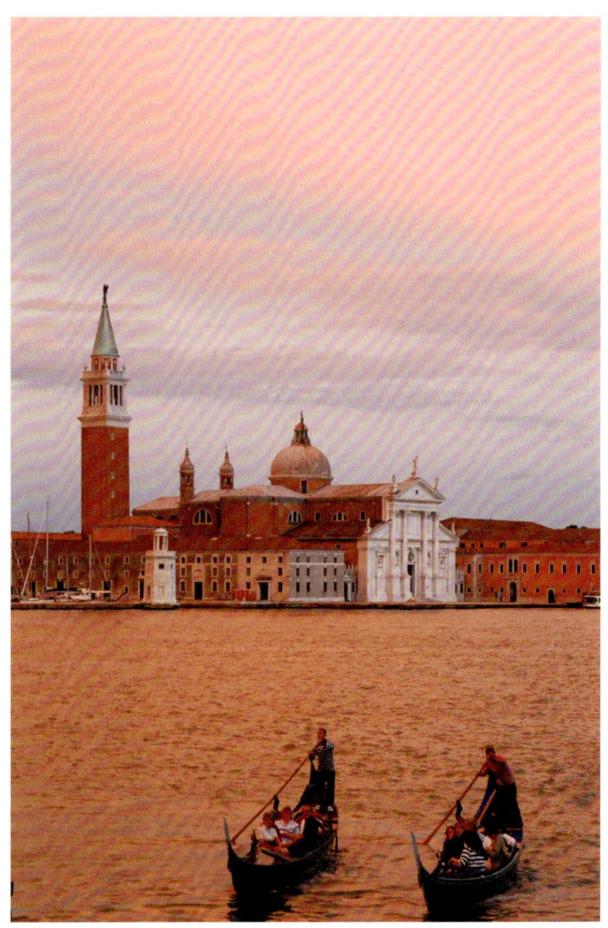

◎图 2-4-4　画面简洁，构图成功

## 二、线条

生活中的线条是无处不在的，既有直观存在的物体轮廓线或影调间的界限，如乡间小路、整齐的队伍等，也有一些具有内在联系的物体所构成的假想、虚像线条。线条能加强影像的内在气氛，给观察者带来强烈的情感体验。

在构图中，应充分发现、利用围绕主体的各种线条。常用线条包括对角线（图2-4-5）、平行线（图2-4-6）、曲线（图2-4-7）、圆形（图2-4-8）等。很多影像中包含多种线条，画面带给观察者强烈的美感（图2-4-9，图2-4-10）。

在应用线条构图时，需要注意保持稳定感。稳定感是人类在长期观察自然中形成的一种视觉习惯和审美观念，符合这种审美观念的造型艺术才能产生美感，违背这个原则的，看起来就不舒服。在进行摄影构图时，稳定感是需要一直注意的问题。

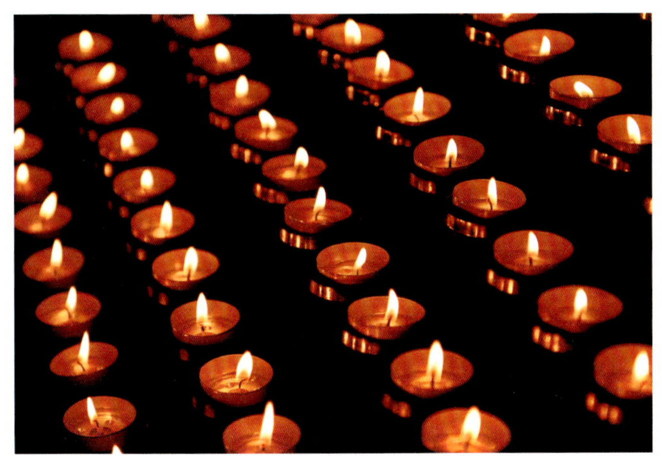

◎图2-4-5　对角线构图

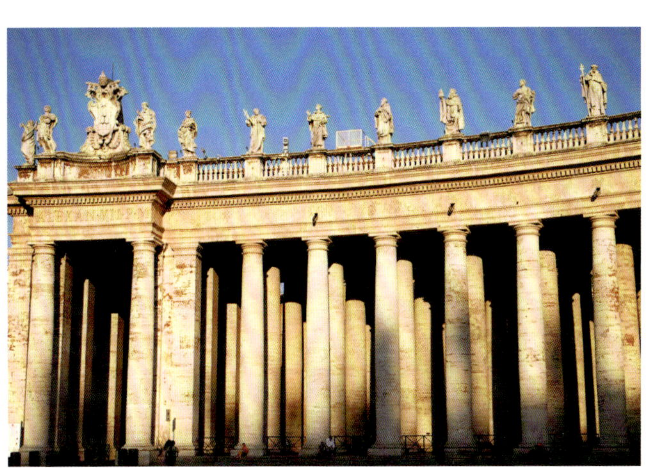

◎图2-4-6　平行线构图

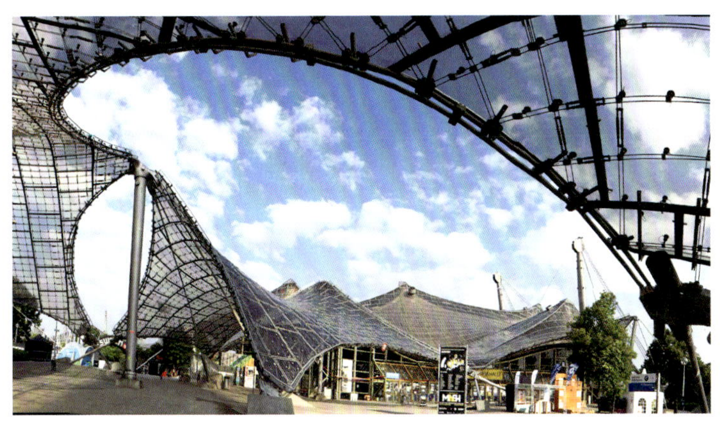

◎图2-4-7　曲线构图

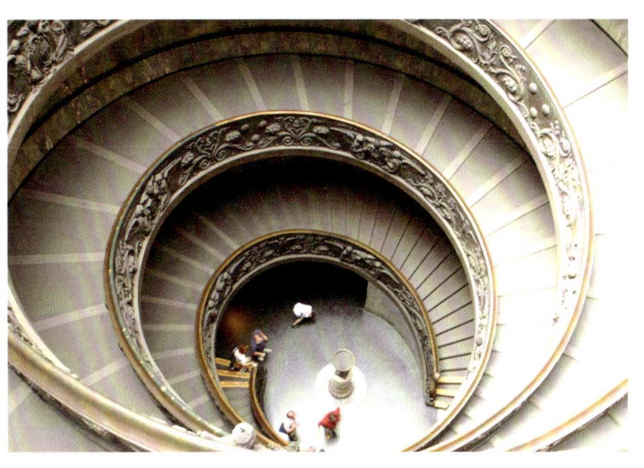

◎图2-4-8　圆形构图

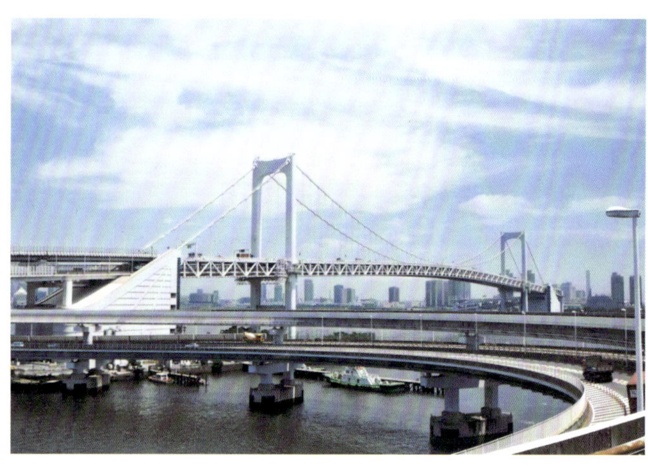

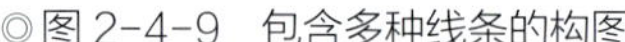

◎图 2-4-9 包含多种线条的构图

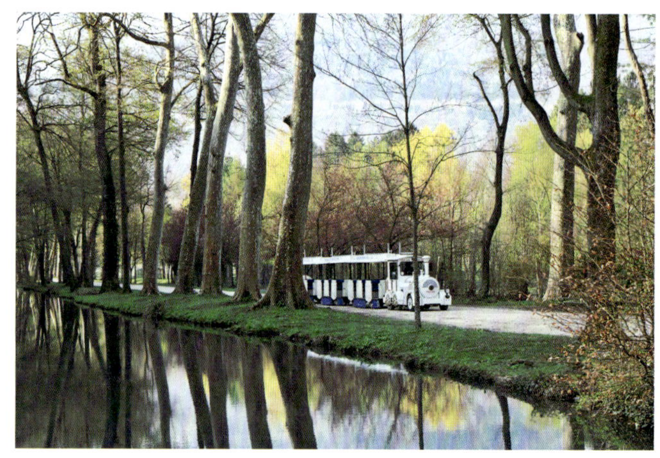

◎图 2-4-10 包含多种线条的构图

## 三、布局

确定主体和拍摄范围、认真观察主体周围的线条因素后，构图的下一步就是确定布局。常见布局形式包括三分法、九宫格、十字形、框式等。

### （一）三分法构图

三分法构图是指把画面横或竖分为三份，每个分割线上都可放置主体（图 2-4-11）。由于三分后的分割位置与“黄金分割定律”的分割位置非常接近，因此三分法实际上也是属丁“黄金分割”的一种表现形式。这是一种非常常用的构图形式，表现鲜明，构图简练，适合于绝大多数拍摄场合，可以成为摄影布局中最基本的规则。

### （二）九宫格构图

九宫格构图也称井字构图，就是把画面平均分成九块，在中心块上四个角的点，用任意一点的位置来安排主体位置（图 2-4-12）。这种构图方法实际上是把三分法进一步深化，因此也属于“黄金分割”的一种表现形式。

### （三）十字形构图

十字形构图是通过画面中心画横竖两条线把画面分成四份，主体置于中心交叉点（图 2-4-13）。此种构图画面具有很强的安全感、和平感、庄重感及神秘感，适宜表现古建筑、十字架、教堂等，可产生中心透视效果，体现神秘感。但这种构图用在一般主体时，会令人感觉有些呆板、不灵活，欠缺美感（图 2-4-14）。

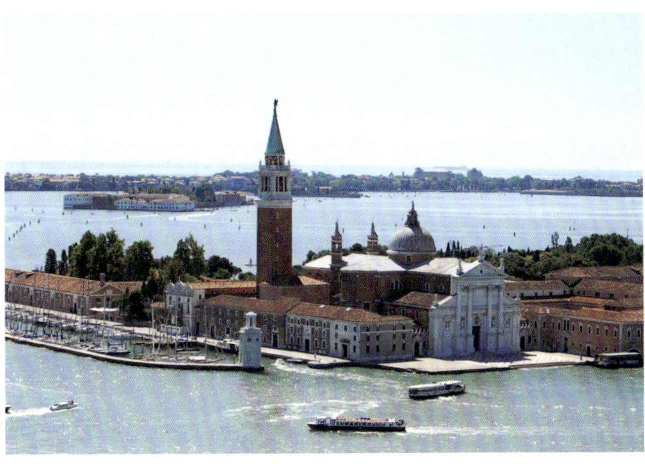

◎图 2-4-11　三分法构图

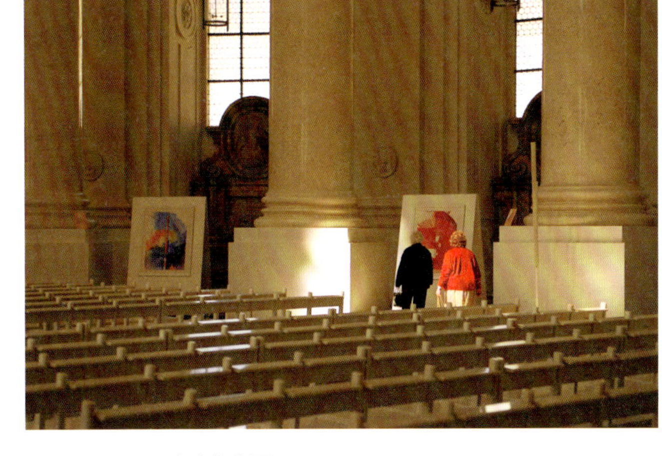

◎图 2-4-12　九宫格构图

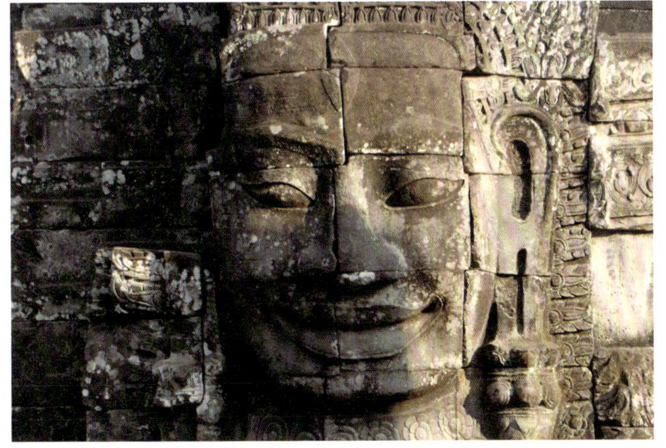

◎图 2-4-13　十字形构图，强调神秘感

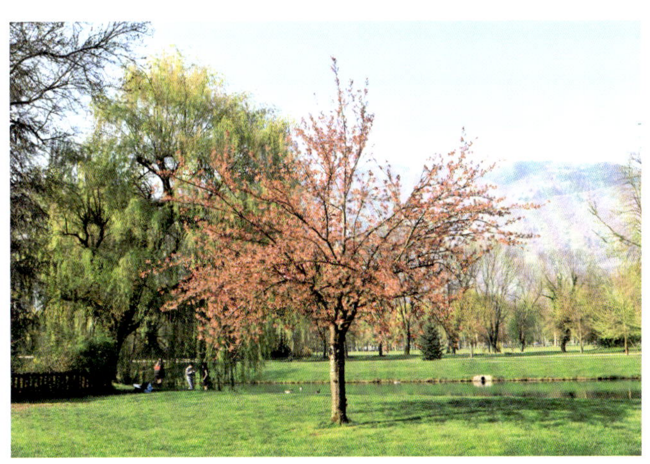

◎图 2-4-14　十字形构图，略显呆板

### （四）框式构图

框式构图一般多应用在前景构图中，如利用门、窗、山洞口等作前景，来表达主体、阐明环境（图 2-4-15）。这种构图符合人的视觉经验，使人感觉是自己在透过门和窗观看影像，产生现实的空间感，透视效果强烈。

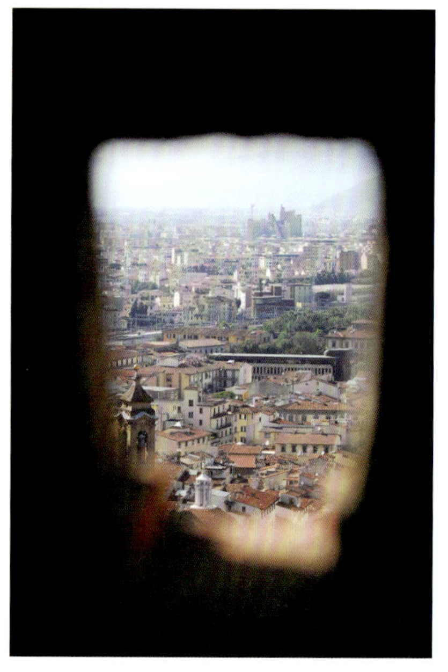

◎图 2-4-15　框式构图

## 四、对比

主体和其他景物之间形成强烈的对比，是在构图中凸显主体的重要手段。在构图时寻找能够和主体形成对比的陪衬物体，将其纳入适宜的布局，可以形成良好的构图。

对比形式包括大小对比、颜色对比、明暗对比、冷暖对比、虚实对比、动静对比、疏密对比等。灵活运用对比的构图方式，会使拍摄的画面生动、传神（图 2-4-16，图 2-4-17）。

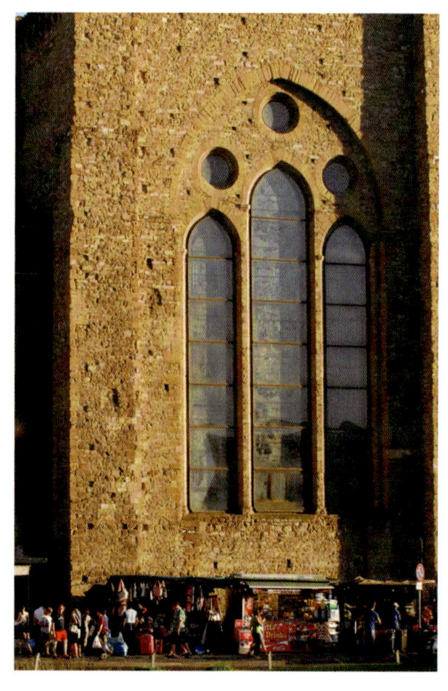

◎图 2-4-16　大小对比

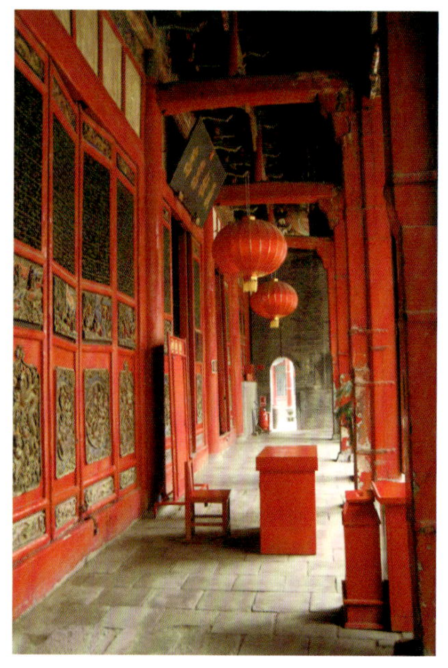

◎图 2-4-17　颜色对比

## 五、视角

摄影师的镜头代表着观众的眼睛，相机镜头在哪里拍摄到影像，观众就像从哪个位置在观察。如果镜头拍摄的位置在人们正常观察物体的位置，拍摄出的作品就是人们所熟悉的景、物，观众就会习以为常，也就很难吸引观众的视线，作品就很难获得成功。

因此，在日常摄影构图时，不妨避开最习惯的观察视角。改变视角，首先可以变换一下观察的高度，仰视一些或者俯视一些，换一个视角看世界，经常会带来创作的灵感（图2-4-18、图2-4-19）。

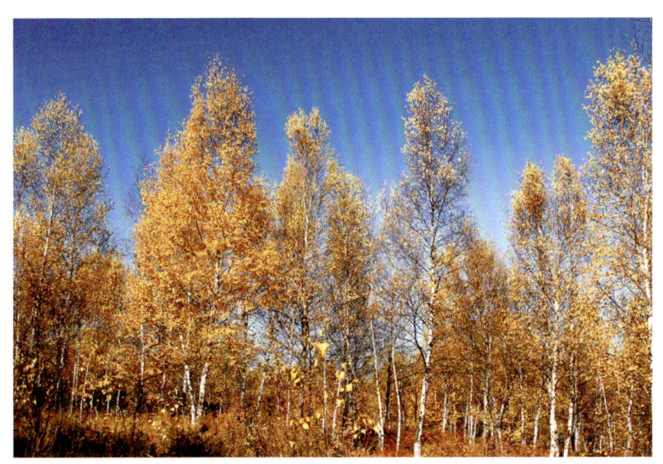

◎图2-4-18　平视拍摄，略显平淡

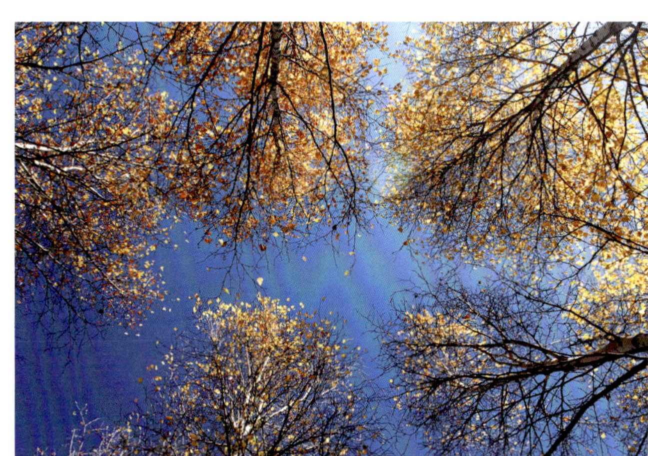

◎图2-4-19　仰视拍摄，视角独特

# 第五节
# **白平衡**

物体反射出的光决定物体的颜色，而反射光又与光源密切相关。同一个白色物体，在阳光、阴天、室内灯光等不同的光源下，被看到的颜色应该是不同的。但人的大脑可以侦测并且补偿这样的色彩改变，所以人们所看到的物体仍然感觉是白色的。也就是说，不管光线条件如何，人眼看到的“白色”就是“白色”。

人眼可以进行自我适应，但是数码摄像机的感光元件本身就没有这种适应功能了。为了贴近人的视觉标准，数码摄像机通过软件运算模仿人类大脑，根据光线来调整色彩。“白平衡”（white balance）的基本概念就是“不管在任何光源下，都能将白色物体还原为白色”，我们可以通过自动或手动调整“白平衡”来使影像达到令人满意的色彩表现。

白平衡技术是数码摄影（摄像）中所独有的技术。使用胶片相机时，为了补偿由于光源不同带来的偏色，可以选用不同性能的胶片，也可以在拍摄时使用各种彩色滤镜。数码相机的“白平衡”功能就相当于不同胶卷或者彩色滤镜，可以利用内部程序将颜色进行校正。

掌握白平衡的调节，就可以拍摄出色彩相对真实的画面。大部分数码相机都具有自动调整白平衡的功能，使用非常方便。数码相机的白平衡感测器一般位于镜头的下面，可以自动感知周围环境，从而调整色彩的平衡。

但很多数码相机“自动白平衡”的准确程度并不很高，想拍摄颜色相对准确的影像，有些时候还需要手动调整白平衡，精确程度高于自动调整。大部分数码相机都有多种手动预设白平衡，通常涵盖不同色温的光源条件，包括阴天、多云、晴天、荧光灯、钨丝灯、阴影下等，选择与实际光源条件最接近的白平衡设置，可以获得颜色相对准确的影像。

同样的景物、在其他拍摄条件完全相同的情况下，不同的白平衡会导致完全不同的色彩效果

（图 2-5-1，图 2-5-2）。在口腔数码摄影中，为了更加真实地再现口腔组织的色彩，要根据自己相机的情况，正确选择白平衡的设置。由于微距闪光灯是临床摄影的主要光源，一般推荐使用“闪光灯白平衡”即可。

如果在不能使用闪光灯的情况下，比如只能使用常亮光源（各种灯光）、自然光的情况下，想得到白平衡准确的照片，可以使用手动白平衡，并利用“白平衡卡”来校准白平衡（图 2-5-3）。

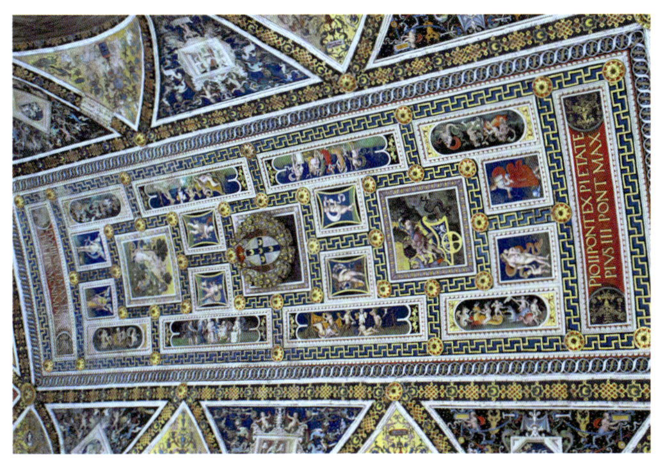

◎图 2-5-1　白平衡错误，偏色明显

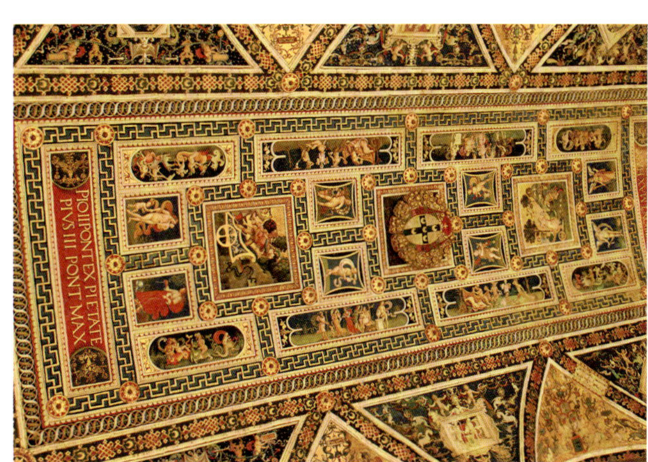

◎图 2-5-2　白平衡正确，色彩真实

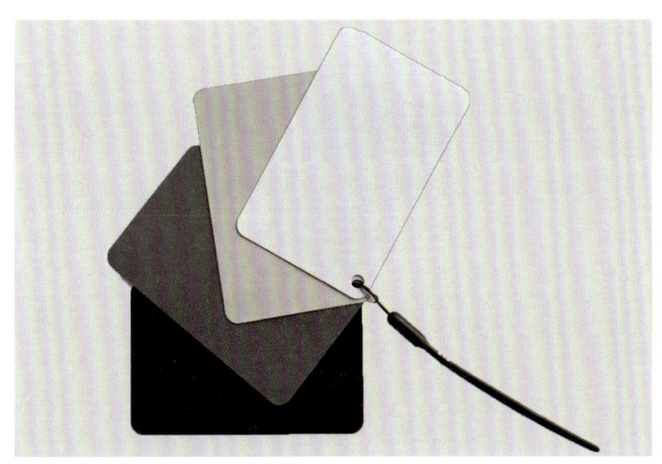

◎图 2-5-3　白平衡卡

白平衡卡通常包括黑白灰 3 张卡，可以用于数码摄影与摄像中，拍摄照片通常使用灰色卡。以尼康相机的设置为例。

步骤一：在相机的菜单中找到“白平衡”选项，一般显示为“WB”。

步骤二：在白平衡设置中，选择手动白平衡模式。不同型号的相机可能略有不同，但一般都会提供手动白平衡的选项。

步骤三：将白平衡灰卡，放置到要拍摄物体的位置，接受现场光源的照射。

步骤四：进行白平衡取样。将镜头对准灰色卡，让灰色占据画面的绝大部分，按下快门拍摄，相机会根据取样的灰色卡颜色信息进行白平衡的校正。

步骤五：根据相机的提示，保存手动白平衡的设置。这样，在后续的拍摄中，相机就会根据手动白平衡设置进行白平衡的调整。

（刘 峰 李 祎 牛丽娜 赵 伟 张 浩）

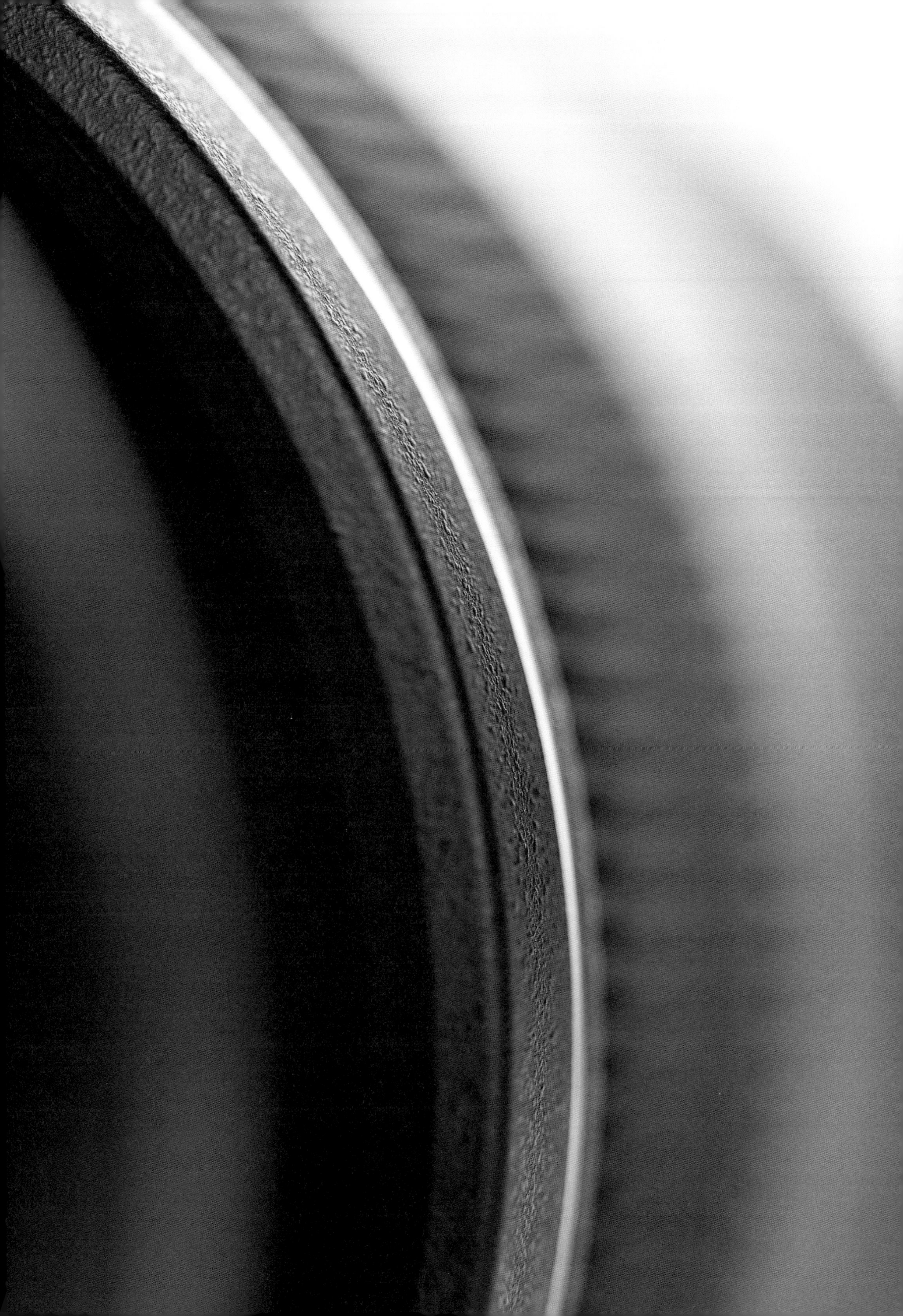

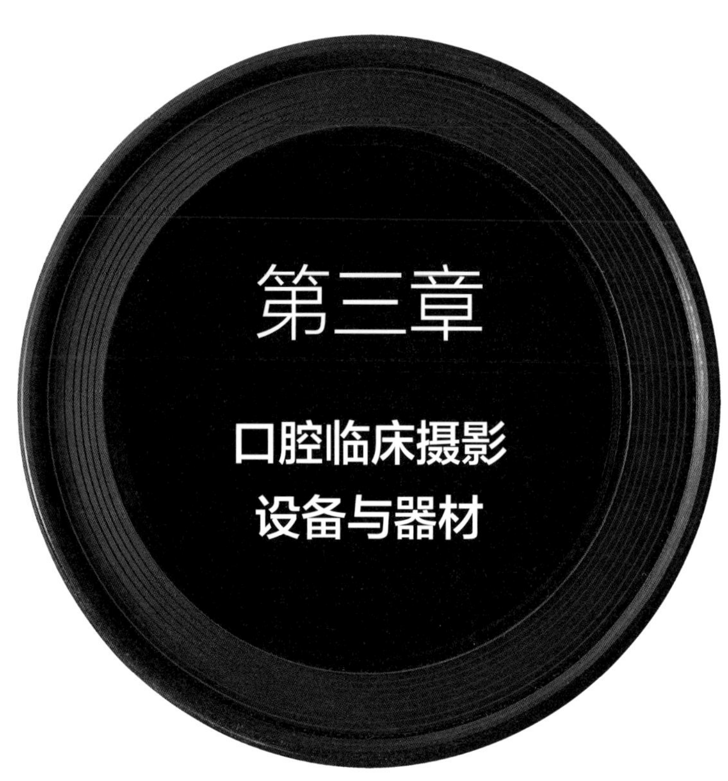

# 第三章 口腔临床摄影设备与器材

口腔摄影设备是口腔临床摄影的重要的工具，在市场中销售的摄影器材需要医生根据口腔摄影的特点进行选择。口腔临床摄影拍摄的范围比较小，对于影像细节的要求比较高，因此对于摄影器材有独特的需求。

拍摄工具在口腔摄影中非常重要，工欲善其事必先利其器。

为了获得良好的口腔影像拍摄效果，必须要准备合适的拍摄设备和辅助器材。数码相机及其配件是最重要的部分，一般由数码相机机身、微距镜头、辅助光源系统三部分组成。其中微距镜头是口腔临床摄影的灵魂所在，而辅助光源为口腔摄影提供灵感来源，不同的布光会给影像带来不一样的光影效果，呈现特殊效果。

为了使拍摄口内影像方便、暴露清晰，还需要一些口腔专用的辅助器械，包括牵拉器，背景板、反光板等。

数字化时代的发展，为数码摄影影像的储存、传输、设计、实现提供了非常大的便利，数码影像的应用领域也在不断扩大。

# 第一节 数码相机近年来的发展方向

## 一、手机的摄影能力已经取得了巨大的进步

近 10 年来，手机摄影进入了一个飞速发展的阶段，各大智能手机品牌不断地创新其拍照硬件以及软件，并在易用性和创新性之间找到新的平衡点，以满足消费者对手机摄影质量的期待。对于口腔数码摄影来说，手机摄影的进步也促进了一些厂家生产专门的手机口腔摄影闪光灯配件来进行口腔临床摄影（图 3-1-1～图 3-1-4）。

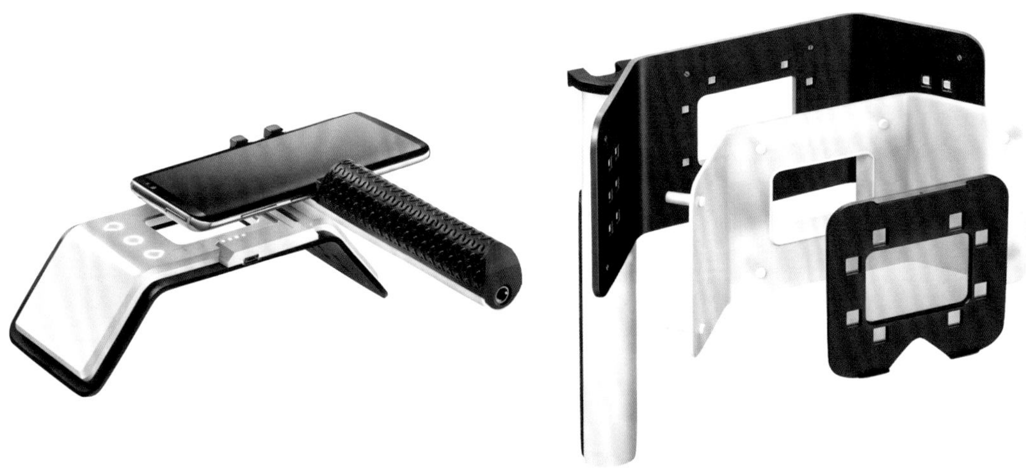

◎图 3-1-1　Smile Lite MDP 口腔摄影手机补光系统，可以固定到手机上为口腔临床摄影进行补光

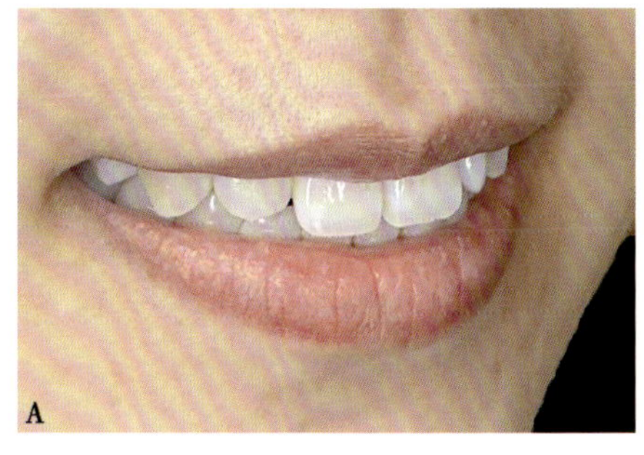
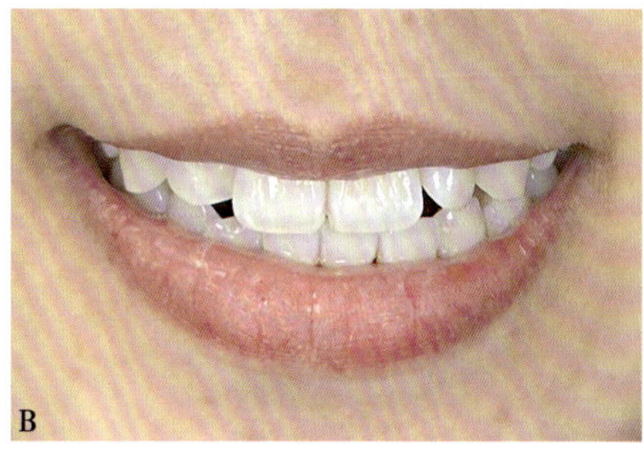
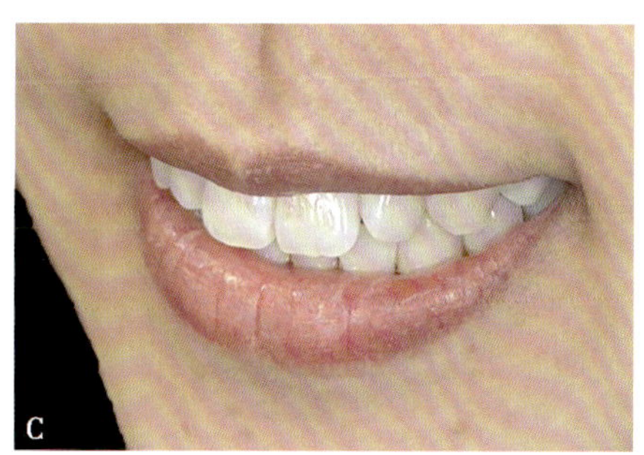

◎图 3-1-2　使用 iPhone15 + 补光系统拍摄的口外影像
A. 右侧侧面微笑口唇影像　B. 正面微笑口唇影像　C. 左侧侧面微笑口唇影像

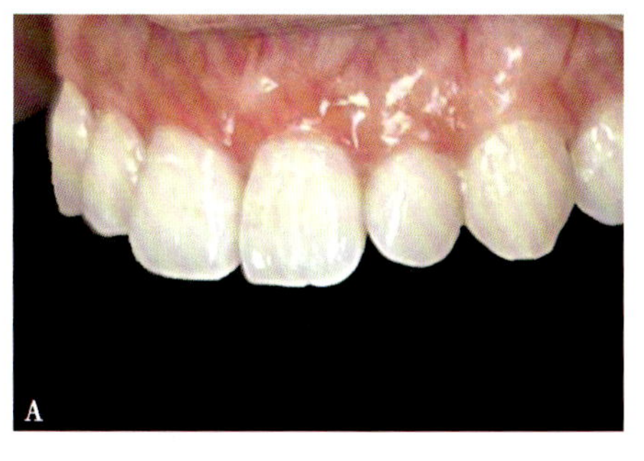
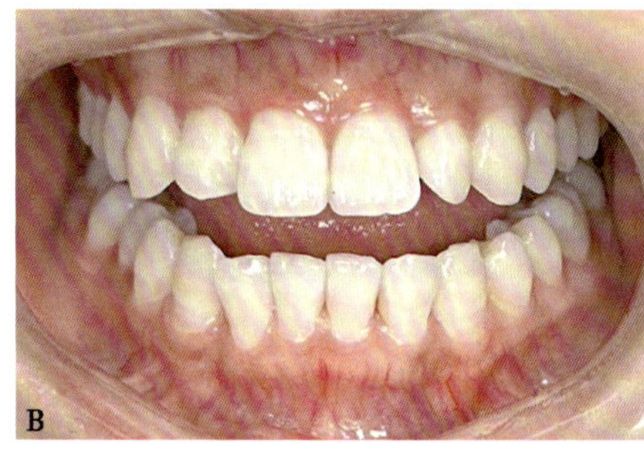
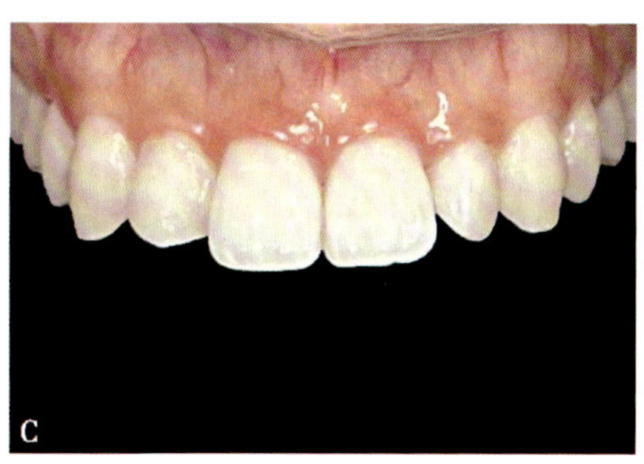

◎图 3-1-3　使用 iPhone15 + 补光系统拍摄的口内影像
A. 上颌前牙左侧面影像　B. 正面全牙列非咬合影像　C. 上颌前牙正面影像

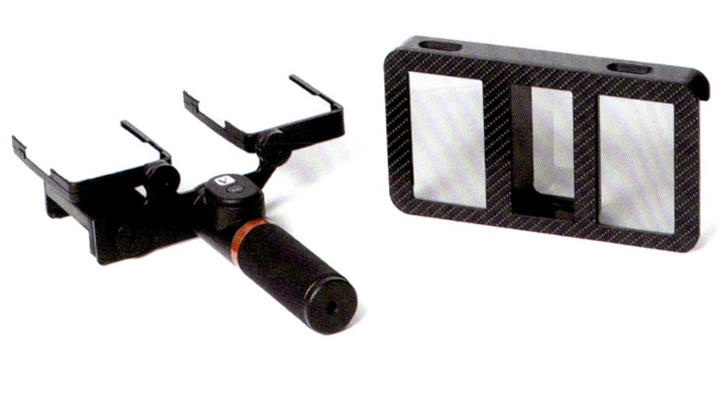
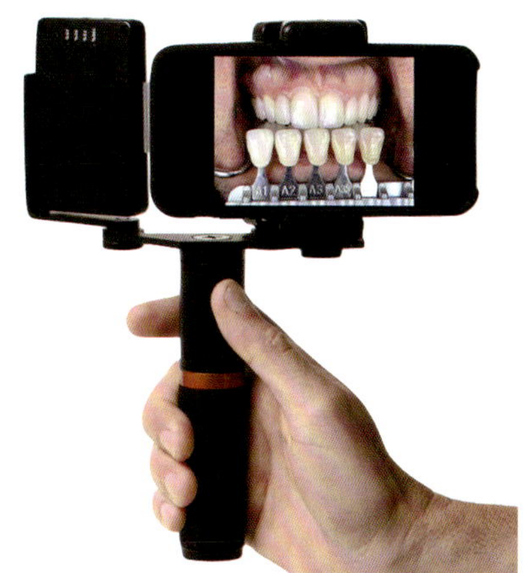

◎图 3-1-4　PhotoMed SDL 手机补光系统以及用于 PhotoMed SDL 的偏光镜套件

## 二、普通数码相机市场的逐渐萎缩

随着智能手机摄影技术的飞速发展，对于传统意义上的普通家用数码相机（通常指的是傻瓜相机和便携式数码相机）的需求有所下降。尽管如此，各大相机厂家仍然生产和销售专门为家用设计的数码相机。这些家用数码相机通常具有相对较低的价格、自动拍摄模式、紧凑的尺寸和重量以及用户友好的界面。它们的目标用户群体是非专业摄影者，尤其适合需要比智能手机更好的光学变焦能力、更高画质以及在苛刻环境下使用的摄影爱好者。

## 三、单反相机和无反（微单）相机的发展

单反和无反（微单）相机在图像传感器在成像原理上是相同的，因此在成像质量上并无本质差异。无反（微单）相机因去掉反光镜系统而机身更轻便，且其电子取景器具有实时预览优势，提升了直观性和易用性。在视频拍摄领域，无反相机也更适应电子取景需求而表现出较强优势。镜头生态方面，单反相机得益于其长期市场存在而拥有更丰富的镜头选择，但无反（微单）系统随着时间的推移也在逐步丰富其镜头群，同时转接环的使用为无反（微单）用户提供了更多兼容性选项（图 3-1-5，图 3-1-6）。

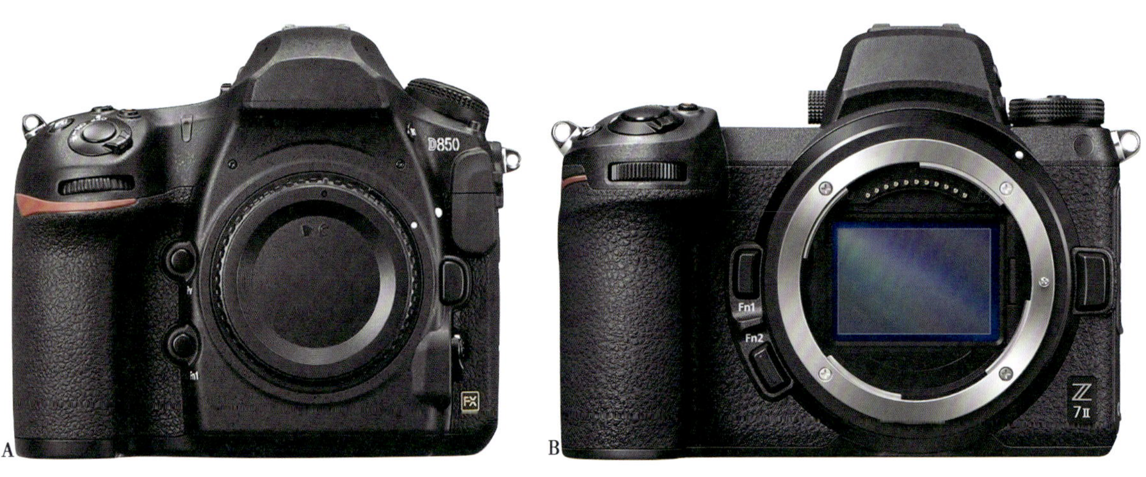


◎图 3-1-5　因为无反相机少了诸如反光板等结构，所以机身更加紧凑小巧，重量更轻
A. 数码单反相机　B. 无反微单相机。

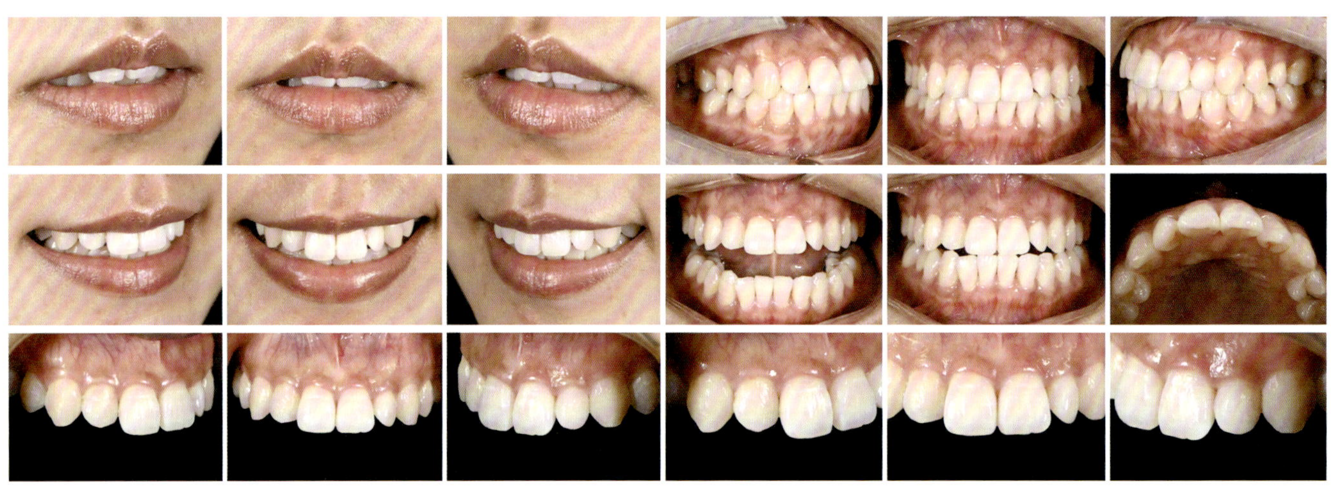

◎图 3-1-6　使用 NikonZ5 + 105mm 微距镜头 + R1C1 双头闪光灯拍摄的部分口外和口内影像

# 第二节
# 口腔临床专业摄影设备的选择

口腔摄影已经成为当代口腔临床操作流程中不可或缺的一部分。在口腔治疗过程中，利用口腔摄影可以详细记录口腔内、外发生的变化，并可以为医生进一步诊疗提供参考。

高分辨率的口腔临床图像对于医生来说是一种极具价值的工具，能够展示一些肉眼难以识别的问题，如龋齿、牙釉质裂纹等，从而帮助医生做出正确的诊断，帮助医生制订出全面和个性化的治疗计划；在医医、医技、医患交流中，口腔临床照片可以简化沟通过程，提高协作效率，有助于临床医生与其他专业医师、技师、患者在治疗中更好地沟通和互动；在专业交流上，这些口腔临床照片可以清晰地展示病例的治疗过程，可以更好地促进与同行交流讨论，也可以提高教学工作中老师与口腔医学生之间的教学效果。

正因为口腔临床摄影在口腔临床工作中的重要意义以及它的特殊要求，因此对口腔临床摄影的相机以及拍摄辅助器械提出了更高、更特殊的要求。现就口腔临床摄影所需的器械进行详细的介绍。

## 一、相机机身

为了获得高质量、细节丰富的临床照片，建议口腔科医师首选单反相机（digital single-lens reflex camera，DSLR camera）或无反（微单）相机（mirrorless camera）进行口腔临床摄影。因为它们都拥有大的影像传感器，能够捕捉细节丰富的高分辨率图像，而且这两种类型的相机都提供可换镜头的功能，并具有可调节设置以适应不同的口腔内外补光照明情况。具体选择中还应该考虑以下因素。

### （一）相机画幅

画幅这一术语最初被用来指代胶卷的大小，目前它更常用于描述相机传感器（如 CCD 或 CMOS）的尺寸。在当前的拍摄设备中，绝大多数手机、运动相机和无人机的传感器画幅小于 1 英寸，少数产品能达到 1 英寸。数码相机和摄像机的传感器画幅更为广泛，包含 1 英寸、M4/3、APS-C、全画幅到中画幅。不同的传感器画幅影响着图像质量和视角的宽窄（图 3-2-1）。

在同样的拍摄距离，不同画幅的相机拍摄同一对象所能得到的照片大小对比，可以看到如果全画幅相机拍摄的是整个口腔内的影像，那么更小画幅的相机，比如 APS-C 相机拍摄的范围就更小（图 3-2-2）。

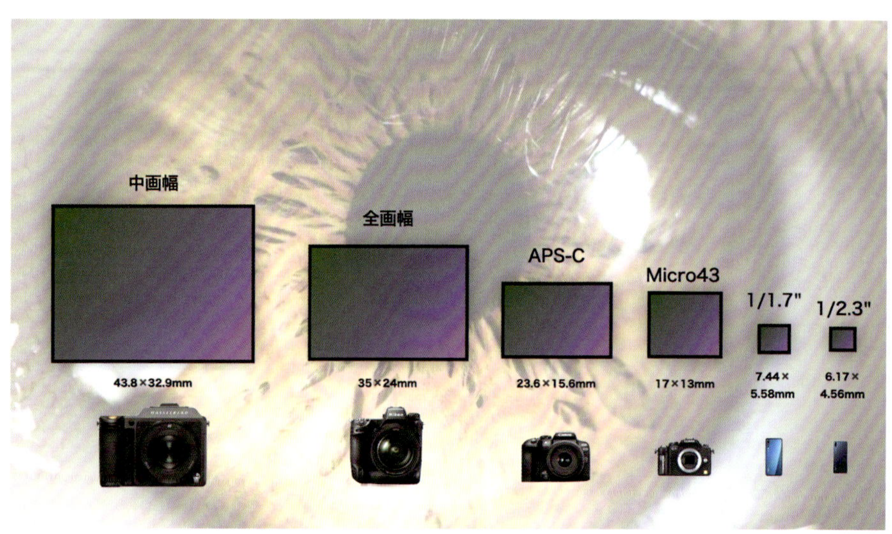


◎图 3-2-1　目前市面上在售的不同画幅相机的感光元件大小对比，数码相机传感器（CCD 或者 CMOS）的尺寸主要是参照 135 胶卷的大小进行描述

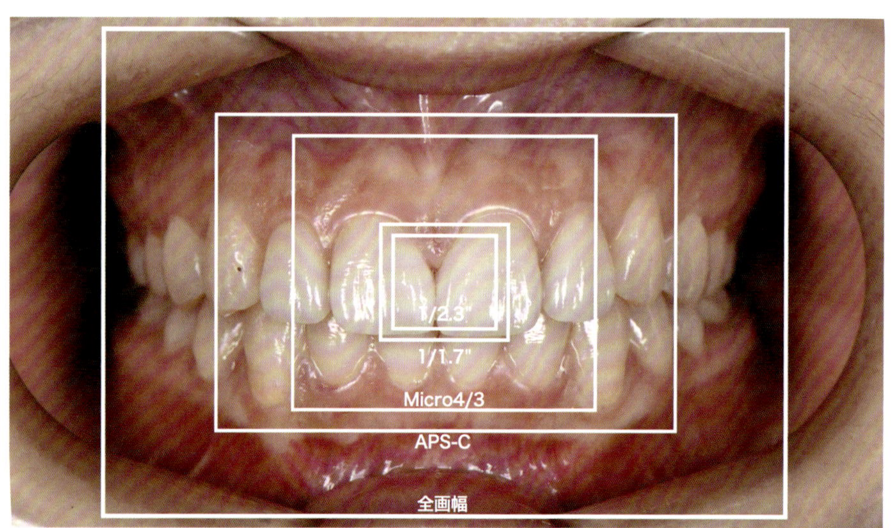


◎图 3-2-2　在同样的拍摄距离，不同画幅的相机拍摄同一对象所能得到的照片大小对比

不同画幅对于拍摄效果的影响包括以下几个方面。

**1. 解析力**　解析力（resolution）是衡量相机图像细节区分能力和清晰度的指标，代表了其捕捉细节的能力。这一性能与像素数量、镜头质量、传感器尺寸、图像处理器和拍摄技术等多个因素相关。像素和解析力是两个相关且通常被并用的概念，在排除其他影响因素后，较高像素通常能提供较好的解析力（图 3-2-3）。

相机的画幅不同就意味着相机感光传感器的尺寸规格不同。不同的传感器面积，能够容纳的像素点数量也会有差距。像素点不同，所带来的解析能力就不同。像素越高，所记录的细节也就越丰富，我们浏览时可以放大查看到更多的细节。如图 3-2-3 所示，采用高像素的相机拍摄牙齿，在放大图片的时候，就可以看到更多的画面细节；在放大多倍后，甚至可以看到外伤后的上颌前牙表面的细微隐裂纹，高解析力为临床病例的收集以及后期的展示带来了很大的便利（图 3-2-4）。

**2. 高感画质**　相机画幅大小与高感画质之间存在着一定的相关关系。较大的画幅通常能够捕捉更多的光线，具有更大的像素面积，因此在高感光条件下可以提供更好的画质。大画幅相机通常具有更低的噪点水平和较高的动态范围，这使得在低光条件下或需要高 ISO 设置时能够获得较少的噪点和更好的细节保留能力。

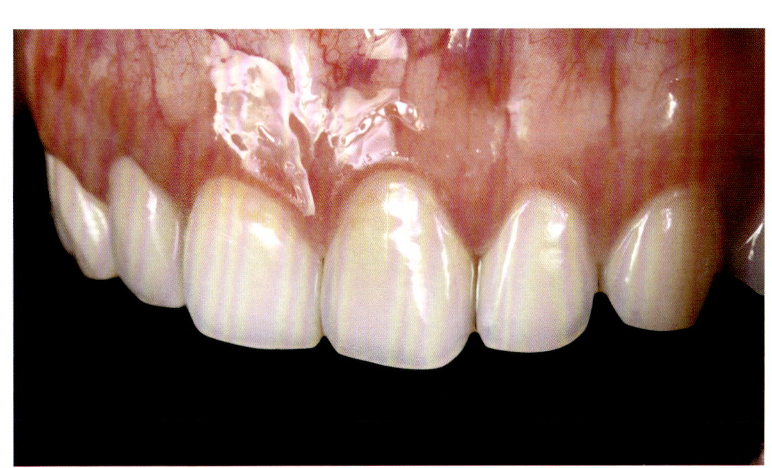

◎图 3-2-3　高像素相机有较高的解析力，相机能够捕捉更多的细节，获得更清晰的图像

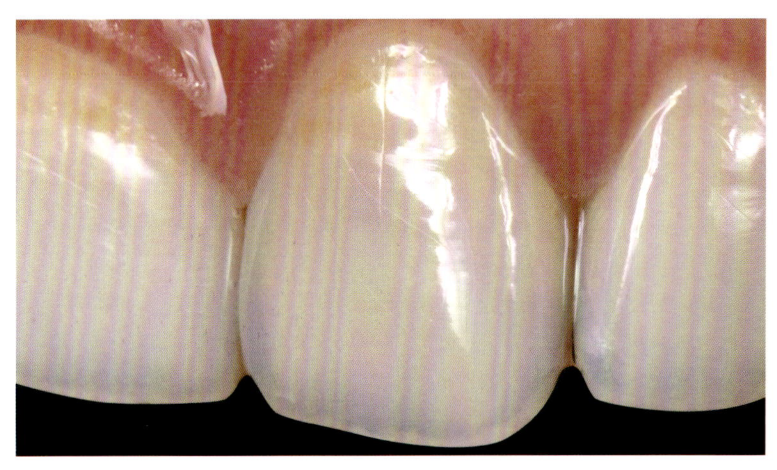

◎图 3-2-4　将高像素相机拍摄的照片放大就可以看到很多细节，比如牙面细小的隐裂纹，这对于口腔临床病例记录很有意义

当然，相机的画幅大小并不是画质的唯一决定因素。相机的传感器质量、图像处理算法、镜头质量等也都会对高感画质产生影响。

**3. 宽容度**　相机画幅的大小与宽容度、即处理高对比度场景时保留细节和阴影的能力有一定相关性。一般而言，大画幅相机由于拥有较大的动态范围，能够捕获更宽广的亮度层次，因此在宽容度上表现更佳，尤其是在光影对比强烈的场景下能够平衡亮部和暗部，维持更多细节。当然，并非只有画幅大小决定宽容度，传感器质量、图像处理算法和镜头品质也是重要因素。

**4. 镜头转换系数**　画幅大小显著影响镜头焦段的实际使用效果。例如，60mm 微距镜头在不同画幅上具有不同的等效焦距：在 APS-C 画幅相机上，焦距会由于 1.5（尼康，宾得）或 1.6（佳能）的转换系数而增长，等效成为 90mm 或 96mm；在全画幅相机上，转换系数为 1，焦距维持原始的 60mm；在中画幅相机上，由于 0.8 的转换系数，焦距等效缩短为 48mm。使用同一镜头在不同画幅相机上获取相同视野的图像，需要调节拍摄距离，如尼康 AF-S VR Micro-NIKKOR 105mm f/2.8G IF-ED 微距镜头在全画幅相机上的拍摄距离为 105mm，而在 APS-C 画幅相机上则需要增加到 160mm 左右以达到同样的画面大小。因此，在进行拍摄时需要根据相机的画幅对焦段进行相应调整（图 3-2-5）。

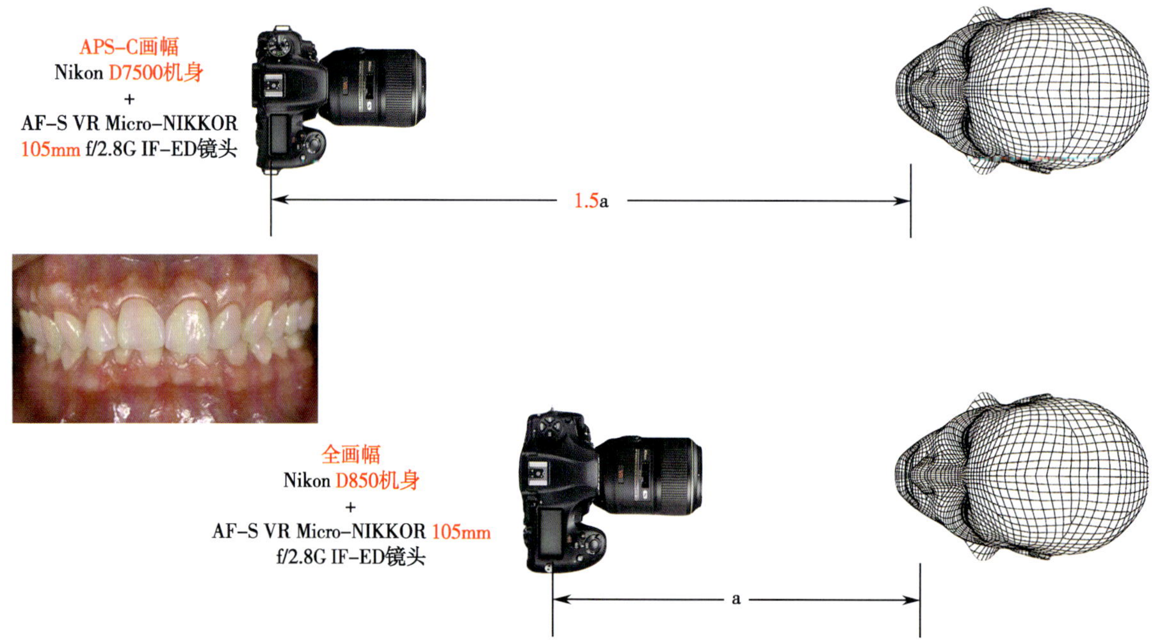


◎图 3-2-5　使用不同的相机、相同镜头时，如果想拍摄相同范围的照片，拍摄距离是不一样的。以全画幅相机作为基准，距离是 a，APS-C 格式的相机就需要更远的距离来拍出一样大小的画面。以两个品牌为例，尼康的 APS-C 相机需要将全画幅的拍摄距离乘以 1.5，而佳能的 APS-C 相机则需乘以 1.6。简单来说，用小一号的传感器（APS-C）相机拍同样大小的照片，拍摄距离就需要比用全画幅相机更远

### （二）不同品牌相机的直出效果

各品牌的单反或微单相机的图片直出颜色风格具有一些通常的特点，各大品牌相机的直出图片具有其独特的色彩风格，这意味着它们直接拍摄出来的照片颜色会有所不同。就像下面的照片例子，佳能相机拍摄的口腔照片（左）与尼康相机拍摄的照片（右）明显颜色不一样。针对同一个患者、同一个拍摄对象，不同品牌相机拍出来的图片，颜色效果上会有它们各自的特点和差异（图 3-2-6）。

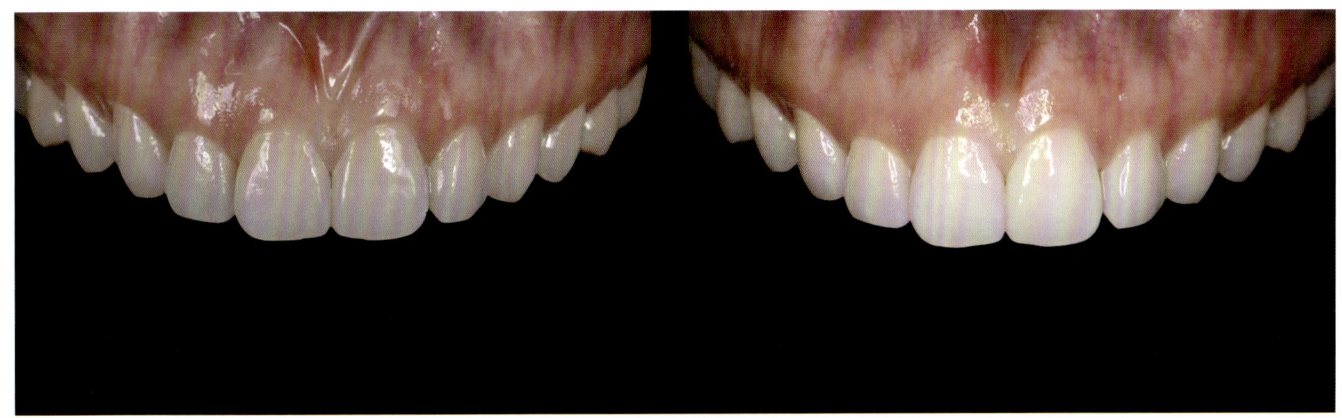

◎图 3-2-6　佳能相机（左）和尼康相机（右）的拍摄效果

为了模拟不同品牌相机的拍摄风格，许多相机和后期处理软件允许用户使用自定义的色彩配置文件（如 LUTs，即 Look-Up Tables）和调整白平衡以及使用 Adobe Lightroom 之类的参数预设来模拟这些风格。比较常用的是在后期软件处理中进行色彩风格的模拟，可以采用 Adobe Photoshop、Lightroom 或 Capture One 等软件进行，用户可以利用预先设计的预设或 LUTs 来模仿其他品牌的色彩风格。这些预设可以通过调整曲线、色阶、饱和度、对比度和具体的颜色通道来接近其他品牌相机的直出效果。

### （三）对焦性能

单反相机的自动对焦技术主要包括相位检测自动对焦（phase detection autofocus，PDAF）和集成在图像传感器里面的对比度检测自动对焦（contrast detection autofocus，CDAF）两种。每种技术都有不同的工作原理和特性，在不同种类的相机以及对焦模式中有所应用。

**1. 相位自动对焦（PDAF）工作原理**　相位自动对焦（PDAF）是一种快速自动对焦技术。当光线通过单反镜头时，主反光镜将其分成两路，一路反射至取景器，另一路通过次副反光镜传输至相位检测传感器。这个传感器利用微型棱镜分割光线，创造不同路径并在传感器的不同位置形成影像。系统通过比较这些影像的相位差异来识别物体是靠近还是远离焦点，并计算出其准确位置。据此信息，相机操控马达调整镜头，快速准确地实现聚焦。

**2. 对比度自动对焦（CDAF）** 对比度自动对焦（CDAF）依托于图像传感器获取实时图像，分析画面像素的对比度，即明暗区域的差异。对焦系统会移动镜头组件并不断调整对焦，实时反馈调整过程中的对比度变化。系统寻找并锁定到画面中对比度最高的点，这一点通常就是焦点最清晰的位置，从而达到最精确的焦距并完成对焦。

在口腔临床摄影中，我们希望能实现迅速且准确的自动对焦，拍出清晰的图片。为了达成这一目的，拍摄时应该尽量选择边缘分明、对比鲜明的区域来对焦。明暗对比越大，相机越容易识别并锁定焦点。除此之外，还可以使用一些拍照辅助工具，例如黑色背景板，来增强拍摄对象和背景间的对比度。黑色背景不仅能吸收杂光，还能使被拍摄的口腔内部结构在照片中更为突出，从而帮助对焦系统更快地准确对焦，最终获得更清晰、专业的临床图片。

但是对于很多口腔临床拍摄场景来讲，由于被摄主体的相对均一特质、微距状态下被摄目标的拍摄距离又会有所差异，如果采用自动对焦方式相机经常无法准确判定对焦点，因此很多拍摄场景下仍然推荐手动对焦方式，当然这对拍摄者有相对更高的要求（图 3-2-7）。

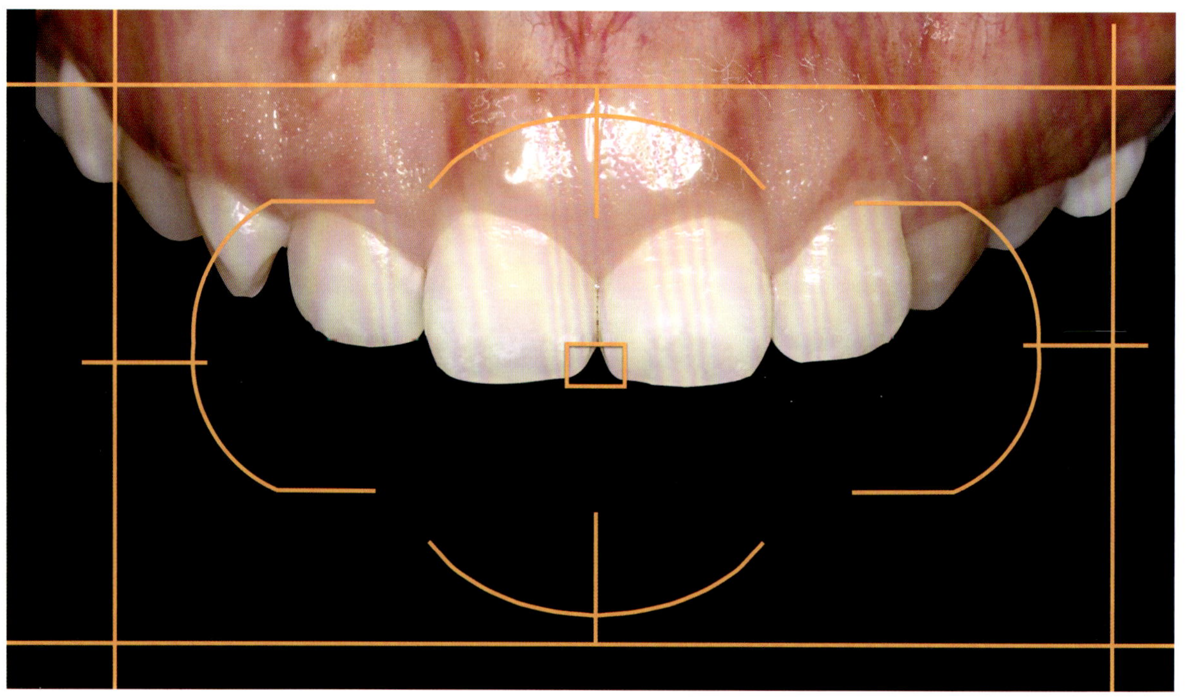

◎图 3-2-7 在口腔临床摄影的时候，为了获得较为精准、快速的对焦，在采用相机自动对焦的时候，尽量选择对比反差明显的位置进行对焦，可以采用摄影黑背景等工具增加反差，以便更容易获得准确的自动对焦、获得清晰的临床照片

## 二、镜头

在口腔内，许多结构非常微小，如牙齿表面的纹理、细微裂纹，甚至是牙龈与牙齿交界处的细微细节，这些都需要拍摄的镜头能保证足够的放大倍率，保证清晰度，并尽可能减少画面的畸变和失真。

普通的变焦镜头不适宜用于口腔临床摄影，因为它们无法提供必要的 1∶1 或更高的成像比例来展现口腔内部细节；普通的变焦镜头也无法适应口腔狭小空间，提供的景深不足以捕捉全口牙列；普通的变焦镜头还存在比例失真的问题，尤其是在广角端，不适合精确要求的临床记录；并且往往不兼容定制的口腔摄影配件，如专用闪光灯系统。

专业的微距镜头在口腔临床摄影中显著提升了细节、图像质量和景深控制。它能实现 1∶1 的放大倍率，精确捕捉牙齿和牙龈等口腔组织的微小结构，高分辨率的成像质量极大地帮助了临床诊断，并为各类医疗应用场景提供了清晰可靠的视觉信息，因此在临床上推荐使用专业的微距镜头进行口腔临床摄影的影像记录（图 3-2-8）。

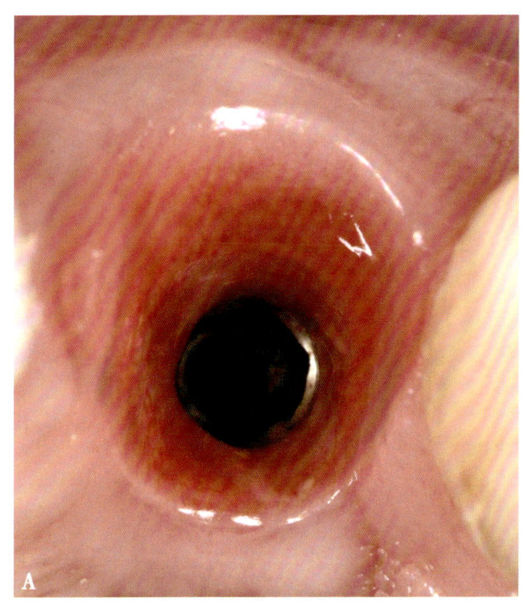


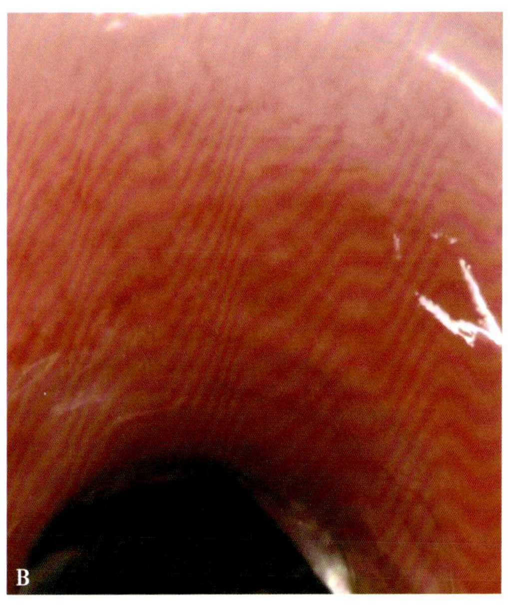


◎图 3-2-8　使用专业微距镜头可以清楚捕捉到种植体穿龈袖口之下软组织的微妙细节，比如细小的血管等，即使将图片放大，这些细微的结构仍旧保持着高清晰度
A. 专业微距镜头拍摄的种植体穿龈袖口　B. 图片放大后软组织的微细结构依然清晰

截至 2023 年，尼康、佳能和索尼等品牌都提供了多种焦段的微距镜头，用于不同的摄影需求。还有许多第三方生产商比如适马（Sigma）、腾龙（Tamron）等品牌生产可以兼容的微距镜头，提供了更加丰富的焦段选择和价格区间（图 3-2-9～图 3-2-11）。

◎图 3-2-9
目前在售的尼康公司不同焦段的微距镜头

尼康相机不同焦段的微距镜头

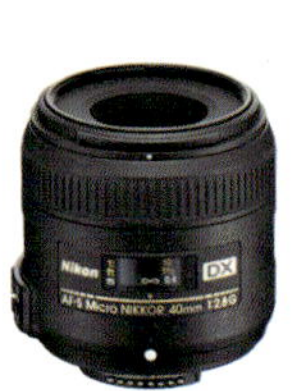

AF-S DX Micro NIKKOR 40mm f/2.8G

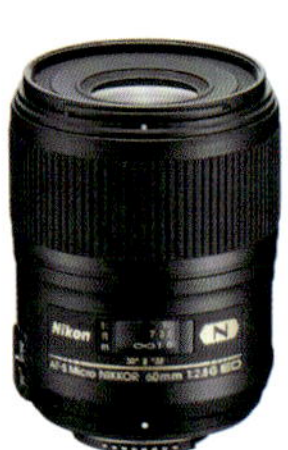

AF-S Micro NIKKOR 60mm F2.8G ED

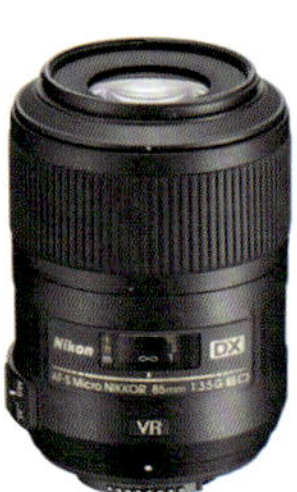

AF-S DX Micro NIKKOR 85mm F3.5G ED VR

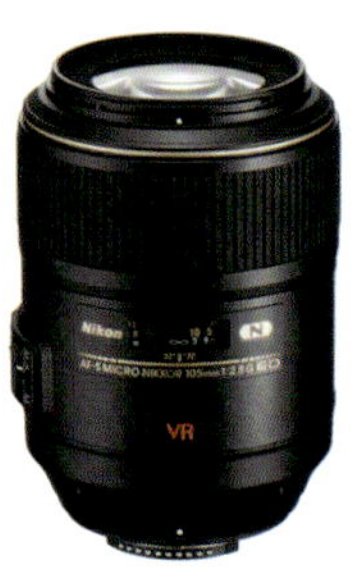

AF-S VR Micro-Nikkor 105mm f/2.8G IF-ED

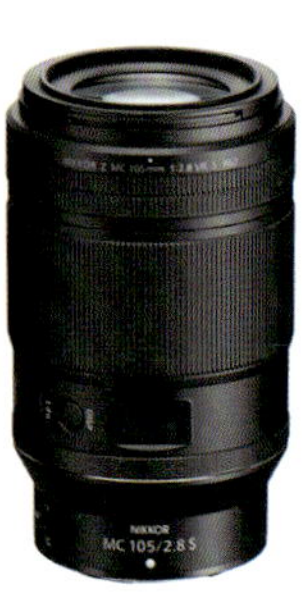

NIKKOR Z MC 105mm f/2.8 VR S

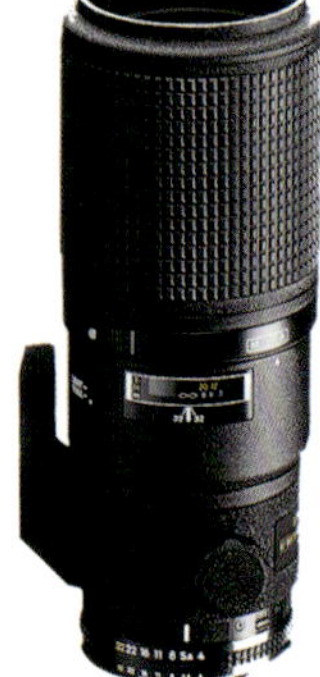

AF Micro Nikkor 200mm f/4D IF-ED

◎图 3-2-10
目前在售的佳能相机不同焦段的微距镜头

佳能相机不同焦段的微距镜头

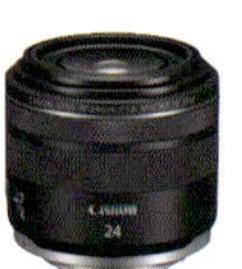

Canon RF 24mm F1.8 MACRO IS STM Lens

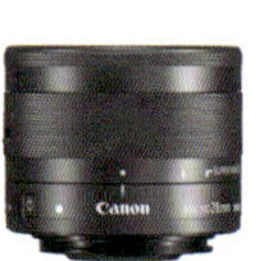

Canon EF-M 28mm f/3.5 Macro IS STM Lens

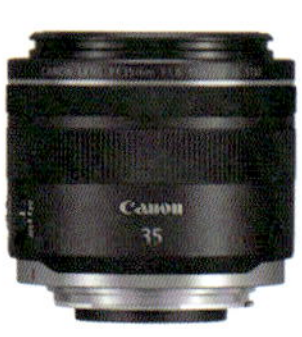

Canon RF 35mm F1.8 IS Macro STM Lens

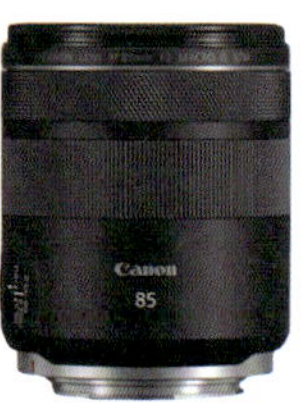

Canon RF 85mm F2 Macro IS STM Lens

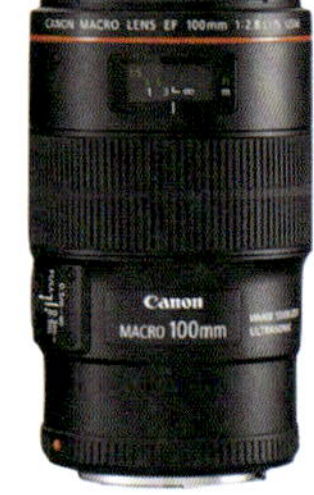

Canon EF 100mm f/2.8L Macro IS USM Lens

◎图 3-2-11
目前可以用于索尼相机的原厂以及副厂的微距镜头

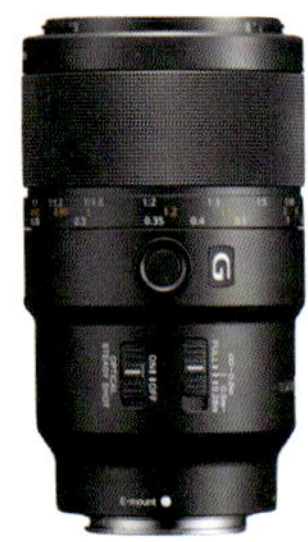

FE 90mm F2.8 Macro G OSS SEL90M28G

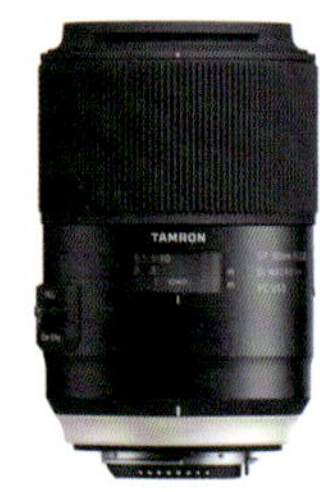

SP 90mm F/2.8 Di MACRO 1∶1 VC USD

佳能/尼康/索尼 卡口

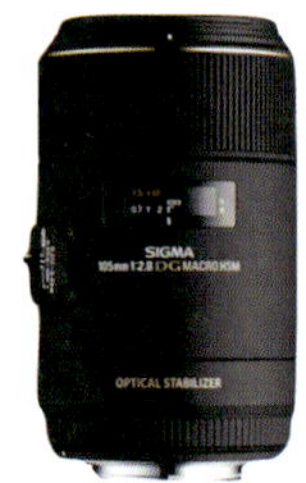

MACRO 105mm F2.8 EX DG OS HSM

佳能/尼康/索尼/适马卡口

在这些微距镜头中，口腔科医师通常使用的是中到长焦距的微距镜头，焦距范围在 90 ~ 105mm 之间。焦距在 90 ~ 105mm 的微距镜头为拍摄者提供了一个较为宽松的工作距离，不仅可以保证充足的照明进入拍摄区域，还可以避免拍摄过程中对患者产生压迫感或不适感。

使用同一款相机，在应用不同焦距的微距镜头之后，拍摄时靠近物体的距离是有区别的。短焦距的 60mm 微距镜头，就必须比长焦距的 105mm 微距镜头更接近物体才能拍摄出同样范围大小的照片（图 3-2-12）。

MINIMUM FOCUS DISTANCE
Nikon D850机身
+
AF-S VR Micro-NIKKOR 105mm
f/2.8G IF-ED镜头
31.4cm
Nikon D850机身
+
AF-S Micro NIKKOR 60mm
f/2.8G ED 镜头
18.5cm

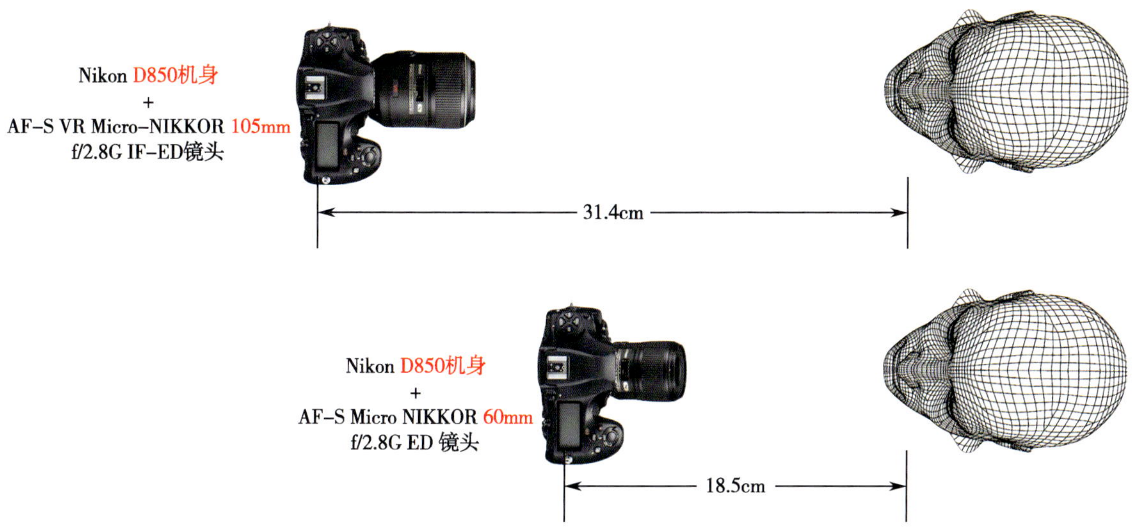

◎图 3-2-12 在使用同样的相机机身情况下，使用不同焦段的微距镜头（105mm 和 60mm），其最近对焦距离不同

过近的接触范围可能会造成患者较强的不适感，甚至有觉得“被侵犯”的“压迫感”，这样往往会让患者感到不自在，影响到拍摄的自然状态，也就间接影响到照片的效果。另外，在拍摄时过于靠近患者有可能妨碍到闪光灯的使用，在拍摄某些区域时将影响补光效果。而且太近的拍摄距离，也不利于记录一些带有液体喷溅操作的临床照片，容易造成污染和交叉感染。

因此，在进行口腔拍摄时，中长的微距镜头（如 100mm，105mm）更加受青睐。它们能使摄影师与患者保持舒适的距离，既能减少给患者带来的压力，又不会影响到闪光灯的补光条件，最终得到的照片更为自然，也更具操作空间。

使用中长焦段微距镜头可以相对减少广角镜头可能造成的畸变，对于口腔摄影中保持牙齿和口腔结构的真实表现非常重要。这个焦段的微距镜头同时适用于拍摄口腔内部特写细节和颜面部照片，提供了较好的拍摄灵活性。因此在口腔临床摄影中选择 90 ~ 105mm 焦距的微距镜头；如果为 APS-C 相机，根据等效原则可建议选择 60mm 左右焦段的镜头（图 3-2-13）。

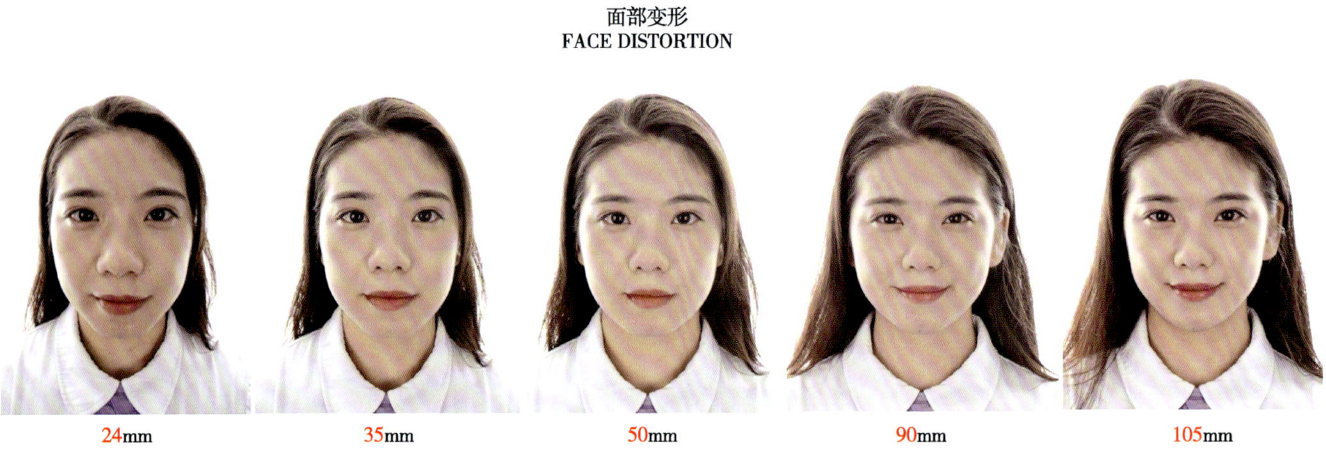

面部变形
FACE DISTORTION

24mm 35mm 50mm 90mm 105mm

◎图 3-2-13 使用不同焦段的镜头进行人像摄影，畸变情况不同。90～105mm 焦段的微距镜头拍摄的照片相对更接近肉眼所见的面部图像，畸变较少

在应用无反相机机身搭配微距镜头拍摄时，因为微单相机取消了传统数码单反相机中的反光镜等机械结构，所以镜头到图像传感器之间的距离更短，这让它的最近对焦距离比相同尺寸画幅的数码单反相机使用相同焦段的镜头的最近对焦距离要更近。因此，应用无反相机机身时，微距镜头的选择仍然建议是中长的微距镜头（如 100mm、105mm）（图 3-2-14）。

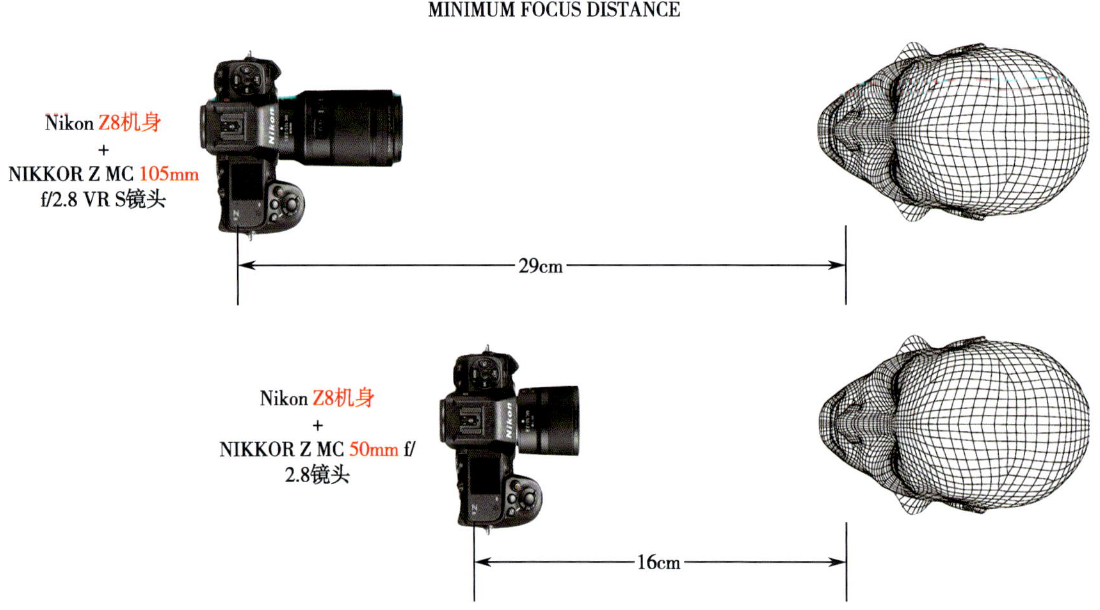


◎图 3-2-14 选择无反相机拍照的时候，建议采用中长的微距镜头

## 三、补光系统

在口腔内的临床摄影中，要获取具有充足景深与清晰对焦的图像，必须使用小光圈和快速快门，这导致必须有恰当的辅助灯光来完成合适的曝光水平。

（一）应用补光系统应达到的拍摄效果

**1. 照明充分**　口腔内空间狭小且暗淡，常规的机顶闪光灯照明很难照亮口腔的深处，特别是后牙区影像的拍摄，适当的口内摄影补光系统能提供足够的光照，确保口腔内的图像亮度和可视性（图3-2-15）。

**2. 阴影最小化**　为避免手和器械产生的阴影遮挡细节，采用环形闪光灯或双点闪光灯，可以从各个角度进行补光，减少或消除拍摄阴影（图3-2-16）。

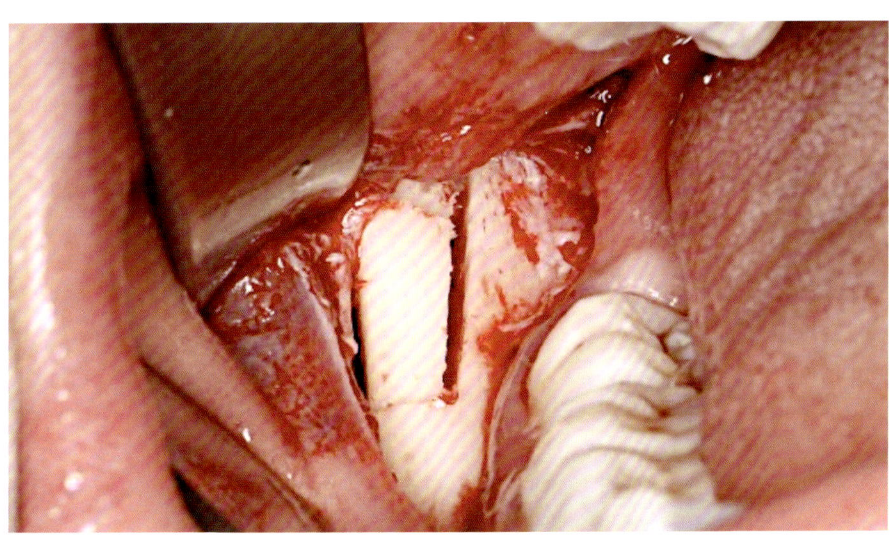

◎图3-2-15　后牙区影像的拍摄，通过环形补光系统能提供足够的光照，确保口腔内图像的亮度和可视性

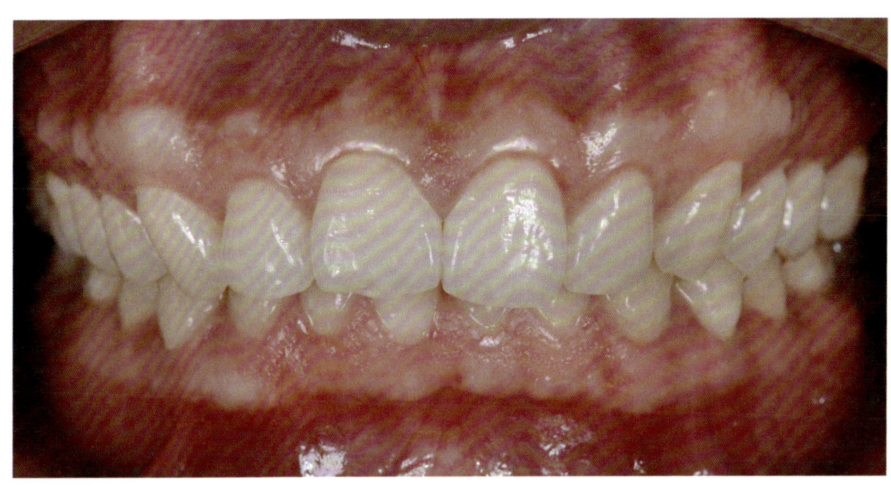

◎图3-2-16　环形闪光灯或双点闪光灯补光可减少或消除拍摄时口唇遮挡造成的阴影

**3. 细节清晰** 微距拍摄中应用补光系统，可以凸显微小细节，对于观察口腔内部的病变或治疗后的效果至关重要（图 3-2-17）。

**4. 组织颜色真实再现** 良好的补光能够确保拍摄出的照片色彩接近患者口腔内实际情况，有助于医生诊断和选择合适的修复材料。在进行修复比色拍摄时，为了减少牙面反光对比色记录的影响，可以采用在闪光灯以及镜头前安装偏振镜片的方法来减少牙面反光，更好地记录牙齿的颜色信息（图 3-2-18）。

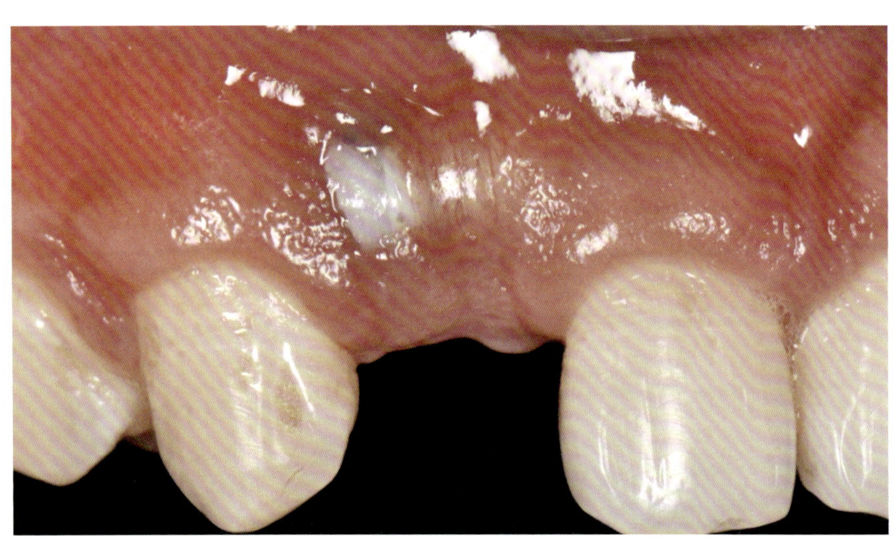

◎图 3-2-17 适当的口内补光可以很好地显示出口腔内创口的情况

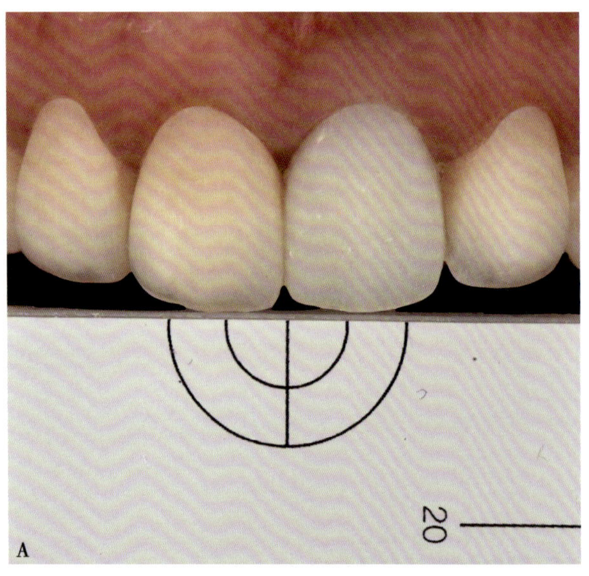


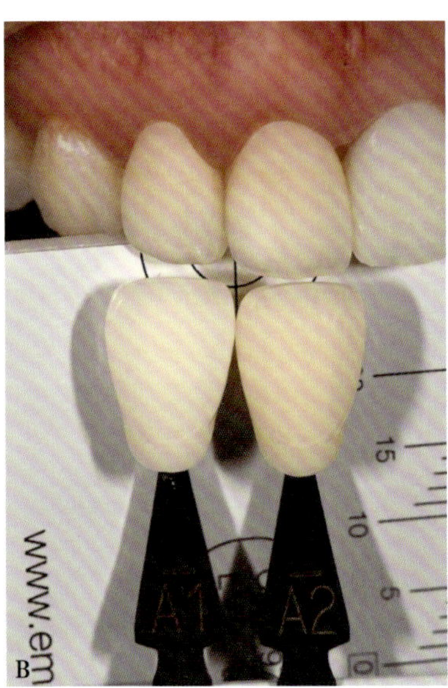


◎图 3-2-18 采用偏振镜片进行比色拍照

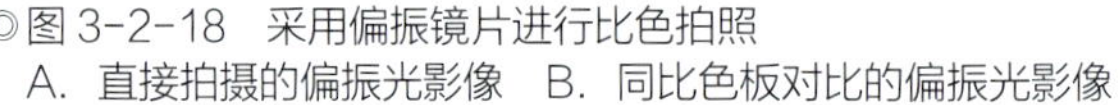

A. 直接拍摄的偏振光影像 B. 同比色板对比的偏振光影像

**5. 反光控制**　口腔内拍摄时常常会遇到湿润的表面和金属材质，易产生强烈反光。正确使用补光能够降低这类问题，避免画面过曝和光斑。

**6. 深度感与立体感**　特别设计的补光系统，如双点闪光灯，可以产生视觉上的深度感，增强图片的立体效果，使得口腔中的各个平面和结构更加清晰（图 3-2-19）。

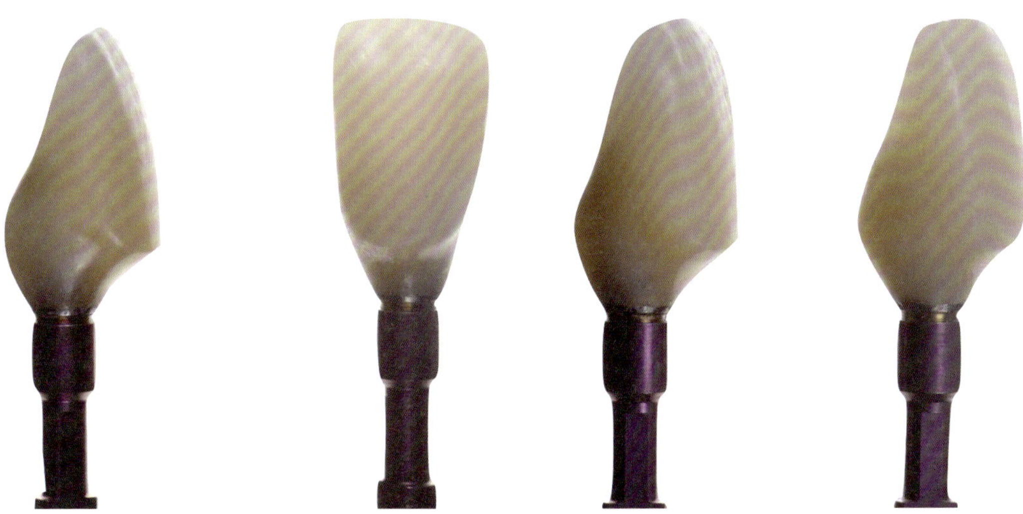

◎图 3-2-19　通过双点闪光灯的补光作用，可以增加图片的立体效果

整体来讲，在口腔临床摄影中使用补光系统是为了适应特殊环境的曝光需求，还原自然真实的色彩，并且最大程度地展示出被拍摄对象的细节信息。使用专门的补光设备，可以更容易地控制照明的方向、强度以及质量。

（二）口内补光闪光灯

在口腔临床摄影中，所使用的微距闪光灯通常具备可调节光强及投照角度的功能，允许医生根据不同的口腔区域和拍摄需求进行精细调整，目前临床上常见的微距闪光灯包括环形闪光灯和双点闪光灯。

环形以及早期的双点闪光灯的灯头处于同一水平面上，其发射出的光束与摄影镜头的纵轴平行，与被拍摄物体基本成垂直角度，可以通称为垂直投射的微距闪光灯（图 3-2-20）。当运用这种设备进行拍摄诸如正面微笑像、全牙列咬合影像、上颌前牙正面像等口腔临床照片时，往往会在中切牙的唇侧造成较宽区域的环形反光斑块（图 3-2-21）。

这种因为环形闪光灯或者早期双点闪光灯的垂直投照造成的前牙唇侧光斑，一方面有利于观察前牙唇面的纹理形态，有利于技师加工制作形态纹理仿真的修复体。但另一方面，因为唇面的光斑，使得对于前牙唇侧的颜色信息的获取变得困难，不利于唇面某些位置的颜色信息的获取。

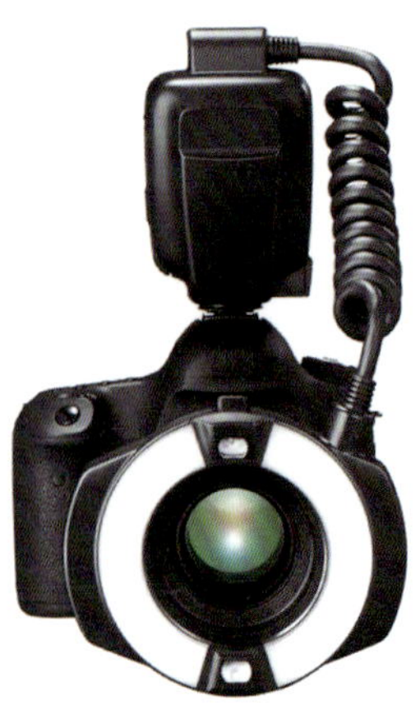

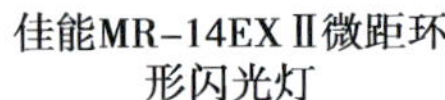

佳能MR-14EX Ⅱ微距环形闪光灯

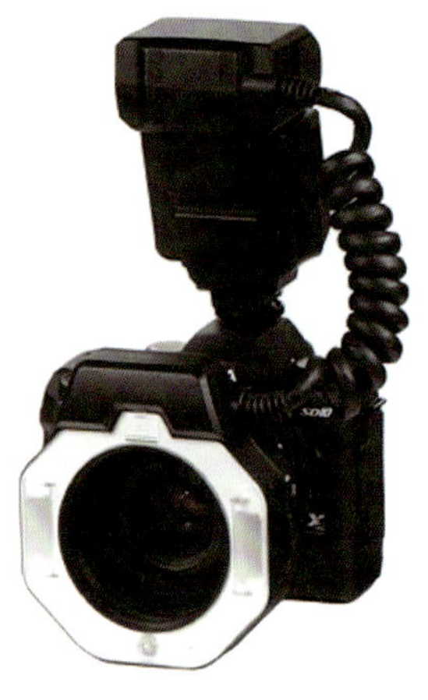

适马EM-140 DG双点闪光灯

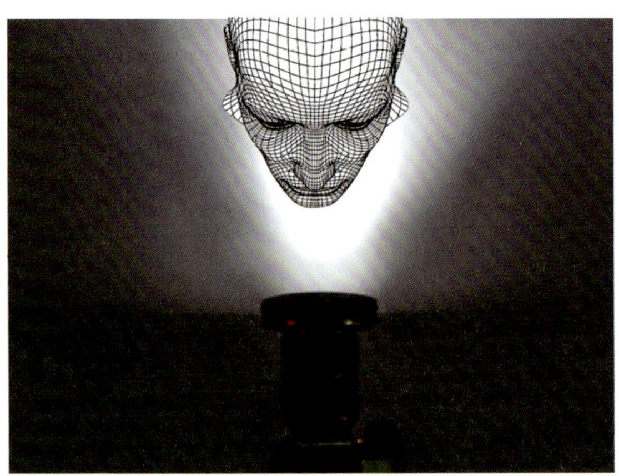

环形闪光灯垂直投照

◎图 3-2-20 垂直投射的微距闪光灯

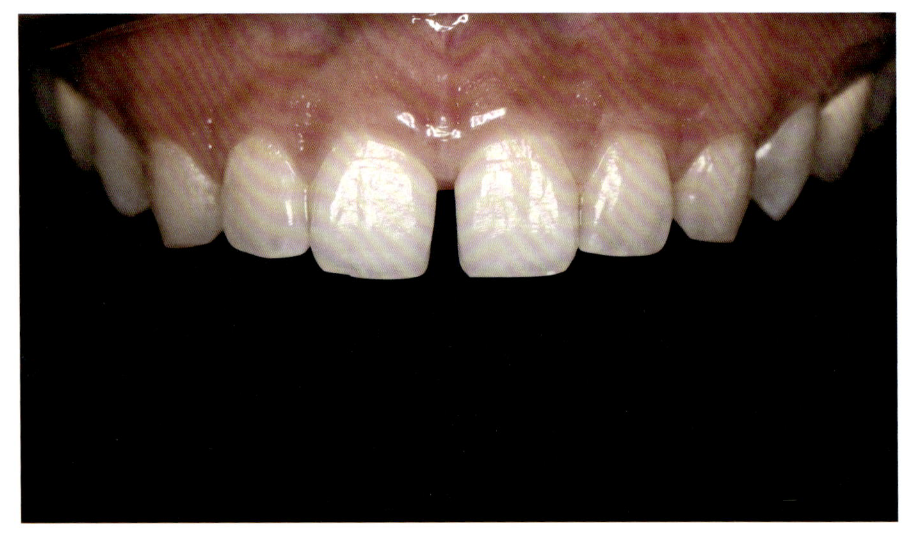

◎图 3-2-21 采用环形闪光灯拍摄的上颌前牙黑背景照片

但是这种环形闪光灯对于后牙的拍摄则补光效果较好，而且操作简便、快捷。目前国内外均生产这种环形闪光灯（图3-2-22），特别是近年来国产品牌的环形闪光灯以较低的价格，提供了较好的性能，从而慢慢为国内外的口腔科医师所接受和使用。

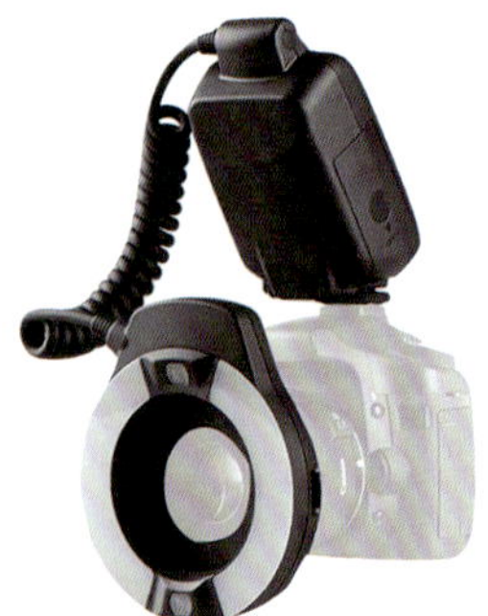

YN-14EX-C环形闪光灯

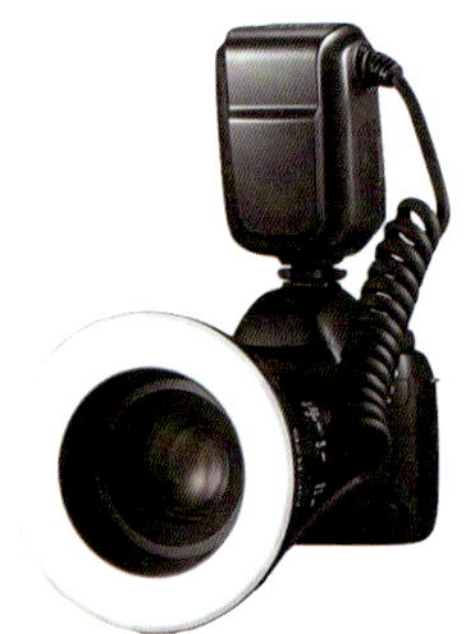

Godox MF-R76环形闪光灯

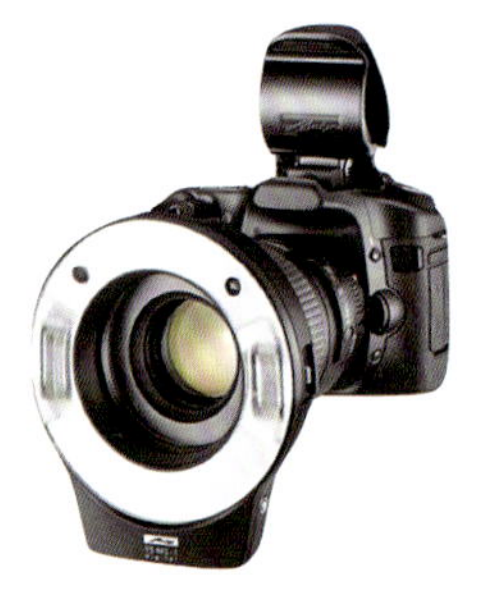

Metz Mecablitz 15 MS-1环形闪光灯

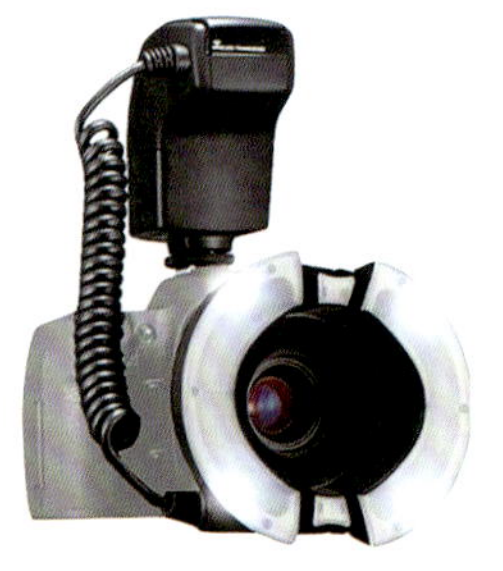

日清MF-18环形闪光灯

◎图 3-2-22 目前在售的不同品牌的环形闪光灯

另一种微距闪光灯是双点微距闪光灯，它利用固定支架，将闪光灯装置在镜头前部的侧面，其投照角度和方向可以自由调节，使得光线以一定的角度照射到所拍摄的物体上（图 3-2-23）。例如尼康公司的 R1C1、佳能的 MT-24EX 双点闪光灯以及国产的 Godox 神牛 MF12 K2 双点闪光灯，其灯头与引闪器之间通过有线或者无线联系，使得其照明方式更加多变和灵活（图 3-2-24）。

使用这种闪光灯进行口腔临床摄影，不仅可以将光斑移到图片的边缘组织处，还能进一步衬托出牙齿的自然外观和轮廓，并且有助于观察前牙唇面的颜色分布，有助于技师参考照片进行修复体的个性化仿真染色（图 3-2-25）。特别是无线引闪的双点微距闪光灯，还可以进行更加灵活，更加有创意的布光，用于口腔内摄影以及人像、静物摄影（图 3-2-26，图 3-2-27）。

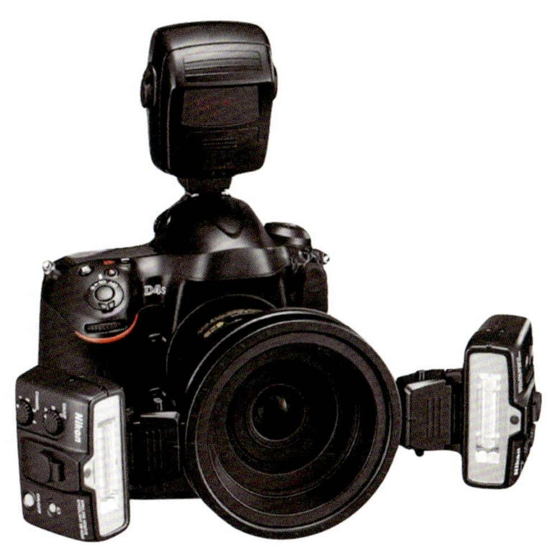


Nikon R1C1 双点微距闪光灯

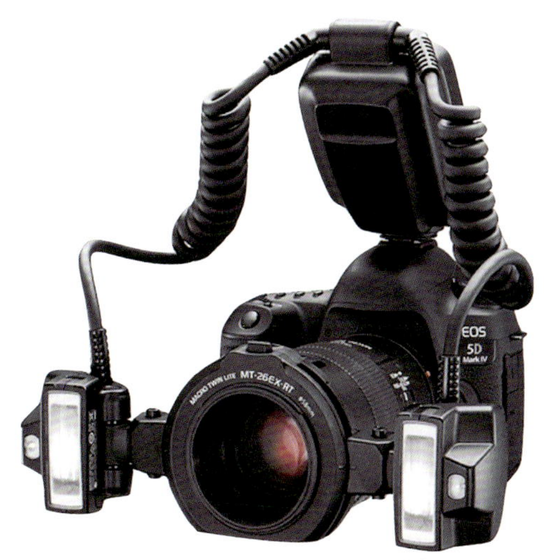


佳能MT-24EX 双点微距闪光灯

◎图 3-2-23　不同品牌的双点闪光灯

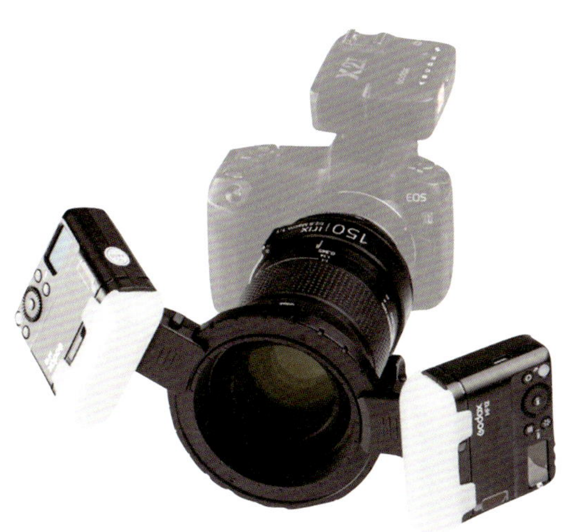


Godox神牛MF12 K2 双点微距闪光灯

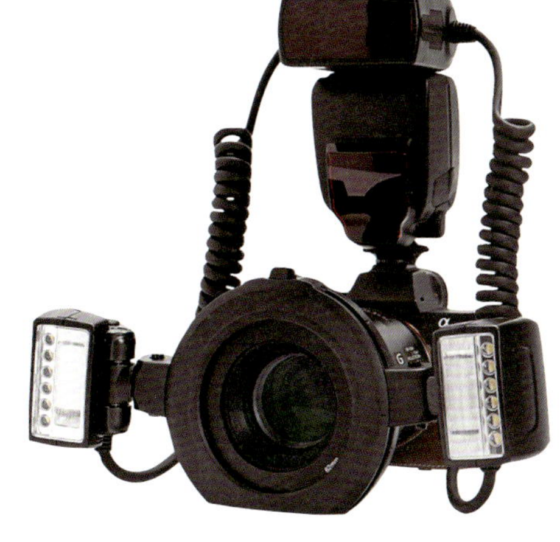

YN24EX永诺双点微距闪光灯

◎图 3-2-24　国内品牌的双点微距闪光灯

◎图 3-2-25 采用双点闪光灯有助于进行均匀的补光，避免了环形闪光灯垂直牙面补光造成的前牙唇面光斑问题

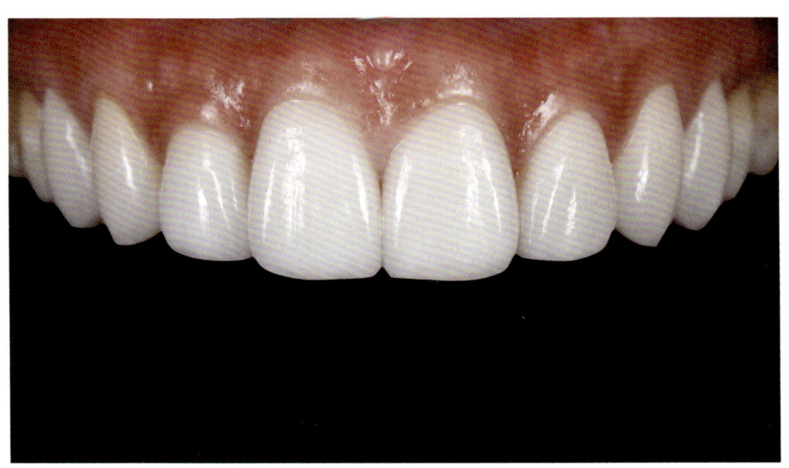

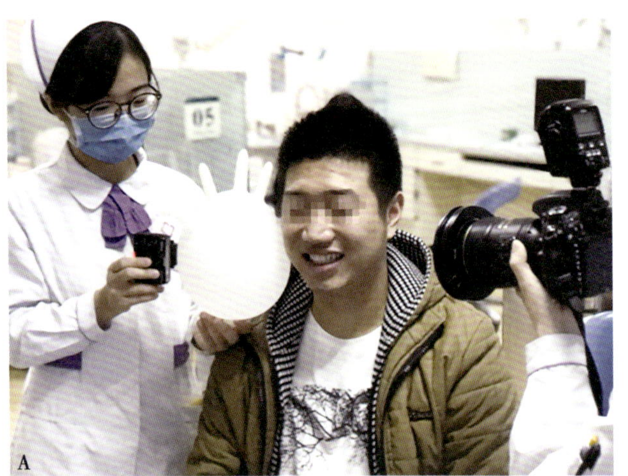

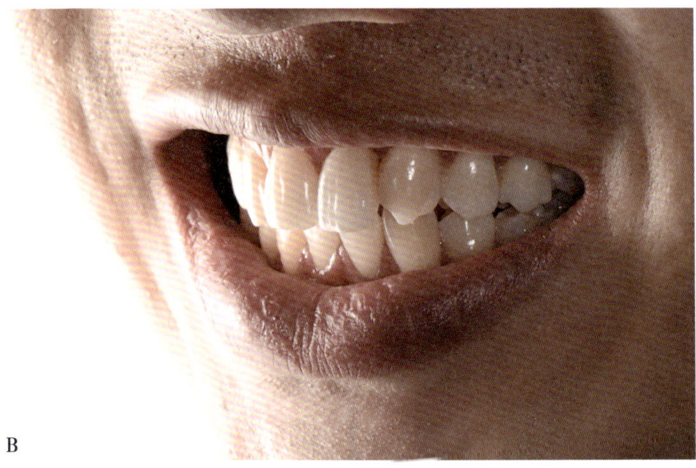

◎图 3-2-26 使用双点闪光灯的无线引闪功能，进行一些特殊的布光，从而获得有创意的美学拍摄效果
A. 拍摄方法 B. 拍摄效果

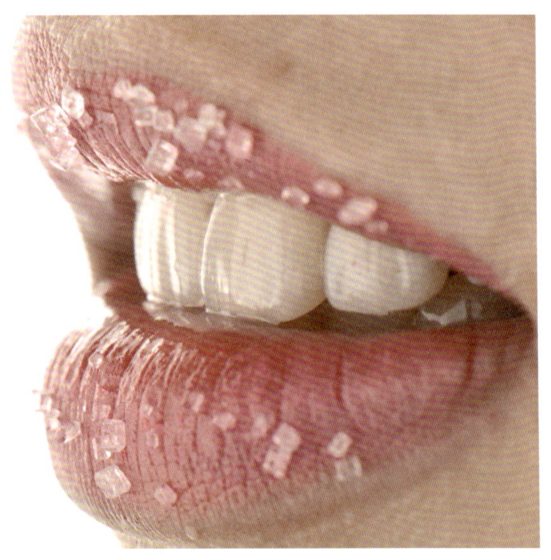

◎图 3-2-27 采用双点闪光灯的无线引闪功能，可以获得的美学摄影效果

当然，双点闪光灯也并不是没有缺点。由于其闪光灯在镜头侧方，并且厂家原配支架都距离镜头较远，因此光线难以进入口腔内较深的位置，拍摄偏后的牙位通常存在明显的困难（图 3-2-28）。正因为双点微距闪光灯有其固有的缺点，所以国内外的很多口腔科医师以及厂家开发了各种类型的闪光灯支架，克服原产的闪光灯支架可调整的方向和角度较小的缺点，让双点闪光灯有更加灵活的布光（图 3-2-29～图 3-2-33）。

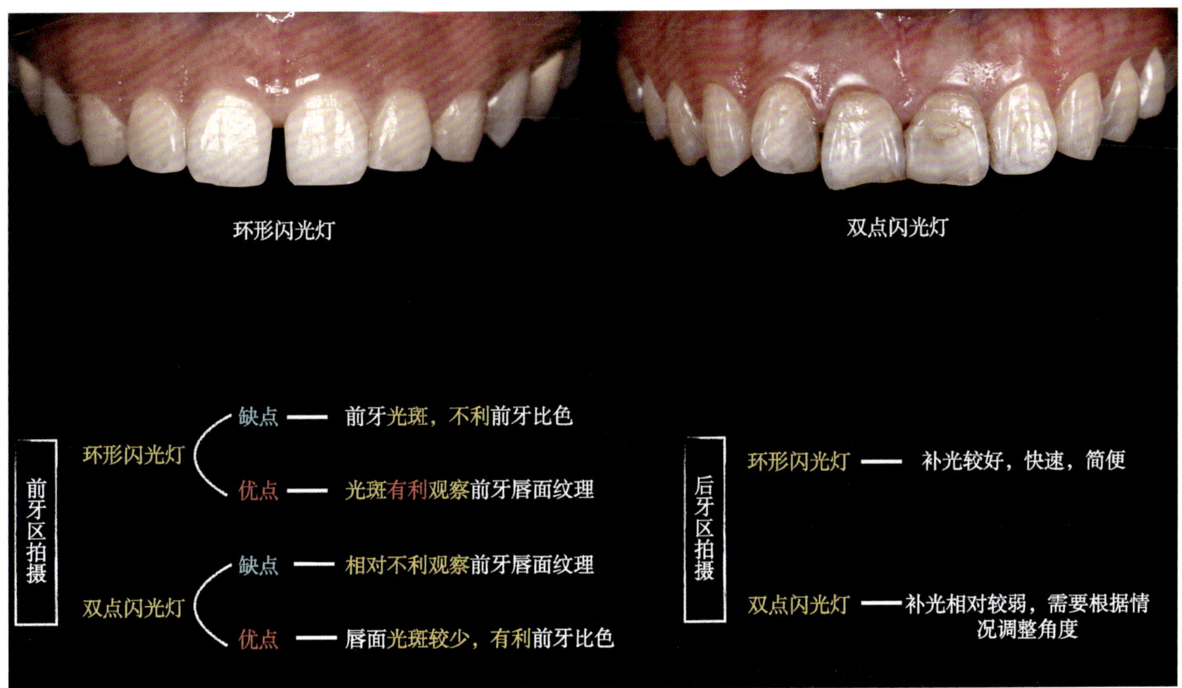


◎图 3-2-28　环形闪光灯和双点闪光灯在前、后牙拍摄时的优缺点

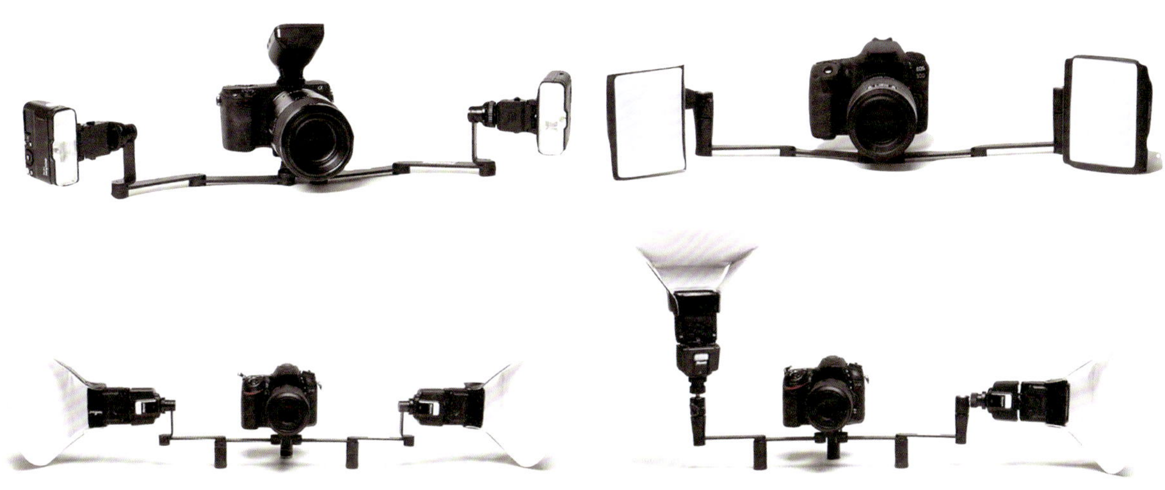


◎图 3-2-29　美国 PhotoMed 公司生产的 R2 Dual Point 闪光灯支架

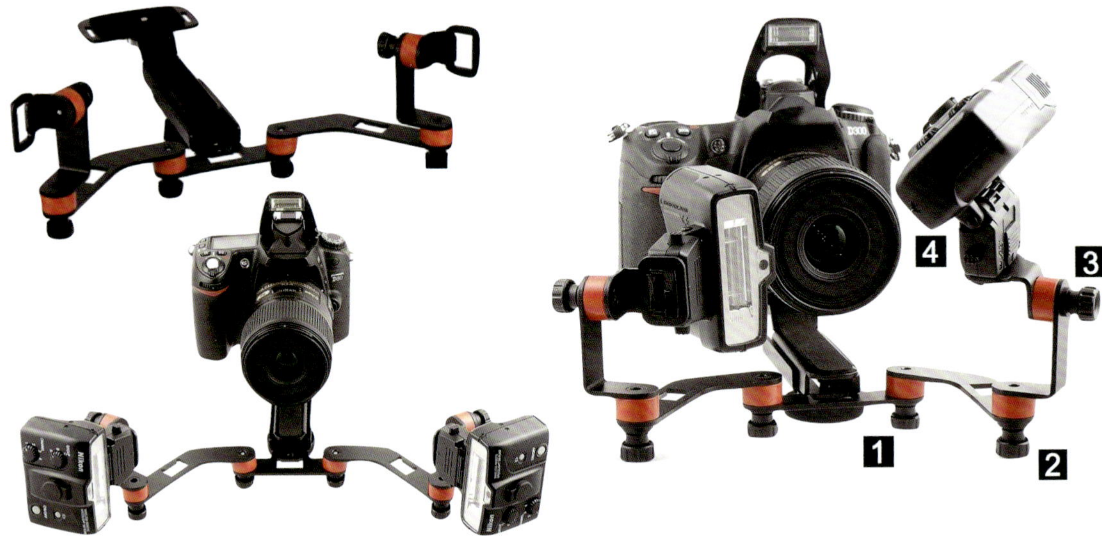


◎图 3-2-30　意大利 AGNO'S SCORPION　Light Pro 闪光灯支架（1、2、3、4 为 4 个活动关节，可以灵活调整闪光灯的投照方向）

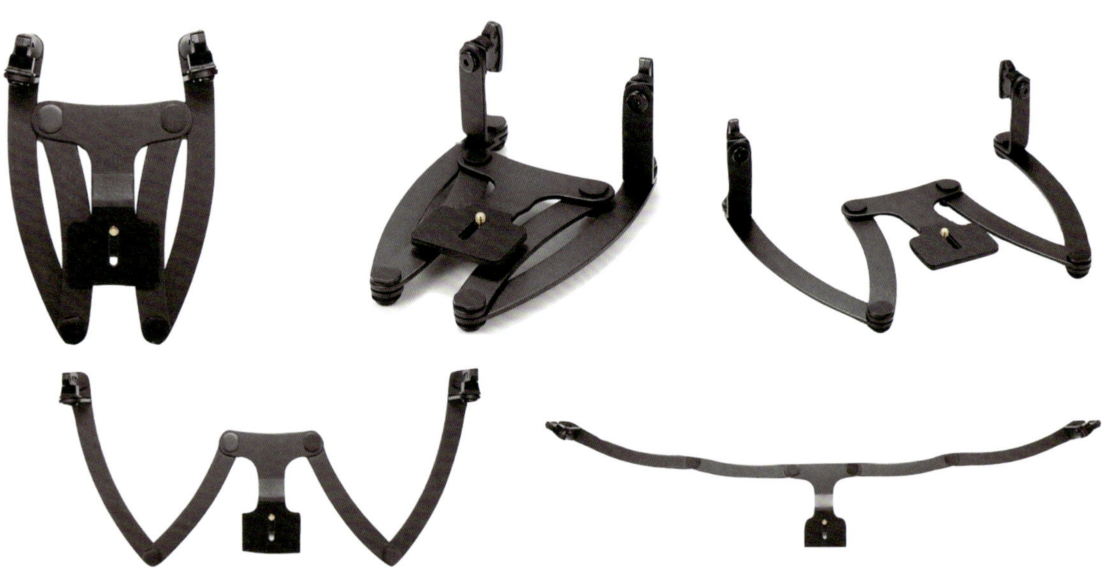


◎图 3-2-31　中国神牛公司为 MF12 闪光灯而生产的 MF-DB 双点闪光灯支架

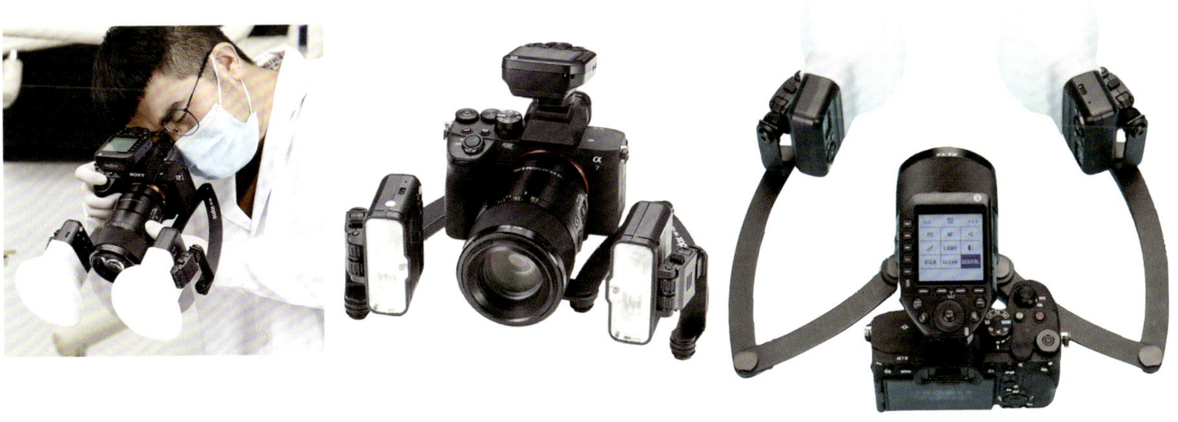

◎图 3-2-32　通过闪光灯支架调节灯头投射方向，让双点闪光灯可以同时兼顾口腔内摄影和人像摄影的补光需要

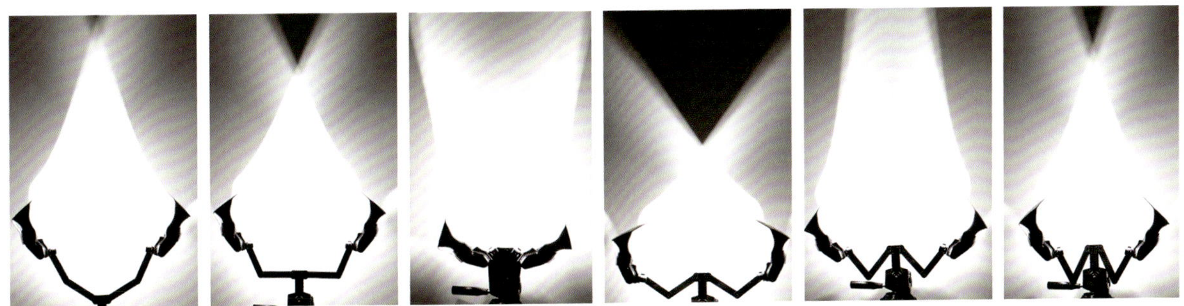

◎图 3-2-33　通过闪光灯支架可以更加灵活地调节灯头投射方向，从而满足口腔以及人像摄影不同的布光要求

综上所述，双点闪光灯因其可调节的灯头投照角度、距离、强度和配件使用等多个自由度，为专业口腔及人像摄影提供了强大的灵活性。正确使用这些特性，不仅可以避免口腔摄影补光的问题，还能提高拍摄者的创意和表现力，帮助他们捕捉和表达更具深度和细致的口腔之美的影像，因此成为口腔美学摄影的首选。

# 第三节
# 口腔人像摄影

在口腔临床摄影过程中，进行面部人像摄影对于口腔美学治疗而言非常关键。理想的口腔美学治疗不仅是单纯地修复牙齿，更在于创造符合患者面部特征、表情动态和整体气质的和谐美感。

面部人像摄影能够提供全面的面部分析资料，包括记录患者的神态和面部表情，肤色与唇齿色泽间的和谐度等，让医师在治疗规划时充分考量面部比例、对称、笑线等因素，这些都直接影响到终极美学治疗的效果。因此，面部人像不单是影像记录，而是治疗规划与治疗效果评价的一部分；对患者而言，这也是看见自己美学提升的直观证明。

如果只是作为常规的医疗资料留存，使用常规的口腔临床摄影器材，只需要增加一个人像拍摄背景就可以实现；如果对拍摄效果要求比较高，则需要建立一个简单的人像摄影棚，通过合理的布光才能实现好的拍摄效果。

## 一、普通人像背景

人像面部拍摄不仅起到了病历记录的功能，而且在多数情况下还具备美学诊断的价值，选择一个统一风格的背景对于诊断和分析的准确性非常重要。在口腔临床摄影实践中，使用纯色的背景是较为常见并推荐的方法，有助于突出人像主体，便于后期进行图像处理以及进行口腔颜面部的美学分析设计（图 3-3-1）。

可以将摄影背景纸或背景布固定于墙面，或者安装在窗帘式的卷轴上，这些卷轴可固定在墙面，不用时卷起，使用时展开。还可以在同一个卷轴上固定不同颜色的背景，视拍摄需求挑选合适的颜色使用。

没有别的辅助光源，只是单纯使用环形闪光灯或者双点闪光灯进行人像拍摄补光，容易造成面部局部曝光过度的情况。当使用的是黑色背景，容易形成背景无法完全分离的情况，不便于后期进行人像的抠图处理；如果使用的是白色背景，在使用微距闪光灯拍摄的时候，容易在白色背景上形成暗影，从而影响整体的美学拍摄效果（图 3-3-2）。常规人像摄影的光圈大小约 F8-F13。

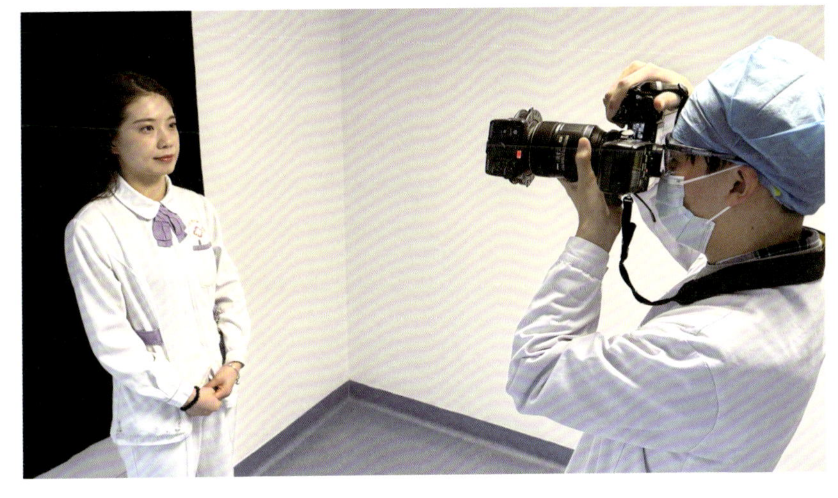

◎图 3-3-1　采用相机环形闪光灯或者双点闪光灯以及单色背景布进行人像摄影

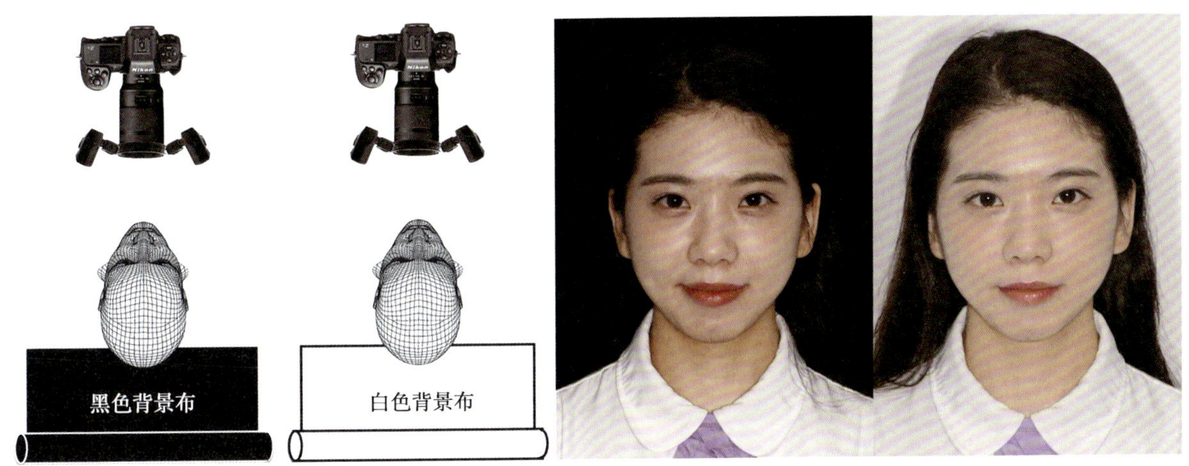


◎图 3-3-2　采用相机环形闪光灯或者双点闪光灯以及单色背景布进行人像摄影的布光示意图

## 二、口腔摄影棚拍摄

当对人像摄影有更高的要求时，就需要搭建摄影棚进行人像摄影。摄影师可以对光源进行更加精细的控制，自由选择光源的强度、方向、色温与质感，这在简单的拍摄条件下是难以实现的。

利用专业的照明设备，包括闪光灯、柔光箱、反光板和各类遮光工具，能够创造出理想中的光线效果，以更好的方式突出被摄者的个性和气质。在摄影棚内拍照，稳定的环境条件使其免受在诊室拍摄存在的不确定外界因素影响，从而保证了拍摄过程的流畅与照片的清晰度。使用摄影棚的另一优势是背景的多样性，拍照时可以选择合适的布幕背景，甚至运用绿屏技术在后期加入所需的虚拟场景，拓宽了创意呈现和环境模拟的可能性。

在设置摄影棚的时候，可以根据不同的空间和预算情况，来设置不同的摄影棚灯来满足口腔美学摄影的需求。

### （一）侧位单灯 + 柔光箱 + 反光板

在采用侧位单灯加柔光箱拍摄时，需要配合应用反光板，否则可能出现补光不均匀的问题（图 3-3-3、图 3-3-4）。在拍摄中通常遵照以下步骤来进行。

**1. 设立主光源** 先将主光源配置于柔光箱内。柔光箱能够散发出更为均匀柔和的光线，减少硬阴影的生成。然后根据被摄人像的位置，将主光源柔光箱置于人像的一侧。“侧位”的具体角度可以根据拍摄的需求调整，通常在被摄者与摄影镜头之间的 45° ~ 90°，称为侧面光源。

**2. 确定光线的强度与方向** 摄影师需调节光线的强度以及光箱的方向，确保光线能有效地引导观看者的目光投向被摄者的面部，同时也要根据被摄者面部的特征来调整光线角度，让面部形象更具立体感和层次。

**3. 设置反光板** 反光板放置在主光源的对侧，朝向被摄对象。反光板的作用是填充主光源所不能覆盖到的阴影部分，使阴影部分得到一定的亮度，保持照片整体的亮度平衡。不断调试反光板的距离和角度，以达到最佳的光线反射效果。

**4. 拍摄实践** 拍摄时建议尝试不同的光线强度、方向和摄影角度以优化被拍摄者的面部特征。在实际拍摄过程中随时关注模特表情、姿态与光线的交互效果，并注意模特处于柔光通过路线上。

运用一定的技巧和调整，侧面单光源结合柔光箱及反光板可以在人像摄影中创造出富有层次感兼具立体效果的局部照明，打造出具有专业质感的人像照片，无论是在视觉上的冲击力还是在情绪表现中都能达到比较理想的效果。

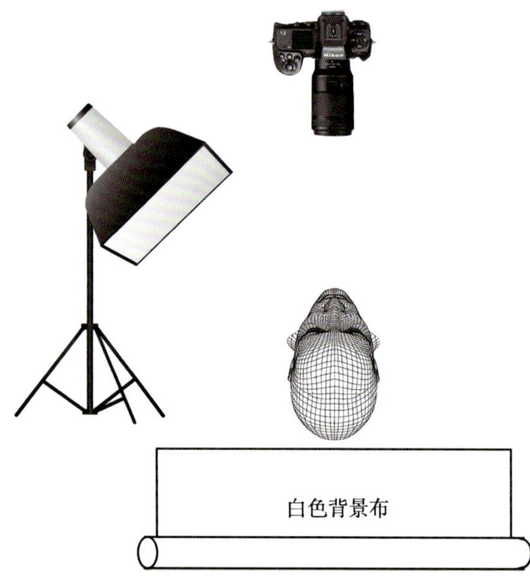


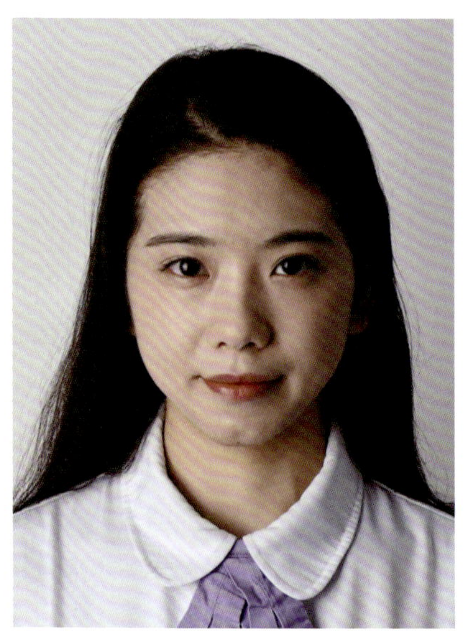

◎图 3-3-3 采用侧位单灯 + 柔光箱进行人像摄影，由于补光不均匀，容易造成人像面部局部曝光不足的情况

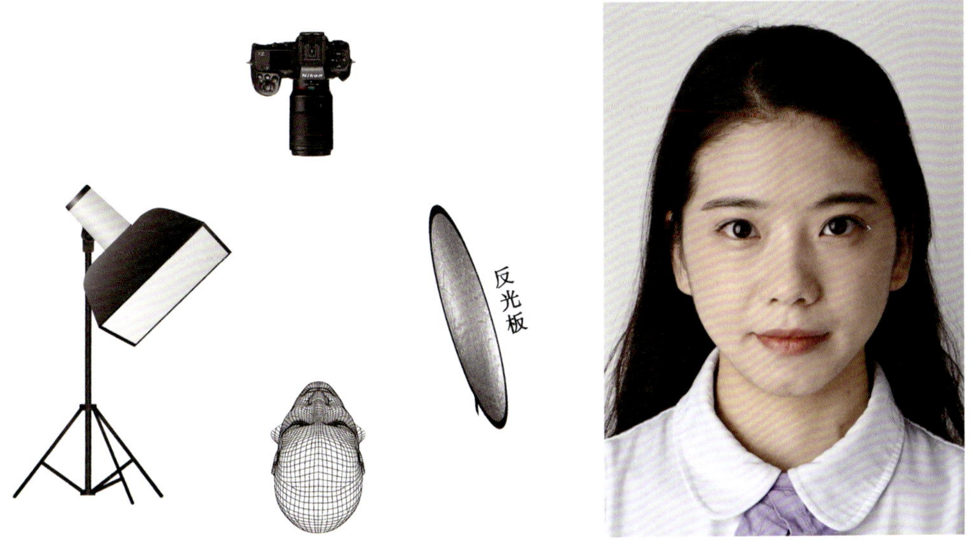


◎图 3-3-4　采用侧位单灯 + 柔光箱 + 反光板进行人像摄影，通过反光板的反射补光，可以在一定程度上改善单灯布光造成的人像面部局部曝光不足的情况

### （二）双闪灯 + 柔光箱 + 背景布

使用双闪灯、柔光箱和背景布进行人像摄影，可以获得更好的拍摄效果。应用此方式时建议按照以下的方式来进行设置与拍摄（图 3-3-5～图 3-3-7）。

首先准备两个闪光灯和对应的两个柔光箱，分别作为主光和副光使用。

主光是构成照片主要光影效果的光源，放置在被摄者侧面或稍前方的位置，目的是为了更好地突出被摄者的立体感和面部轮廓，光线角度大约在与被摄者面部成 45°，从而形成一定的高光和阴影区域，赋予面部丰富的层次和形态感。

副光放置在被摄者的另一面，光线方向相对比较平直地打向人像，用来调节阴影部分的细节，通常强度要比主光弱，用来柔化阴影，使图像的影调更加均匀，增加照片的细节层次。副光的布光位置和强度调试要综合考虑拍摄主题和个人偏好。

可以根据拍摄需求、人物特点和构想的画面风格来挑选背景布的颜色和图案，平整地展开放置在被摄者背后的支架或者墙上，确保背景布铺设平整，无褶皱或不必要的阴影。控制背景灯光使其光线尽可能平均分布在背景布上，避免背后产生干扰画面的杂乱光斑。

在拍摄过程中，应持续观察被摄者与光线的相互作用，通过不断地测试和调整光源、人物姿势和表情，达到理想的照相效果。通过使用测光表进行测光，确定光源对被摄者面部的具体影响，并适时地对光圈、快门、ISO 进行调整来协调整体曝光。

通过精细的布光和背景设置，双闪灯 + 柔光箱和背景布配合可以得到一张有着优美光影效果和纯净背景的专业人像照片。

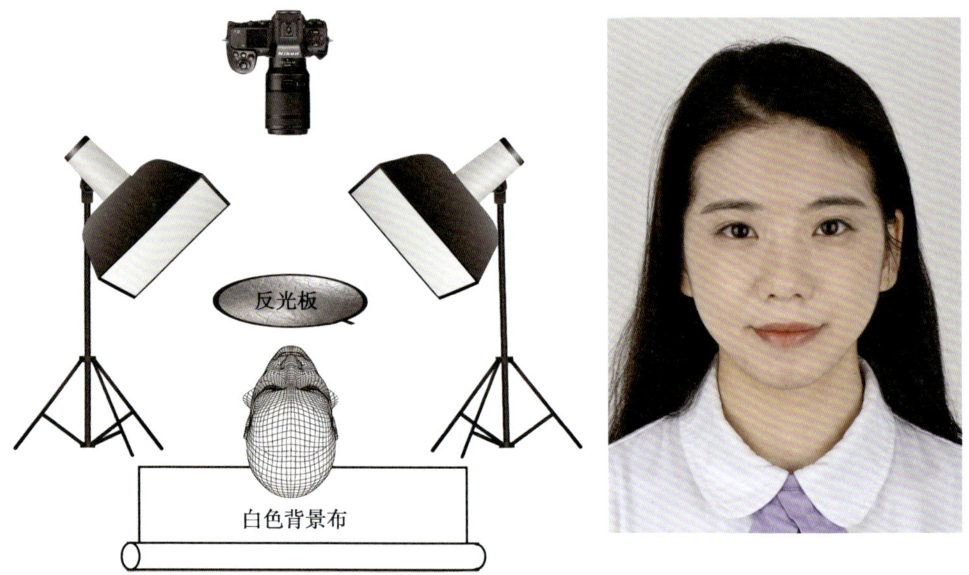


◎图 3-3-5　采用双闪灯 + 柔光箱 + 白色背景布 + 反光板进行人像摄影的布光示意图以及拍摄效果

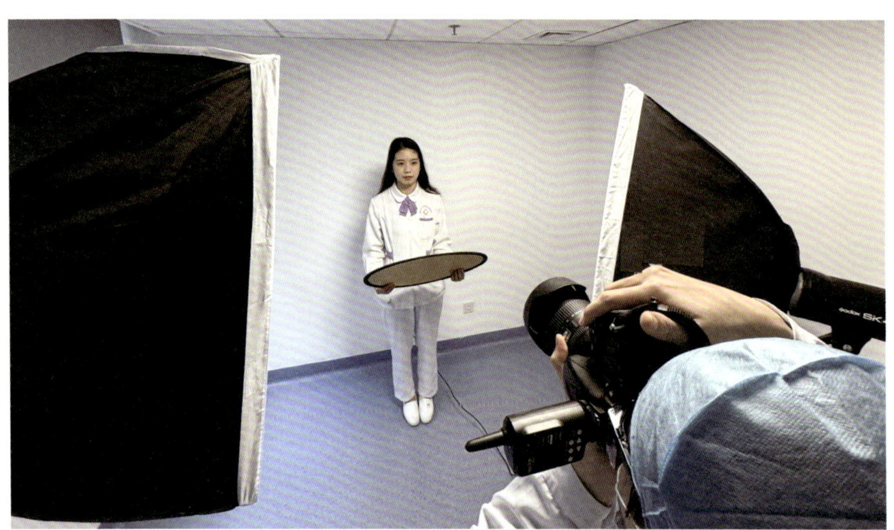

◎图 3-3-6　采用双闪灯 + 柔光箱 + 白色背景布 + 反光板进行人像摄影的布光现场图

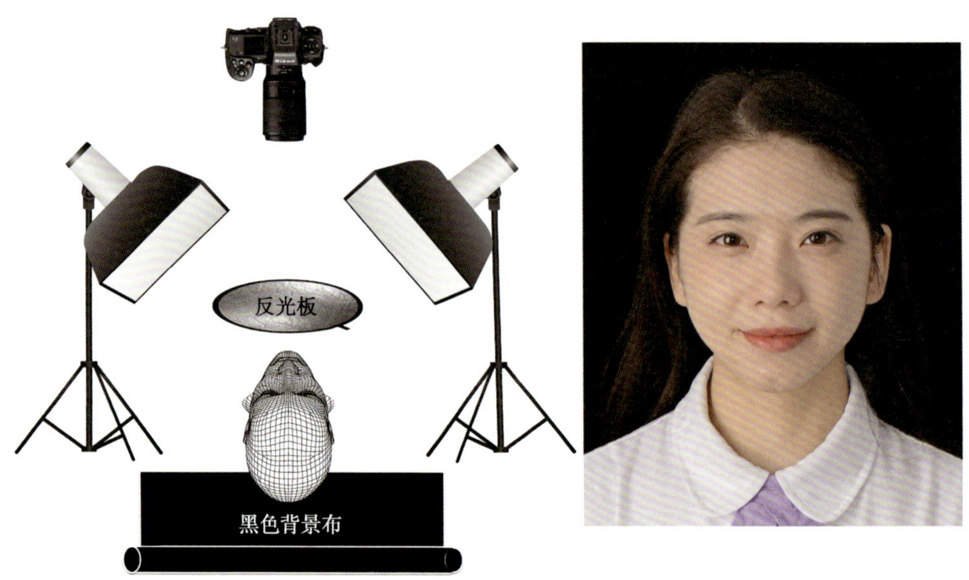


◎图 3-3-7　采用双闪灯 + 柔光箱 + 黑色背景布进行人像摄影的布光示意图以及拍摄效果

### （三）侧面双灯 + 柔光箱 + 背后背景分离灯 + 柔光箱

采用侧面双灯配合柔光箱及背后的背景分离灯也是一种值得推荐的拍摄方式。两个侧面放置的灯具形成主光和辅助光的灯光效果，同时用背景分离灯凸显背景，增强被摄者与背景的对比度，营造出丰富的环境氛围和空间感（图 3-3-8，图 3-3-9）。具体的步骤如下。

**1. 布置主灯与副灯**　将两个带有柔光箱的灯分别设置在被摄者的侧面，通常以 45° 作为一个起点调整，两者距离人像大约相等。其中一个作为主灯，提供主要照明，另一个作为副灯，用以补强阴影部分。主副灯的配合在被摄者的脸上形成立体明暗效果。

**2. 控制光源质量**　在两个灯具上添加柔光箱，通过柔光箱的调节，使得光线软化，并减少因直接照射造成的阴影。不同大小的柔光箱会产生不同的软化效果，按需选择以满足拍摄目的。

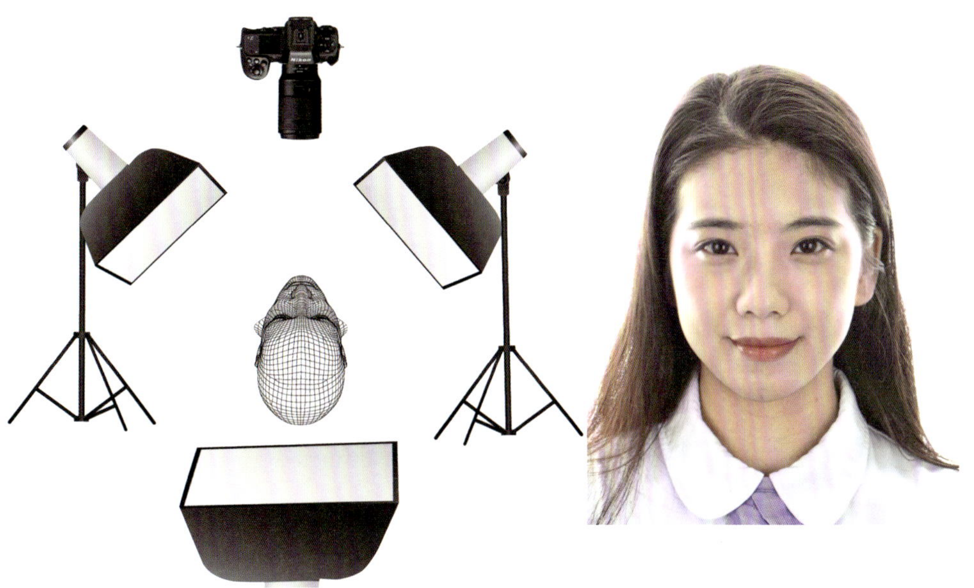

◎图 3-3-8　采用侧面双灯 + 柔光箱 + 背后背景分离灯 + 柔光箱进行人像摄影的布光示意图以及拍摄效果

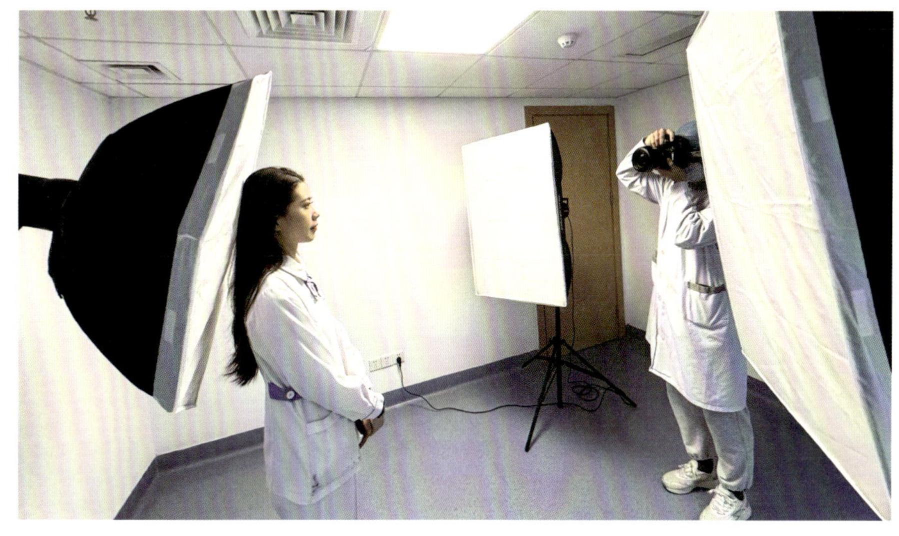

◎图 3-3-9　采用侧面双灯 + 柔光箱 + 背后背景分离灯 + 柔光箱进行人像摄影现场

**3. 设置背景分离灯**　在被摄者背后设置另一盏灯，目的在于把人物从背景中分离出来，增强主题突出感。此灯一般也配备柔光箱或其他改善光质的配件，以确保灯光柔和并避免产生过硬的轮廓线。

**4. 细节优化**　整个摄影过程中摄影师要不断观察与调节光线和人物，考虑光线在人物面上的分布、艺术效果的需要，通过拍摄角度和人物姿态的不断变化来获得拍摄效果。

通过侧面双灯和背景分离灯的技术手段生成复杂的光影效果，这种布光方式适合对人物轮廓和环绕光效有特殊要求的人像摄影，可以得到质感强烈，拥有明暗对比和空间感的人像照片。

在摄影棚中拍摄面部影像时，可以进行不同的布光处理，获得不同的拍摄效果。在临床中需要专门的场地，进行专业的配置和摆放。那么如果在条件不是很充足，只能在诊室内拍摄时，是否能够获得比较满意的拍摄效果呢？　也可以根据固有的拍摄场地和拍摄工具，利用简单的装置获得一定的拍摄效果。拍摄后出现的阴影是经常出现的问题，影响影像的拍摄效果，临床中可以通过以下方法减小阴影，美化拍摄效果。

（1）选择黑色背景进行拍摄（图 3-3-10）：黑色背景在拍摄时能够很好地修饰由于布光不良带来的人像阴影的问题。

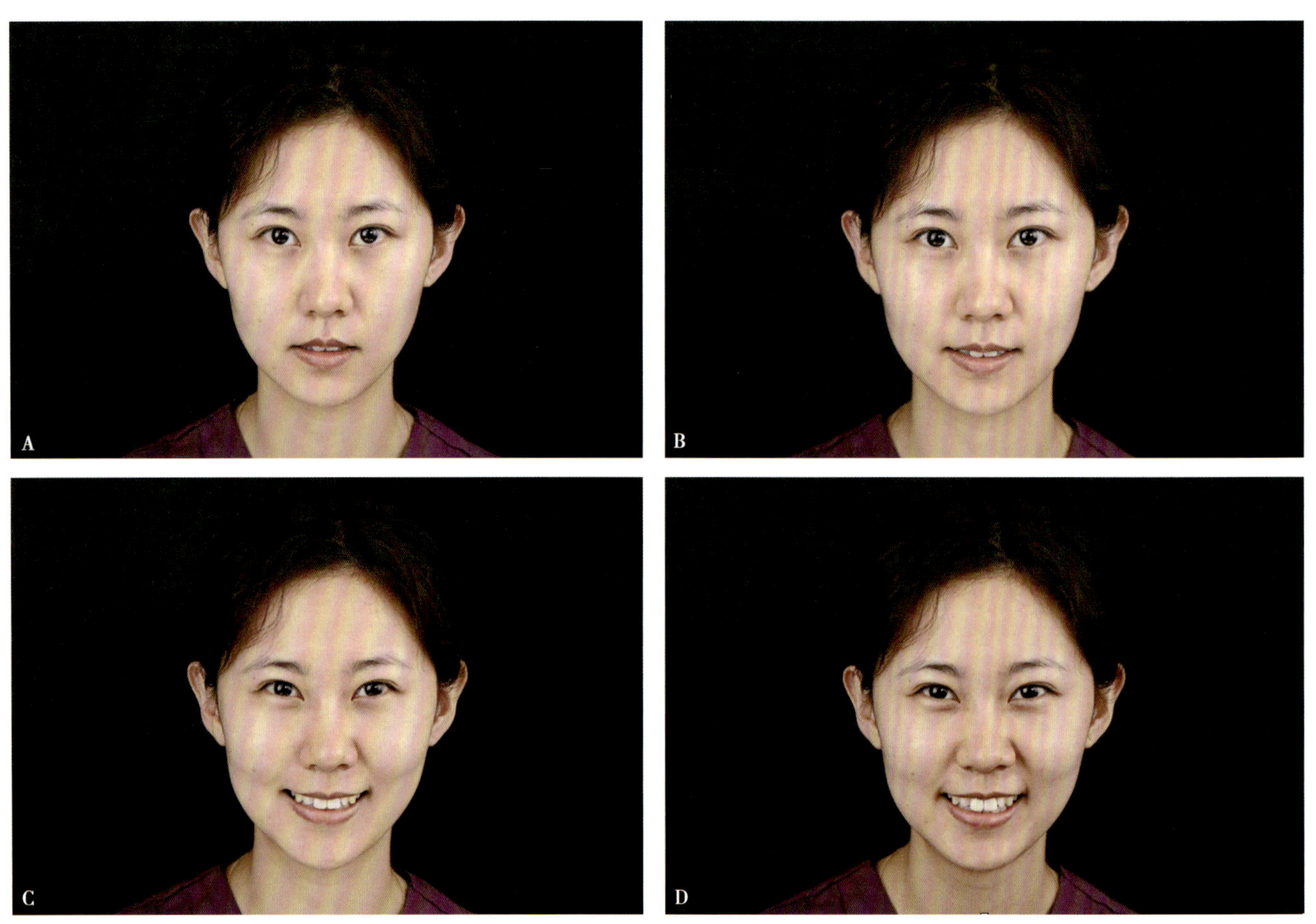

◎图 3-3-10　采用黑色背景拍摄可以掩盖影像的阴影
A. 正面面部影像（息止位影像）　B. 正面面部影像（轻微笑）　C. 正面面部影像（自然微笑）　D. 正面面部影像（最大微笑）

（2）避免使用正面布光（图 3-3-11）：正面布光会导致面部影像中阴影的产生，即使使用侧面布光的灯箱，由于正面灯光的存在，也会产生阴影，同时会使影像正面的曝光较多。

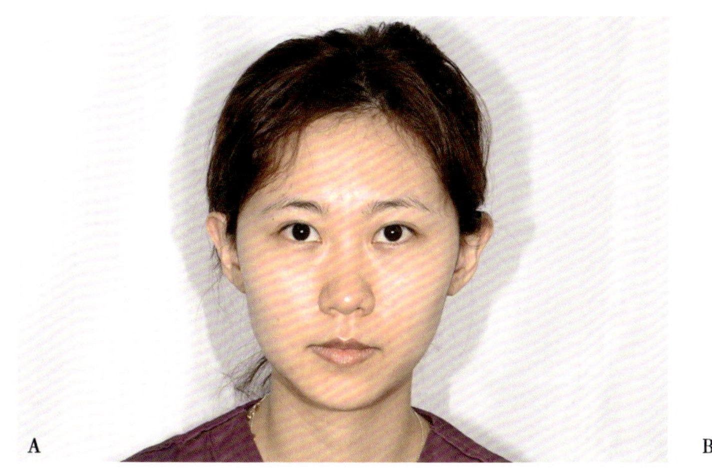
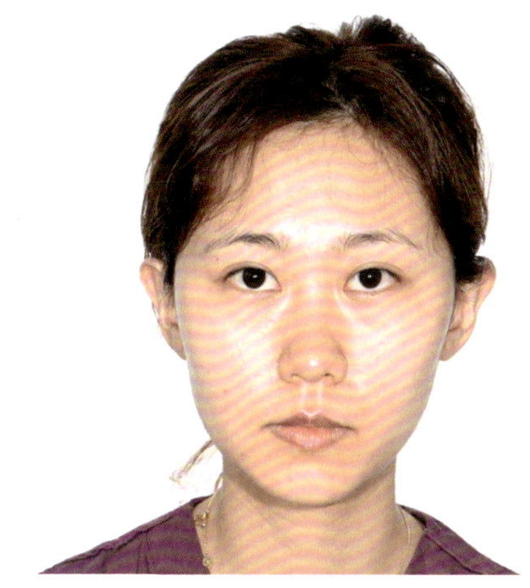

◎图 3-3-11　正面布光产生阴影的影像，可以使用发光灯箱的方式进行拍摄，即使正面布光，也会减少阴影的产生
A. 正面布光可见阴影较大　B. 面部反光较多，面部信息收集不全

（3）在拍摄时可以在患者后面放一个能发光的灯箱（图 3-3-12），大小比患者头部大一些，在拍摄时点亮背景灯，也能使面部拍摄的影像的阴影减小，此时拍摄的面部影像的背景为白色。

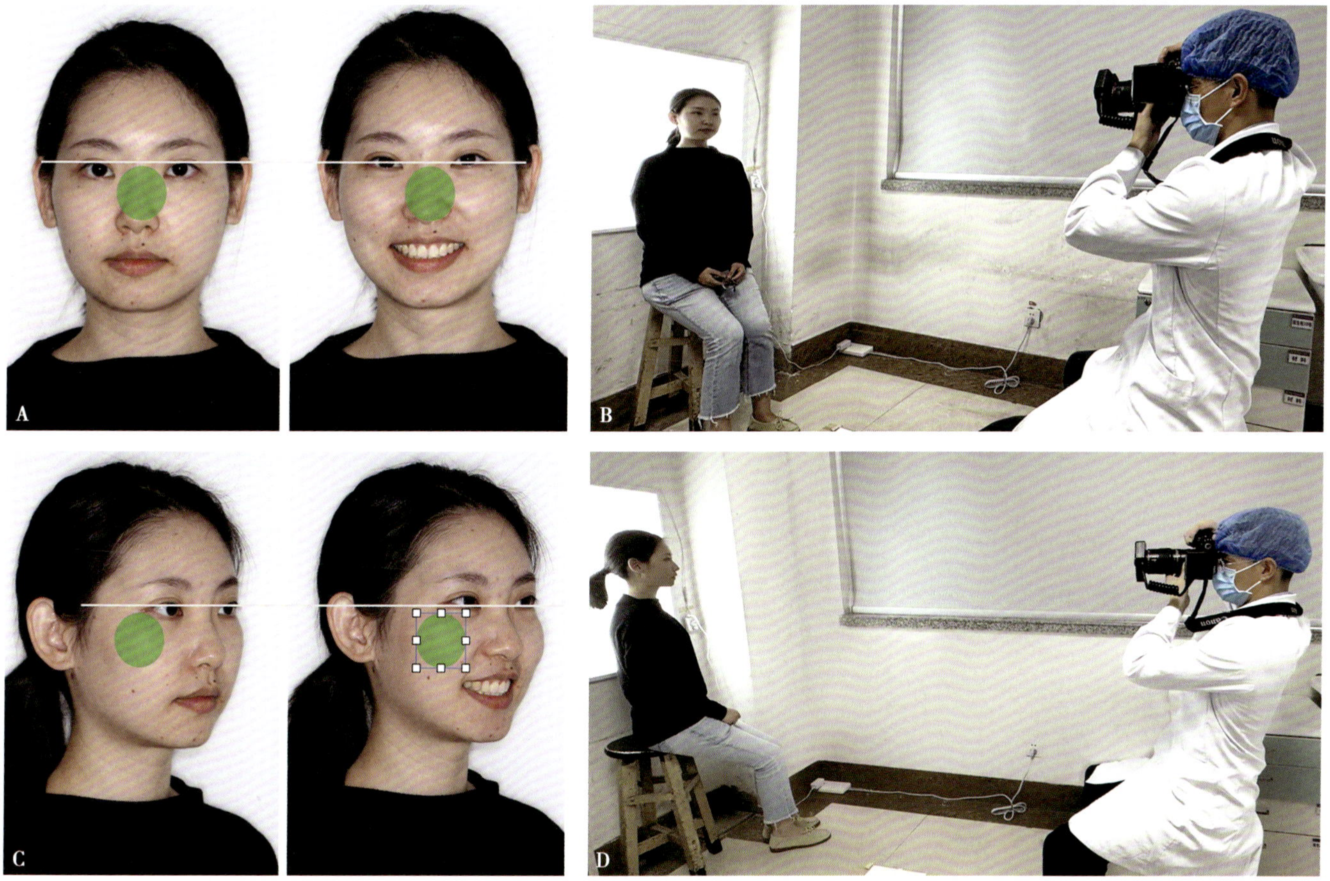

◎图 3-3-12　拍摄面部影像时，背景为灯箱可减小阴影并呈现出白色背景
A. 正面面部影像　B. 拍摄正面面部影像的方法　C. 右侧侧面面部影像　D. 拍摄侧面面部影像的方法

# 第四节
# 口腔临床摄影辅助器材

## 一、牵拉器

牵拉器用于牵拉开唇、颊组织，暴露口内软硬组织，是拍摄口腔内各种影像时常用的器材。通过有效的牵拉，才可以实现更加轻松、有效的在口腔内放置各种背景板、反光板等器材的操作。

很多种类的牵拉器可以在临床上使用，包括塑料、金属等，其中塑料制作的牵拉器成本较低，高质量的塑料牵拉器也可以进行高温高压消毒，在临床上经常应用。塑料牵拉器具有很多种形状、型号，有特殊需求的话还可以自行进行调磨修改，达到最适合的形态和大小（图 3-4-1）。

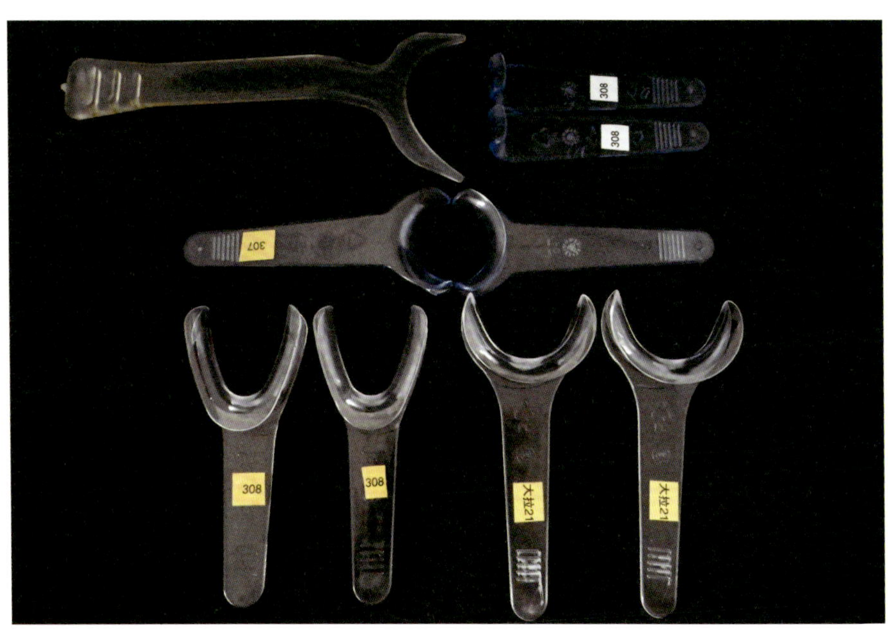


◎图 3-4-1 临床上用到的各类牵拉器

拍摄不同的影像需要不同的牵拉器。拍摄全牙列正面咬合影像和侧面咬合影像时需要较大的牵拉器，充分暴露牙列组织。拍摄后牙舌侧及咬合影像时也需要较大的牵拉器，充分牵拉，暴露拍摄区域的牙体组织。

在拍摄牙弓𬌗面影像时，应使用较小的牵拉器，使反光板能顺利地置入患者口中。如患者口裂较小，可以应用半月形牵拉器或指状牵拉器牵拉唇、颊组织，放置反光板会更轻松。

半月形牵拉器是应用常规牵拉器修整而获得的，可以使患者的感受更加舒适（图3-4-2，图3-4-3），应用于拍摄上下颌前牙像、上下颌前牙牙弓影像、比色影像的拍摄过程中，可以避免牵拉器边缘的暴露（图3-4-4，图3-4-5）。

还有一种更小体积的牵拉器，形状像一个弯曲的手指，称为“指状牵拉器”（图3-4-6），可以是购买的成品，也可以用常规牵拉器自行修改、抛光制作。这种牵拉器可以替代改良半月形牵拉器，在拍摄上下牙弓咬合面影像、上下颌前牙正面影像时使用，能够更好地避免牵拉器暴露。在笔者的临床工作中这类牵拉器使用的比例很高。选择成品的指状牵拉器时需要注意牵拉器的开口宽度，过于窄小的开口在临床使用中不易放置，容易给患者造成不必要的痛苦，干扰拍摄的进程（图3-4-7）。

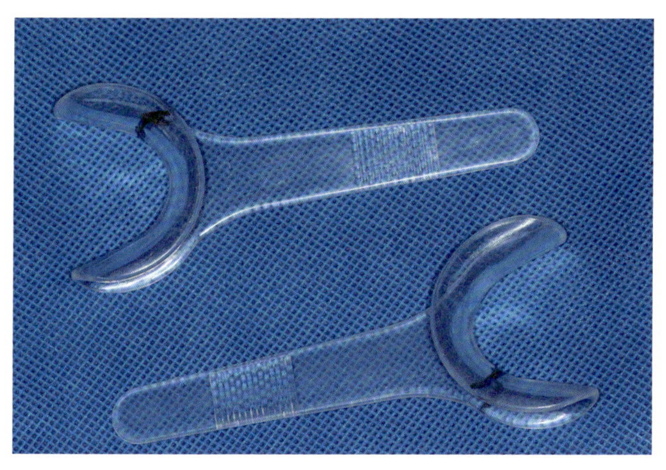

◎图3-4-2　半月形牵拉器的修整

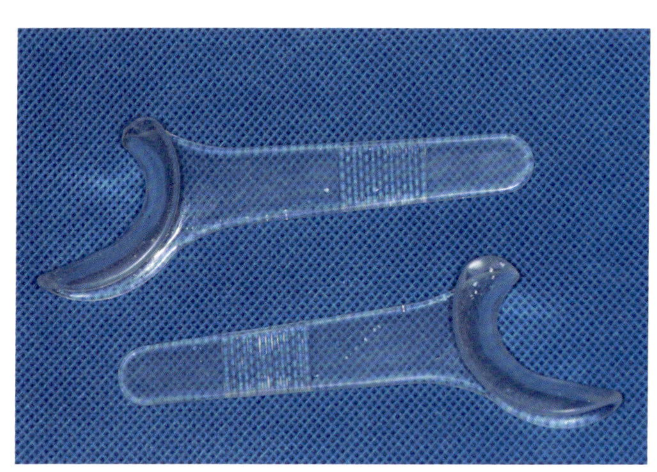

◎图3-4-3　修整好的半月形牵拉器

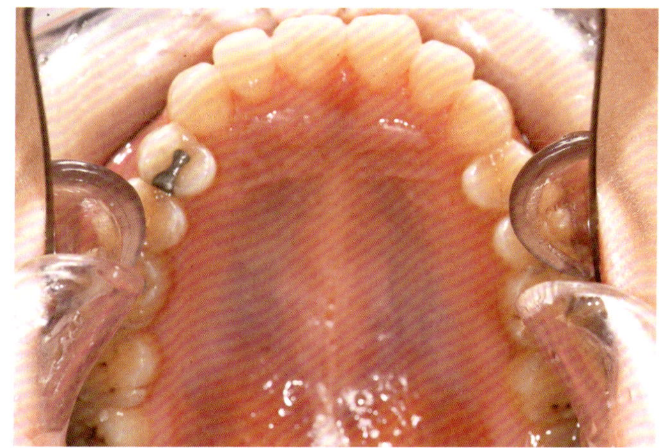

◎图3-4-4　应用标准牵拉器拍摄牙弓𬌗面影像，容易造成多余的牵引器影像，影响拍摄效果

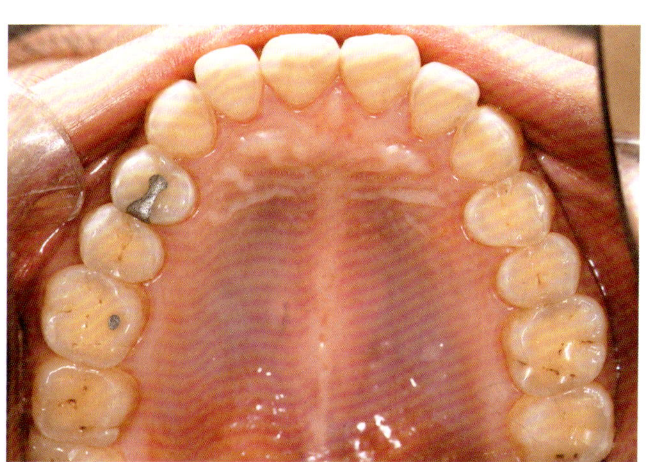

◎图3-4-5　应用改良半月形牵拉器拍摄牙弓𬌗面影像，可以避免多余的牵引器影像

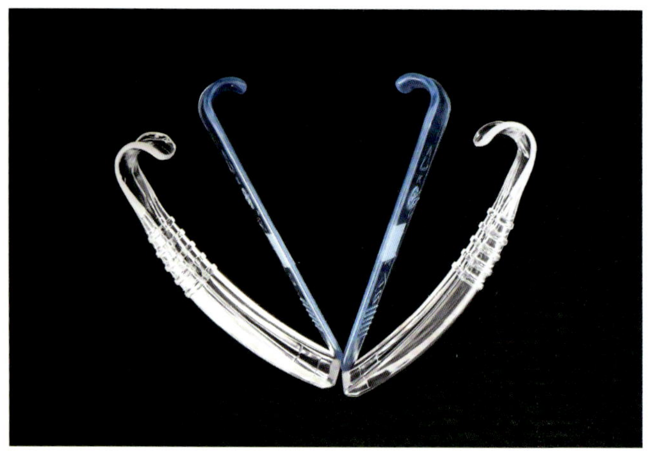

◎图 3-4-6　指状牵拉器

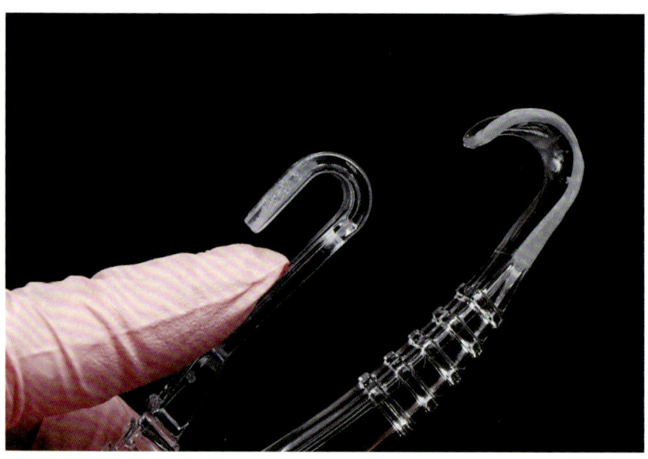

◎图 3-4-7　不合适的成品指状牵拉器（左）和合适的指状牵拉器（右）

还可以利用殆叉形牵拉器拍摄该类影像（图 3-4-8），操作也很简便，对于牙弓形态适合的患者能够获得比较好的拍摄效果（图 3-4-9，图 3-4-10），但对于牙弓形态不匹配的患者，殆叉形牵拉器也可能操作比较困难，或者给患者造成一些不舒适的感受。

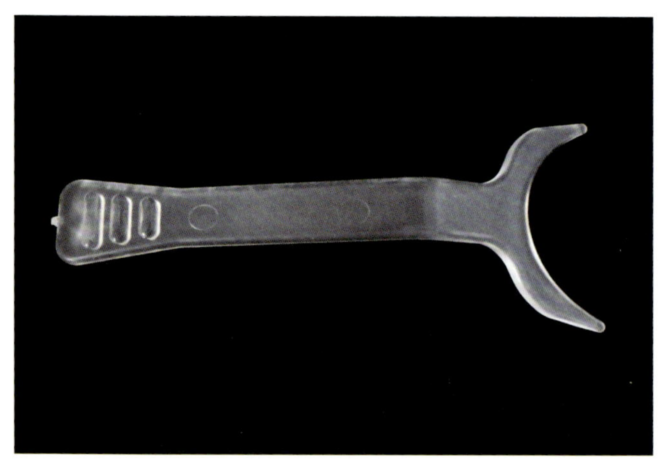

◎图 3-4-8　殆叉形牵拉器，一般与大反光板联合使用，拍摄上下颌牙弓影像

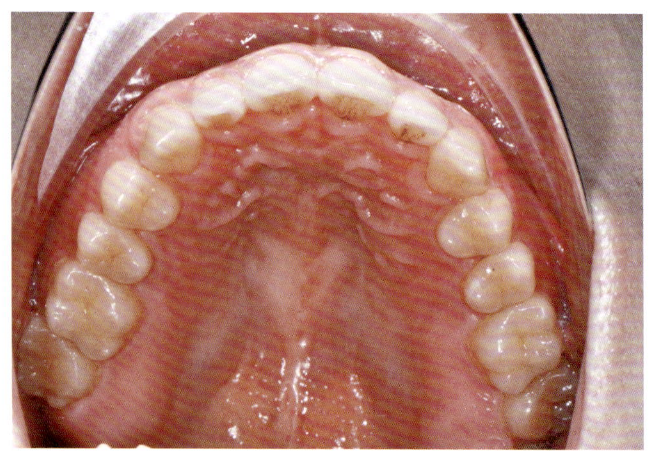

◎图 3-4-9　殆叉形牵拉器拍摄上牙弓咬合面影像

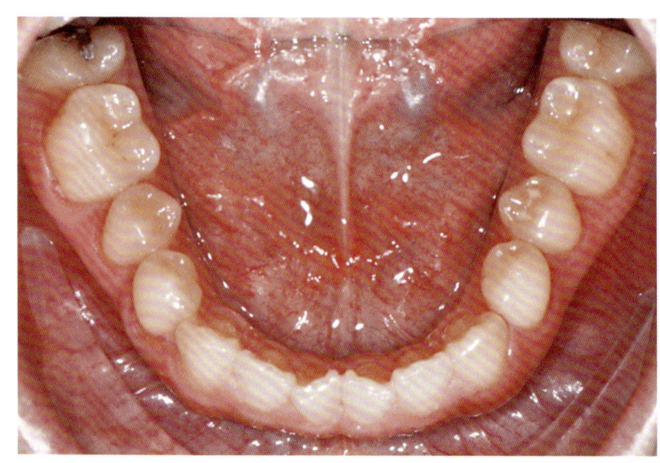

◎图 3-4-10　殆叉形牵拉器拍摄下牙弓咬合面影像

## 二、反光板

口腔内的很多影像直接拍摄非常困难，为了拍摄这些口内影像，经常需要应用各种形状的反光板，拍摄反光板内的投影。

最常应用的反光板包括 3 种：𬌗面反光板用于拍摄上下颌牙弓𬌗面影像；颊侧反光板用于拍摄颊侧咬合影像；舌腭形反光板用于拍摄后牙舌、腭侧影像。各种反光板的具体应用将在后面的章节中具体讲解。

较小的、不带手柄的反光板稳定放置经常存在一些困难，同时容易出现手指对影像的干扰，临床应用效果不佳（图 3-4-11）；带手持柄的反光板或者两端互为手柄的反光板，很好地利用了杠杆原理，在拍摄中可以更容易地保持反光板的位置和角度，同时避免手指对影像的干扰，是比较适宜的选择（图 3-4-12）。

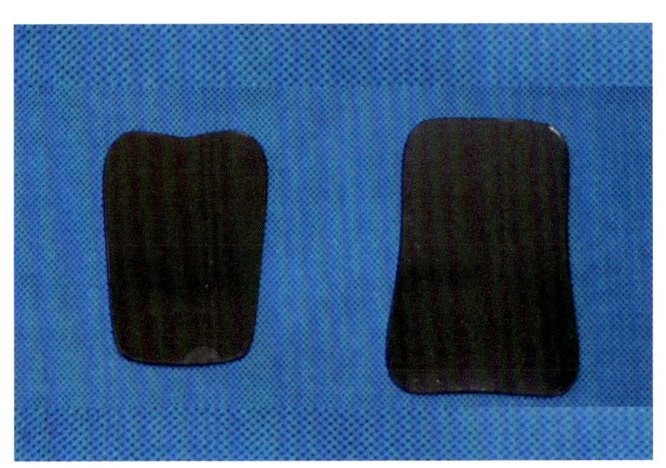
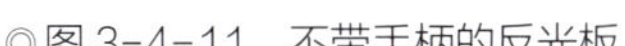

◎图 3-4-11　不带手柄的反光板

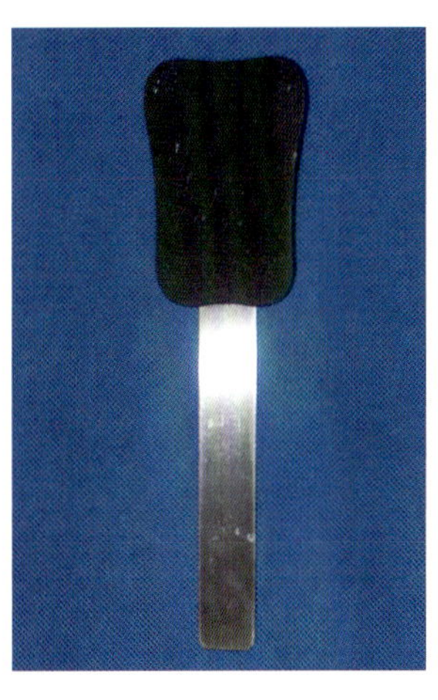
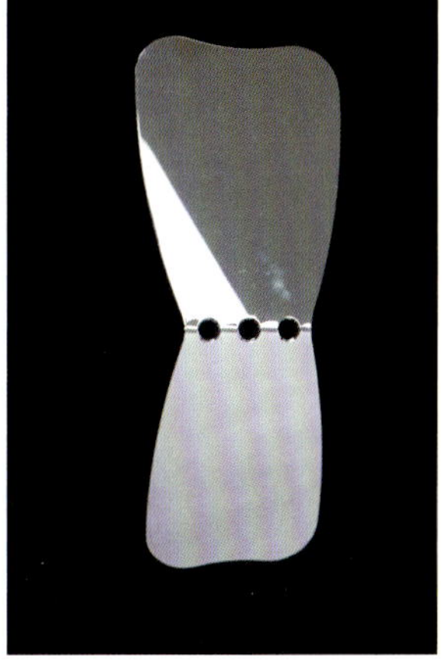

◎图 3-4-12　带有手持柄和两端互为手柄的反光板

反光板的材质有玻璃和金属两种。玻璃制作的反光板反射效果更好，其与一般的镜子的区别是反射材料在玻璃的表面，而不是在玻璃的背面，这样就可以避免普通镜子表面的反射影像，但玻璃反光板需要避免磕碰（图 3-4-13）；金属制作的反光板的反光面也在反光板的表面，具有不易破损的优点，目前已在临床中广泛应用，但也需要注意在清洁消毒过程中避免划伤表面（图 3-4-14）。

拍摄上下颌牙弓𬌗面影像用的𬌗面反光板外形有凹形和凸形两类（图 3-4-15，图 3-4-16），相比较凸形更容易拍摄完整的影像，凹形则经常存在一些困难。临床拍摄中要根据患者口裂和拍摄影像的范围选择反光板的大小，过小的反光板难以拍摄到完整的影像，过大的反光板则会增加患者的痛苦（图 3-4-17，图 3-4-18）。

无论使用哪种反光板，都需要注意避免被硬物划伤，以免影响反射效果。

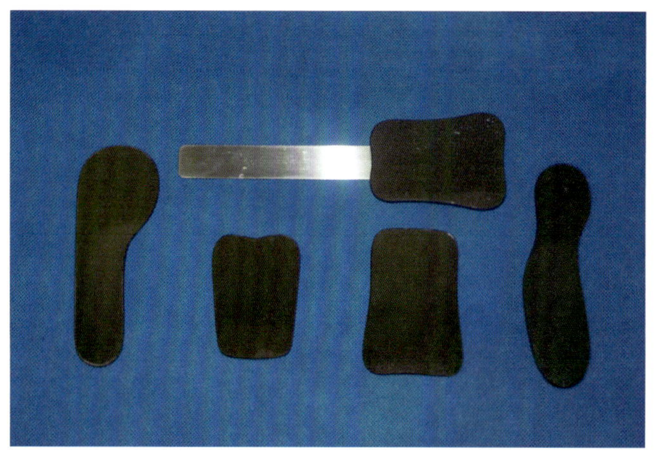

◎图 3-4-13　各种形状的玻璃反光板

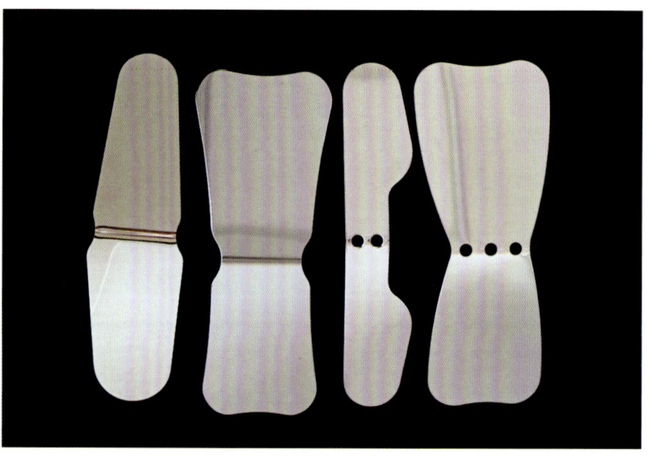

◎图 3-4-14　各种不同形状的金属反光板

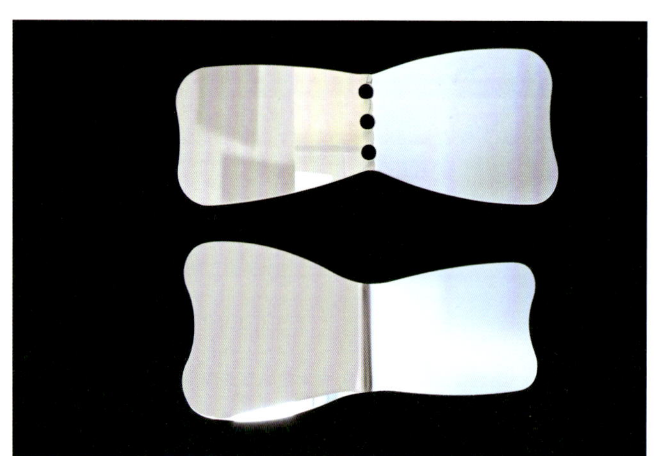

◎图 3-4-15　凸形反光板

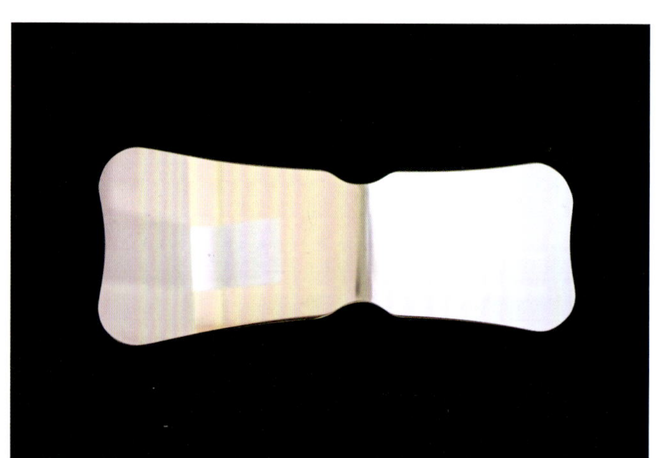

◎图 3-4-16　凹形反光板

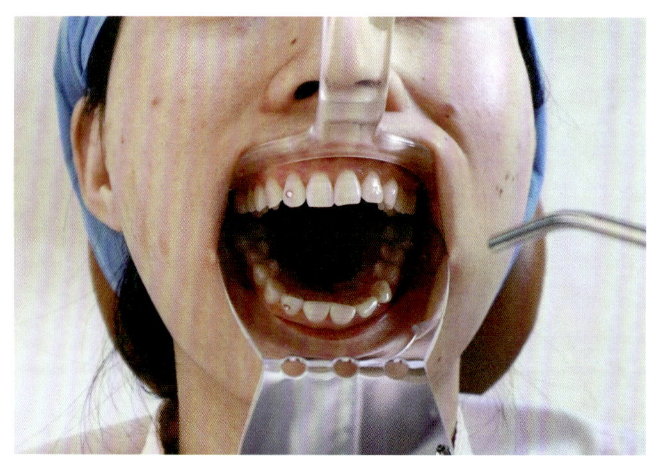

◎图 3-4-17　使用反光板拍摄上颌牙弓影像

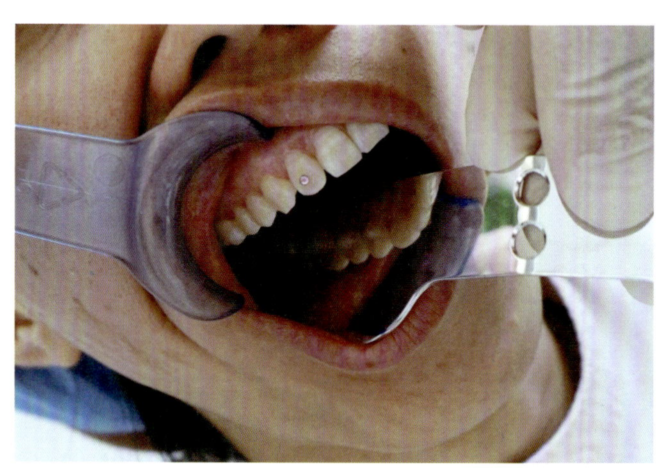

◎图 3-4-18　使用反光板拍摄舌腭侧影像

## 三、黑色背景板

黑色背景板可以屏蔽不需要的口腔组织，避免拍摄背景混乱，获得更加简洁的拍摄效果，是口腔临床摄影中经常用到的辅助器材。

早期的黑色背景板大多为金属材质制成，有大小不同的规格，可根据需要选择合适的大小和形状（图3-4-19）。但金属背景板在经过多次消毒处理后，经常会出现褪色问题，造成拍摄出的影像背景发灰、不够黑；还有些情况下金属背景板会存在反光甚至倒影问题，需要通过调整角度尽量减少反光，提高了拍摄难度，易影响拍摄效果（图3-4-20）。

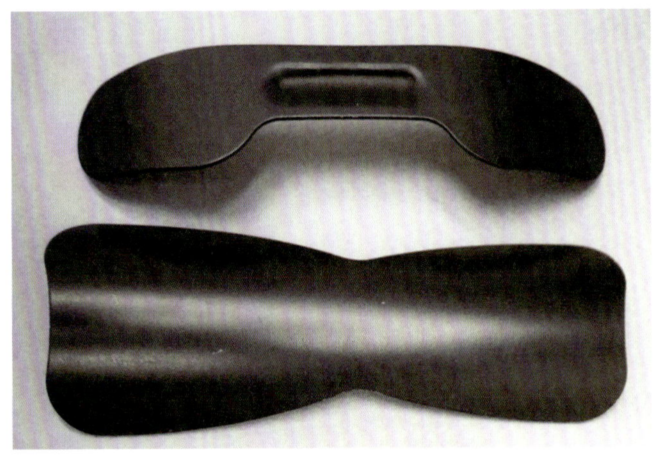

◎图3-4-19　金属黑色背景板

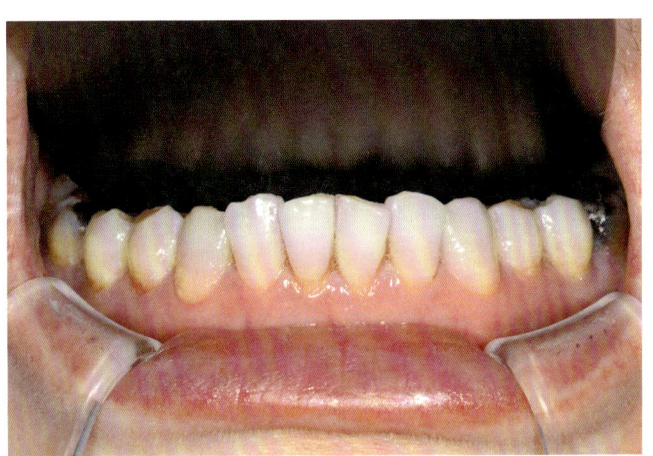

◎图3-4-20　影像中存在反光或倒影

硅橡胶表层的黑色背景板较好地解决了这些问题（图3-4-21），这些背景板表面硅橡胶质地柔软，使用时患者的不适感有明显改善；同时，表面的硅橡胶在消毒后的颜色稳定性更好，不易褪色，拍摄后的背景更黑，并且表面一般不会产生反光，更不会存在倒影，更容易达到良好的拍摄效果（图3-4-22）。

橡胶表层的黑色背景板还有一个优点，就是可以根据需要进行塑形。将背景板弯折成“S”形状，更有利于顺利地置入口内，减小患者的不适感（图3-4-22，图3-4-23）。𬌗叉形的黑色背景板还可以直接当作牵拉器，用于拍摄上下颌牙弓𬌗面影像，可以避免口唇、鼻子进入到视野之内，这对于拍摄上颌前牙弓𬌗面影像是非常有利的，去除杂乱颜色的背景后，对于观察前牙唇侧牙槽骨、牙龈组织轮廓非常有利（图3-4-24～图3-4-26）。

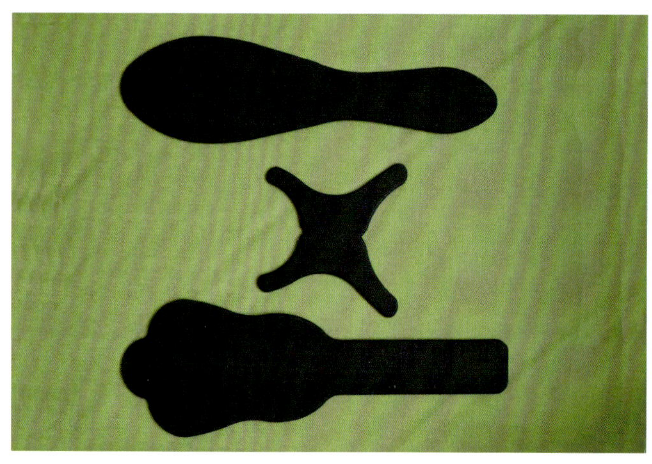

◎图 3-4-21　硅橡胶表层的黑色背景板

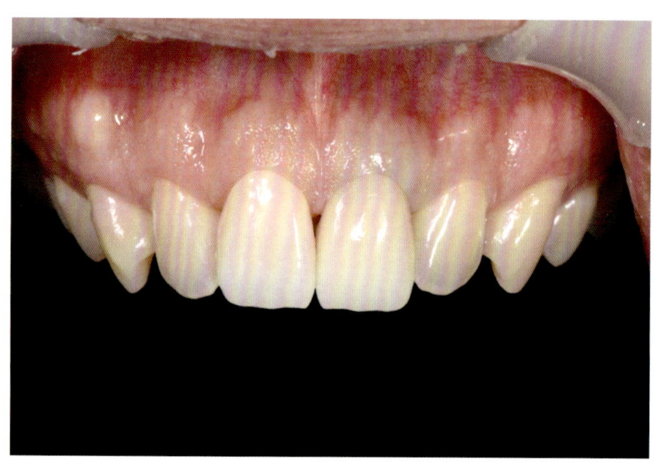

◎图 3-4-22　硅橡胶表层的黑色背景板拍摄的影像

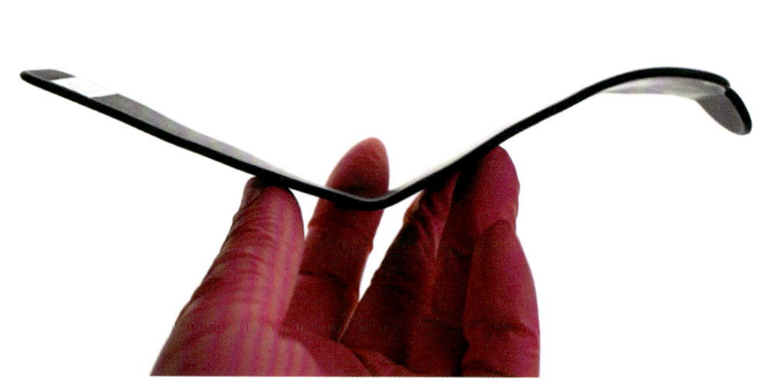

◎图 3-4-23　弯折成“S”形的黑色背景板

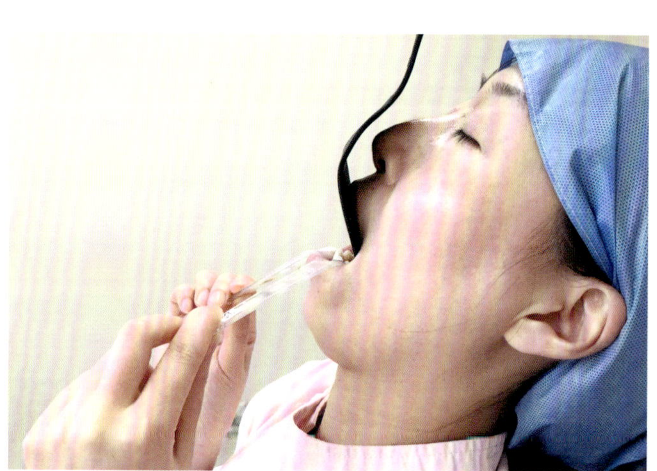

◎图 3-4-24　使用“S”形的背景板进行拍摄

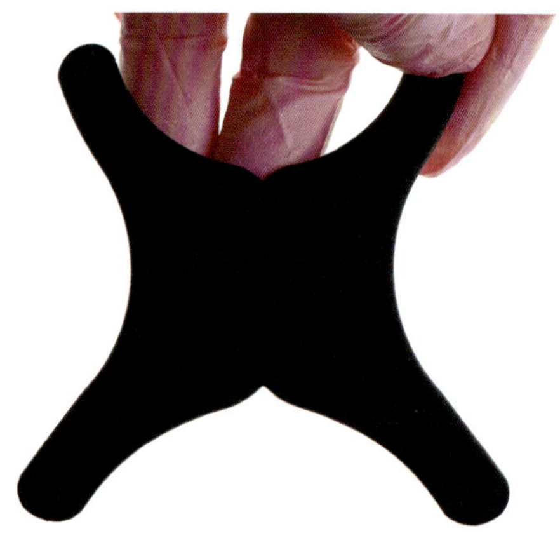

◎图 3-4-25　使用黑色⿰齿合叉形背景板拍摄

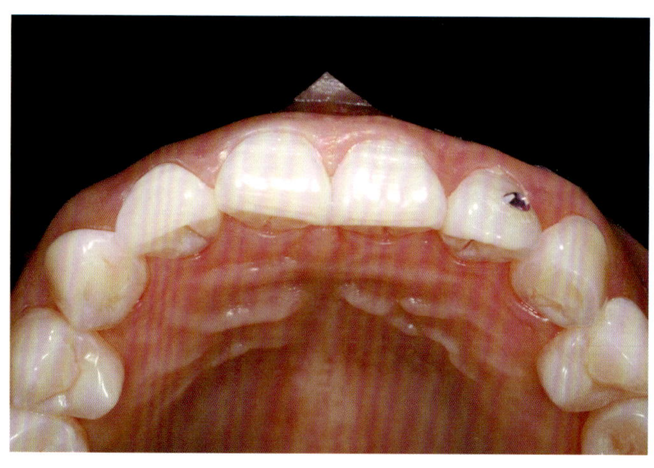

◎图 3-4-26　使用黑色⿰齿合叉形背景板拍摄的影像

小型黑色背景板在拍摄前牙覆𬌗覆盖影像，少量前牙正面影像、个别后牙影像等小范围影像中可以灵活应用，由于体积更小，患者感受会更舒适（图 3-4-27）。

在没有条件购买黑色背景板的情况下，也可以使用一次性黑色背景卡纸，按照需要剪裁成合适的大小，经过消毒后当作背景板进行拍摄，一次性使用（图 3-4-28）。

拍摄口腔外的模型、印模、修复体影像时，也可选择黑色或灰色背景卡纸剪裁成合适的大小使用。更好的选择是黑色绒布，其吸光性更好，基本上完全避免表面反光，使拍摄的影像更加简洁（图 3-4-29）。

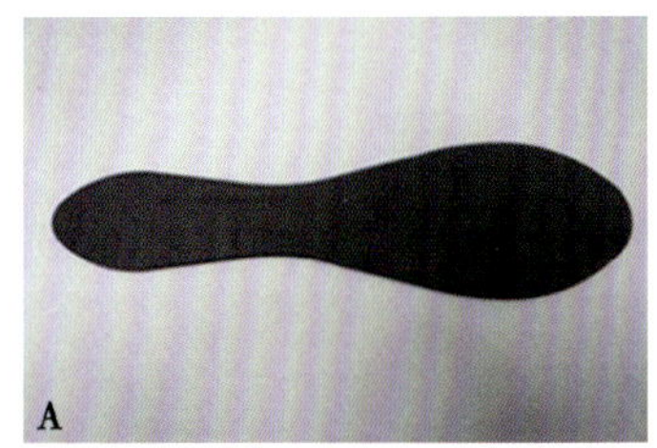
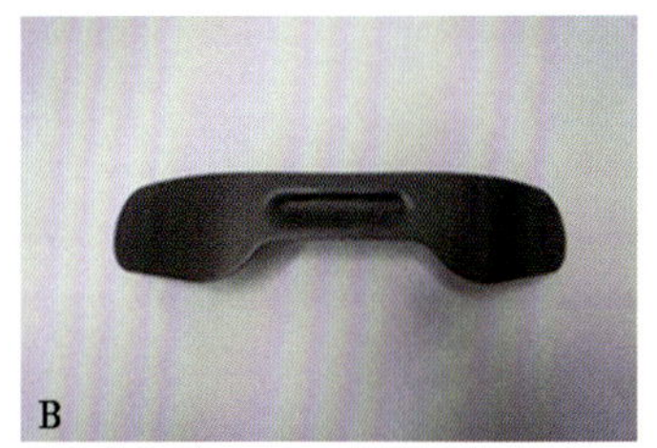
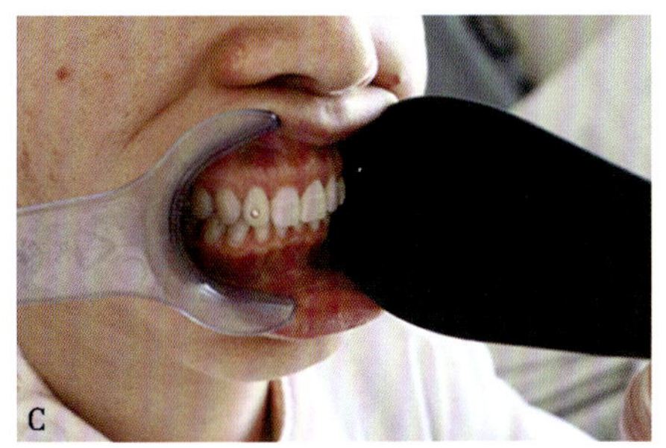
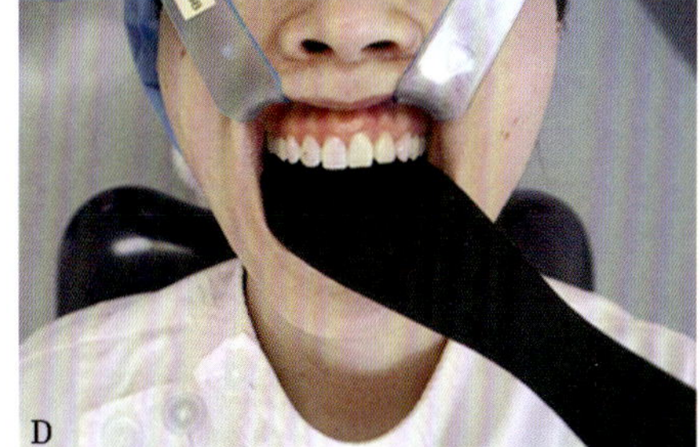
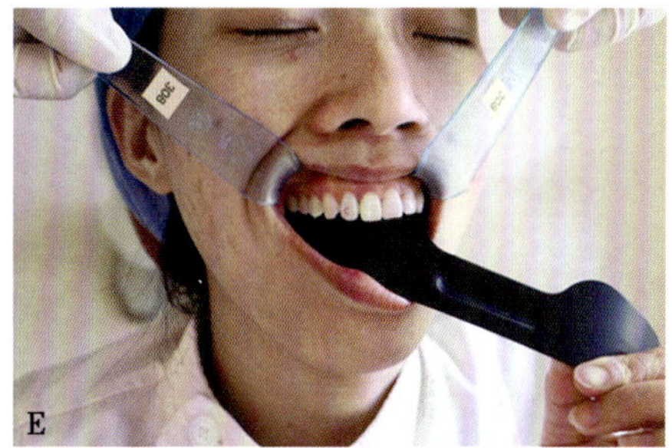

◎图 3-4-27 小型黑色背景板的应用方法
A. 硅橡胶材质的小型黑色背景板 B. 金属材质的小型黑色背景板 C. 拍摄覆𬌗覆盖影像的牵拉方法 D. 使用硅橡胶材质的小型黑色背景板拍摄右上颌尖牙和前磨牙的牵拉方法 E. 使用金属材质的小型黑色背景板拍摄右上颌尖牙和前磨牙的牵拉方法

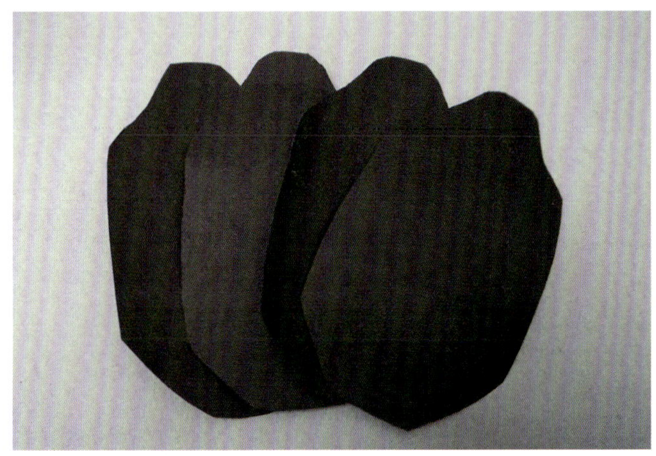
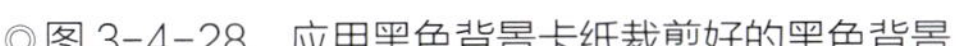

◎图 3-4-28 应用黑色背景卡纸裁剪好的黑色背景

◎图 3-4-29 黑色背景绒布

## 四、灰色背景板

灰色可以创造一种相对中性的环境，不影响对颜色的观察，在拍摄和颜色信息相关的影像时建议选择灰色背景板。贺利氏公司早年间曾生产过一种可以反复进行消毒的 18% 灰度的口腔灰背景，但后来就不再生产了。很长时间以来，临床上都是采用灰色卡纸，按照黑背景的形态进行剪裁，经过消毒后，作为一次性应用的灰色背景板（图 3-4-30）。由于灰色背景卡是软的，可以弯曲，非常适合拍摄比色照片时应用，目前仍然非常推荐使用（图 3-4-31）。

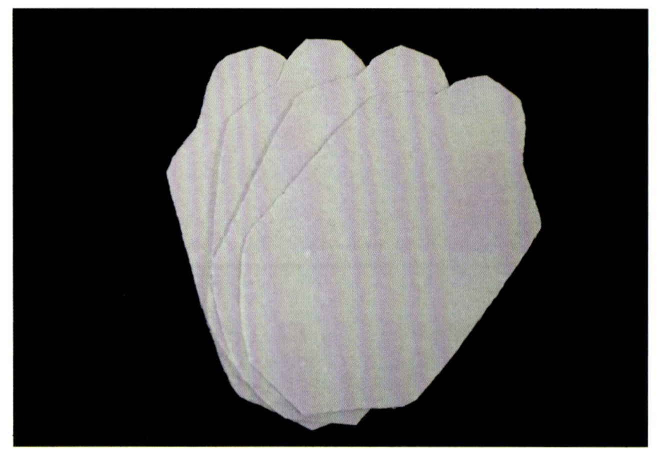

◎图 3-4-30　应用灰色卡纸剪裁的灰色背景

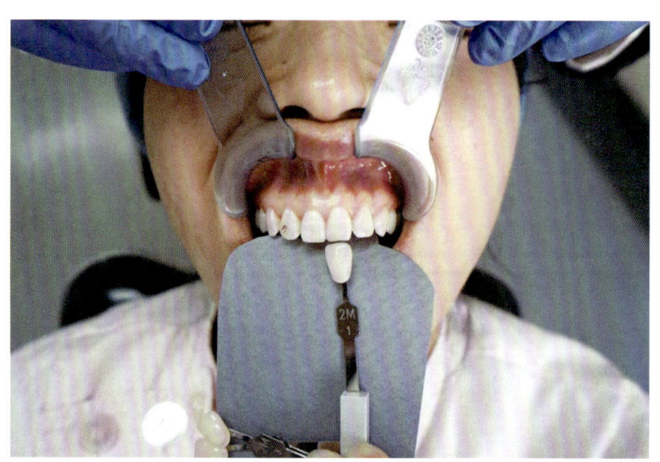


◎图 3-4-31　应用灰纸背景卡拍摄的影像

和黑色背景板一样，近年来也有厂家推出了灰色硅橡胶表层的背景板。这个灰色背景板本来是用于白平衡校正，不过由于其能够弯曲、调整形状，并且能够反复消毒，因此也可以作为灰色背景板拍照应用（图 3-4-32，图 3-4-33）。

如果有条件采用口腔临床专用相机 Eyespecial 系列相机拍摄，由于相机的“色彩分离”模式下，具备自动调整背景颜色的能力，能够自动将粉红色背景色转换为灰色背景，就没有必要应用灰色背景板拍摄了（详见第五章第六节）。

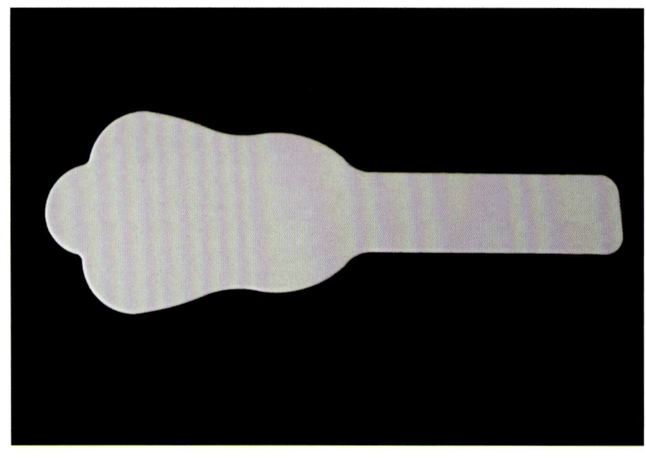

◎图 3-4-32　Smileline 灰色背景板

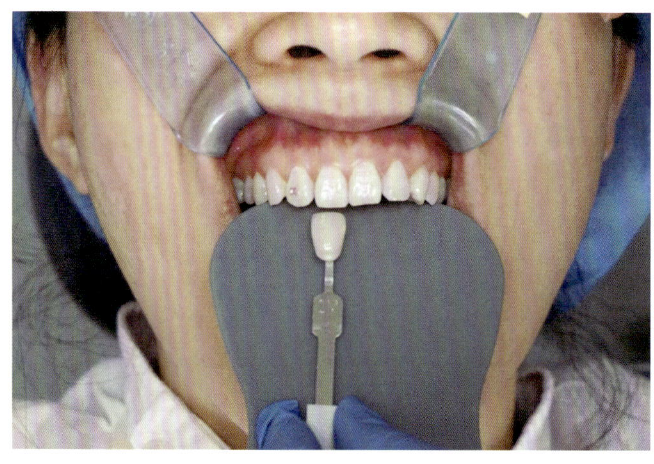

◎图 3-4-33　应用 Smileline 灰色背景板拍摄

## 五、Polar-eye 偏振光滤镜

近年来许多闪光灯相关配件逐渐被口腔临床医师所接受，其中最具代表性的就是 Polar-eye 偏振光滤镜，可以通过磁吸附的方式灵活地安放在微距闪光灯前（图 3-4-34）。偏振光滤镜能消除牙齿表面反光，使牙齿颜色的表达更加直接、无干扰，还能够使色彩饱和度得到加强，强化色彩表现，有利于进行牙齿颜色中个性化特征的捕捉和传递（图 3-4-35、图 3-4-36）。

Polar-eye 偏振光滤镜有多种型号，分别匹配口腔临床摄影中可能应用的各种型号闪光灯。另外，偏振滤镜会导致一定的光线损失，因此在安装滤镜后，即使拍摄相同拍摄比例的影像，也需要调整曝光参数，以获得足够的曝光。

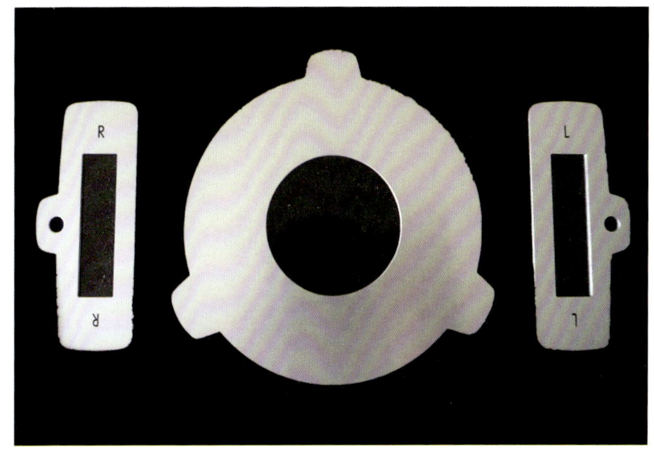


◎图 3-4-34　使用 Polar-eye 偏振光滤镜拍摄的上颌前牙影像

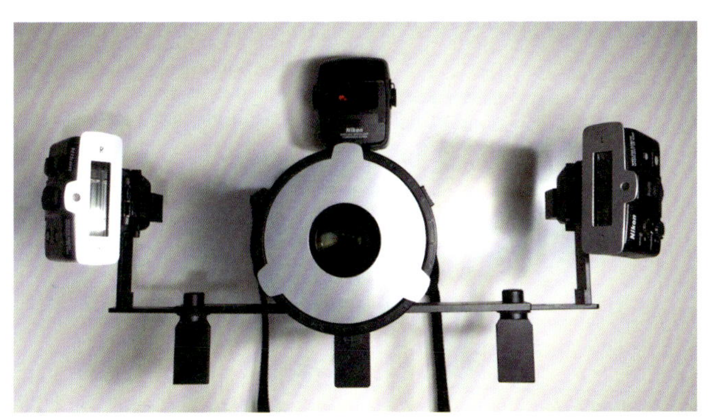

◎图 3-4-35　R1C1 微距闪光灯上安装 Polar-eye

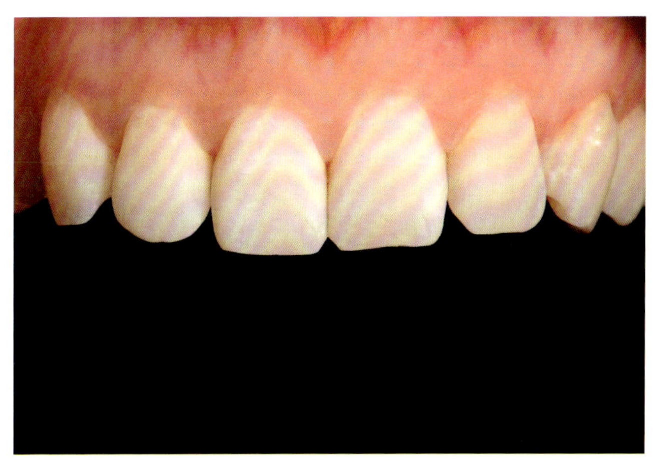

◎图 3-4-36　使用 Polar-eye 偏振光滤镜拍摄的上颌前牙影像

## 六、辅助器材的消毒

拍摄中应用的辅助器材都需要反复进入患者的口腔，因此使用后必须彻底消毒，或者采用一次性用品，避免交叉感染。

高质量的塑料牵拉器可以进行高温高压消毒处理，可以有效地避免交叉感染；普通的塑料牵拉器如果不能进行高温高压消毒处理，则只能采用 2% 戊二醛浸泡消毒；也可以考虑采用一些价格非常便宜的塑料牵拉器一次性使用。

玻璃反光板建议采用 2% 戊二醛浸泡消毒，浸泡 2～6 小时，达到消毒的目的就取出，以免损毁镜面，影响反射。对于常规的患者，这样的消毒措施尚可接受，但如果患者为传染病患者，就一定要采用可以进行高温高压消毒的金属反光板。从消毒角度考虑，金属反光板更便于应用。同时，所有反光板都需要应用专用的棉软布进行擦拭，而不能用较硬的纸巾等材料擦拭，以免划伤镜面。

金属牵拉器、金属背景板、硅胶表层的背景板都可以进行高温消毒。但金属背景板有时反复消毒会造成颜色变化，影响拍摄效果；硅胶表层的背景板消毒后变色机会较小。消毒前需要使用棉布擦除背景板表面的污物，用清水冲洗干净，然后使用吸水纸洗净表面的水分后再进行高温高压消毒，否则会在背景板表面留下水渍。各种黑、灰色背景板也要注意不能用较硬的材料擦拭，以免划伤表面；采用化学消毒剂消毒时也要非常小心，以免发生变色或着色。

使用黑卡纸或灰卡纸制作一次性的、消毒的背景卡是一种简单的方法。

（刘 峰　赵 伟　李 祎　师晓蕊　郭永文）

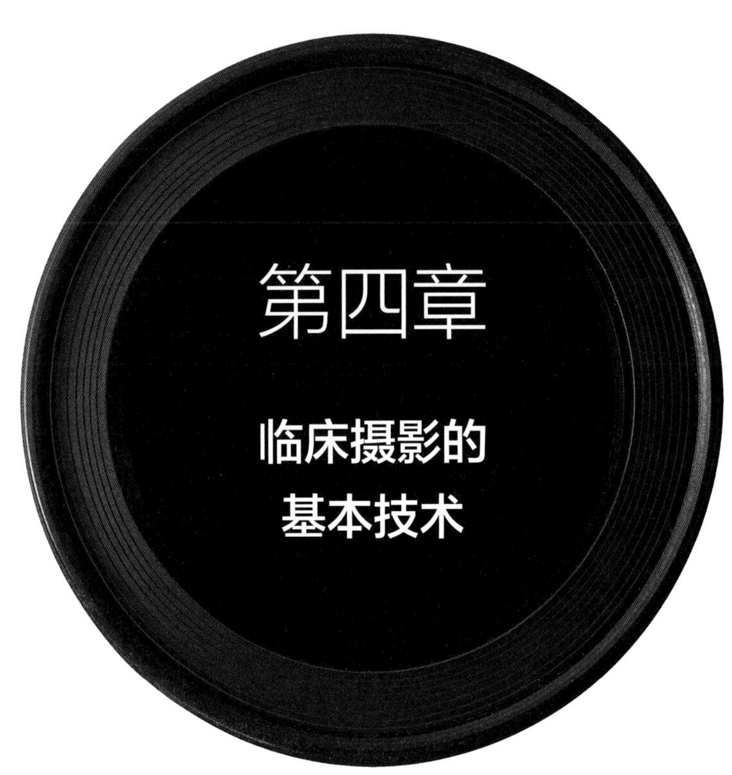

# 第四章

## 临床摄影的基本技术

规范的口腔临床医学影像的拍摄，需要拍摄者、助手和患者三方面良好的配合，才能使拍摄过程顺利、流畅。减少被拍摄者的痛苦，获得良好的拍摄效果。

对于常规的临床影像，应遵照各类临床摄影规范进行拍摄，可以由临床医师拍摄，也可以由经过培训的助手进行拍摄。

临床工作中拍摄助手的培养越来越重要。临床摄影助手一般是经过培训的护士或助理医师，常规标准影像由拍摄助手进行拍摄，可以大大减轻临床医师的临床操作时间，提高工作效率。对于具有个性化诊断、设计和治疗需求的拍摄节点，尤其是在操作过程中进行的细致有特点的临床操作，建议由医师亲自拍摄，或者是在医师的指导下由助手进行拍摄，使拍摄的临床影像充分体现医师的诊断、设计及治疗思想。

作为拍摄者，需要掌握口腔临床影像的拍摄规范，熟练使用相机和拍摄辅助工具，熟练掌握各种口腔临床摄影的拍摄参数及正确的拍摄方法；确定合理的拍摄顺序，减少牵拉器、背景板、反光板等反复进出口腔的次数，降低患者的不适感；指导助手正确准备用物，正确配合拍摄过程。

拍摄助手也应该具有一定的口腔临床摄影基本知识，熟悉临床摄影辅助工具的使用方法，操作过程中手法轻柔，做好牵拉、反射等辅助工作，同时帮助拍摄者安抚好患者，令患者更好地配合临床影像的拍摄过程。

患者的配合在口腔临床影像的拍摄过程中也起着重要作用。患者核心治疗的部位、治疗措施、修复体种类等因素都会影响需要拍摄的临床影像的种类，患者口裂的大小、开口度大小和配合程度，也会决定许多临床影像的质量。

优秀的口腔临床影像的拍摄，需要拍摄者、助手和患者三方面的配合。三方面良好的配合，才能使摄影过程顺利进行，节省拍摄的时间，减少患者的痛苦。

# 第一节
# 口腔临床摄影的基本程序

拍摄出规范的口腔临床影像，需要掌握一定的基本拍摄技术，按照相应的操作规范进行。在具体介绍口腔临床影像的拍摄方法前，首先介绍临床摄影拍摄的基本程序，以便读者对临床摄影有一个整体的把握。

## 一、拍摄前准备

1. 和患者交流，营造和谐的医疗环境，签署拍摄包含临床影像知情内容的治疗知情同意书。
2. 根据病例实际情况，确定需要拍摄哪些临床影像，并且确定拍摄顺序。
3. 检查相机处在正常工作状态，基本设置正确。
4. 准备好所有的拍摄辅助器材，放置在方便取用的位置。

## 二、拍摄影像

1. 确定拍摄内容，换算成正确的拍摄比例，调整镜头至相应的拍摄比例。
2. 根据拍摄比例选择对应的光圈、快门速度及闪光灯强度，控制曝光量和景深。
3. 调整患者至适宜拍摄并且舒适的体位。
4. 拍摄者和助手到达适宜拍摄的位置。
5. 拍摄者指导助手有效地应用牵拉器、背景板、反光板等辅助工具，清晰暴露视野。
6. 保持拍摄区域清洁、无唾液、血液等干扰，保持背景板、反光板等辅助工具清洁、干燥。

7. 拍摄者用眼睛直接、形象化的构图，存在问题时指导助手调整。
8. 利用取景器构图，注意布局与视角。
9. 应用手动对焦方法，前后调整照相机与被摄目标之间的距离，用眼睛精确对焦、拍摄。
10. 放大、检查拍摄影像的构图、对焦等情况，如有问题马上重新拍摄。

## 三、拍摄后处理

1. 导出影像，按患者、治疗过程分组、分级。
2. 在专业软件中检查影像，进行不影响科学性的后期调整。
3. 另存调整后的影像，妥善保留原文件。
4. 根据临床需要将影像发送给他人，应用于医患沟通、医技沟通或医医沟通。

# 第二节
# 拍摄范围和拍摄比例

口腔临床影像拍摄是否成功，最基本的判断标准是拍摄到的影像中的内容是否合理，是否能够精准反映患者的病损情况、诊断设计和治疗情况，是否能让观察者一目了然地了解拍摄者希望传达的信息。这实际上是拍摄内容的问题，是构图中最基本的问题。

口腔临床影像拍摄的是术者的心中所想，口腔临床影像记录的是患者的真实信息经过拍摄者的分析后确定的、需要记录的真实情况，是经过拍摄者思考之后的影像。拍摄中需要控制影像的拍摄范围，减少不必要的信息的摄入。

## 一、拍摄范围

构图设计是摄影的灵魂，可以体现拍摄者的思想。同样的对象，不同的取舍、不同的构图范围，可以获得完全不同的效果。

构图范围的要求是全面与简洁。全面是指构图中要具有足够的拍摄范围，将需要反映的信息全部包括，这在构图中比较容易实现；简洁是指构图中要有意识地控制拍摄范围，将不必要的信息舍弃掉。不简洁是构图中非常容易发生的问题，如果拍摄范围过大，主体就会淹没在繁杂的前景与背景中，不能传递有效的信息。

拍摄口腔临床影像的目标是精确地展现患者口腔和颌面部软硬组织特征，以便将其应用在病历资料收集、医患交流和医技交流等诸多方面。在拍摄中，“简洁”是需要时刻牢记的原则。不简洁的影像，无法清晰、准确地传递拍摄者的思想（图 4-2-1，图 4-2-2）。

随着数码相机像素值的不断提高，采用像素值非常高的高级别相机拍摄的影像，在拍摄后即使进行较大范围的裁切，并不会对影像的质量造成非常大的影响，这在一定程度上降低了拍摄的难度。但是，从大范围影像中裁切获得的、缩小范围的影像，在曝光量和景深的控制上有可能不如直接拍摄的小范围的影像，对于光线分布的控制也可能不如直接拍摄范围合适的影像更加方便。如果希望自己的临床摄影水平不断提高，还是建议有意识地学习控制拍摄范围，这是学习拍摄构图的第一步。要做到这一点，必须在拍摄前对拍摄目标有深入的了解，也就是对患者的基本情况、诊断设计、治疗方案有深刻的理解，才能在头脑中明确拍摄中需要捕捉、表达的核心是什么，建立自己的拍摄思想。只有学会了认真控制构图范围，才有可能进一步学习、应用更深入的摄影构图原则。

**影像应该反映拍摄者的思想。**

**影像是由拍摄者头脑中的思想决定的，而不是由手中的相机决定的。**

对于临床摄影采用的微距镜头来讲，拍摄比例是控制拍摄范围的重要手段。

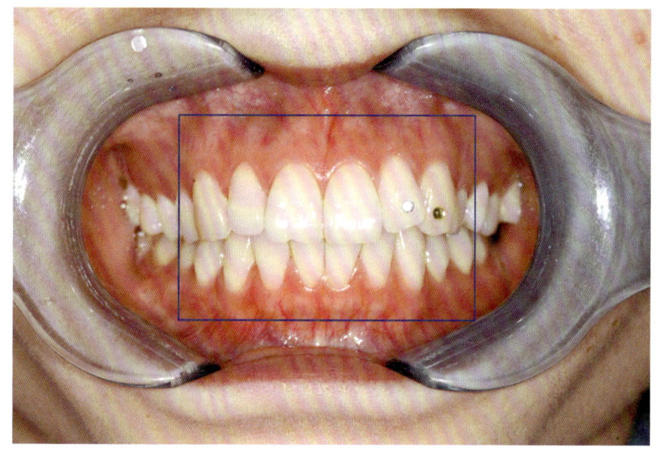

◎图 4-2-1　范围过大、重点不突出的影像，有效信息也许仅为蓝框内部分，虽经裁切后可以应用，但图像质量有可能会受到影响

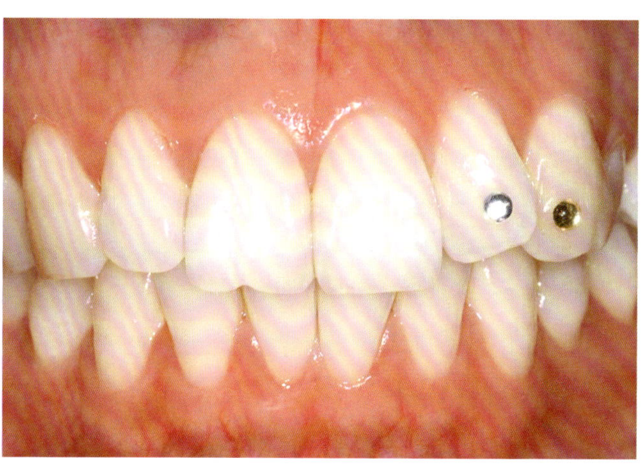

◎图 4-2-2　构图严谨、范围适宜的前牙区影像，重点突出，不需进行后期处理，避免图像质量受影响，节省后期处理时间

## 二、拍摄比例

拍摄比例也称放大比例，是拍摄影像大小和物体实际大小之间的比例关系。如果在光电传感器上成像的大小是物体的实际大小，形成的影像称为 1∶1 的影像；如果成像大小是物体实际大小的 1/2，则形成的影像叫做 1∶2 的影像，以此类推还会有 1∶3、1∶10 等各种不同拍摄比例的影像。

拍摄比例决定了图像在光电传感器上的绝对大小，例如一个 10mm 长的物体，在 1∶1 的影像中其长度仍是 10mm，而在 1∶2 的影像中则缩小为 5mm、在 1∶2.5 的影像中缩小为 4mm 等。

拍摄范围与拍摄比例密切相关，但也还与光电传感器面积相关。胶片单反相机的胶片面积和全画幅（FX 格式）数码单反相机的光电传感器面积均为 36mm×24mm，用这两种相机拍摄的 1:1 的影像即为 36mm×24mm 范围内的对象，拍摄的 1:2 的影像则为 72mm×48mm 范围内的对象。

口腔临床摄影以往经常采用的 DX 格式单反数码相机，各品牌感光元件面积还有微小差异（图 4-2-3）。Nikon DX 格式相机的感光元件面积为 24mm×16mm，其长和宽均为 FX 格式的 2/3，因此采用 Nikon DX 格式相机拍摄的影像的拍摄范围与 FX 格式相机的拍摄范围之间存在 1.5:1 的差异，用 DX 格式相机拍摄的 1:1 的影像为 24mm×16mm 范围内的对象，1:2 的影像则为 48mm×32mm 范围内的对象。

而佳能 DX 格式的光电传感器面积更小一些，为 22.3mm×14.9mm，与 FX 格式之间的差异为 1.6:1，拍摄的 1:1 的影像为 22.3mm×14.9mm 范围内的对象，1:2 的影像则为 44.6mm×29.8mm 范围内的对象。

由此，可以根据自己采用的拍摄器材的实际情况，将临床常用影像按照拍摄比例进行归纳总结，如采用 Nikon D850 机身（FX 格式）时，面部肖像拍摄比例为 1:12，全牙列正面影像和上下颌牙弓影像为 1:2，上颌前牙美学影像为 1:1.6～1.8，个别牙影像为 1:1 等（图 4-2-4）。

半画幅相机1：1影像　　全画幅相机1：1影像

Nikon相机

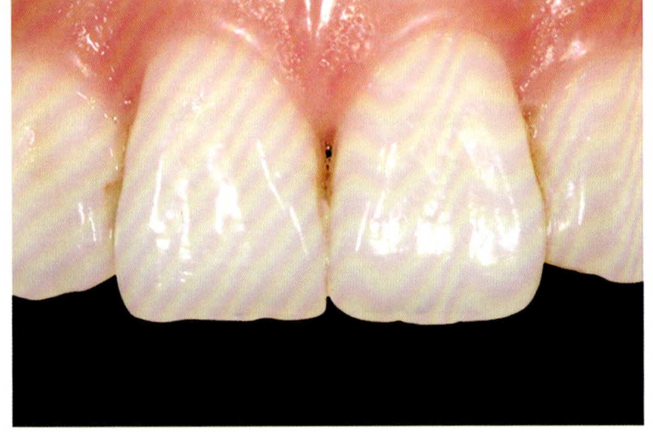

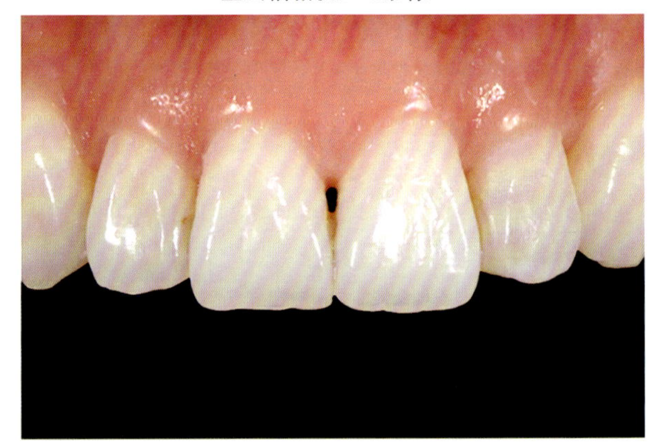

Canon相机

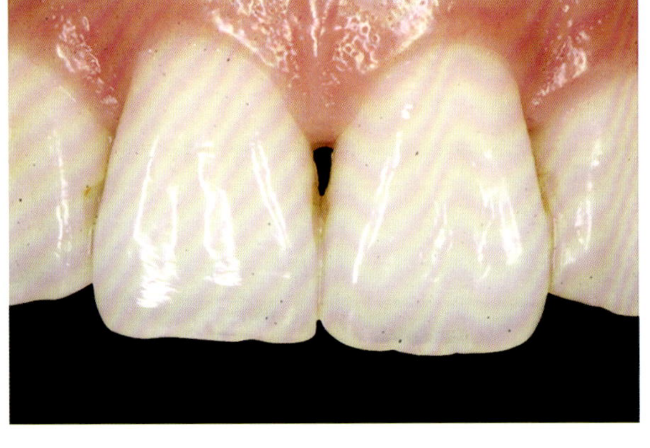

◎图 4-2-3　不同品牌相机、不同拍摄比例下的拍摄范围

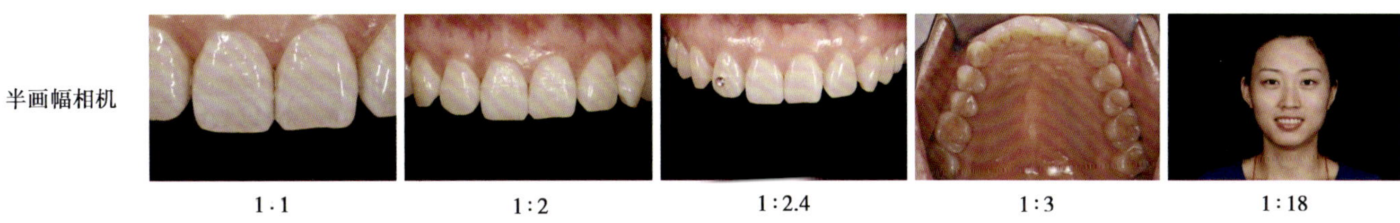


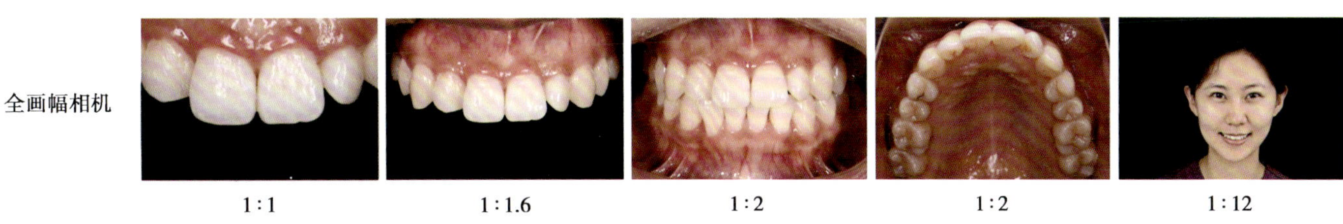


◎图 4-2-4　半画幅、全画幅相机在不同拍摄比例下的拍摄范围

## 三、拍摄范围的确定

每张影像应该包含的内容、最适宜的拍摄范围，是拍摄者根据具体病例情况来确定的。对于没有拍摄经验的医师，可以参考本专业或相关专业的“拍摄规范”。

在口腔医学领域，最早常规进行临床影像拍摄的是正畸专业，正畸专业具有非常成熟的影像规范，包含 14 张临床影像，重点关注面部和口腔区域的协调关系和咬合关系的情况。

对于口腔美学专业来讲，美国美容牙科学会标准（AACD）的影像规范是一个早期在国际上相对认可度较高、值得参考的拍摄标准，规范中列举的各种影像可以比较好地反映当时美容牙科治疗中蕴含的信息，主要关注牙齿的排列、形态和细节信息；欧洲美容牙科学会（ESCD）是国际上另一个具有影响力的美学牙科学会，其推出的影像规范与 AACD 规范有比较明显的区别，针对 AACD 规范中不完善的问题进行了大范围的调整，对整体美学诊断、美学设计的关注度更高，更符合口腔美学发展的趋势；中华口腔医学会口腔美学分会（CSED）在 2016 年推出了我国第一套口腔美学临床摄影规范，笔者有幸负责起草该规范讨论稿，并组织成立了由 29 名专家组成的专家委员会，经由专家委员会和 CSED 常委会讨论通过，确立了这一规范，并通过全国范围内的巡讲，令该规范不断获得普及（图 4-2-5，图 4-2-6）。

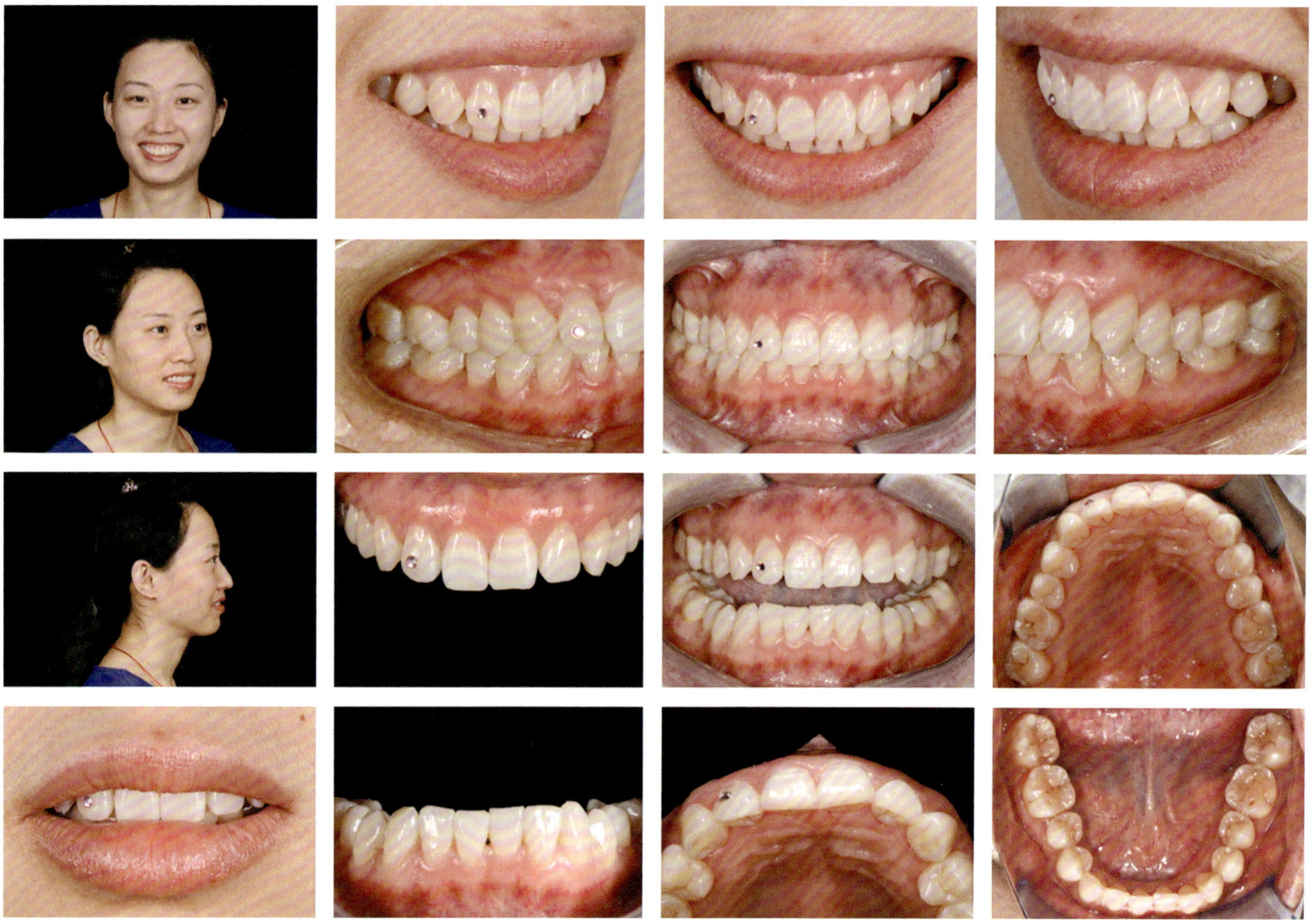

◎图 4-2-5 CSED 推荐的口腔美学临床影像规范

CSED推荐 口腔美学临床影像

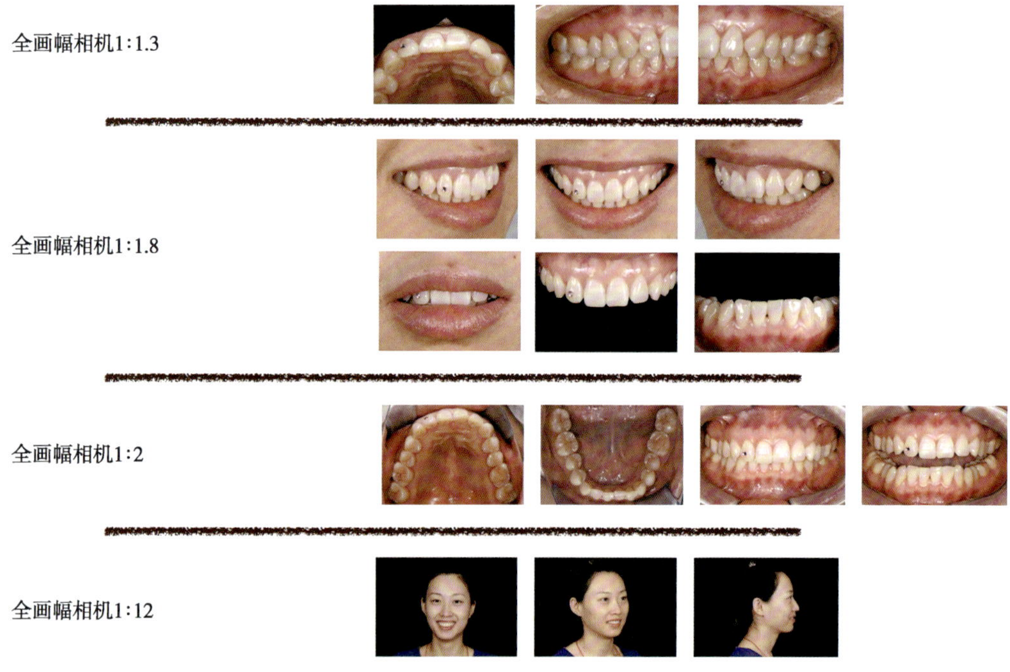


◎图 4-2-6 CSED 推荐的口腔美学临床影像规范

临床医师在对拍摄范围和构图没有经验时，可以参考以上这些规范。但在具体应用中，需要拍摄者总结出适合自己器材的拍摄比例与范围的关系。具体方法其实很简单，只要理解了拍摄比例的概念、相机光电传感器和拍摄比例的关系，可以计算出不同相机在每一个拍摄比例下的实际拍摄范围（表 4-2-1）。无论拍摄什么对象，通过确定拍摄比例可以直接确定拍摄范围。

实际操作中还可以这样尝试：拍摄与标准中范围相同的影像，当成功拍摄一张范围非常接近、对焦准确的影像时，查看镜头上显示的拍摄比例。每一支微距镜头上都有一个视窗（图 4-2-7），视窗中显示的就是拍摄比例和拍摄距离，这些拍摄参数是需要牢记的。

假如拍摄完一张影像后，从镜头视窗读到的数字 1∶2 和 0.4m（图 4-2-8），那么今后用这套器材再次拍摄同样的影像时，只需首先旋转镜头，确定拍摄比例为 1∶2，在此基础上进行手动对焦拍摄，只要没有改变拍摄比例，拍摄影像最清晰的位置就应该是在 0.4m 的位置，获得的影像就应该是范围准确的影像。

当然，在拍摄经验和临床经验非常丰富后，在实际拍摄中很多时候可以不拘泥、固守某个规范，可以根据病例的实际情况灵活调整拍摄范围和构图，最大程度地反映病例的特点和拍摄者的思想。

另外需要提醒的是，为了给后期精确调整影像预留出空间，在确定自己的拍摄比例时可以略微留出余地。例如微笑影像最适合的拍摄比例应该是 1∶2，但为了给后期调整留出余地，一般会稍微扩大一点拍摄比例，比如扩大至 1∶2.1 这样的比例进行拍摄。

表 4-2-1　各种相机对应的不同拍摄比例下的拍摄范围

| 拍摄比例 | 1∶1 | 1∶1.5 | 1∶2 | 1∶2.5 | 1∶3 |
|---|---|---|---|---|---|
| FX 拍摄范围 | 36mm×24mm | 54mm×36mm | 72mm×48mm | 90mm×60mm | 108mm×72mm |
| NikonDX 拍摄范围 | 24mm×16mm | 36mm×24mm | 48mm×32mm | 60mm×40mm | 72mm×48mm |
| CanonDX 拍摄范围 | 22.3mm×14.9mm | 33.5mm×22.4mm | 44.6mm×29.8mm | 55.8mm×37.3mm | 66.9mm×44.7mm |

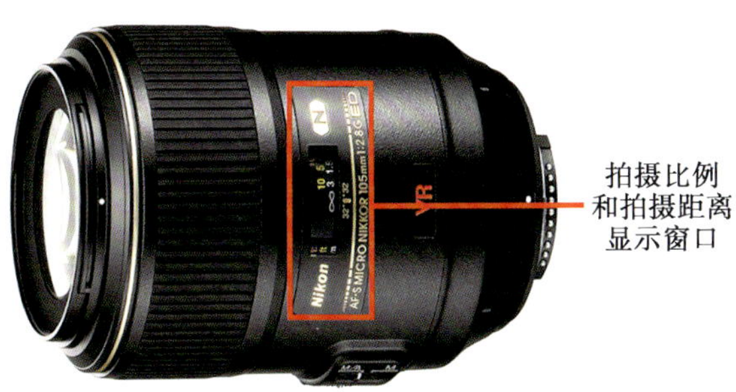


◎图 4-2-7　微距镜头上的显示窗口

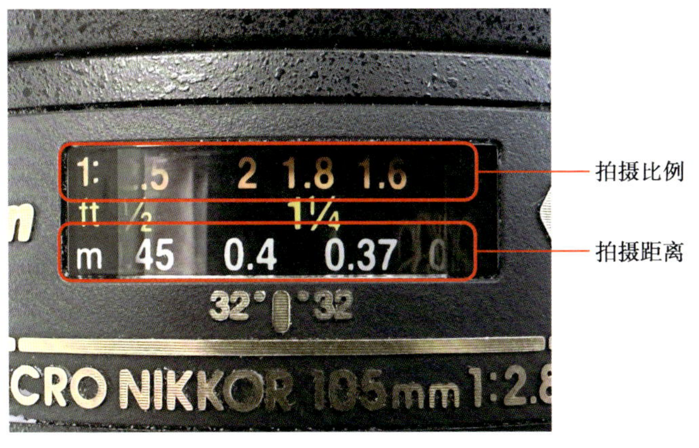


◎图 4-2-8　拍摄比例与拍摄距离

# 第三节
# 曝光与景深

## 一、曝光参数设置和调整的基本原则

曝光量是光电传感器（CCD 或 CMOS）上接收到的总的光量值。要获得满足临床应用标准的影像，合适的曝光量是最基本的条件。

曝光量适宜的影像细节可以得到正确的描述，从颜色最深到最浅的区域，都有丰富的层次表现，明暗之间渐变过渡，而不是过亮或者过暗。如果光电传感器接收过多的光量，会导致曝光过度，影像偏亮（图 4-3-1）；如果光电传感器接收的光线太少，会造成曝光不足，整个影像偏暗（图 4-3-2）。无论曝光过度还是曝光不足，影像的细节都会流失，不能获得很好的拍摄效果。

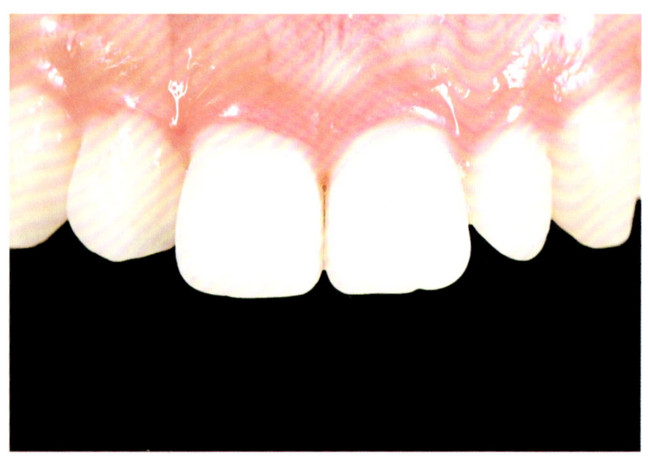

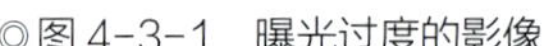

◎图 4-3-1　曝光过度的影像

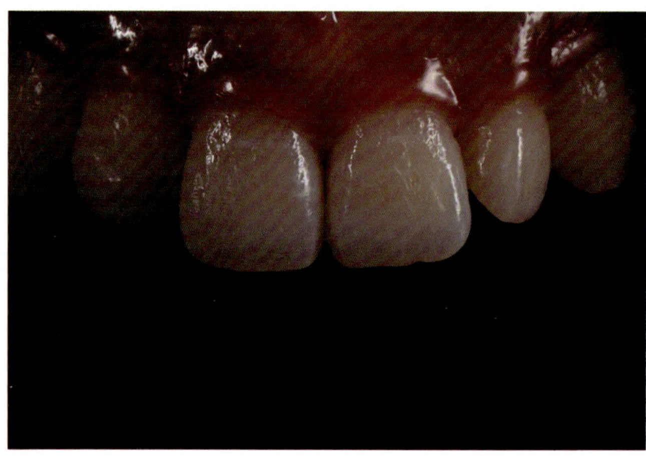

◎图 4-3-2　曝光不足的影像

前面的章节已经详细讲解，影响曝光量的基本因素包括 4 个方面：光圈、快门、光源强度（闪光灯）、ISO。口腔临床摄影实际拍摄中曝光参数的设置要遵守以下原则：

1．为了获得最好的影像质量，ISO 通常设为最低值。

2．口腔临床摄影要求有足够的景深，因此需要采用较小的光圈进行拍摄，因此拍摄前需要对光圈进行基本的限定，一般设定为 F22 以下的小光圈。

3．口腔临床摄影由于体位限制，不方便应用三脚架，为了防止由于拍摄时手抖动造成的影像模糊，一般口腔临床摄影的快门速度应当快于 1/100s，最好达到 1/125～1/180s。

4．配合适宜的闪光灯强度，达到适宜曝光量。

初步拍摄后，如果影像曝光不足，可以减小光圈指数 F（增大光圈），或者减慢快门速度，也可以加大闪光灯强度，达到增加曝光量的目的；相反，如果影像曝光过度，可以增大光圈指数 F（减小光圈），或者加快快门速度，也可以减小闪光灯强度，以达到减弱曝光量的目的。通过以上调节，直到达到满意的曝光效果。

必须要非常留意的是，曝光条件中任何一个环节发生改变，曝光参数都需要进行调整。临床摄影中微距闪光灯是一个很大变量。环形闪光灯相对比较稳定，更容易控制，因此对于初学者建议应用环形闪光灯，比较容易入手。双点闪光灯在自身光强不变的情况下，实际补光效果会随灯头距离镜头远近、灯头角度、是否应用反光铲等条件而变化，较难获得非常稳定的曝光条件，因此拍摄难度比较大。

非常值得一提的是，适宜的曝光其实并没有一个完全客观的标准。在日常摄影中也是这样，我们可以用测光表测试光线条件，获得较为客观的“正确”曝光条件，但更多的时候我们还是要用眼睛去感受。就像每个人对美的感受不同一样，每个人对“曝光准确”的感受也会有区别。“相对准确曝光”和“特殊曝光效果”的影像可以使人获得不同的感受，也可以反映拍摄者的思想和心态（图 4-3-3，图 4-3-4）。

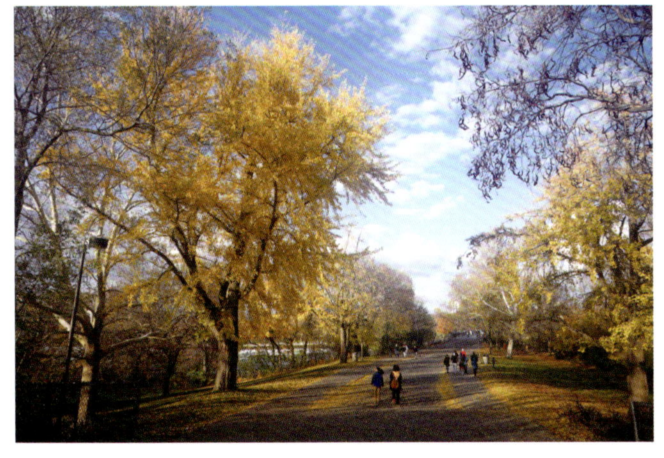

◎图 4-3-3　“相对准确的曝光”客观真实地反映景物的颜色等各项特征

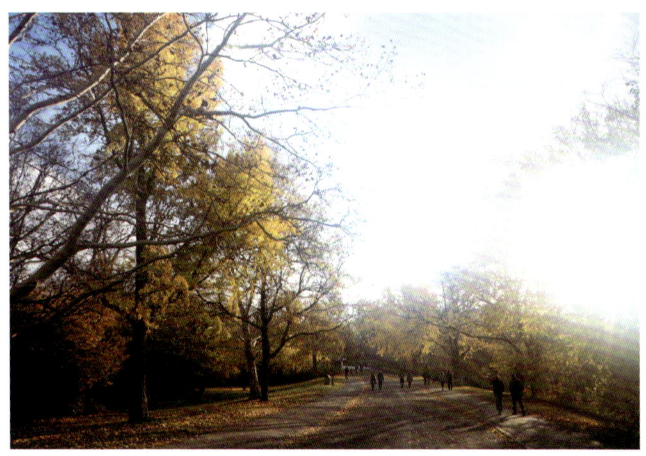

◎图 4-3-4　“略微过曝光”的效果使画面充满高光的明亮感

口腔临床影像中对“曝光正确”的理解应该是“接近真实”。

LCD 液晶显示屏的“直方图显示”功能可以帮助我们“相对客观”地检查曝光情况。“直方图”也叫“柱状图”，它以坐标轴上波形图的形式显示照片的曝光精度，其横轴表示亮度等级，从左侧 0（暗色调）到右侧 255（亮色调），将照片的亮度等级分为 256 级，纵轴表示每个亮度等级下的像素个数，峰值越高说明该明暗值的像素数量越多，在画面中所占的面积也就越大，将纵轴上这些数值点连接起来，就形成了连续的直方图波形。通过直方图的横轴和纵轴，我们可以理性地判断曝光是否合适，影像的层次是否丰富，是否超出了数码相机的动态范围等。

正确曝光的照片通过直方图来显示时，从左到右都有曲线分布，同时直方图的两侧不会有像素溢出（图 4-3-5）。曝光不足照片的直方图曲线波形偏重于左侧，多数的像素集中在左侧，波形图的右侧有较明显的下降，称为“右坡型”（图 4-3-6）；过曝照片的直方图与曝光不足照片的直方图刚好相反，像素集中于右侧，而左侧的像素很少，从 0（最暗处）到曲线波形的起始处有一段空白，很少甚至没有像素，照片的色调很亮，或有大面积的反光源，称为“左坡型”（图 4-3-7）。

有一种办法可以弥补在拍摄时曝光可能不准确的风险，就是采用 RAW 格式拍摄。一般拍摄中保存的 JEPG 格式的文件是经过有损压缩的文件，数据值较小，便于存储、拷贝，但图像细节会有损失，并且无法再进行编辑调整。TIFF 格式是一种无损压缩的文件，图像细节未损失，但也无法再次进行编辑调整，且文件格式过大，不利于各项操作。RAW 格式文件包含了原图片文件在光电传感器产生后，进入相机图像处理器之前的一切照片信息，我们可以在一些图形处理软件中对 RAW 格式的图片进行处理，包括对曝光条件进行处理。

但是，相对于常用的 JPEG 和 TIFF 格式的图片，打开和处理 RAW 文件要耗费更多的时间。为了解决这个问题，很多数码相机可以让用户拍摄照片的时候同时以 RAW 与 JPEG 格式储存照片（图 4-3-8）。

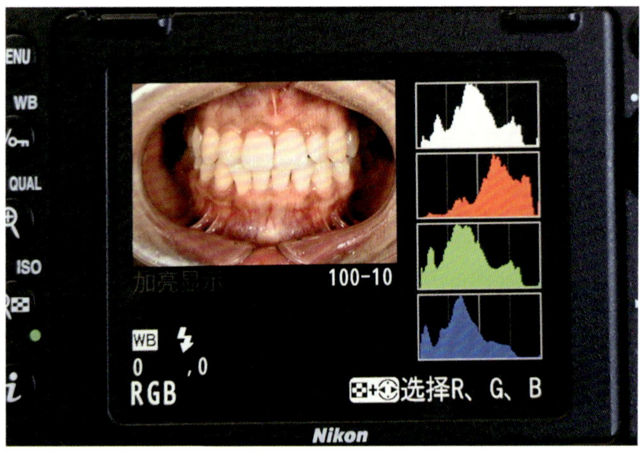

◎图 4-3-5　正确曝光的影像的直方图

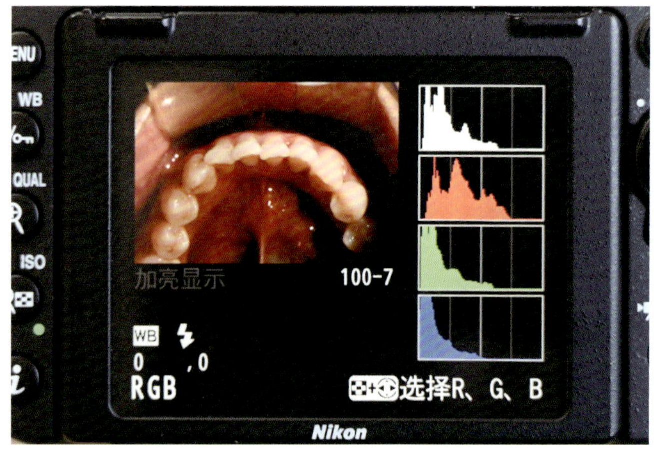

◎图 4-3-6　曝光不足的影像的直方图

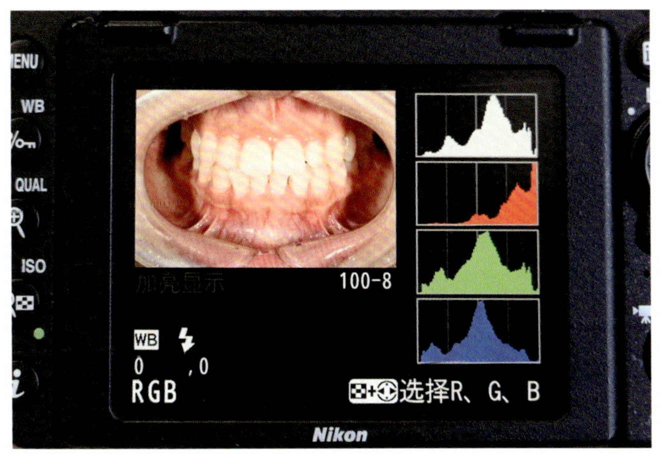


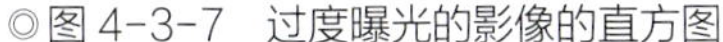
◎图 4-3-7　过度曝光的影像的直方图

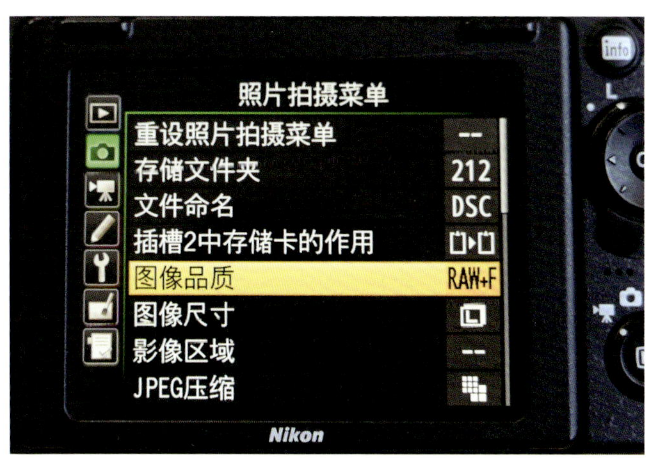


◎图 4-3-8　RAW 与 JPEG 格式同时储存照片

随着照相机图像处理速度越来越快，记忆卡容量越来越大而且越来越便宜，这种做法越来越被接受。同时记录 JPEG 和 RAW 格式照片，我们可以使用常规的图像处理软件编辑 JPEG 文件；当需要获得处理精细的照片或改善照片缺憾（例如白平衡不正确和因曝光不良而造成的高光和 / 或暗部细节缺失）的时候，可以使用 RAW 文件解决问题。

## 二、曝光模式的选择

单反数码相机的曝光模式通常包括自动模式（Auto 模式）、程序模式（P 模式）、快门先决模式（S 模式）、光圈先决模式（A 模式）和全手动模式（M 模式），许多相机还设有肖像、远景、运动、夜景等更为“傻瓜”的曝光模式。

中低端机身通常没有肩屏，需要通过旋转机身拨盘选择曝光模式（图 4-3-9）；高档相机通过 MODE 键选择拍摄模式，可以在液晶肩屏上显示当前状态（图 4-3-10）。

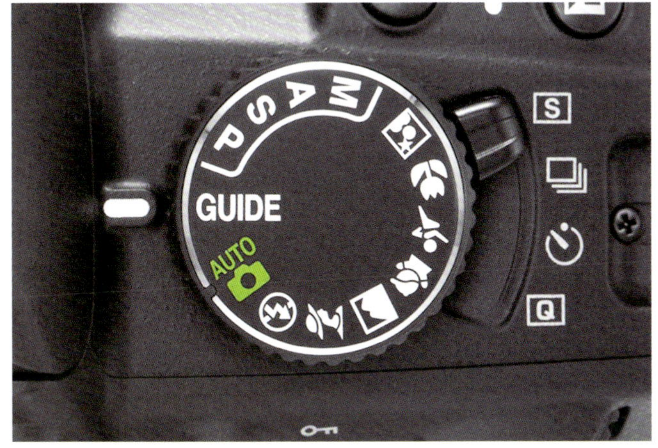


◎图 4-3-9　机身拨盘显示的各种拍摄模式

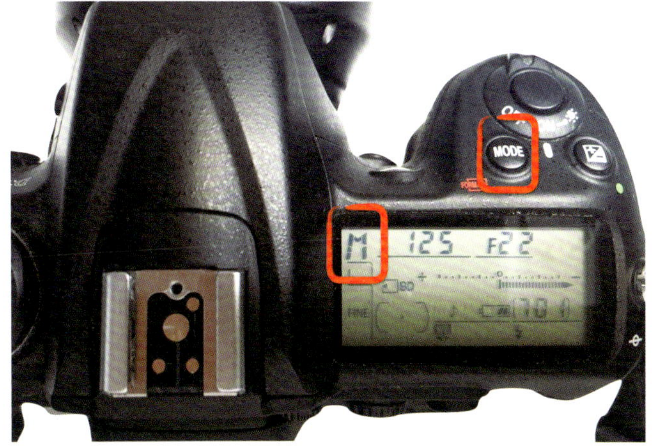


◎图 4-3-10　MODE 键肩屏显示拍摄模式为 M

Auto 模式和 P 模式都属于自动曝光模式，都是由相机自动调节光圈、快门达到适宜的曝光。在这两个模式下相机自动设置的曝光参数一般都是中间值，尤其光圈设置，通常是中等、较大光圈，大部分时间会设置在 F5.6、F8 上下，而不是我们希望的小于 F22 的小光圈。如果采用 Auto 模式和 P 模式拍摄影像，经常在景深的表现上不理想（图 4-3-11）。因此，只有在新手入门、完全不熟悉相机操作时建议首先尝试应用自动模式拍照，其作用仅为熟悉相机、消除陌生感，有一定拍摄手感后，就应该逐步放弃自动模式，学习其他拍摄模式。

速度先决模式（S 模式）是人工设定快门速度，相机通过自动测光确定光圈，此模式不能对光圈产生有效控制，仍容易出现光圈过大、景深过小的问题，因此不建议采用。光圈先决模式（A 模式）是根据景深需要人工设定光圈指数，由相机根据测光调整快门速度，获得曝光适宜的影像，光圈先决模式是一个可以保证景深的曝光模式，也比较容易学会，初学者可选择此模式。

但是有些时候，光圈先决模式（A 模式）下，如果相机的闪光灯强度或者 ISO 过小，相机自动选择的快门速度会过慢，可能由于拍摄时出现的抖动造成影像模糊，此时我们就要利用全手动模式（M 模式）来解决；还有些时候，我们希望获得一些特殊的拍摄效果，比如曝光不足或过度曝光的效果，也只能通过采用全手动模式（M 模式）拍摄来实现。所以掌握全手动模式（M 模式）拍摄是十分必要的。

全手动模式（M 模式）就是人工设置光圈、快门速度和闪光灯等所有曝光条件，使影像获得需要的曝光度。全手动曝光模式（M 模式）结合拍摄比例的概念，有机会使曝光水平达到标准化，即任何时间拍摄同一对象，获得的曝光效果是一样的，从这个角度讲，全手动模式（M 模式）是最推荐的拍摄模式。

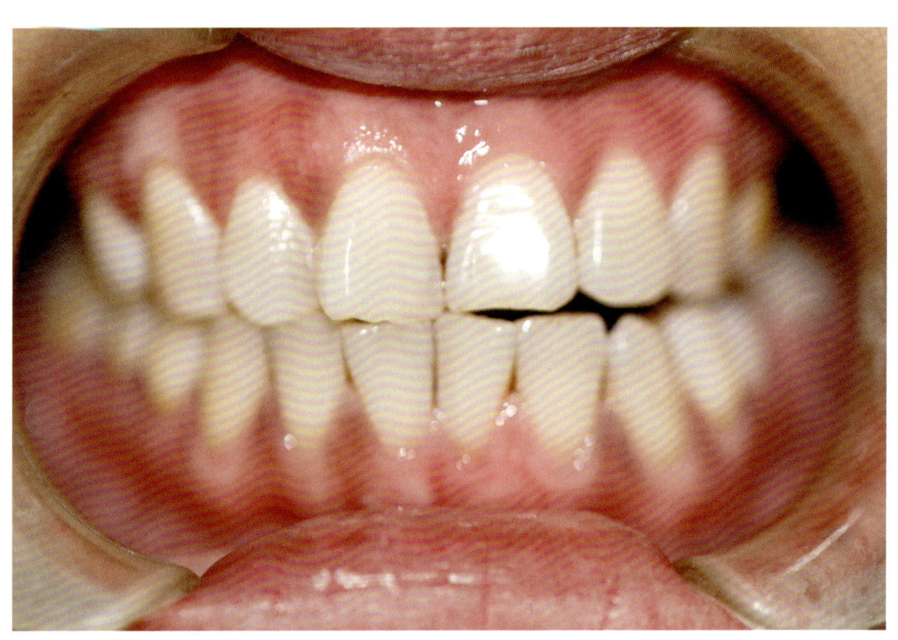

◎图 4-3-11 采用 Auto 模式拍摄的全牙列影像，景深明显不足

## 三、曝光指数与拍摄范围

如前所述，口腔临床摄影建议采用全手动控制的曝光模式（M 模式），但每一套曝光参数都只在一个特定的拍摄距离下拍摄才能达到最适宜的曝光量，即每一套曝光参数都对应着一个拍摄距离。

前文已述，微距镜头的拍摄距离和拍摄比例是一一对应的，微距镜头的信息窗口内不仅有拍摄比例的提示，也有相对应的拍摄距离的提示（图 4-2-8），因此曝光参数实际上和拍摄比例也是对应的。再向前延伸一步，在应用同一数码单反机身时，拍摄范围和拍摄比例又是一一对应的，因此曝光参数和拍摄范围也是一一对应的。

简单地说，当拍摄者决定对某一个范围的对象进行拍摄时，实际上接下来的拍摄比例、拍摄距离都已经被确定下来了，进而同时也有一套最适宜的曝光参数，使其获得最适宜的曝光量，同时具有足够的景深。针对不同的相机，相同拍摄范围下曝光参数会有所不同。拍摄者可以通过摸索，确定具体器材在各个拍摄范围下最适宜的曝光参数，之后将其牢记，即可形成个性化的标准化操作规范（图 4-3-12）。

| 影像 | | | | | |
|---|---|---|---|---|---|
| 拍摄比例 | 1:1 | 1:1.3 | 1:1.8 | 1:2 | 1:12 |
| 光圈指数 | F51 | F45 | F40 | F36 | F11 |
| 快门 | 1/125 | 1/125 | 1/125 | 1/125 | 1/125 |
| 闪光灯强度 | M/4 | M/4 | M/4 | M/4 | M |
| 感光度 | 100 | 100 | 100 | 100 | 100 |
| 拍摄距离 | 31 | 34 | 38 | 40 | 170 |

Nikon D750+105微距镜头+Nikon R1 C1双点形闪光灯拍摄参数表

◎图 4-3-12　曝光参数表格

每一套拍摄相机的参数摸索都应该注意最后调整的变量越少越好。一般情况下，在进行口唇、口内影像拍摄的时候，根据不同的拍摄范围，确定拍摄比例后，相机需要调整的变量一般就是光圈指数。拍摄面部影像时还需要调整闪光灯强度。

在摸索拍摄参数时要注意光圈指数的数值需要大于 22，并且摸索出的光圈调整范围尽量在相机允许的光圈调整范围的中间偏小区域。如果摸索出的参数范围有很大的偏移，则需要调整闪光灯强度，如果闪光灯强度经过调整后仍不能保证光圈指数的范围在中间偏小的区域，下一步需要调整的是感光度的数值。

由此，我们能够摸索出一套针对自己相机的在一定的 ISO 值、基本稳定的闪光灯强度的情况下，光圈指数在一个中间偏小的区域进行调整。

需要强调的是，每一套固定的机身、镜头、闪光灯的拍摄参数都可能是不一样的，在临床中不建议在拍摄中更换相机的配件进行拍摄，一方面，更换配件浪费临床时间，容易损坏相机配件；另一方面更换配件后拍摄参数会发生变化，不能保证拍摄质量的稳定。

实际拍摄时，拍摄者应首先根据病例需要确定拍摄范围，换算成拍摄比例和相应的曝光参数，之后通过旋转镜头达到对应的拍摄比例、设置相应的曝光参数，然后进行构图、对焦、拍摄。采用这种方法进行拍摄，可以使每次拍摄同一范围都获得曝光水平尽量一致的影像，这对于留存多次治疗、术前术后及复查的病历资料来讲是非常有意义的（图 4-3-13，图 4-3-14），否则如果每一次的曝光参数设置不同，会造成资料的可比性、科学性欠佳。

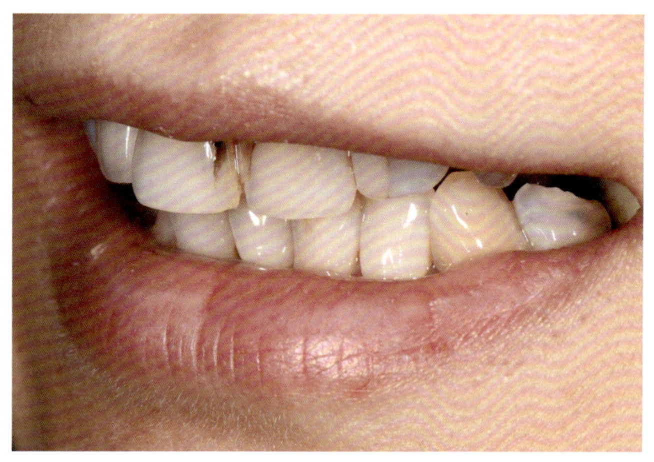

◎图 4-3-13　术前拍摄的影像

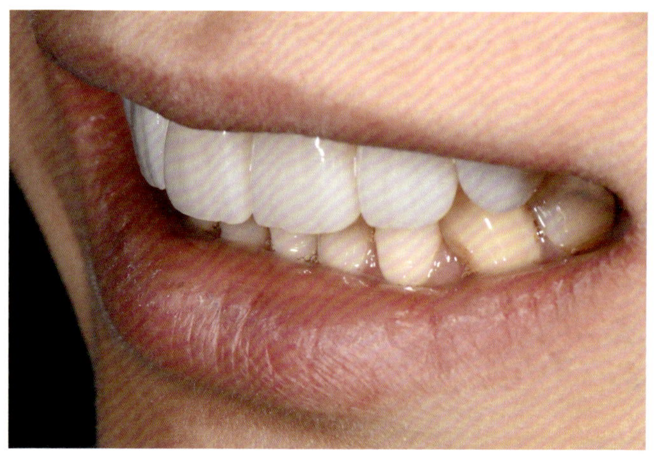

◎图 4-3-14　治疗后拍摄的影像

# 第四节
# 体位和持握

## 一、患者体位

拍摄临床影像前需要选择一个让患者感到舒适、也有利于助手和拍摄者操作的体位。

拍摄面部肖像时，不要让患者坐在牙科椅上，否则容易造成头部的偏斜。要让患者站立或端坐在椅子上，保持头、背、肩部正直，这样拍摄得到的影像才能正确反映美学平面与水平面的关系（图 4-4-1，图 4-4-2）。

拍摄近距离口外影像时，建议患者仍保持前一体位，有利于患者口唇休息状态的获得，可以更准确地拍摄影像，也更有利于术前评估和诊断设计。拍摄左右侧影像时可要求患者向左右侧转身，或拍摄者调整拍摄位置获得适宜的角度。

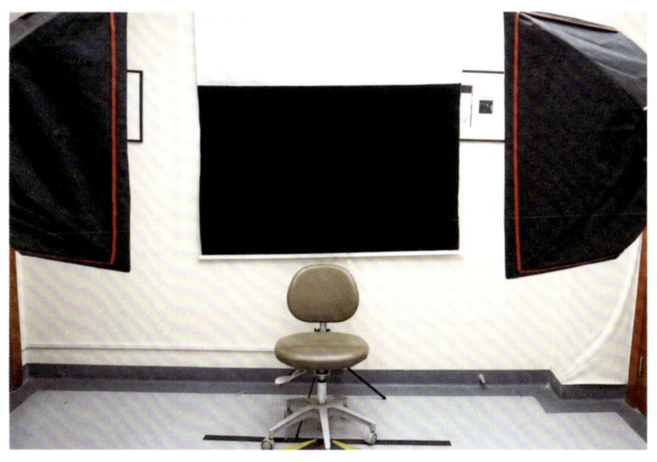

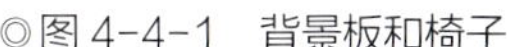

◎图 4-4-1　背景板和椅子

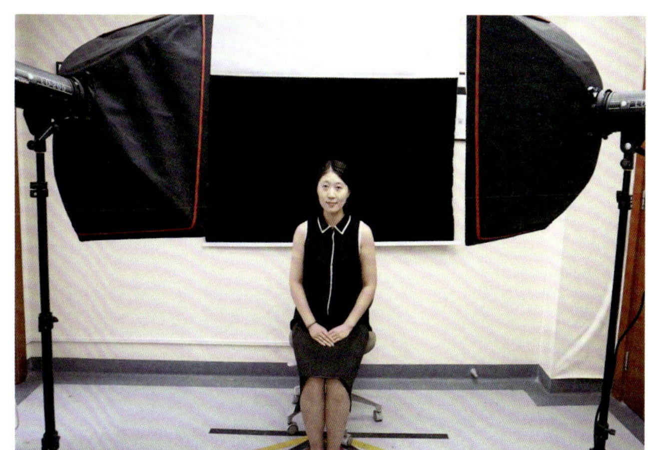

◎图 4-4-2　正确的患者坐姿拍摄体位

拍摄口内影像时需要让患者躺在牙椅上，调整至 30°～45°的位置，在这个位置可以拍摄大多数的口内像：包括正侧面咬合像、前后牙牙列像、个别前后牙像等（图 4-4-3）。椅位的调整与患者的身高和拍摄者的身高有直接关系，尤其是拍摄者，身高较矮的拍摄者需要适当的椅位调整。

拍摄上牙弓𬌗面影像、前牙弓𬌗面影像及比色影像时需要将椅位尽量放低、放倒，使患者接近平躺，这样更有利于拍摄（图 4-4-4）。

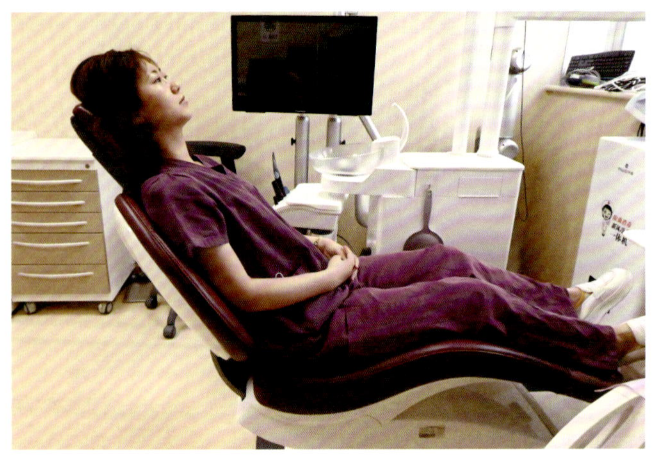

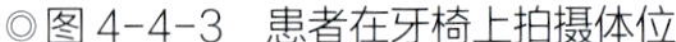

◎图 4-4-3　患者在牙椅上拍摄体位

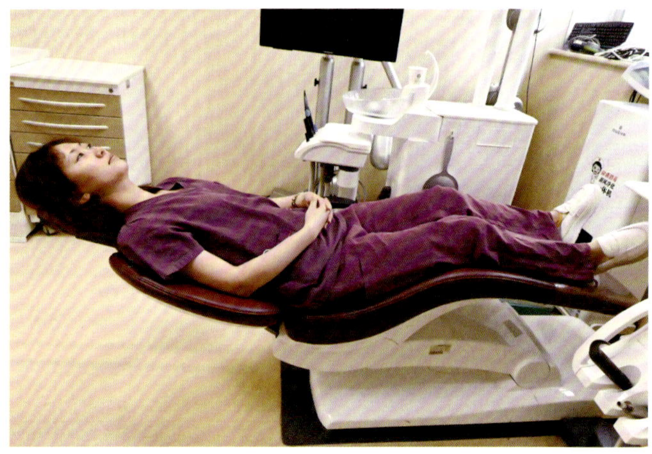

◎图 4-4-4　拍摄上牙弓𬌗面影像体位

## 二、拍摄者和助手体位

根据患者的体位，拍摄者和助手要分别找到既方便拍照又舒适的体位。拍摄口唇影像时一般患者和拍摄者都坐在椅子上（图 4-4-5），进行息止位、微笑位和发音影像的拍摄。

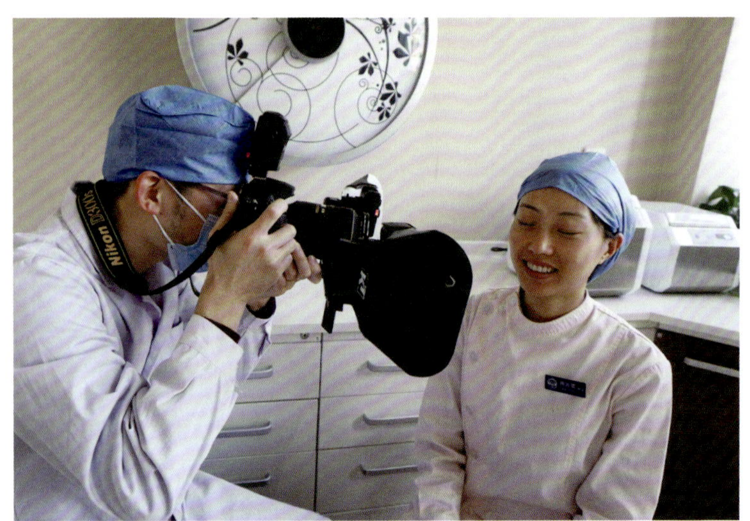

◎图 4-4-5　患者坐姿拍摄

如果患者是直立或者坐在牙椅上 30°～45°位置，拍摄者只需要在患者对面适当的距离处，找到适宜的垂直高度即可。如果在这个体位拍摄需要牵拉的影像，助手则站在牙椅的后方或一侧牵拉双侧唇颊组织，协助拍摄者获得更好的拍摄视野（图 4-4-6，图 4-4-7）。

全牙列正面咬合影像是口腔摄影中非常重要的影像之一，在正畸、牙周、修复专业中是最常见的影像，也是拍摄口内影像时的第一张影像。

在这个椅位和牵拉情况下，让患者张口或者做前伸运动或者抬头可以完成全牙列正面咬合的一系列影像的拍摄。比如可以让患者抬头或者拍摄者略微降低拍摄视角，即可以拍摄切端看覆𬌗覆盖的影像。

在前一个体位下，略提高牙椅位置，可以拍摄下颌前牙影像（图4-4-8）和下颌牙弓𬌗面（图4-4-9）影像。患者可以略抬高下颌，拍摄者在牙椅的一侧，从前方拍摄。建议拍摄者左手手持反光板进行反射、右手持相机进行拍摄，更方便调整相机和反光板的角度，利于影像的拍摄。助手在患者另一侧牵拉或者指导协助患者自行牵拉口唇，并轻轻吹干保持视野清洁干燥。

拍摄上颌牙弓𬌗面影像时，调整椅位至患者呈几乎仰卧位置，拍摄者在患者的后方，从后上方拍照，仍建议拍摄者左手手持反光板进行反射、右手持相机进行拍摄。助手在患者的侧方牵拉或者指导协助患者自己进行牵拉，并进行轻吹反光板保持视野干燥。由于构图范围较大，镜头距反光镜要有足够的距离才能在影像中容纳整个牙弓，因此应当尽量放低牙椅，以创造足够的对焦距离。如果拍摄者个子过矮，可以准备一个小凳子踩在上边（图4-4-10）。

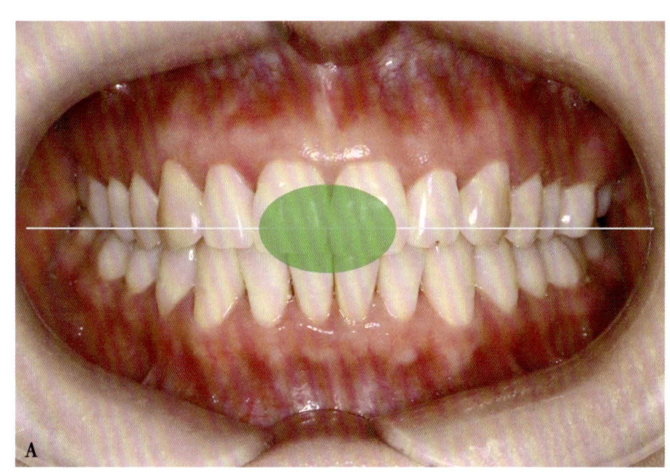


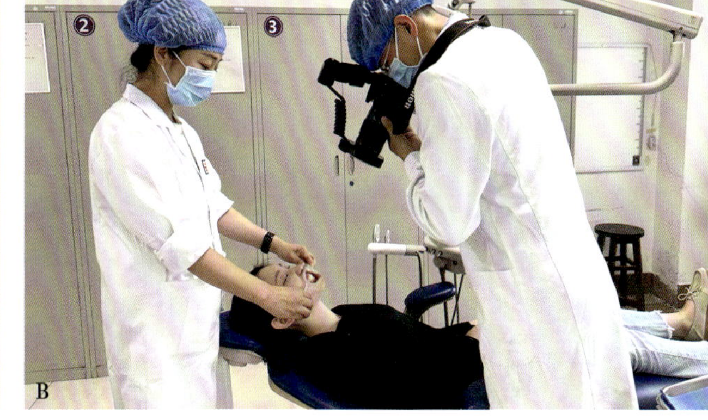


◎图4-4-6　正面咬合像拍摄（绿色区域表示构图中心）
A. 全牙列正面咬合影像　B. 拍摄A图时的体位

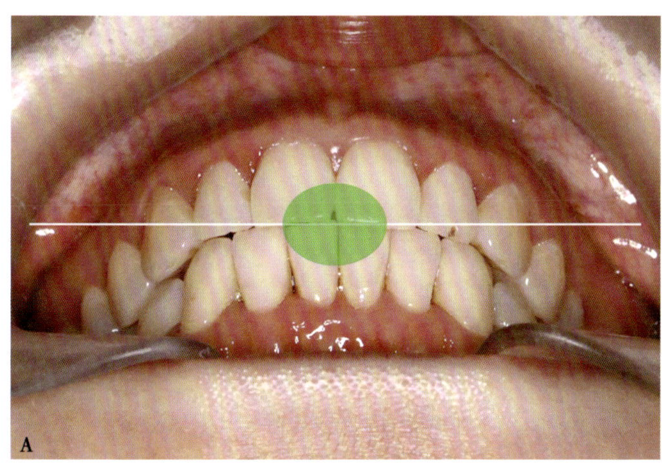


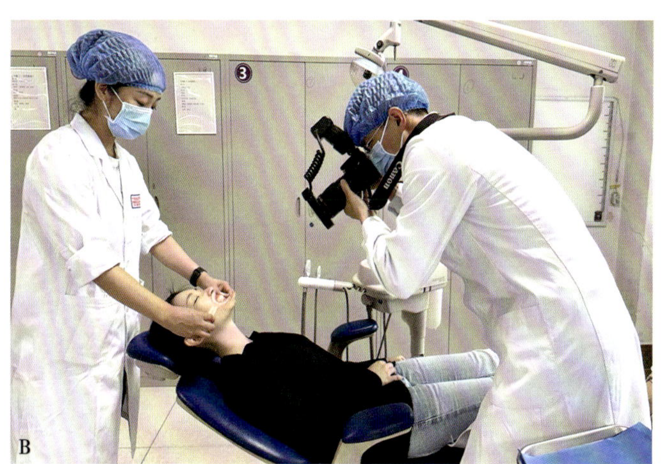


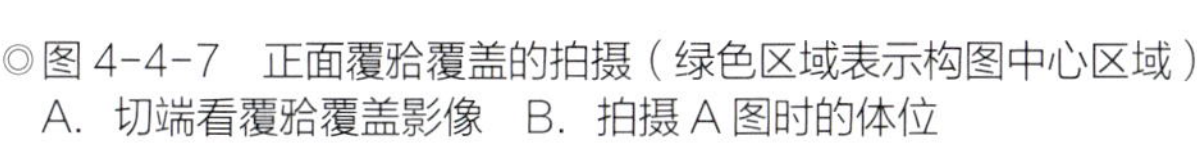
◎图4-4-7　正面覆𬌗覆盖的拍摄（绿色区域表示构图中心区域）
A. 切端看覆𬌗覆盖影像　B. 拍摄A图时的体位

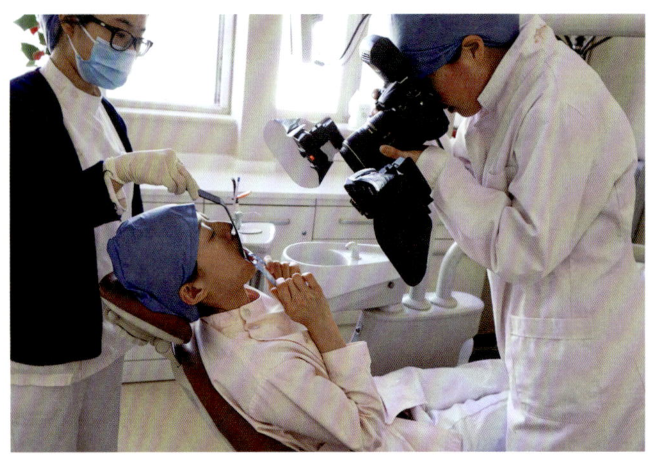

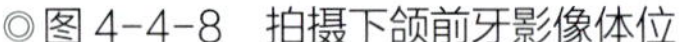
◎图 4-4-8 拍摄下颌前牙影像体位

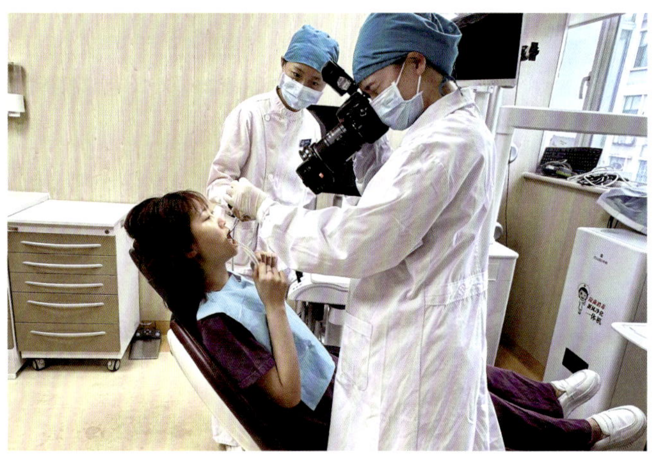
◎图 4-4-9 拍摄下颌牙弓骀面影像体位

拍摄反光板影像时，反光板的放置角度非常重要，只有反光板与相机呈适当的角度，才能拍摄出构图良好的影像。此时由拍摄者手持反光板反射，单手持相机进行拍摄可以更方便地调整两者的角度，但需要拍摄者经过一段时间的练习以使操作熟练。

采用反光板拍摄左颊侧咬合影像时，患者头部应躺正，自己用牵拉器轻轻牵拉右侧口唇；助手在患者左侧，辅助牵拉及为反光板降温，拍摄者左手用反光板牵拉左侧唇颊组织，尽量向后、外方，45° 牵拉口角，保证上下颌牙齿牙龈均匀暴露，反光板需要离开牙列；拍摄者站在患者右侧拍摄（图 4-4-11）。拍摄右颊侧咬合影像时，患者略向右转头，采用牵拉器轻轻牵拉左侧口唇；助手站在患者头后侧或右侧辅助牵拉口唇以及辅助反光板降温，拍摄者左手用反光板牵拉右侧唇颊组织，向后、外方向，45° 牵拉口唇组织，反光板离开牙列；拍摄者站在患者的左侧拍摄（图 4-4-12）。

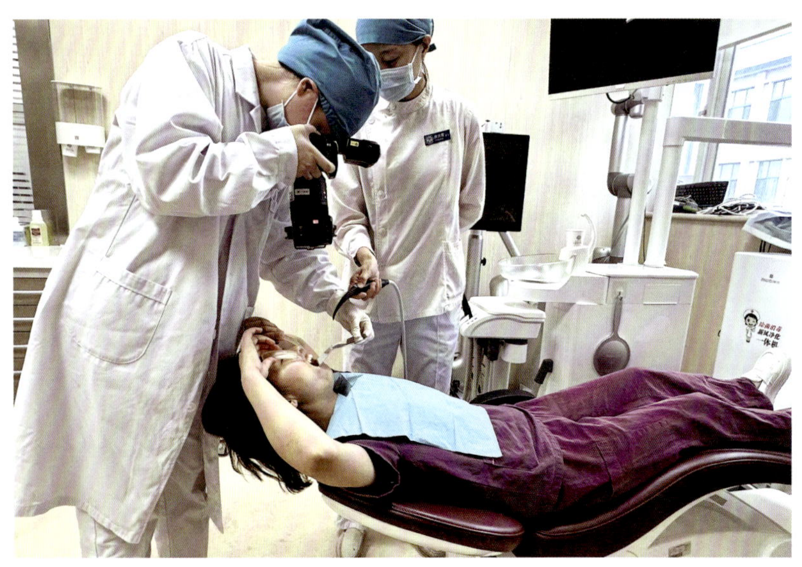
◎图 4-4-10 拍摄上颌牙弓骀面影像体位

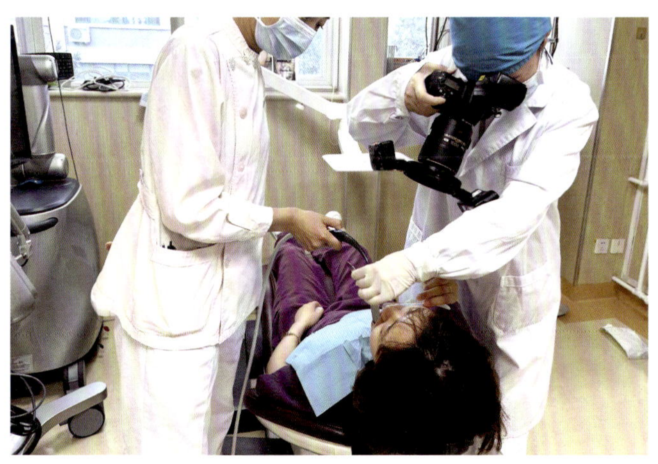

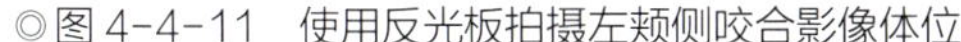
◎图 4-4-11　使用反光板拍摄左颊侧咬合影像体位

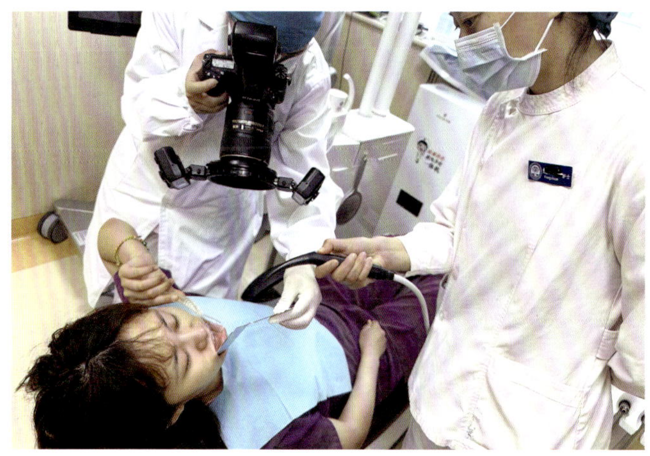

◎图 4-4-12　使用反光板拍摄右颊侧咬合影像体位

采用反光板拍摄后牙舌、腭侧影像时，拍摄者站在患者右侧拍摄，助手在患者左侧，用反光板反射需要拍摄的牙齿，并轻轻吹干，患者自己用牵拉器轻轻牵拉同侧口唇，可以根据需要调整患者头位，以利于获得最佳的拍摄角度（图 4-4-13）。如果临床医师具备单手持握相机的能力，自己手持反光板并调整角度，将令这一拍摄更为简便。

前牙覆䍃覆盖影像是和美学相关的口腔治疗中非常重要的影像，可以在站立、坐位时拍摄，也可以让患者躺在牙椅上拍摄。嘱患者头部躺正，牙齿稳定咬合；助手用双侧牵拉器拉开口角，并向耳后方向牵拉，使上下颌前牙完全暴露；拍摄者在患者右侧单膝跪地，从水平方向拍摄，可以确保稳定地拍摄到准确的前牙覆䍃覆盖关系（图 4-4-14）。

如果患者头部左侧近景附近没有浅色物品，由于影像的景深有限，常规的背景都会被虚化成黑色，不会影响影像的拍摄。一般这张影像只需要拍摄单侧，如果双侧存在非常明显的不对称问题，则需要拍摄两侧，这就需要拍摄者换到患者左侧拍摄。

在第五章将详细介绍每张影像的拍摄体位及助手位置。

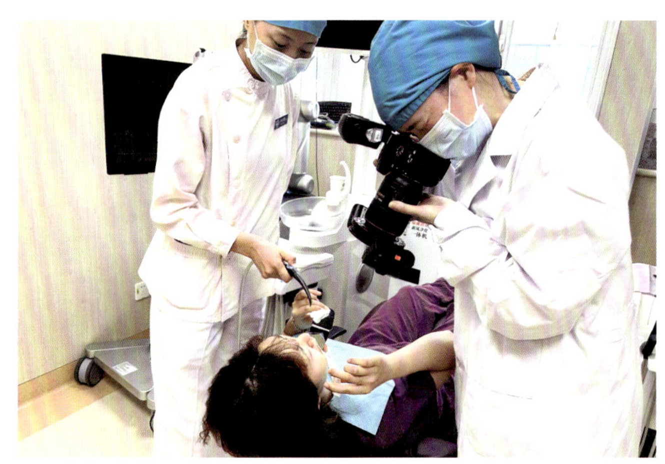

◎图 4-4-13　拍摄后牙舌、腭侧影像体位

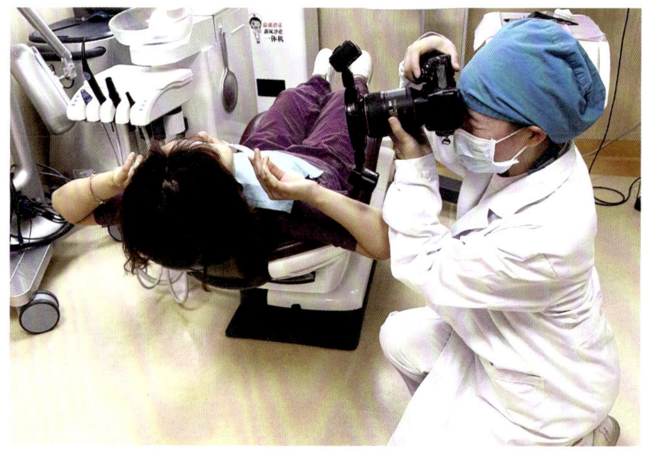

◎图 4-4-14　拍摄前牙覆䍃覆盖体位

## 三、拍摄者持握相机的基本技术

拍摄者持握相机的方法是否得当，与能否拍清晰的照片直接相关。在拍摄临床影像时，对于一般的拍摄者不建议单手拍照，比较稳妥的方法是以双手持握相机，总的原则是顺手、方便、稳定。

口腔临床摄影中通常是拍摄横幅照片。一般情况下，拍摄横幅照片通常采用右手按动快门，左手的手掌托住相机。

在拍摄临床影像时，规范的方式是先调整好光圈、快门等设置，采用前后移动位置的方法进行精确对焦，因此左手不需要进行任何调节动作，完全用于把持、掌握相机，应以左手手掌托住机身和镜头底部，用拇指和示指握住镜头。由于拍摄临床影像采用的微距镜头和微距闪光灯重量很大，再加上各种支架、反光铲等配件，镜头方向的重量比会明显加大，此时左手示指应尽量向前伸展，对支架等配件有一定的持握和稳定作用，这样的方法有利于获得稳定的效果。为了进一步增强稳定性，还应该两上臂紧贴身体，尽量保持自然下垂的状态并向身体靠拢。不要耸起双肩。因为长时间用耸起双肩的姿势拍摄，双肩关节会出现疲劳感，更难稳定相机（图 4-4-15）。

拍摄竖幅照片时，一般左手在下，右手在上，也要注意左臂紧贴身体。

拍摄时最好将照相机的背带吊挂在脖子上，即使是直接拿在手上使用，也要将相机的背带缠绕在手腕上，具体方法是将相机带套在手腕上，握在虎口中绕两圈再拉紧，以拇指穿过带圈后再握紧相机，使相机和右手合二为一，这样不但可以减轻手的颤动，还可以避免相机不慎跌落而碰伤患者。

临床摄影大部分是拍摄者站姿拍摄，站姿也对稳定性有一定影响。站立摄影时，双脚宜微张，或以前后步方式站立，以便将整个身体的重量平放到双脚上（图 4-4-16）。如果能借助一些固定的物体作为依靠，例如牙椅侧壁等则效果更佳。

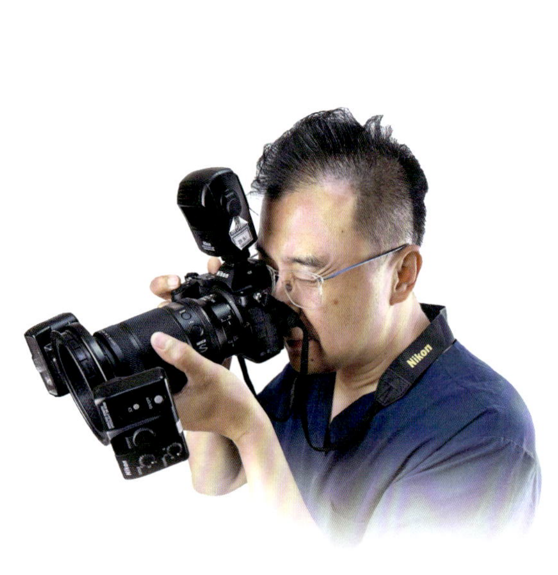


◎图 4-4-15　正确持握相机的方法

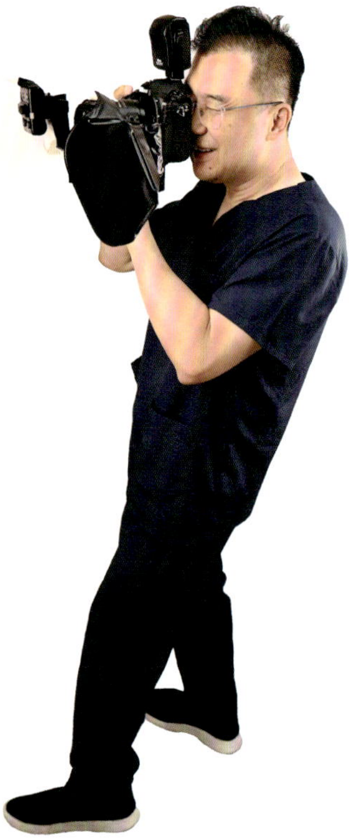

◎图 4-4-16　正确持握相机的方法

# 第五节
# 牵拉和暴露

拍摄口内影像时，需要拍摄者和助手的默契配合。助手熟练、轻柔、有效地应用牵拉器、反光板，保持视野的干燥、清晰，是成功拍摄影像、减小患者不适的重要基础。

一般拍摄者首先会为患者拍摄面部肖像和近距离口外影像，此时不需要助手辅助。助手应该利用这个时间准备好后期拍摄所有可能用到的牵拉器、背景板和反光板等相关辅助用具，以便于后期拍摄可以顺利进行。

拍摄口内影像时，应首先为患者摆好体位，拍摄者和助手也选好位置；拍摄者根据具体拍摄影像设置好拍摄模式及相应的拍摄比例、光圈、快门速度、闪光灯强度等参数，然后再开始应用牵拉器、背景板和反光板。

## 一、放置牵拉器

拍摄口内影像时通常都需要使用牵拉器，以便充分暴露视野。正确的牵拉是拍摄助手需要熟练掌握的重要基本功。

首先需要选择口裂形态、大小适宜的牵拉器。过大的牵拉器不易放入患者口内，也会加重患者的不适感；过小的牵拉器虽然有利于放置入口腔，但不利于视野的暴露。

原则上应该选用能够清晰暴露拍摄视野的最小号的牵拉器，小型指状牵拉器给患者带来不适感相对最小，在很多影像中都可以作为首选的牵拉器。

牵拉器会使患者不舒服，最好在患者口唇上涂一些凡士林或油类，以避免过大张口造成口唇裂伤；放入、旋转牵拉器的时候，建议先用清水润湿牵拉器，注意牵拉器不要卡住牙齿，也不要压迫牙龈、黏膜组织；对于体型较大的牵拉器，无论要将牵拉器最终放入哪个位置，最好都不要直接从侧面进行牵拉，应当让患者轻微张口，将牵拉器首先从口角斜下方放入口腔内（图 4-5-1），然后再将牵拉器向上轻轻旋转到需要的位置（图 4-5-2）。

对于初学的拍摄者，建议在自己的口腔内反复体验各种牵拉器的放置，体会如何放置、如何牵拉才能够避免疼痛感、减轻不适感。临床实际拍摄中，要尽量缩短应用牵拉器等辅助器材的时间，同时尽量减少牵拉器等辅助器材进出口腔的次数，减轻患者的不适感。应将所有辅助用品放置在伸手可及的位置，避免一部分器材已经放置在口腔内，助手再取用其他器材的不良状态。

有时应尽量教会患者自己进行牵拉，这样令患者主动参与到拍摄过程中来，也可以避免由于牵拉不当给患者带来的痛苦，同时可以让助手更自由地操作背景板和反光板、保持视野清洁干燥。

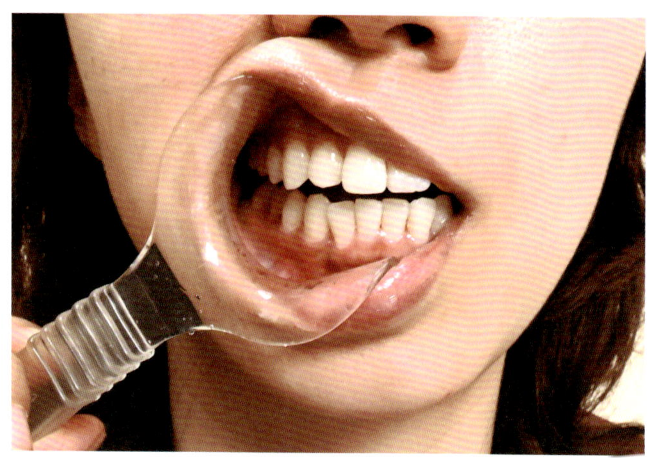

◎图 4-5-1 从口角斜下方放入牵拉器

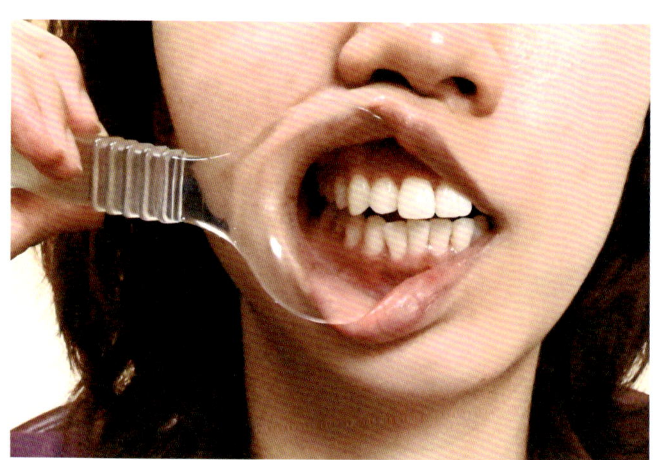

◎图 4-5-2 向上方旋转牵拉器

## 二、牵拉方法

**1. 全部牵拉** 为了充分暴露口内软、硬组织，拍摄一些影像时需要用牵拉器将唇、颊组织全部牵拉开。牵拉器要尽量离开牙齿，这样可以使唇颊侧间隙得到更好的暴露，闪光灯光线可以达到后牙区域，有利于使前后牙的影像都能够清晰（图 4-5-3）。牵拉器要足够大，必须可以同时牵拉开侧方和前方的口唇，否则口唇就会形成哑铃形，这会影响拍摄后影像的效果（图 4-5-4）。

采用黑背景拍摄牙列影像时，需要使用牵拉器牵拉唇、颊组织，上颌向斜上方、下颌向斜下方，尽量多地暴露牙龈组织，也要避免中部牙龈形成“哑铃形”。患者张口不要过大，能够将黑色背景板顺利置入即可。黑色背景板尽量向磨牙区放置，形成更大的黑色区域（图 4-5-5，图 4-5-6）。

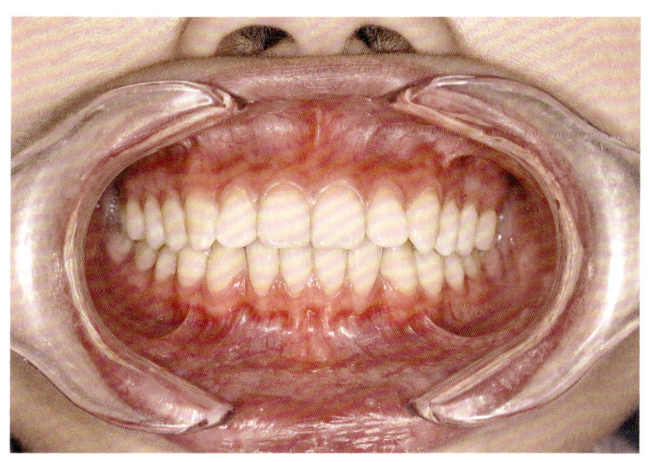

◎图 4-5-3　充分牵拉，暴露颊侧间隙

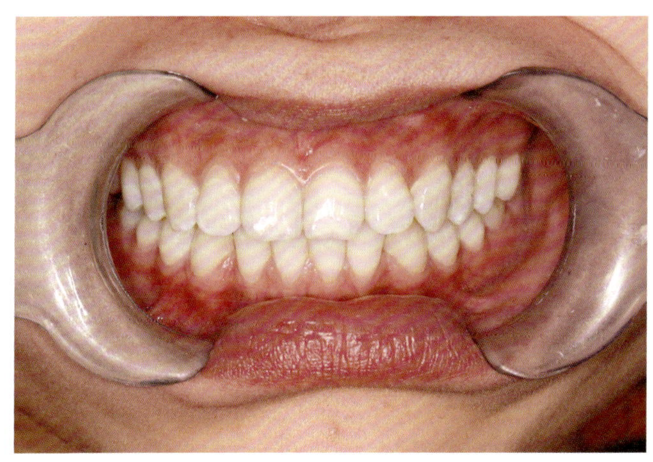

◎图 4-5-4　牵拉器过小，形成“哑铃形”口唇

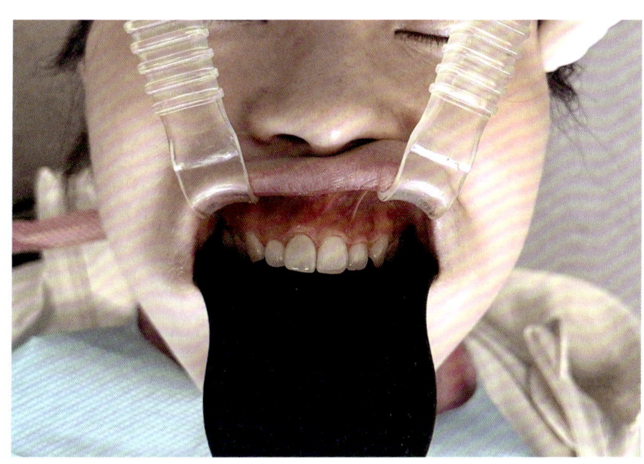

◎图 4-5-5　拍摄上颌前牙列影像牵拉方法

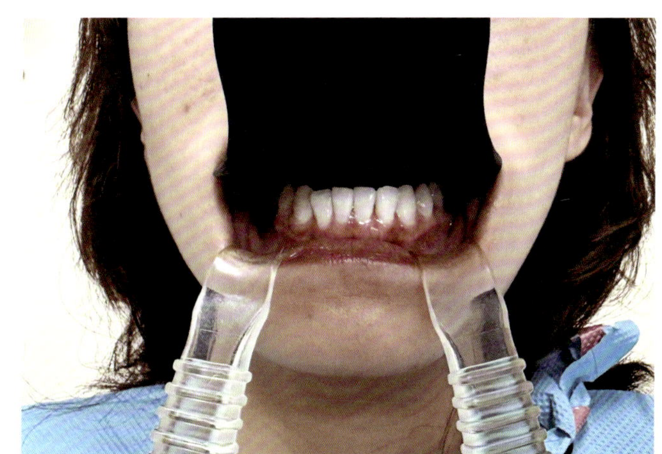

◎图 4-5-6　拍摄下颌前牙列影像牵拉方法

**2. 牙弓𬌗面影像的牵拉**　拍摄牙弓𬌗面影像，同样需要使用牵拉器牵拉开唇、颊组织，再配合使用反光板，尽量使整个牙弓都能得到反射。

可以采用改良半月形牵拉器拍摄这张影像。使用改良牵拉器时，将长边朝向准备拍摄的牙弓，将牵拉器放入口腔摆好位置后，就可以让患者自己进行牵拉。如果拍摄上牙弓，则向上向外牵拉；如果拍摄下牙弓，则向下向外牵拉（图 4-5-7，图 4-5-8）。也可以采用小型指状牵拉器、𬌗叉形牵拉器或者𬌗叉形黑色背景板等多种辅助器材拍摄这张影像，都可以获得比较好的拍摄效果（图 4-5-9~图 4-5-11）。

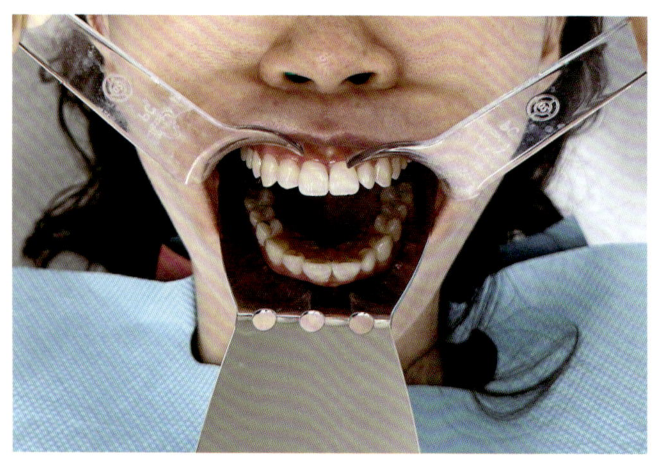

◎图 4-5-7 改良半月牵拉器拍摄上牙弓殆面影像

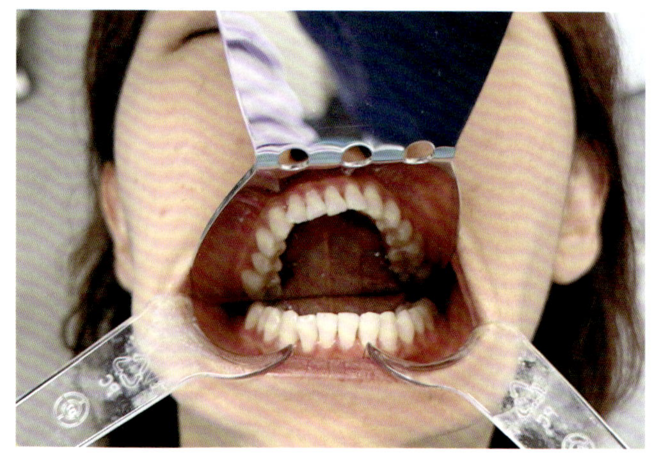

◎图 4-5-8 改良半月牵拉器拍摄下牙弓殆面影像

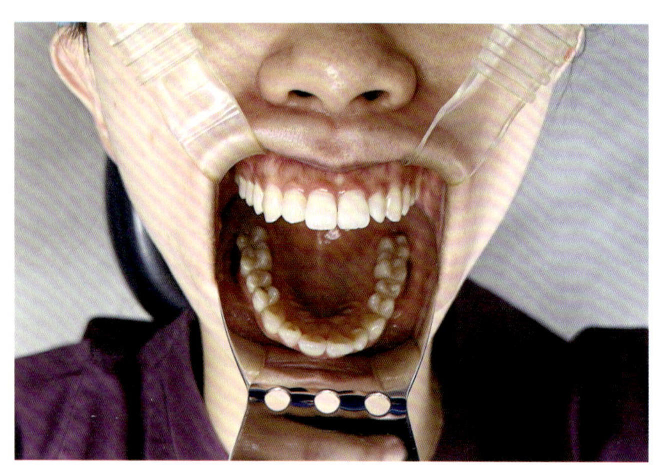

◎图 4-5-9 指状牵拉器拍摄上牙弓殆面影像

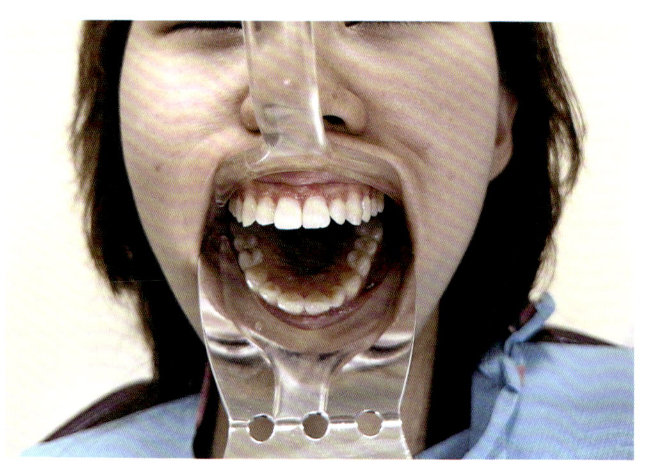

◎图 4-5-10 殆叉形牵拉器拍摄上牙弓殆面影像

尽量选择凸形的反光板，更容易拍摄牙弓形态完整的影像（图 4-5-12）。拍摄时患者尽量达到最大开口，拍摄者在拍摄时需要注意调整相机的拍摄角度，避开真实前牙区域，否则会在前牙区形成双重影像。放置反光板时，需注意反光板后端不要接触被摄牙弓的牙齿，需要向拍摄牙列的对颌牙弓方向放置，否则就会在磨牙处形成双重影像（图 4-5-13，图 4-5-14）。也要避免反光板和对颌牙面摩擦，以免损坏反光板表面。

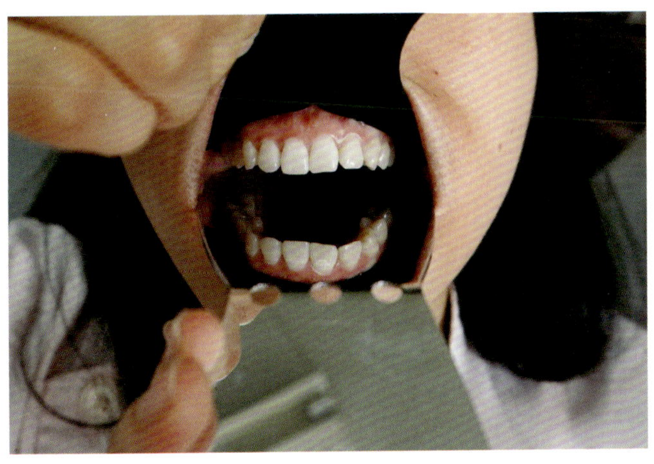

◎图 4-5-11　𬌗叉形黑背景板拍摄上牙弓𬌗面影像

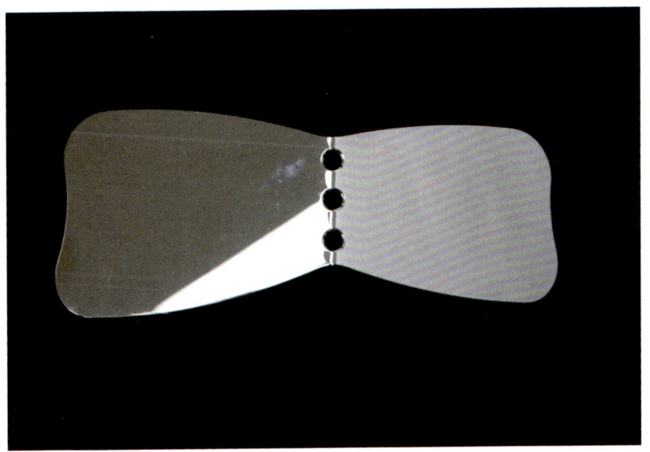

◎图 4-5-12　凸形反光板

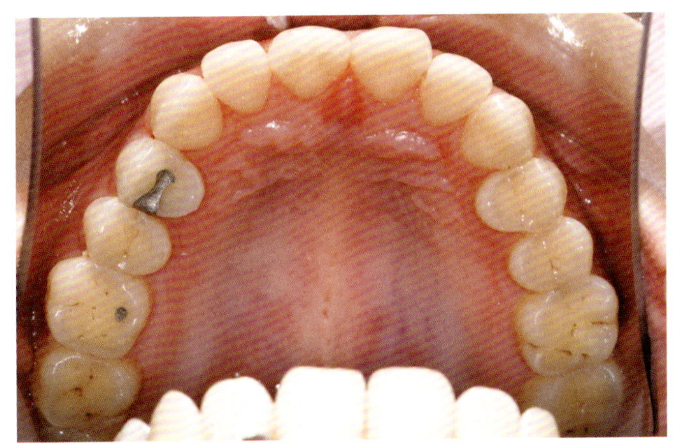

◎图 4-5-13　反光板放置不良、患者开口度不足、反光板角度错误导致前牙双重影像

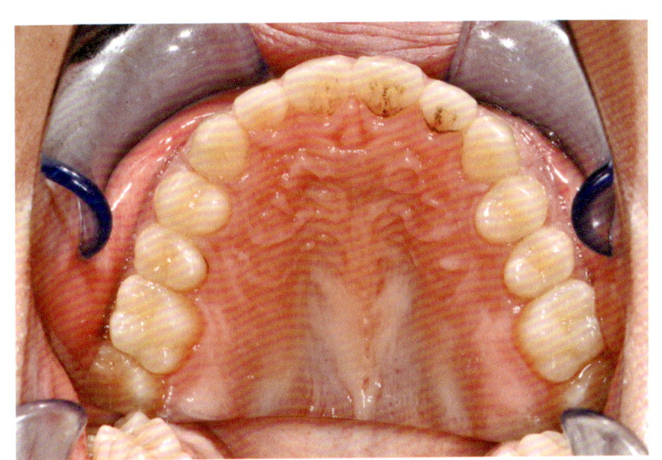

◎图 4-5-14　反光板放置不良，与拍摄同侧牙齿接触导致后牙双重影像

**3. 颊侧咬合影像的牵拉**　完整的颊侧咬合影像有可能是最难拍摄的口内影像，很容易使患者感到明显不适。正确选择辅助工具、正确放置辅助器材可以在一定程度上减小不适感。

使用颊侧牵拉器拍摄颊侧咬合影像是比较简单的办法（图 4-5-15，图 4-5-16）。这样的影像对于颊侧牙龈组织的暴露能力弱于使用反光板，但是拍摄难度会大幅度减小，患者的不适感也会明显改善，在可能的情况下应该尽量选用颊侧牵拉器拍摄这张影像。

对于正畸、修复等治疗核心在于“牙齿”的病例，建议采用颊侧牵拉器拍摄这张影像；对于牙周、种植等治疗核心包括牙龈组织的病例，则只能应用颊侧反光板拍摄。

正确放置颊侧反光板的方法非常重要。正确的做法是，在患者张口时放入反光板，然后让患者咬牙，再将反光板转向颊侧。

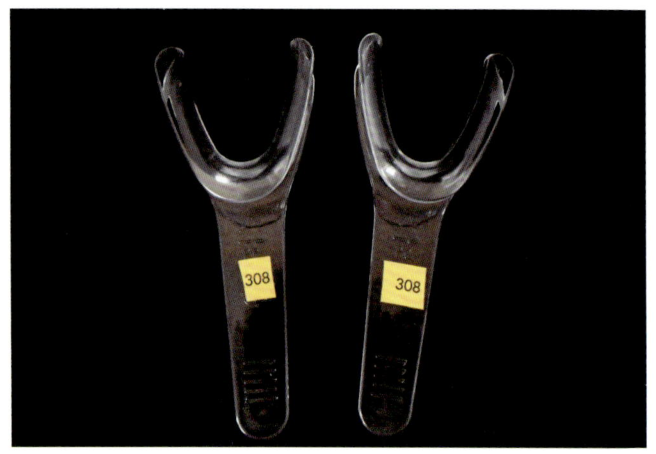


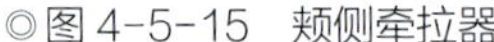
◎图 4-5-15 颊侧牵拉器

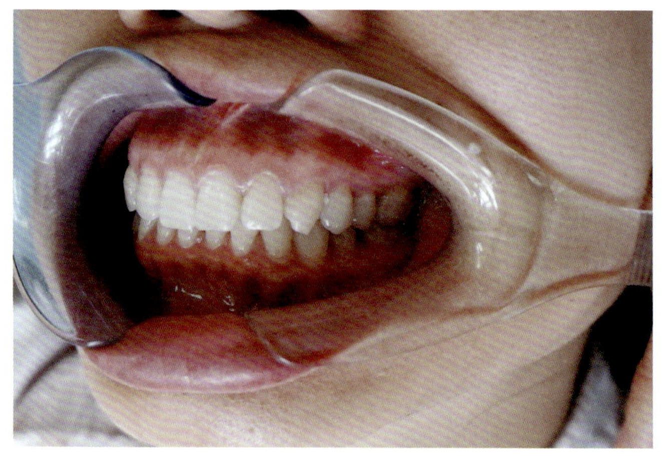

◎图 4-5-16 使用颊侧拉钩牵拉拍摄颊侧咬合像

如果从病例特点考虑的确有必要且患者的口腔实际条件允许，就应该尽量拍摄最完整的影像，拍摄范围到达第二磨牙的远中，此时必须用颊侧反光板将颊侧软组织尽量向侧面牵拉，但不能抵住要拍摄的牙齿的颊面，要使反光板离开第二磨牙的颊侧面。同时还应该使用患者所能承受的最大宽度的反光板，这样才能够比较容易得到最全面的反射影像；如果反光板较窄，则很容易因反光板的方向与牙列方向不一致而造成影像不完整。

拍摄时需要注意用大牵拉器牵拉对侧的唇组织，注意此时牵拉的目的仅仅是保持住对侧唇组织的位置，而不必用力牵拉（图 4-5-17）。如果没有牵拉，对侧的口唇就可能会下沉，形成三角形的外观，影响拍摄效果（图 4-5-18）。

拍照者在用相机构图前，应该先用眼睛观察反光板进行构图，指导助手调整反光板到最适宜的位置。通常这步操作的医助配合存在较大难度，如果拍摄者具有充分的经验和能力、能够实现单手拍摄，自己左手牵拉、调整反光板，右手手持相机拍摄，会令这张影像的拍摄难度略微减小。

无论应用牵拉器还是反光板，如果患者的口腔实际条件不允许，或者病例具体情况并没有十分的必要，就不必强求拍摄最完整的影像。治疗范围如果没有到达第二磨牙远中，很多时候就不必强求拍摄到第二磨牙远中，否则可能会给患者增加很大痛苦，导致患者对临床拍摄感到恐惧、厌倦，造成患者对今后拍摄甚至治疗的配合性降低。

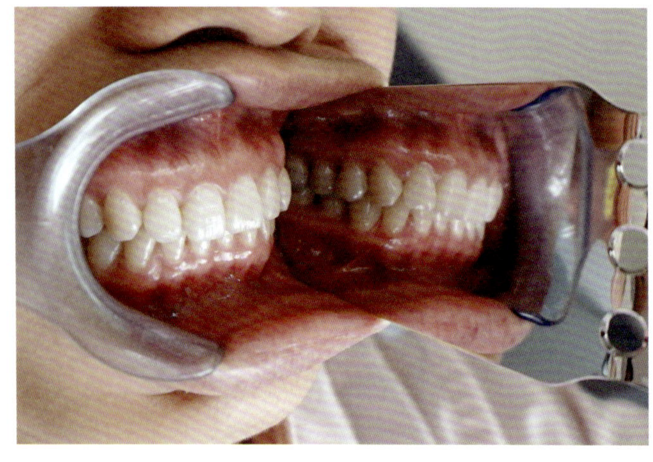

◎图 4-5-17 使用反光板拍摄颊侧咬合像

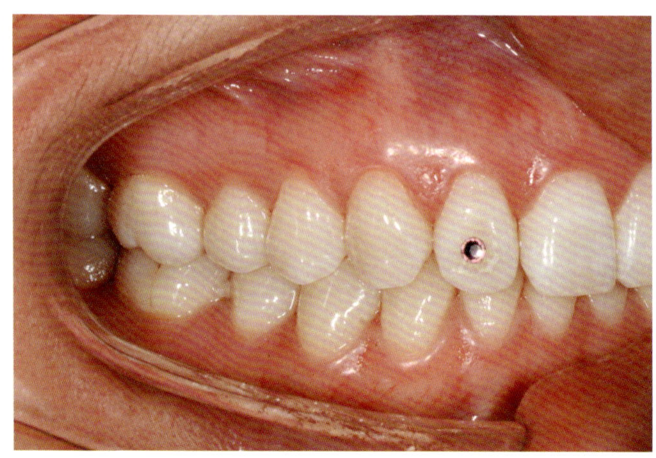

◎图 4-5-18 形成了三角形口唇的颊侧咬合像

**4. 后牙舌、腭侧影像的牵拉**　后牙舌、腭侧影像也要应用反光板和牵拉器。

通常只需牵拉拍照侧的唇颊组织，轻轻向后牵拉唇、颊组织，尽量使之离开牙齿，牵拉器就位后可以让患者自己牵拉。助手或拍摄者将反光板放到拍摄牙齿的舌、腭侧，反射出牙齿影像，调整反光板的角度，达到最佳反射角度。拍摄下颌牙齿舌侧影像时，注意用反光板挡住舌体，避免舌头遮挡拍摄的部位（图 4-5-19，图 4-5-20）。

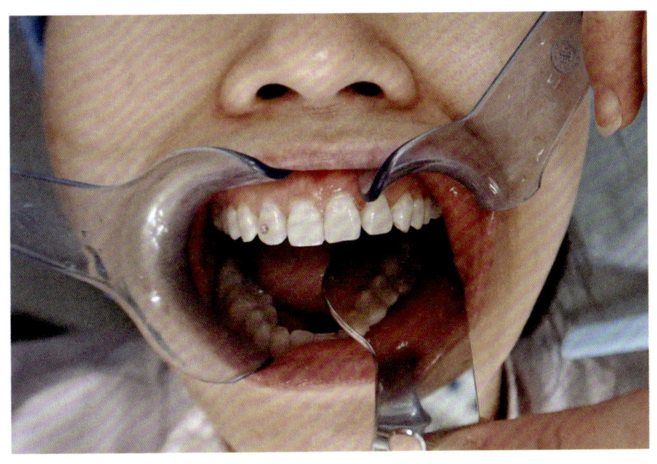

◎图 4-5-19　上颌后牙腭侧影像的牵拉

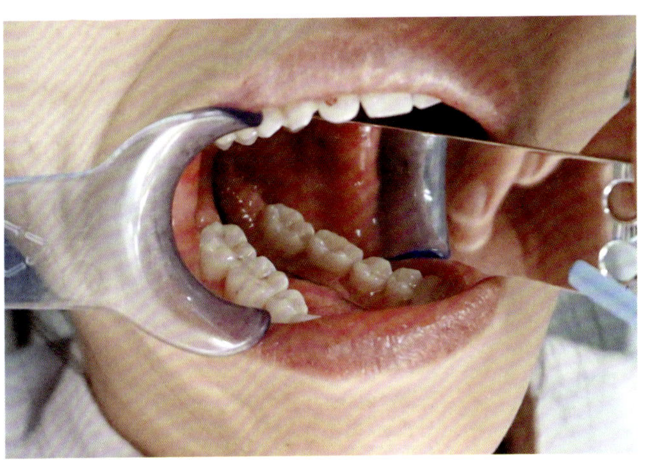

◎图 4-5-20　下颌后牙舌侧影像的牵拉

## 三、保持视野清洁、干燥

所有的口内影像拍摄时，都要保持视野的清洁、干燥，这也是助手的一项重要工作。

一般来说，助手放置好牵拉器，让患者自己进行牵拉以后，就要用吸唾器吸净唾液，并且用三用枪轻轻吹干牙齿。这种吹干只是去除唾液、气泡，否则在影像上就会出现相应的污点、黑点或反光点。但吹干时风力不要过大，时间不要过久，以免使牙齿脱水或者敏感。

如果应用反光板，需要注意用轻柔的、间断的空气气流去除反光板上的水雾，否则会影响到影像的清晰度（图 4-5-21，图 4-5-22）。在应用前将反光板在温水中浸泡一下，也可以预防水雾的形成。

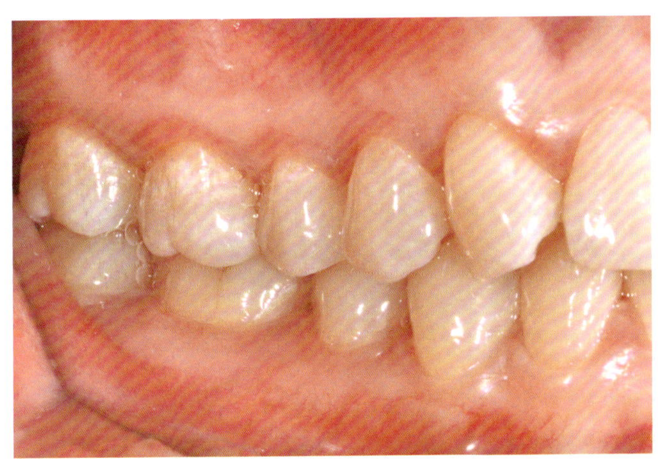

◎图 4-5-21　唾液残留，影响拍摄效果

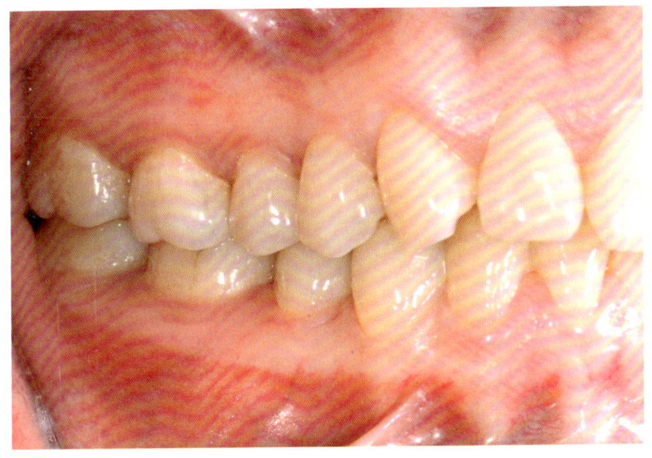

◎图 4-5-22　视野清晰、干净的影像

# 第六节
# 构图和对焦

准备工作做好后，拍摄者首先应该用眼睛进行构图。如果肉眼不能看到最终希望得到的影像，也不可能用相机捕捉到理想的构图，就需要指导患者、助手调整。只有用眼睛能够看到适宜的影像时，才有可能用相机捕捉下来。

## 一、构图和拍摄视角

除了拍摄范围，临床摄影拍摄中还要注意尽量保持“平直”的视角进行拍摄。

临床影像应首先将拍摄主体安排在影像的正中位置，并且保持横平竖直。这种布局形式应用在一般主体时，会令人感觉有些呆板、不灵活，欠缺美感，但对于严谨的临床医疗影像来讲，这种布局形式是最规范、最严谨的。针对口腔美学治疗病例来讲，这种构图形式的影像用于美学观察、分析时，不会造成人为误差。

相机的光学取景器内都有类似十字形的对焦点标志，在拍摄过程中可以辅助进行构图（图4-6-1）。在拍摄时应参考瞳孔连线及面部中线，采用中心对称的原则，首先注意将拍摄主体放在取景器的正中央，避免影像偏移（图4-6-2）；其次，还要尽量做到𬌗平面水平、牙列中线垂直，防止影像偏斜（图4-6-3）。由于拍摄时医师经常是站在牙椅侧面，要将相机放置在与患者牙列适合的相对位置，需要医师有意识地扭转身体（图4-6-4）。

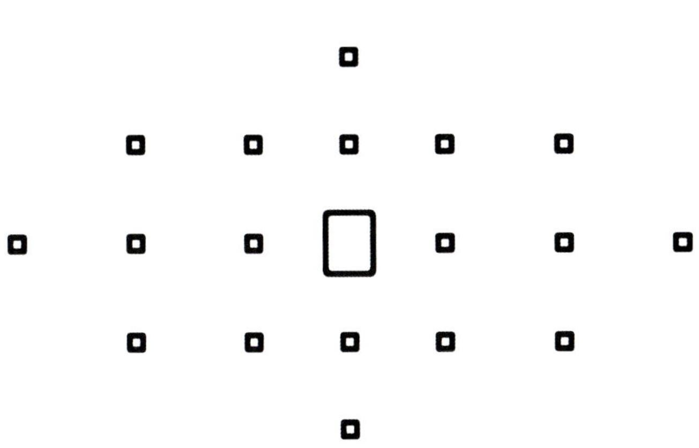

◎图 4-6-1　光学取景器内的对焦点标志

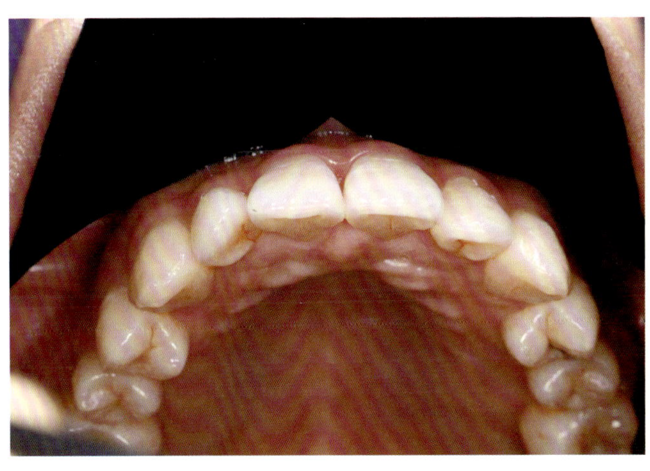

◎图 4-6-2　影像主体向右下偏移

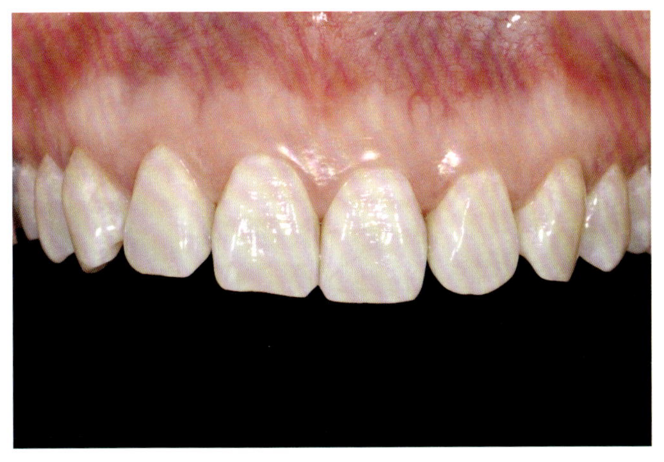

◎图 4-6-3　影像主体向顺时针方向扭转

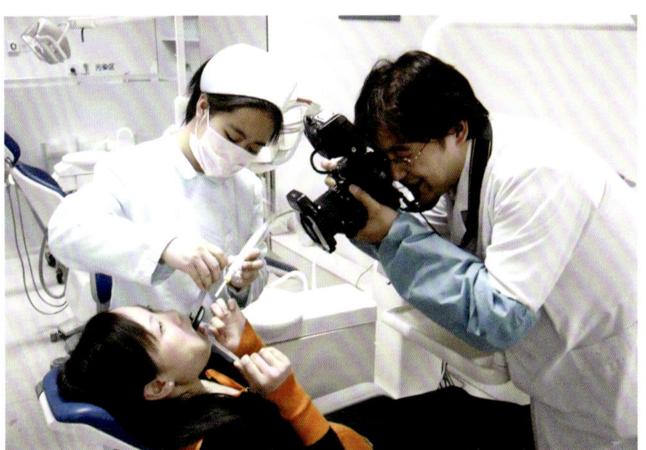

◎图 4-6-4　拍摄中医师需要尽量扭转身体

拍摄中如果出现了影像在冠状面上的微量扭转，可以在后期进行旋转、裁切，获得比较平直的规范影像。如前文所述，为了给后期处理留出空间，在确定拍摄比例时可略微留出后期处理的余地，比如需要获得的拍摄比例为 1∶2.4 的影像，可以在拍摄中按照 1∶2.5 的拍摄比例拍摄，给后期精确调整留出余地。

需要强调的是，后期旋转、裁切等工作会造成像素损失，并且如果拍摄时扭转角度过大（图 4-6-5），后期就无法旋转、裁切出完整影像，只能缩小影像的构图范围，有时会对拍摄效果产生影响（图 4-6-6）。因此，在拍摄中还是要尽量达到横平竖直，尽量拍摄出规范的影像，减少对后期处理的依赖。

需要注意的是，构图的“平直”原则是在三维空间内的“平直”（图 4-6-7）。以上所谈的是牙列在“冠状面”上的投影首先需要是“平直”的，同时拍摄角度在“水平面”和“矢状面”也都应该是平直的，这两点同样非常重要，这也是“视角”问题中的关键。

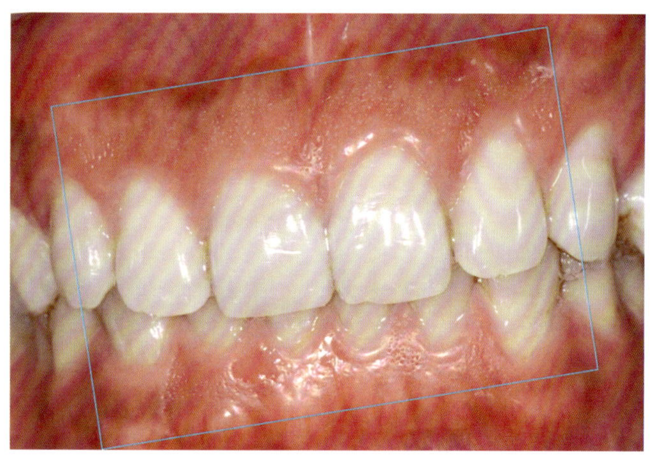

◎图 4-6-5　拍摄时偏斜角度过大的影像

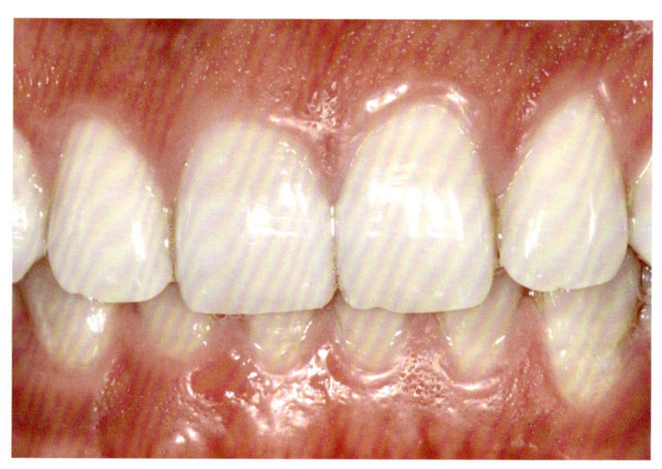

◎图 4-6-6　旋转、裁切后，有效构图范围缩小

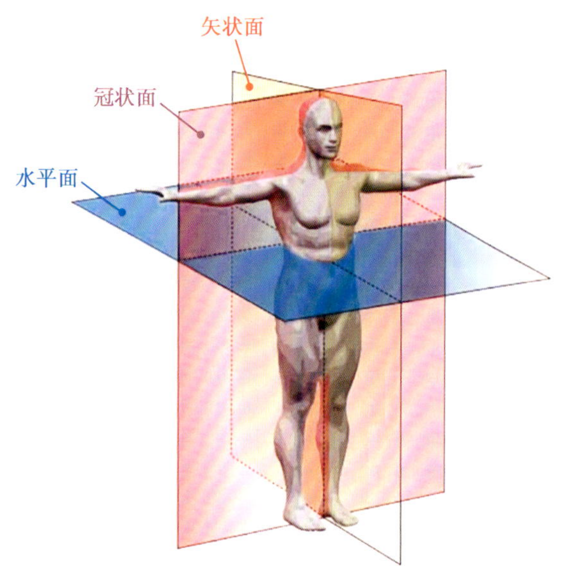


◎图 4-6-7　构图的“平直”原则是在三维空间内的概念

“视角”是构图中一个重要问题。前面章节已经提到，即使是针对最普通的拍摄对象，拍摄者之间不同的视角也会带给观察者不同的体验（图 4-6-8，图 4-6-9）。而为了达到“高于生活”的目的，摄影师们在构图时通常会避开最常规的平直视角，寻找特殊的、有创造性的视角，拍摄出的作品才会有创新性、耐人寻味（图 4-6-10，图 4-6-11），而近年来开始流行的无人机摄影实际上就是利用了常人无法企及的视角拍摄（图 4-6-12）。

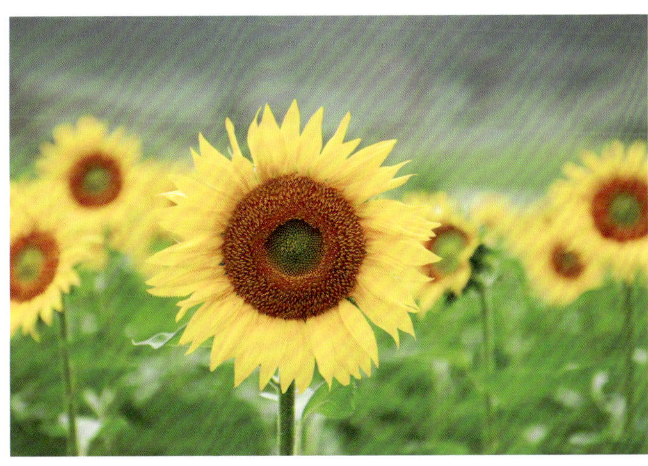

◎图 4-6-8　平视拍摄的向日葵

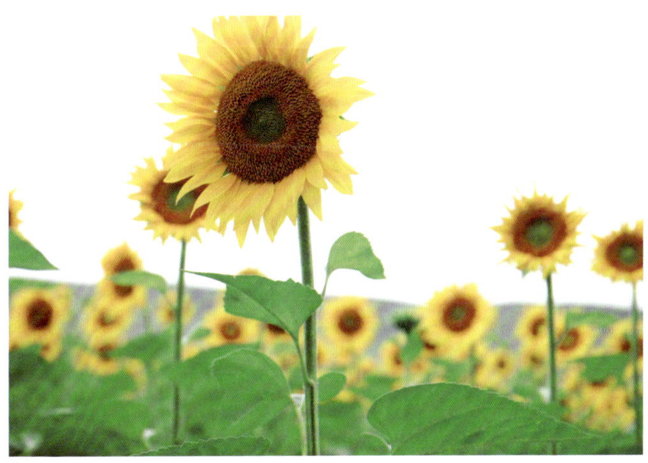

◎图 4-6-9　仰视拍摄的向日葵

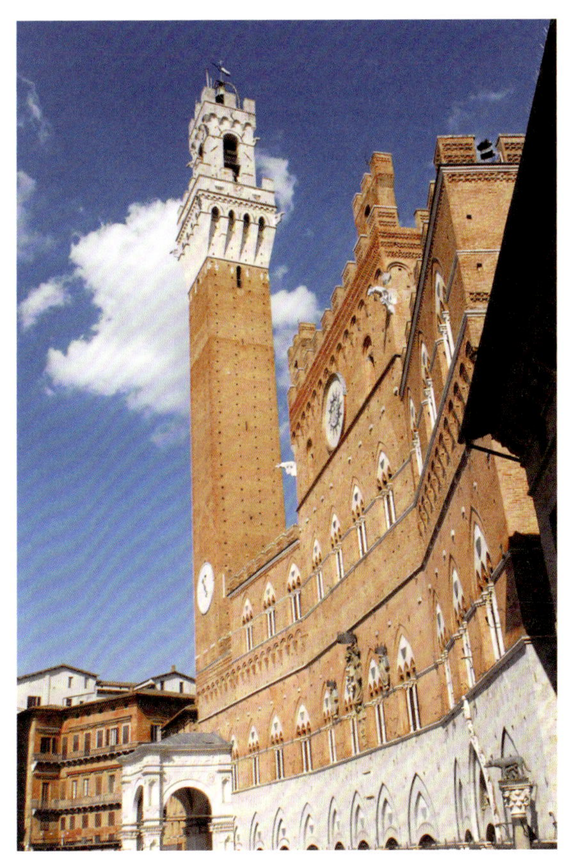

◎图 4-6-10　正常视角拍摄的钟楼，无创新性

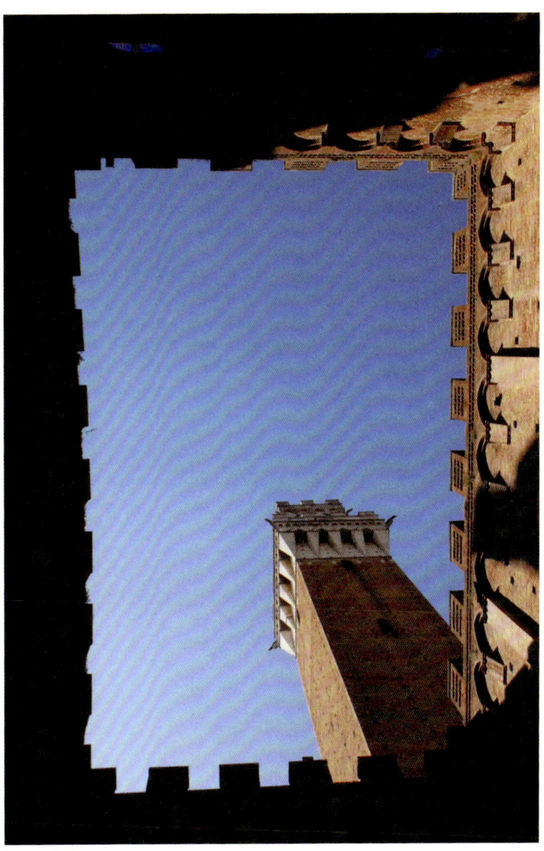

◎图 4-6-11　在钟楼下的院落里拍摄

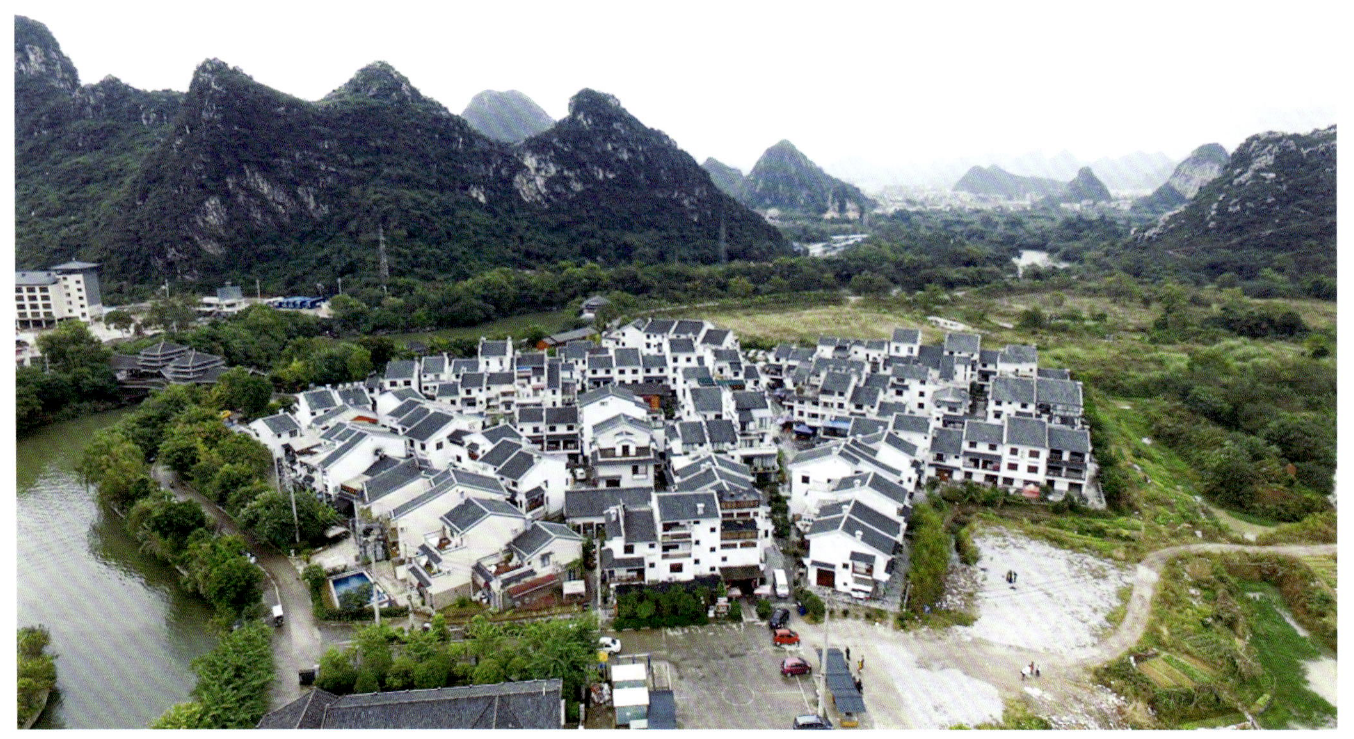

◎图 4-6-12 无人机的俯拍视角，将桂林山水之间的小镇映衬得非常秀丽（中国桂林，2015 年）

但是，与其他类型摄影不同，医学临床摄影要求的是真实性、科学性，需要准确、真实地反映拍摄对象。因此，临床摄影要求在三维角度均采用“平直”的视角，防止发生变形。这样拍摄的影像真实、客观，是最标准的临床影像（图 4-6-13，图 4-6-14）；当拍摄角度未与水平面平行，镜头位置过高或过低，就会形成俯视或仰视的效果，拉长或压缩影像，影响拍摄影像的真实性，基于这样的影像所作的美学评价也就会不精确。

当视角过高时，𬌗平面成为明显向下凸的曲线（图 4-6-15），获得的影像不真实，但向下凸的上颌前牙切缘曲线得到加强，形成了具有“夸张性”的美观效果，有些医师习惯在治疗后用这样的视角拍摄影像（图 4-6-16）。

反之，当视角过低时，𬌗平面有可能成为向上凸的曲线（图 4-6-17），获得的影像同样不真实，并且非常不美观，上颌前牙切缘曲线成为反弧形，是最失败的拍摄效果（图 4-6-18）。在实际拍摄中，这种情况出现的机会很大。患者在受到牵拉感到不适时，容易无意识地仰头，如果医师没有有意识地进行矫正患者的体位或者调整自己的体位，就会产生这样的问题。

拍摄时需要指导患者尽量内收下颌，同时注意有意识地提高相机的角度，避免拍摄出视角过低的影像。

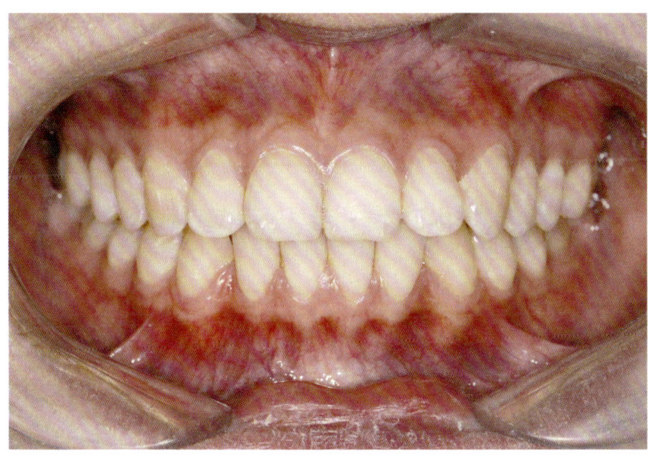
◎图 4-6-13　平直的视角

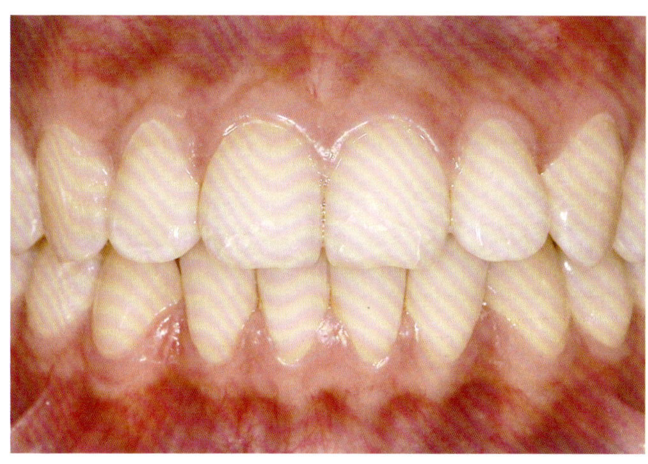
◎图 4-6-14　真实的影像

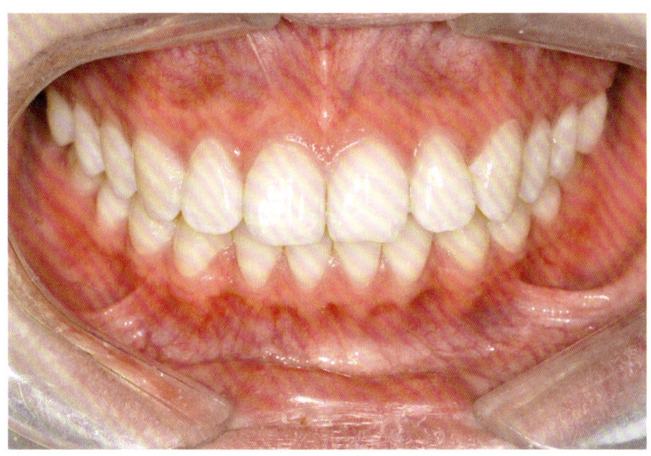
◎图 4-6-15　视角过高，俯视视角

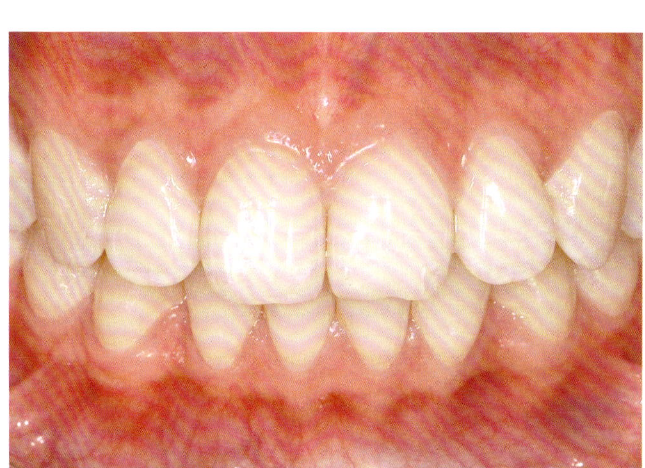
◎图 4-6-16　不真实但具修饰性的影像

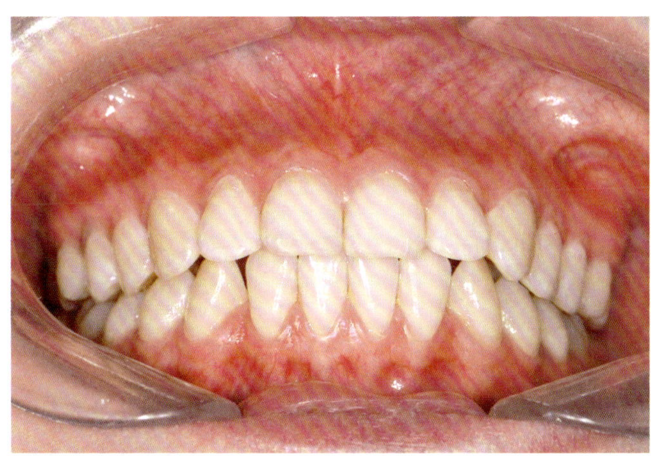
◎图 4-6-17　视角过低，仰视视角

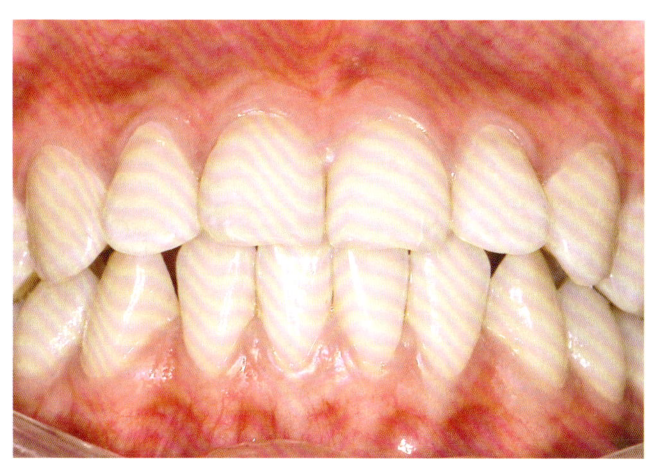
◎图 4-6-18　不真实、不美观的影像

拍摄角度还需注意与矢状面平行，不要用偏左或偏右的视角拍摄，否则同样可能影响拍摄影像的真实性。视角偏向某一侧，就会扩大同侧的影像，压缩对侧的影像（图4-6-19）。基于这样的影像，无法分析、判断双侧的对称性，而对称性在很多美学分析和设计中是最基本的基线分析。

在近年来已经成为美学修复基本起点的数字化微笑设计 DSD 中，非常关注唇齿和面部之间的关系，对面部中线、牙齿中线、牙齿间宽度比例、牙齿长宽比例、切缘位置等分析是整个 DSD 分析与设计的核心（图4-6-20）。在拍摄影像之前，拍摄者需要认真观察患者的面形和牙齿情况，如果患者本来就存在不对称或者偏斜问题，在拍摄时就应该客观真实地表现出来；如果患者本来是基本对称的，就应该在拍摄过程中，努力保持真实的对称性。

拍摄面部影像时，建议患者将头发梳至耳后，暴露双耳。拍摄者在构图时可以以双耳为参照，确定拍摄角度是否与矢状面垂直。在拍摄后，我们同样可以以双耳作为标志检查影像的对称性，以决定是否能利用该影像进行美学分析与设计（图4-6-21）。

基于一个拍摄角度不佳的影像分析牙列中线、牙间宽度比例等美学特征和参数，获得的结论很有可能都是错误的（图4-6-22，图4-6-23）。

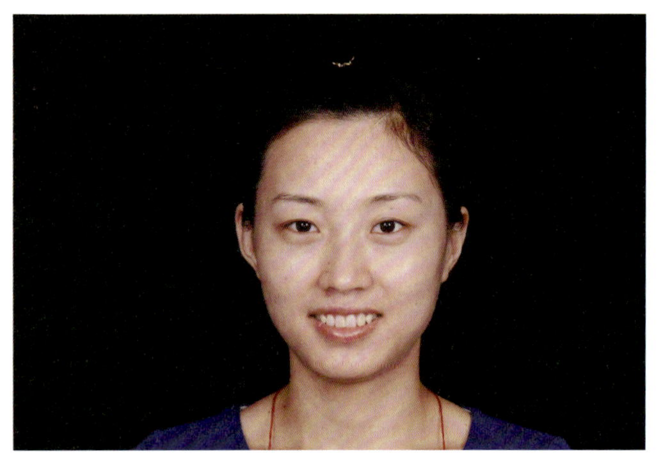

◎图4-6-19 拍摄视角偏左，左侧放大，右侧压缩

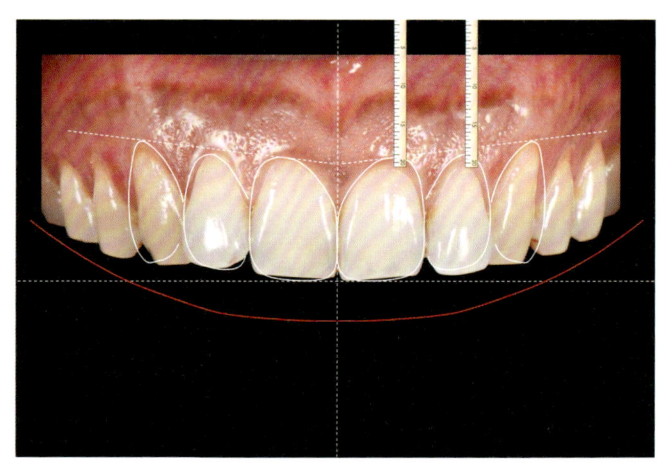

◎图4-6-20 DSD 美学分析（ezDSD 软件）

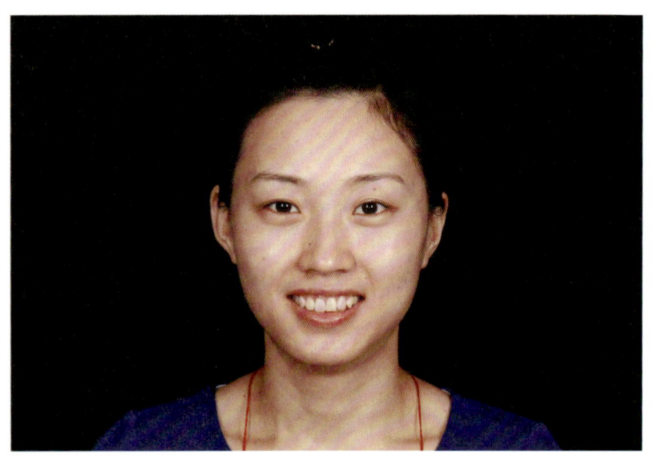

◎图4-6-21 根据双耳暴露情况可判断本影像视角正确，基于这张影像确定瞳孔连线、面部中线、进行美学分析是可靠的

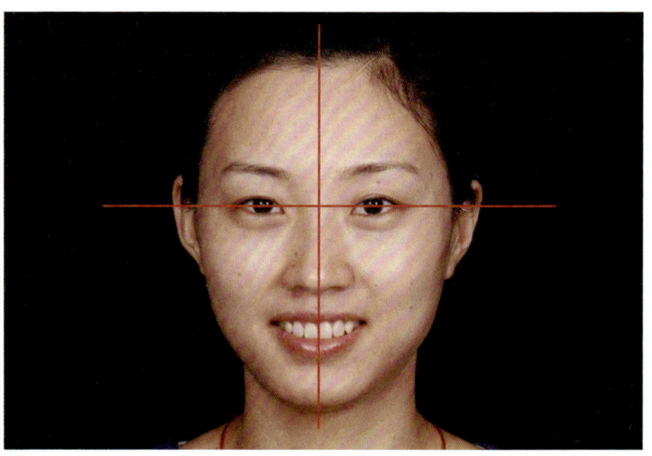

◎图4-6-22 拍摄视角偏左，基于这张影像确定瞳孔连线、面部中线，分析得出结论牙列中线左偏，但显然这个结论是错误的

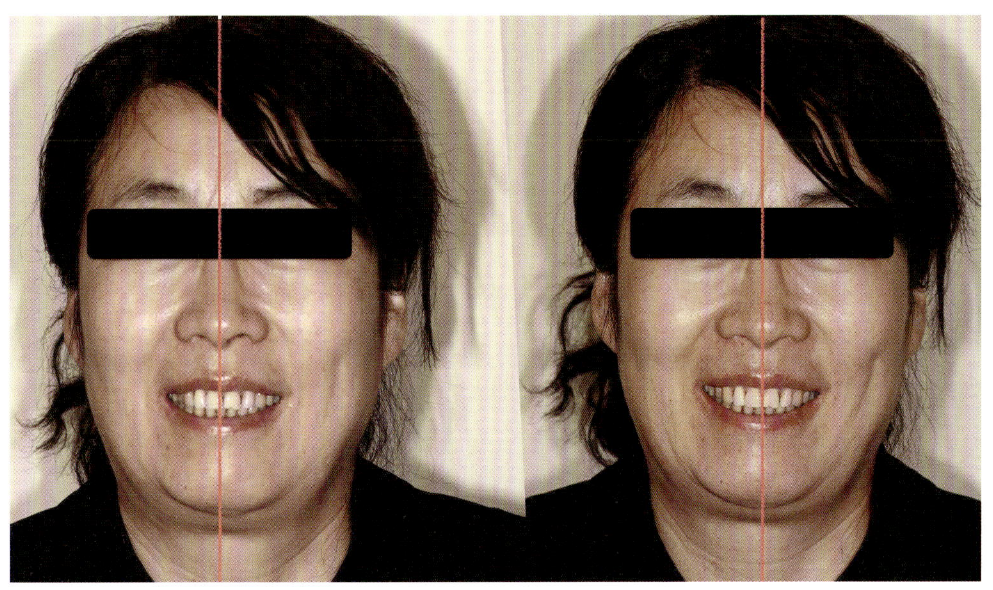

◎图 4-6-23 同一个患者的面部影像，仔细观察双耳的暴露量，这张影像在临床中不仔细观察并不能发现两侧的偏差，是临床中较为常见的失误

## 二、对焦

对焦有两大类方式：自动对焦与手动对焦。

自动对焦方式是在一个随机的拍摄距离下，相机通过自动调整镜头的伸缩比来对焦，大部分拍摄者会认为自动对焦比较简便。但是实际上口腔临床摄影对象颜色相对均一，不利于准确的自动对焦，很容易出现镜头“拉风箱”般反复调整而无法合焦。更重要的是，这个过程中改变了拍摄比例，也改变了构图范围，造成所拍摄的影像范围与曝光参数之间的不匹配，最终造成构图范围和曝光量两方面的不准确。

在一个随机的拍摄距离下，采用自动对焦方式，虽然可以通过改变镜头伸缩比使对焦清晰，但这个实际的拍摄距离与设定的曝光参数并不匹配，最终造成曝光不足或曝光过度。因此，在临床摄影中自动对焦方式并不是最理想的方式。

口腔临床摄影中建议采用手动对焦方式。而手动对焦又分为两类：手动调整对焦环或者调整拍摄距离。

手动调整对焦环是很多微距摄影中应用的对焦方式，其对焦迅速、准确，但仍然会带来拍摄范围和预先设定的曝光参数不匹配的问题，因此在口腔临床摄影中也不建议应用。

调整拍摄距离的手动对焦方式在口腔临床摄影中是最值得推荐的。这种方法是不改变镜头的伸缩比，即不改变拍摄比例的情况下，通过前后移动相机、找到影像最清晰位置的对焦方法。拍摄规范的口腔数码影像适于应用这种对焦方式。

具体的操作方法为：将机身和镜头都调整到手动对焦模式（图 4-6-24，图 4-6-25）；拍摄者首先确定拍摄范围，继而换算为对应的拍摄比例，之后根据拍摄比例确定并调整一系列的曝光参数——光圈、快门速度、闪光灯强度；根据拍摄比例换算出对应的拍摄距离，将相机置于近似这个距离的位置上；前后微调相机与被摄物体之间的距离，直到物体完全清晰，按下快门。

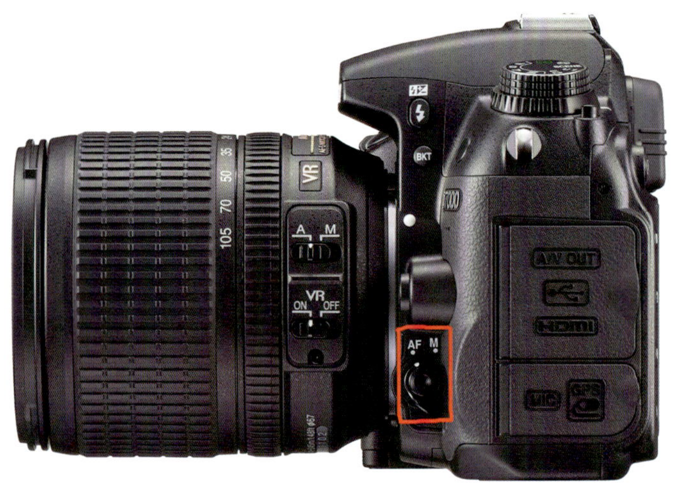


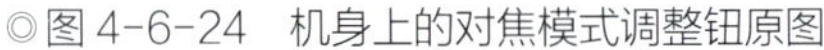
◎图 4-6-24 机身上的对焦模式调整钮原图

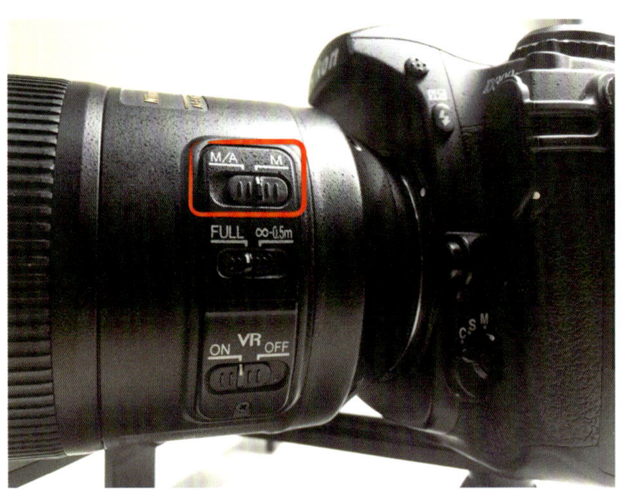

◎图 4-6-25 微距镜头上的对焦模式调整钮

这种拍摄方法在其他摄影领域应用极少，其最大优势是能够同时保证构图范围的标准化和曝光量的标准化。

在整个拍摄过程中，非常重要的一点就是不能在对焦过程中旋转镜头的对焦环，否则拍摄比例就会发生变化，造成拍摄构图范围的变化；而变化了的拍摄距离与预先设定的曝光参数是不对应的，因此同时造成影像曝光量的不准确。

手动对焦需要观察者用眼睛判断对焦是否准确，初学者有时不能准确判断，导致影像模糊，这需要拍摄者不断练习，拍摄后及时放大观察，积累、增加经验。

对焦时具有足够的照明可以帮助拍摄者准确对焦。实际拍摄时最好不要有过强的、不确定的光源直射拍摄对象，以保证微距闪光灯成为拍摄的主光源，做到光照强度和白平衡可控。但是如果对焦时被摄对象光照条件过弱，会造成准确对焦的困难。辅助对焦时可以应用其他外光源，如牙椅上的手术灯光，但如果手术灯光的色温较低、则要在拍摄时关闭，否则可能会对拍摄图像的色温产生影响；如果手术灯光色温没有明显偏差，可以应用手术灯作为补光，此时需要根据布光条件调整相机的曝光参数。有一些闪光灯本身具有辅助光可以利用，这种辅助光会在拍摄时自动关闭，不会对拍摄参数产生影响（图 4-6-26）。

目前许多微距镜头都具有手动 / 自动一体（M/A）的对焦功能（图 4-6-27），具有足够经验的拍摄者可以尝试利用这个功能，使对焦更精确。

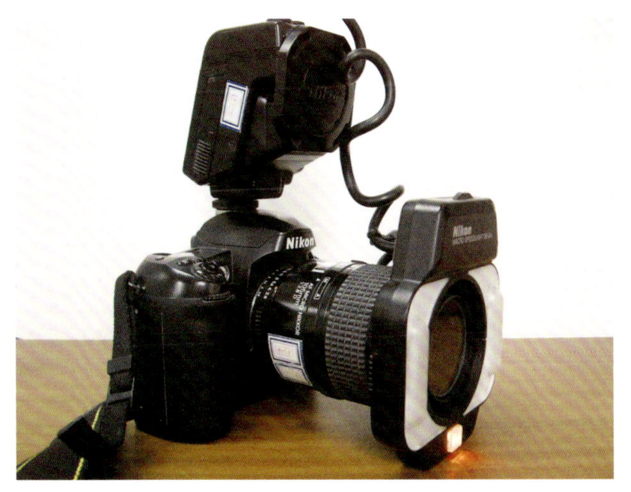


◎图 4-6-26　使用微距闪光灯的辅助光进行对焦，不会对拍摄产生影响

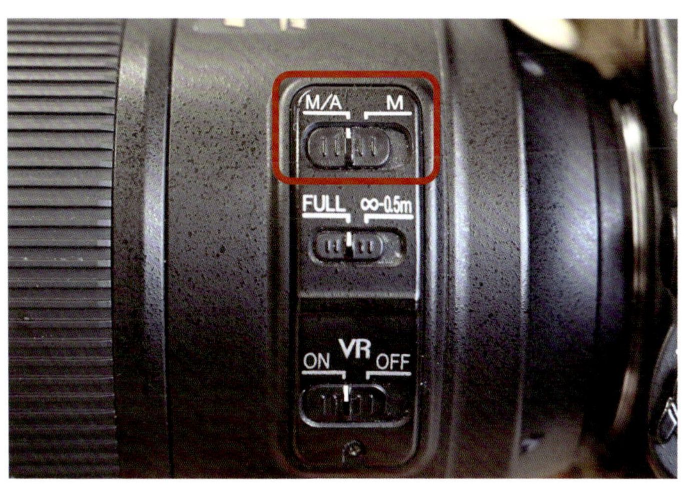


◎图 4-6-27　较新型微距镜头具备 M/A 一体功能，可以结合两种对焦模式的优势

使用这个功能时，需要将镜头上的对焦键调整至 M/A 档，拍摄前的准备、镜头拍摄比例的预先调整等程序完全没有变化，仍然是采用调整距离的手动对焦模式达到最清晰的位置。此时半按快门，启动自动对焦模式，相机利用自己的自动对焦功能会有一个进一步对焦的范围。但是由于之前手动对焦已经几乎达到了非常准确的合焦位置，自动对焦的调整范围是极为轻微的，其作用仅仅是令合焦进一步准确，但不会对拍摄比例、拍摄范围等产生实质的影响。

采用这个功能时，对焦点的设置非常重要，应令其在被摄部分最重要的位置，并且不能是一个均一的色块上，否则可能造成因无法迅速对焦而无法拍摄。

要想达到精确的对焦，还要注意相机必须尽量稳定，按下快门那一刻机身的晃动、移位可能会造成对焦不准。受临床体位所限，大部分临床影像无法应用三脚架拍摄，这就需要拍摄者正确的持握相机、努力控制相机达到稳定。

在相机镜头上还有一个拨盘，左边显示的是 FULL，右边显示的是∞ -0.5m（图 4-6-28），其他品牌的微距镜头上可能还会有更多的选项（图 4-6-29）。这个拨盘的功能是控制镜头的对焦距离。从前面的拍摄比例和拍摄距离中可以看出，口腔摄影的大部分影像的对焦距离都是在 50cm 以内，所以我们镜头的对焦范围需要选择 FULL 这一范围，以保证在口腔摄影中相机和镜头的对焦距离能够满足口腔影像拍摄的需求。

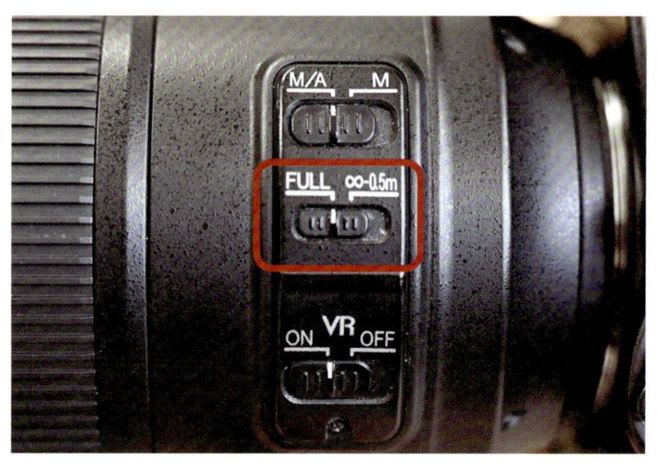


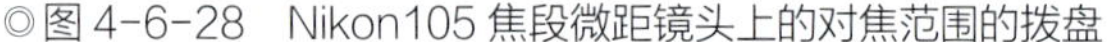
◎图 4-6-28 Nikon105 焦段微距镜头上的对焦范围的拨盘

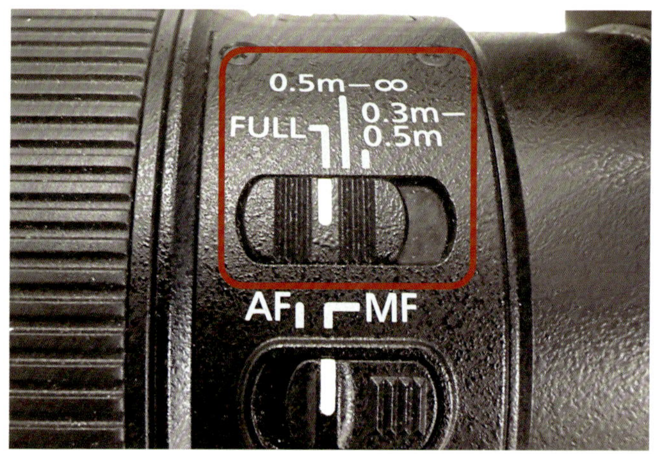


◎图 4-6-29 Canon 微距镜头上控制对焦范围的拨盘

数码单反相机一般机身自身重量就比较大，加上镜头、闪光灯后都会比较沉，拍摄者需要经常使用、多加练习才能达到稳定的操作。拍摄者自己轻微的呼吸动度也会影响到对焦，因此对焦、拍摄时拍摄者经常需要屏住呼吸。

影像拍摄完成以后，应该马上将机身上的显示屏放大，检查拍摄结果，以便对清晰度、画面细节仔细检查，及时发现可能存在的问题。

拍摄者检查影像效果时，助手应暂时不取出牵拉器和反光板、保持拍摄姿势不动，如果有问题可马上调整再次拍照。尽量减少牵拉器和反光板反复进出口腔的次数，可以减轻患者的不舒适感。

# 第七节
# 口腔临床专用照相机的基本应用

如果拍摄者无法掌握数码单反相机的拍摄，或者希望自己的日常工作更加轻松，针对非口腔美学重点病例，选择重量较轻、使用简便的口腔临床专用照相机也是一种比较好的选择。

Eyespecial C 系列相机是目前成熟的口腔临床专用照相机，目前最新的型号是 Eyespecial C-V，它在外形上与前几代相机并没有明显的差别。在功能上有一些新的变化。

Eyespecial C 系列相机的液晶屏上具有拍摄比例和拍摄范围的直观化标示，拍摄者可以按照使用单反照相机相同的思路，非常简便的选择需要的拍摄比例，以此控制拍摄范围，拍摄的影像可以和以往熟悉的拍摄标准相统一（图 4-7-1，图 4-7-2）。

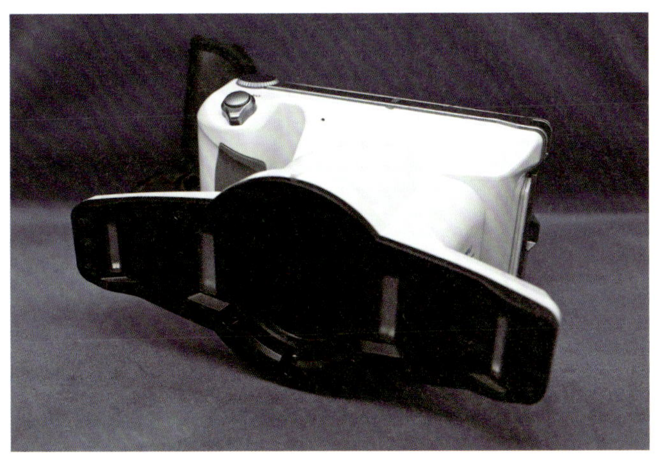

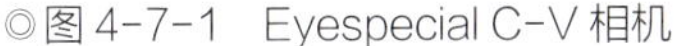

◎图 4-7-1 Eyespecial C-V 相机

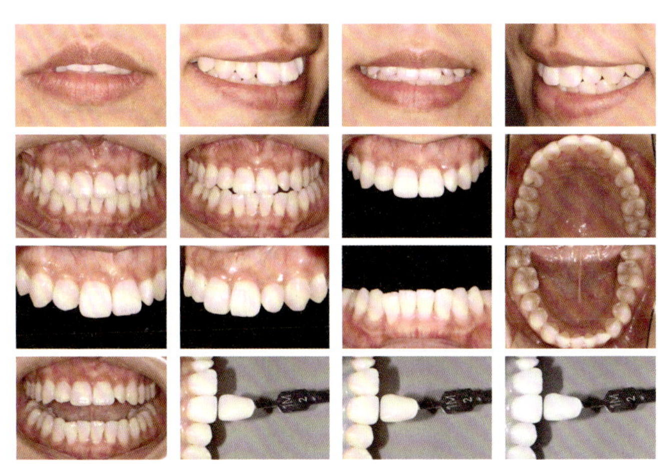

◎图 4-7-2 使用 Eyespecial C-V 拍摄的影像

Eyespecial C- 系列相机允许在准确的拍摄距离前后一段范围内自动对焦拍摄，大致放置在相对准确的位置，即可以拍摄出临床所需的影像（图 4-7-3，图 4-7-4）。

Eyespecial C 系列相机通过相机的自动测距、自动补光实现自动曝光控制，并且由日本著名的口腔色彩学专家片山彦九郎教授协助检测、校正的白平衡功能，能够实现接近真实的颜色再现。与通用的单反相机系统相比较，这些功能是作为“医学专用相机”所具备的优势。

Eyespecial C 系列相机配备两组双点闪光灯（图 4-7-5），可以根据拍摄距离和拍摄对象的不同、拍摄模式选择的不同，自动选择不同的闪光位置：对于较近的拍摄距离、较小的拍摄范围，自动选择靠外侧的闪光灯，减少反射光的影响；对于较远的拍摄距离、较大的拍摄范围，则自动选择靠内侧的闪光灯，以利于牙弓后部获得足够的布光。

Eyespecial C 系列相机拍摄的影像质量在不断提升，目前影像的像素达到 1 200 万，影像的质量得到了很好的保证。拍摄所得影像的右下角保存有拍摄的模式、日期、时间，方便影像的存储、对比。

Eyespecial C-V 具有 9 种不同的拍摄模式，增加了摄像功能，具有中文界面，可以根据临床拍摄需要灵活选择（图 4-7-6）。

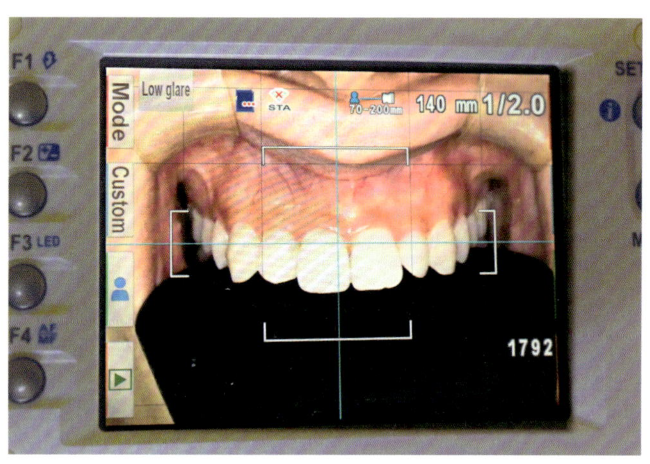

◎图 4-7-3　拍摄时大致放置位置，利用相机的自动对焦功能拍摄

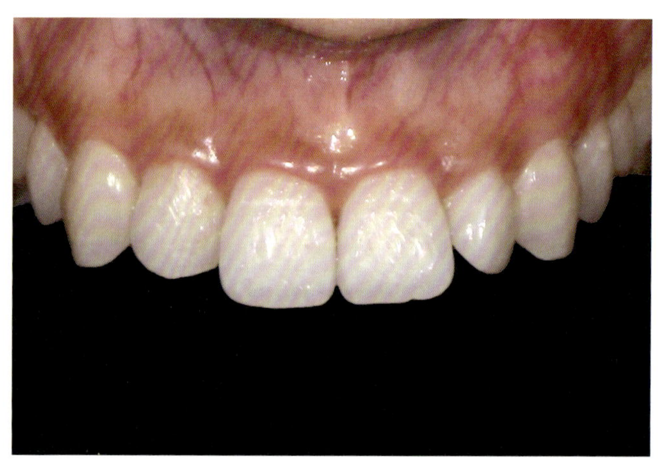
◎图 4-7-4　拍摄后影像清晰

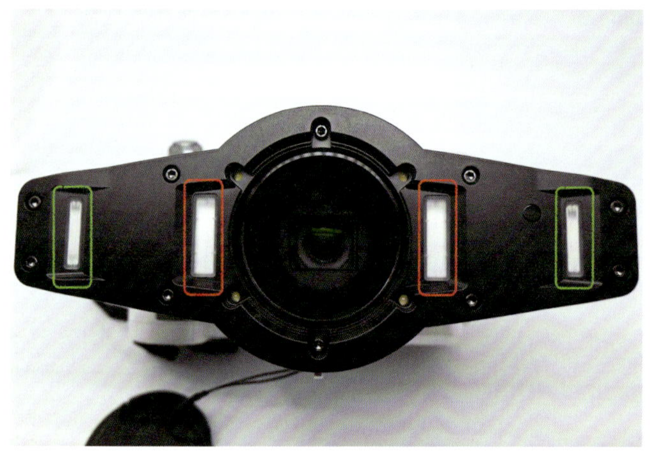
◎图 4-7-5　Eyespecial C 系列相机配备的两组双点闪光灯

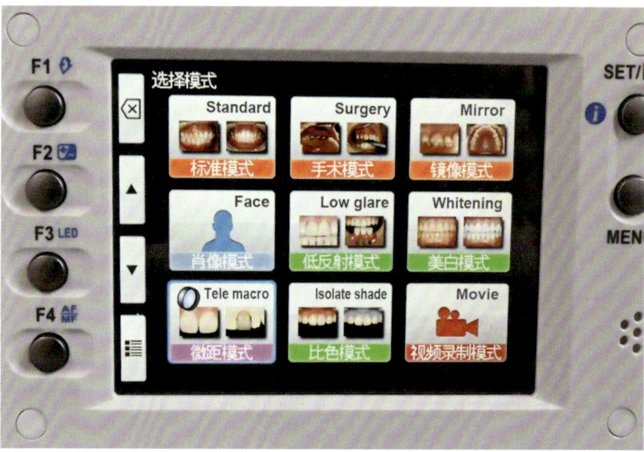

◎图 4-7-6　EyespecialC-V 的九种拍摄模式

标准模式 Standard：常规拍摄口内影像。

手术模式 Surgery：比常规拍摄距离更远，有利于手术中防止术区污染。

镜像模式 Mirror：应用于反光板影像的拍摄，拍摄后相机提示影像翻转，简化后期整理步骤（图 4-7-7）。

面像模式 Face：可以弱化背部阴影（图 4-7-8）。

低反光模式 Low glare：利用较近的拍摄距离、距离镜头较远的一组闪光灯拍摄，减少影像中牙齿表面的反光，利于微观美学信息的捕捉和传递（图 4-7-9，图 4-7-10）。

漂白模式 Whitening：漂白剂主要作用于牙齿的牙釉质层，对于牙本质的漂白效果较弱。相机的漂白模式利用大光圈、小景深来表现牙齿表面的颜色变化，更清晰地记录牙齿漂白前后的对比效果。利用距离镜头较远的闪光灯拍摄减少牙齿表面的反光，更好地反映牙齿表面的真实情况。

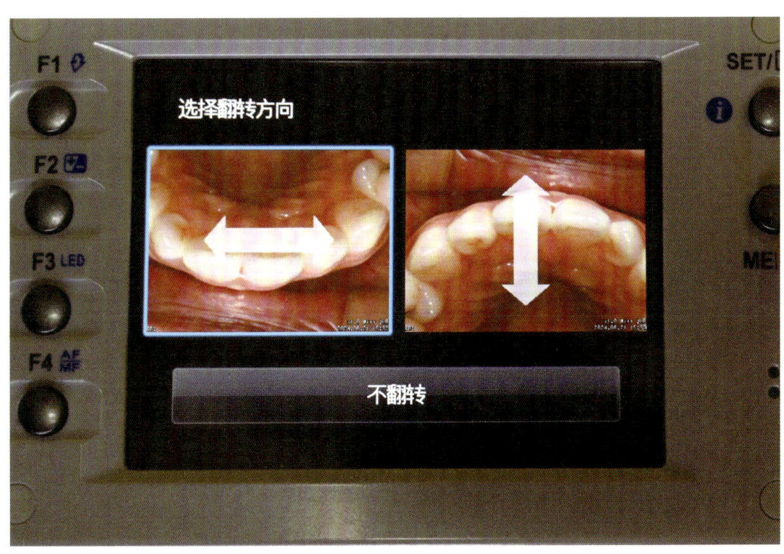


◎图 4-7-7　镜像模式下自动翻转提示

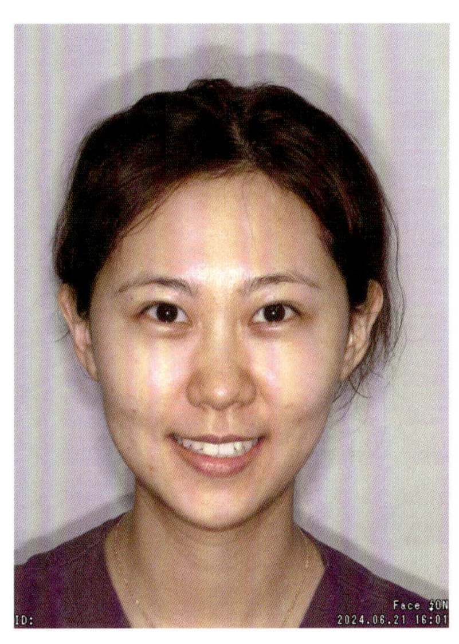


◎图 4-7-8　相对弱化阴影的面像模式

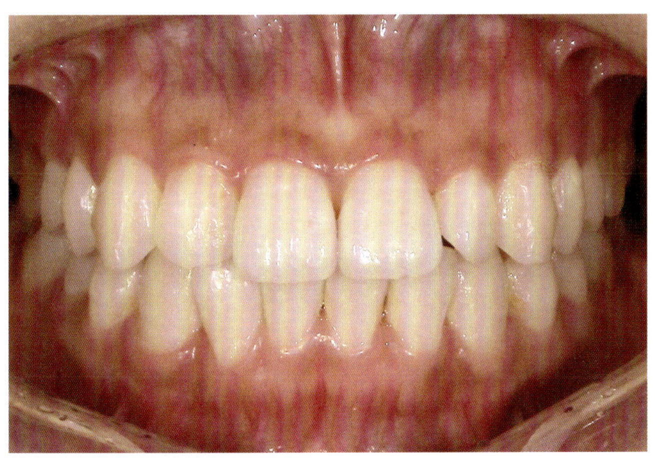

◎图 4-7-9　采用低反射模式拍摄，表面反光减少

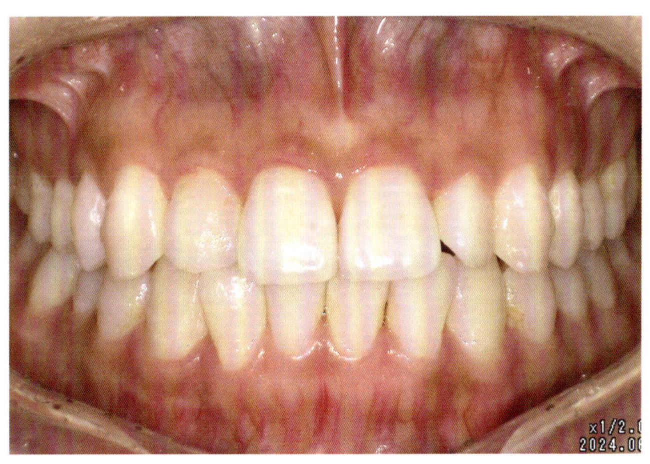

◎图 4-7-10　常规模式拍摄，表面反光较多

微距模式 Tele macro：利用专用增距镜头，实现更大放大比例的拍摄，获得更多细节的微距影像（图 4-7-11～图 4-7-14）。

色彩分离模式 Isolate shade：拍摄后自动将口唇、口腔黏膜的粉红色转换为灰色，保留牙齿颜色，减少粉红色对于牙齿颜色识别的干扰（图 4-7-15～图 4-7-18）。

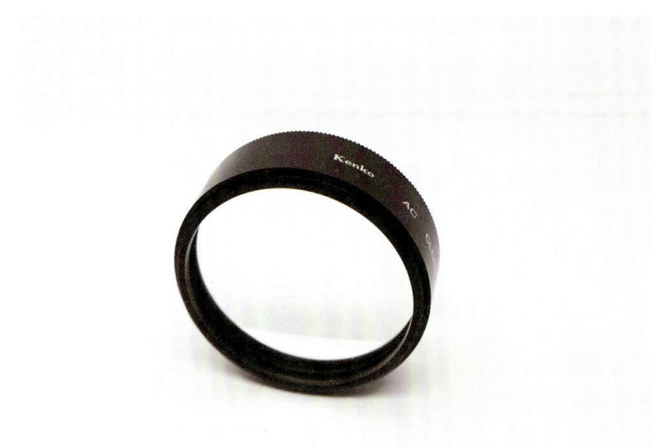


◎图 4-7-11　用于微距拍摄的增距镜

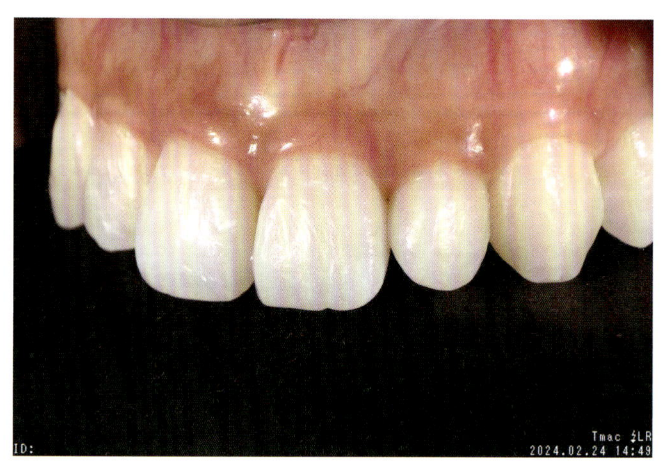


◎图 4-7-12　利用增距镜拍摄的影像

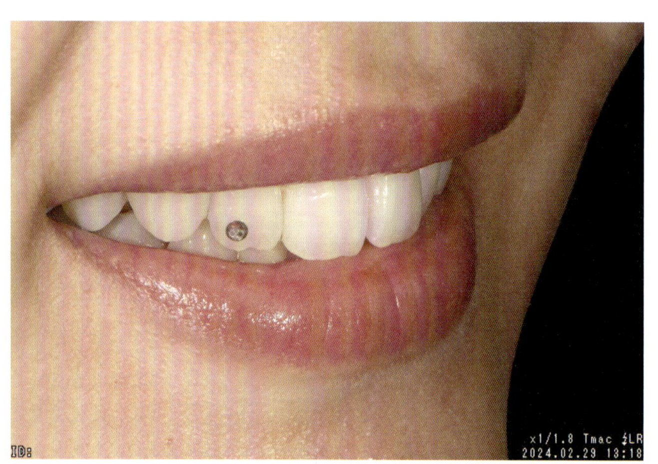


◎图 4-7-13　微距镜头下的口唇影像，更好地展现牙齿的细节

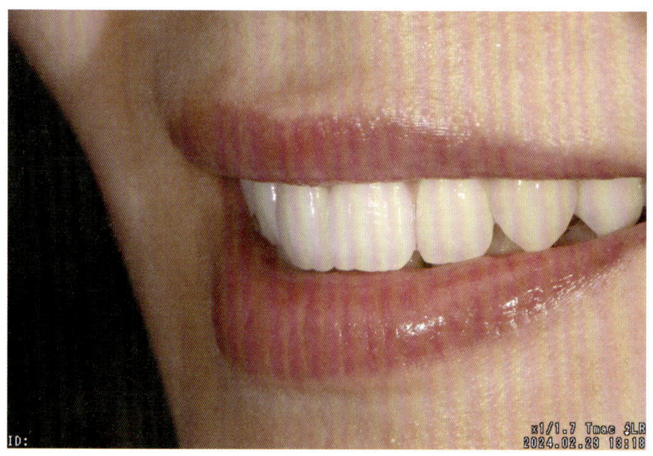


◎图 4-7-14　微距镜头下的口唇细节，可以清楚地展示牙齿的缺陷

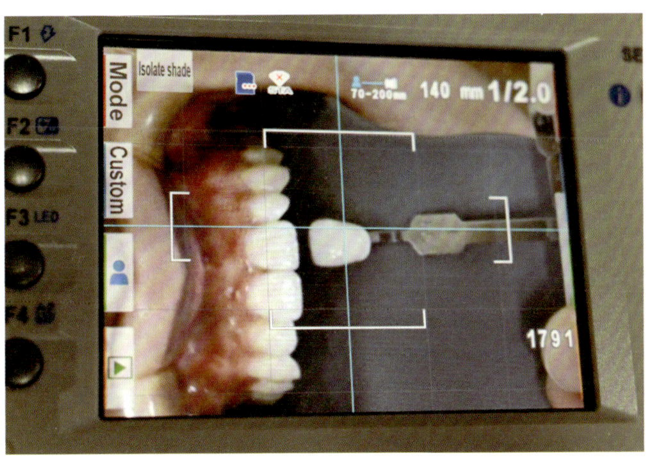


◎图 4-7-15　背景分离模式

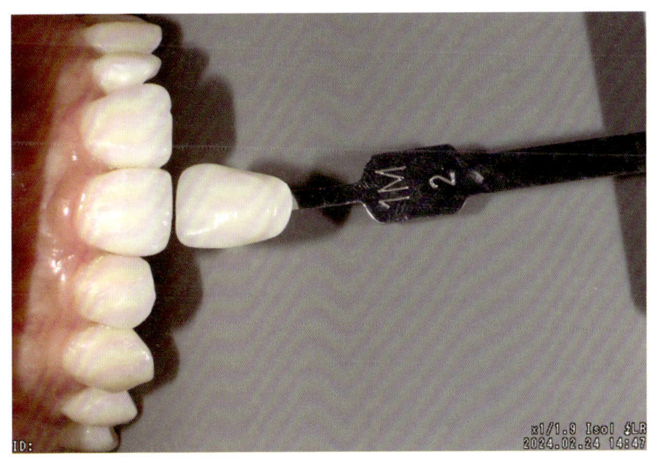


◎图 4-7-16　使用色彩分离模式拍摄的原始影像

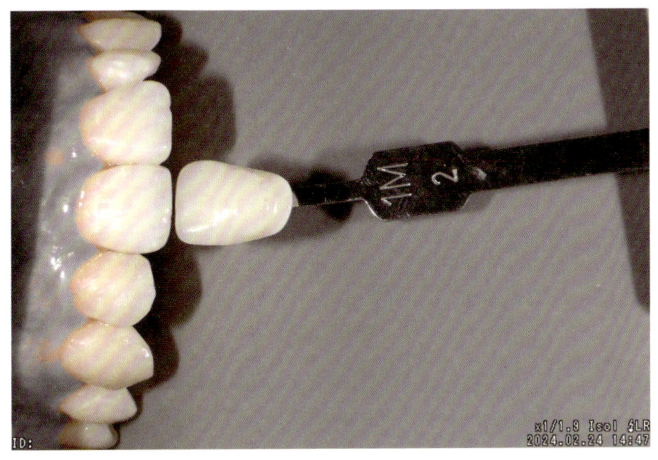


◎图 4-7-17　红色部分转化为灰色，有利于观察牙齿与比色板之间的颜色差异

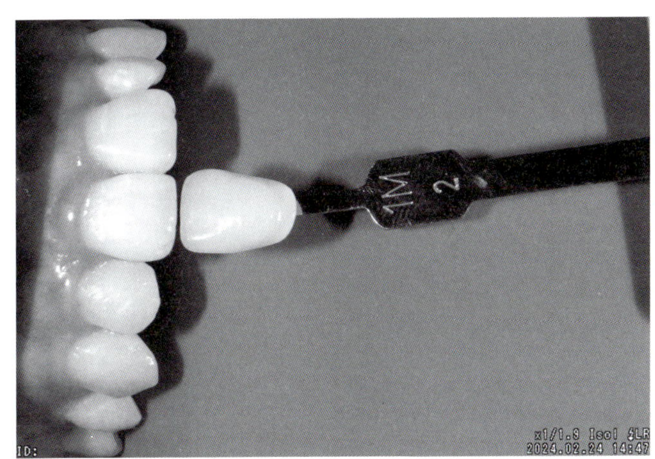


◎图 4-7-18　整体转化为灰色，更加有利观察牙齿和比色板之间的明度差异

Eyespecial C 系列相机从第四代开始配备了偏振滤镜，更好地为体现牙齿的颜色提供了便利，使得口腔专业相机的功能更加全面、专业，能多方面的满足口腔临床摄影的需求。

在使用偏振摄影模式之前，需要进行一些相机的设置。

相机操作面板右侧的 MENU 按键可以调整相机的曝光参数以满足偏振光拍摄的需求。点按 MENU 按键后，会出现调整界面，调整选项 1 中的亮度补偿为最大，调整选项 3 中的对比度为最大（图 4-7-19，图 4-7-20），调整完成后（图 4-7-21，图 4-7-22），为相机安装偏振镜片，选择标准模式完成拍摄（图 4-7-23 ~ 图 4-7-26）。偏振镜片只对相机的中间的一组闪光灯产生作用，需要使用中间一组闪光灯的标准模式进行拍摄，而低反射模式和漂白模式使用的是两侧的一组闪光灯，不能完成此次操作。需要注意的是，相机关机后设置的曝光参数会自动归回原始设置，所以每次拍摄偏振影像时都需要重新设置。

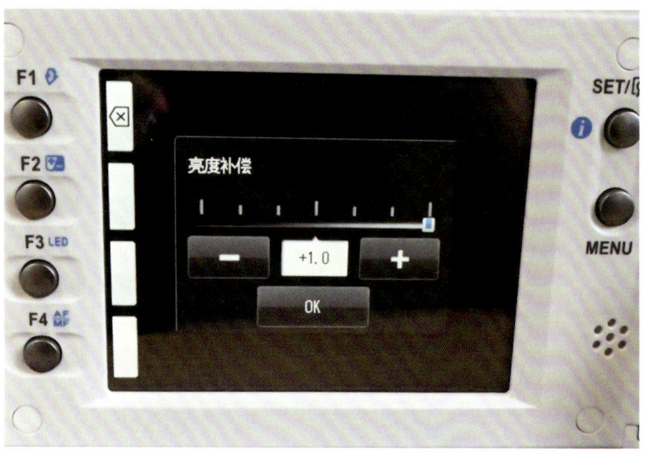

◎图 4-7-19　设置亮度补偿为最大

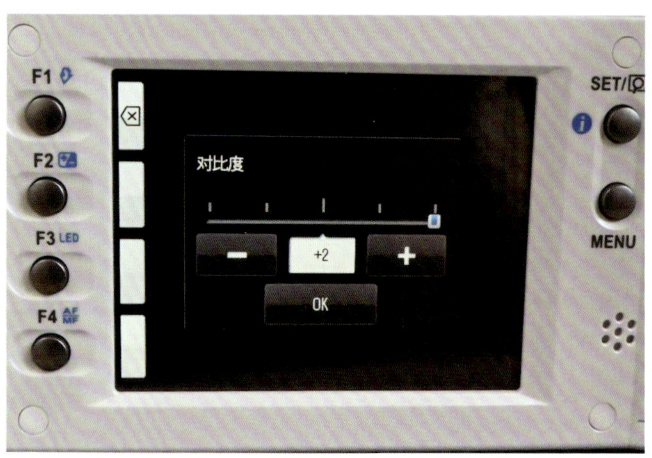

◎图 4-7-20　设置对比度为最大

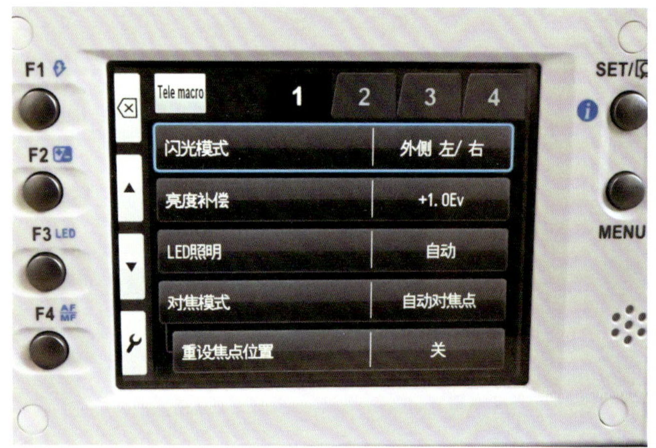

◎图 4-7-21　选项 1 中的亮度补偿设置完成

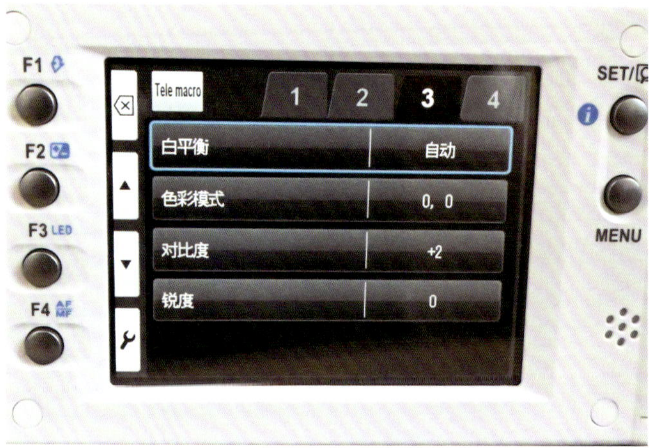

◎图 4-7-22　选项 3 中的对比度设置完成

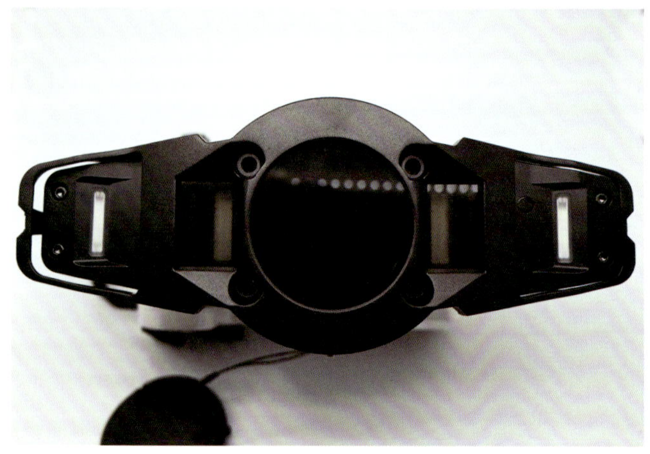
◎图 4-7-23　安装偏振镜的相机

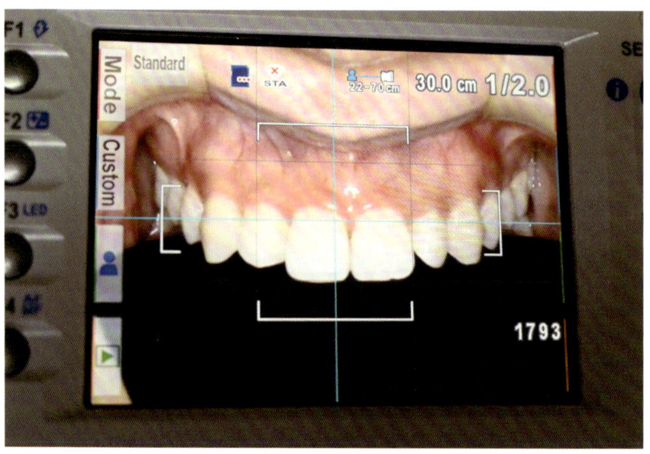

◎图 4-7-24　拍摄偏振光影像时建议选择标准模式

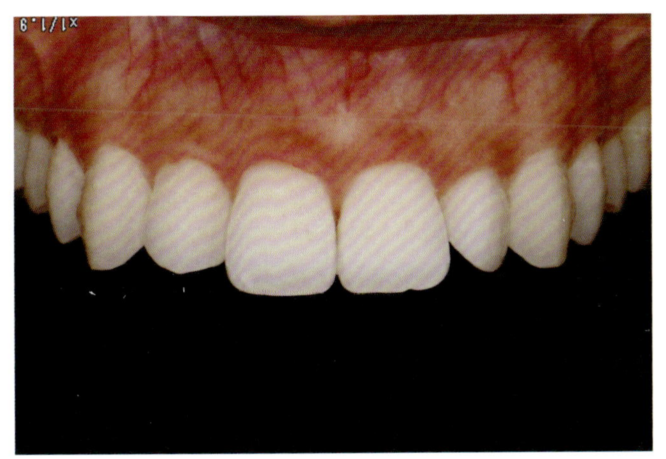

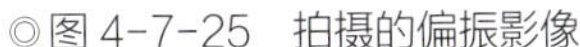
◎图 4-7-25　拍摄的偏振影像

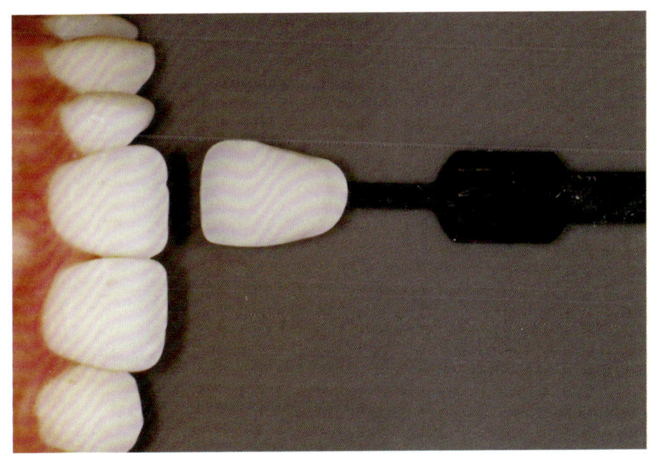

◎图 4-7-26　拍摄的偏振比色影像

口腔专用相机的拍摄理念与本书中的使用拍摄比例来控制拍摄范围这一理论是完全一致的，并且通过标准化的设计来控制曝光量，因此获得的影像是稳定的，在不同的时间拍摄的影像效果也能够保证是一致的，大大方便了临床医师的工作。

体积小、重量轻是它的另一个非常值得推荐的优点，尤其是对于女医师来讲，能使拍摄过程更加便捷。背景分离模式是单反相机所不能做到的，可以更加有效地实现牙齿的比色信息的医技交流。

（刘 峰　李 祎）

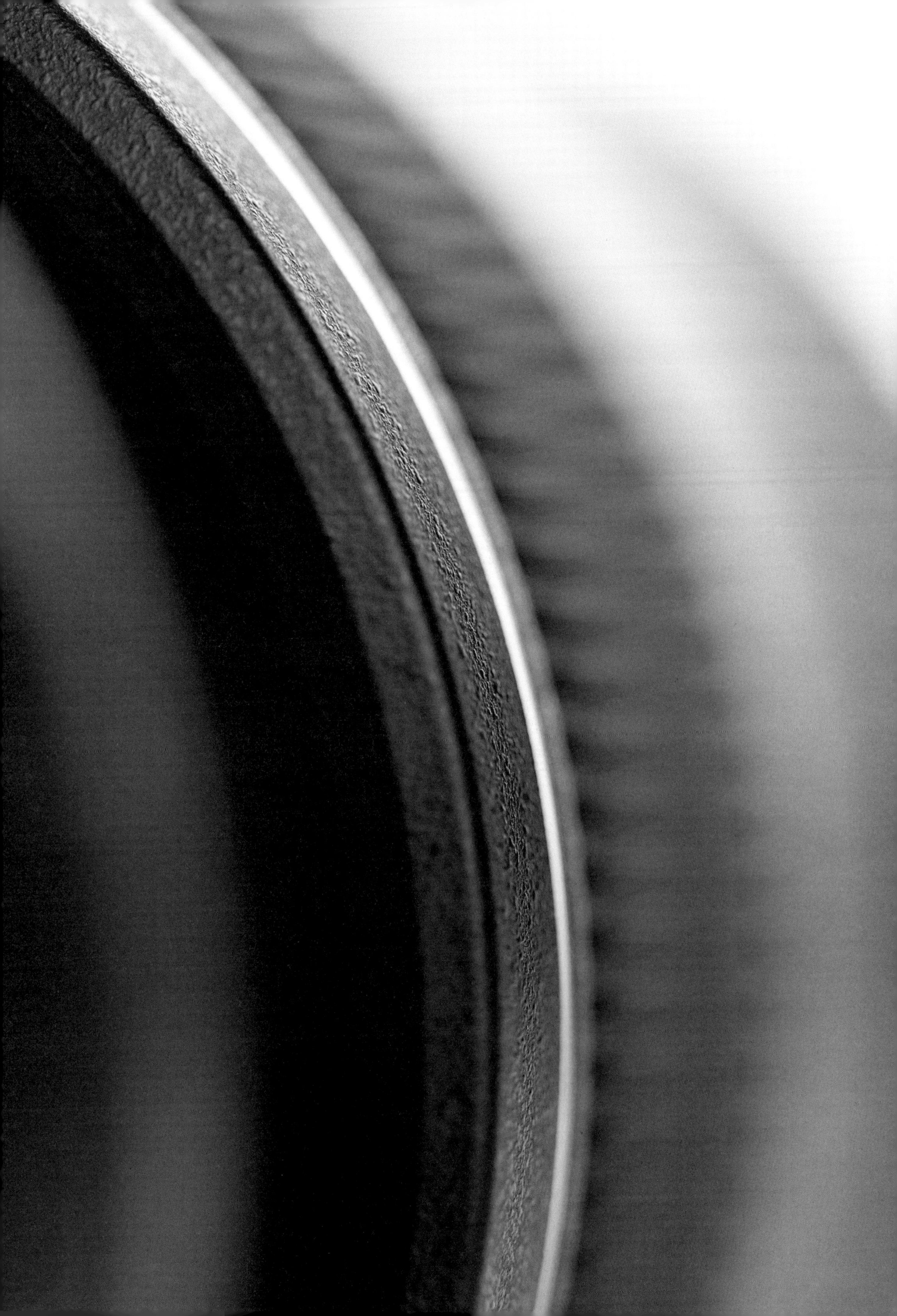

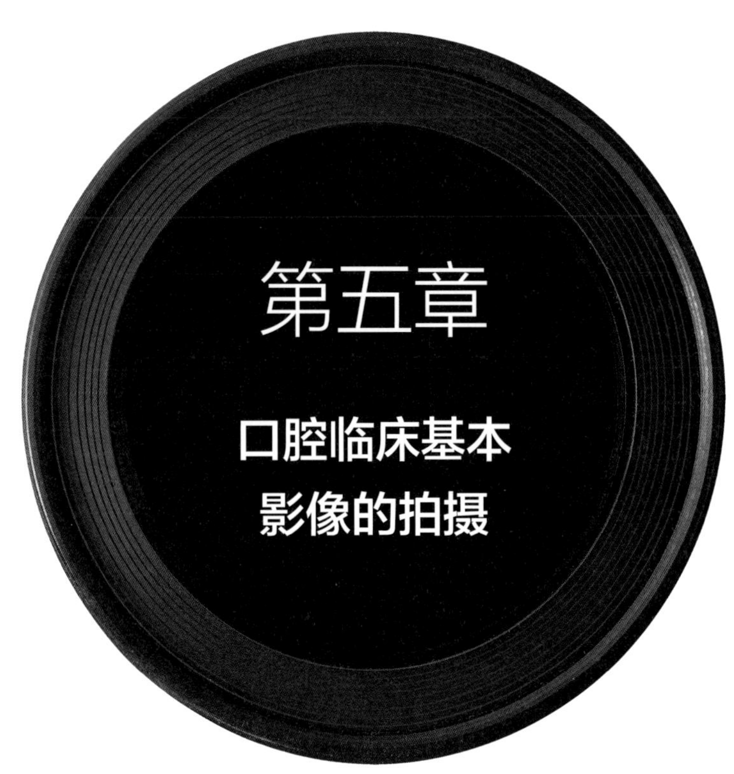

# 第五章

## 口腔临床基本影像的拍摄

口腔临床基本影像包括很多种，每种影像所能强调、重点表现的内容不同，其拍摄方法也不同。为了给初学者以指导，同时也利于学术交流，正畸专业、牙周专业都制订过本专业的临床摄影规范，美国美容牙科学会（AACD）、欧洲美容牙科学会（ESCD）、中华口腔医学会口腔美学专业委员会（CSED）等口腔美学相关学术组织也都制订过各自的口腔临床影像规范。

综合各种临床摄影规范，以及临床上经常应用到的影像，我们总结了临床常用影像，本章中将一一介绍其拍摄方法和应用意义。拍摄中首先应尽量按照规范拍摄影像；在具有一定的拍摄经验后，有时也可以根据不同的目的和需要，突破规范，拍摄能够体现自己治疗思想的影像。

有时由于条件所限，很难拍摄得到非常标准的影像，在日常临床工作中也不必过分强求，只要能够符合拍摄原则，满足临床工作的需要即可。

本章中未列举具体拍摄参数，前面章节已经讲过，不同的拍摄设备对应的拍摄参数是不同的。本书附录将给出参考的拍摄参数，实际拍摄时，可以首先以推荐的拍摄参数为参考，然后调整，总结出最适合自己设备的拍摄参数。为了给后期精确的旋转、裁切预留出制作空间，在确定自己每张影像的拍摄比例时，可以将拍摄范围确定为较规范影像略大一点点。

# 第一节
# 面部影像

面部影像是一系列影像，包含正面和侧面两类，正面影像包括自然放松、轻微笑、自然微笑、最大自然微笑影像，侧面影像包括侧面 30°、45°、60°、90°影像，另外还包括面部中线影像、面部发音影像（图 5-1-1）。

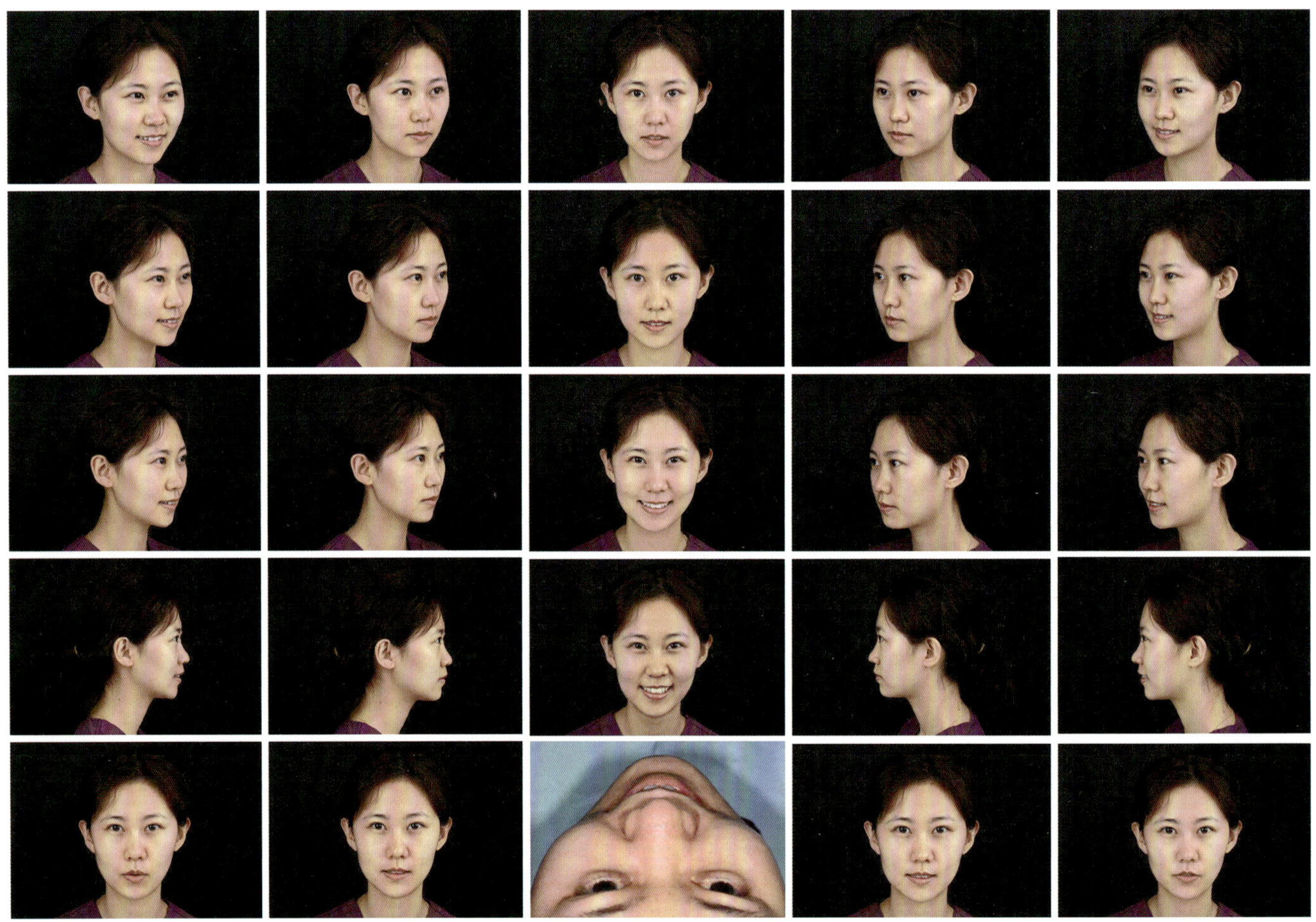

◎图 5-1-1　面部影像合集

## 一、术前美学设计标准影像

面部影像既有很明显的展示作用，又可用于评价面部的对称性、美学平面与颅颌的关系、面下1/3区域与面部整体的美学关系，有重要的指导作用。

如前文所述，拍摄面部影像最好准备一个简单的拍摄影棚，包括黑、白、灰、蓝等色的背景，两盏柔光灯、一个背景灯和一把椅子便于拍摄。为了便于拍摄者和患者相对准确地确定拍摄角度，可以在地板上粘贴角度指示条。

拍摄面部影像可以采用多种布光方式，根据不同的需要拍摄不同的影像。根据患者的肤色、发色选择不同的背景颜色及布光方法，国人发色通常为深色发色则选择灰、白、蓝等浅色背景颜色，如果患者为浅色系发色可选择深色背景。

拍摄面部影像前分析患者的面部结构特点。如果患者的面部较为立体，需要双侧布光，否则会在鼻侧出现较大的阴影；光源不要太高，如果光源位置可调整范围较小，需要在前面增加一块反光板，以防鼻子下面出现较大的阴影。在拍摄前可以选择吸油纸处理一下面部，以防面部反光过多。对于某些前额部分较为明显的患者，在布光时尽量让光源照射在头发上面，或者增加柔光效果以避免局部反光过多（图5-1-2～图5-1-5）。

拍摄时患者站立或端坐在椅子上，尽量靠近背景。患者要保持头、背、肩的直立，不要偏斜，头发应当向后梳，暴露两耳。

面部影像的拍摄要点是保证拍摄的影像无限接近于患者的正面。这个正面的姿态患者很难在自然情况下就能达到，需要医师进行一定的指导，用语言或手势调整患者的姿势，最终调整到：瞳孔连线与水平面平行，保证患者水平面的平行；不过于抬头也不要低头，眶耳平面尽量与地面平行；从正面观察两耳的暴露范围一致，确定拍摄角度在矢状面上的准确。

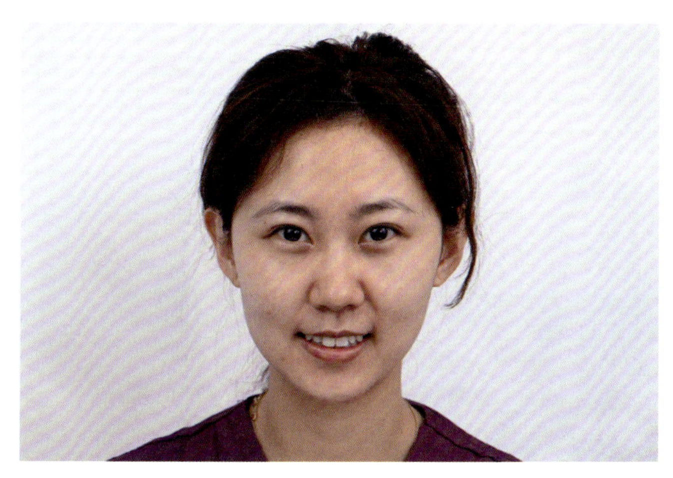

◎图5-1-2　面部阴影

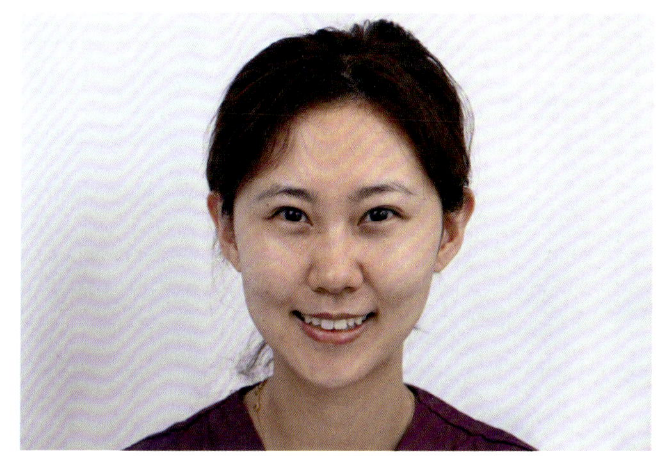

◎图5-1-3　阴影减小

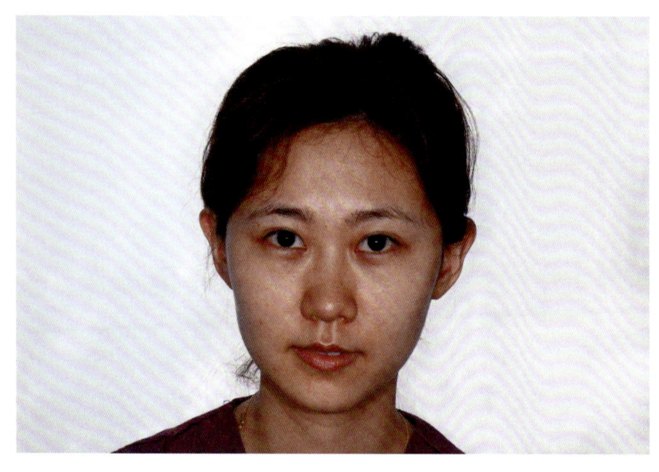

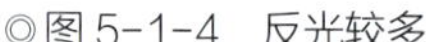
◎图 5-1-4 反光较多

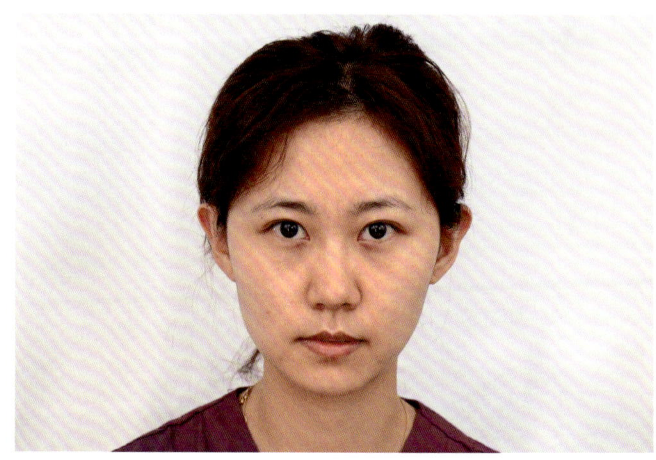

◎图 5-1-5 反光较少

### （一）正面部影像

正面部影像主要用于观察面部的对称性，以及美学平面与颅颌面的关系，这对于美学修复患者和正畸患者都有重要意义。如果面部和牙齿存在不对称，影像中应能够再现。建议采用均质的背景，可以避免混乱背景对观察的影响。

拍摄时患者站立或端坐在椅子上，不要坐在牙科椅上，避免坐姿不正。患者要保持头、背、肩的直立，不要偏斜，瞳孔连线应与水平面平行。头发向后梳，暴露两耳，以利于观察、评价面部对称性，也可以避免因发型影响对面部的观察。影像的构图包括整个面部，鼻子大约在正中间。

面部影像的拍摄要点是保证拍摄的影像无限接近于患者的正面。这个正面的姿态患者很难在自然情况下就能达到，需要医师进行一定的指导，用语言或手势调整患者的姿势，最终调整到：瞳孔连线应与水平面平行，保证患者水平面的平行；不过于抬头也不要低头，保证眶耳平面尽量与地面平行；从正面观察两耳的暴露范围一致，确定拍摄角度在矢状面上的准确。

拍摄时要保持相机的水平，以患者瞳孔连线作为校正平面，注意双耳暴露一致，以免造成面部不对称的假象；也不要有意依靠相机去补偿患者本身存在的面部不对称或牙齿倾斜等问题，以免将存在的问题掩盖。

可以拍摄自然放松、轻微笑、较大微笑、最大自然微笑等多种影像，捕捉不同状态下患者的美学信息，为美学分析与设计积累素材。拍摄最大自然微笑影像时需要同患者建立良好的沟通，捕捉患者瞬间的表情变化拍摄影像（图 5-1-6～图 5-1-9）。

正面影像还需拍摄面部发音影像，嘱患者发“么”“衣”音；侧面影像还需要拍摄患者发“夫”“丝”音，捕捉发音时瞬间拍摄（图 5-1-10～图 5-1-13）。

如果有条件，应用小型摄影棚拍摄这些影像可以获得更好的效果。

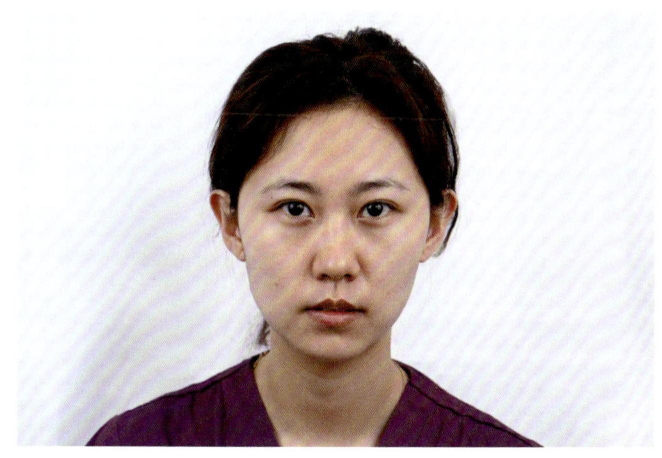

◎图 5-1-6　自然放松正面部影像

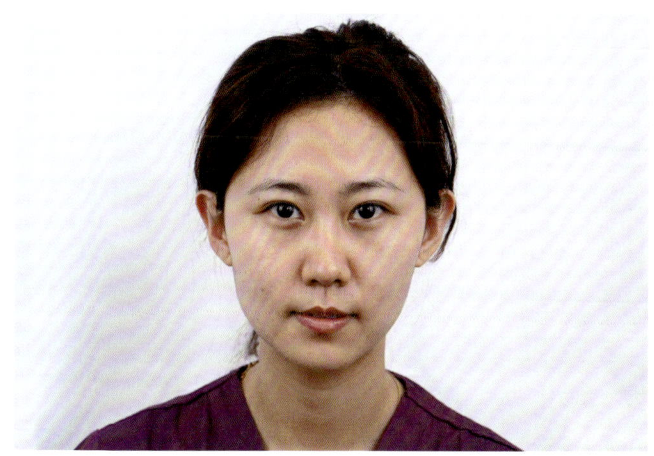

◎图 5-1-7　轻微笑正面部影像

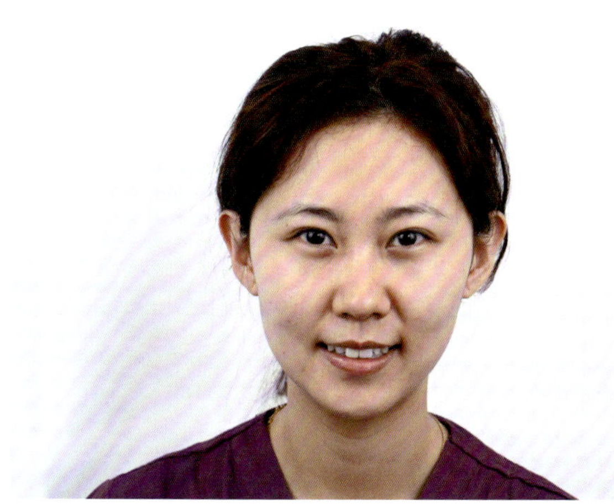

◎图 5-1-8　自然微笑正面部影像

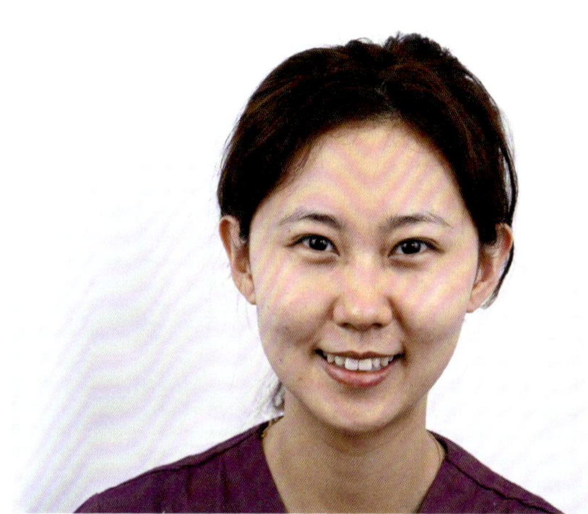

◎图 5-1-9　最大自然微笑正面部影像

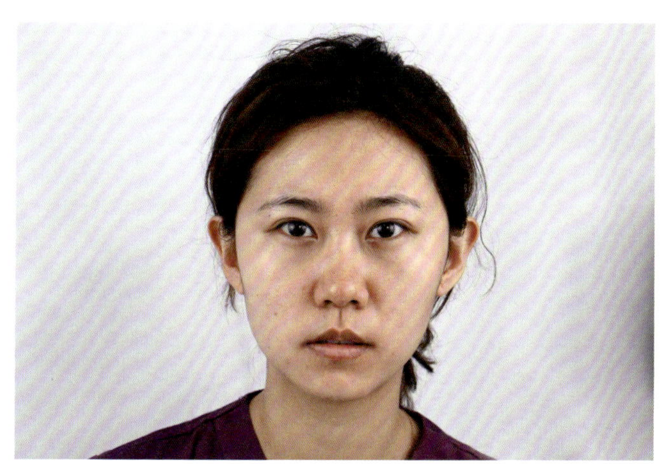

◎图 5-1-10　面部发音影像“么”音

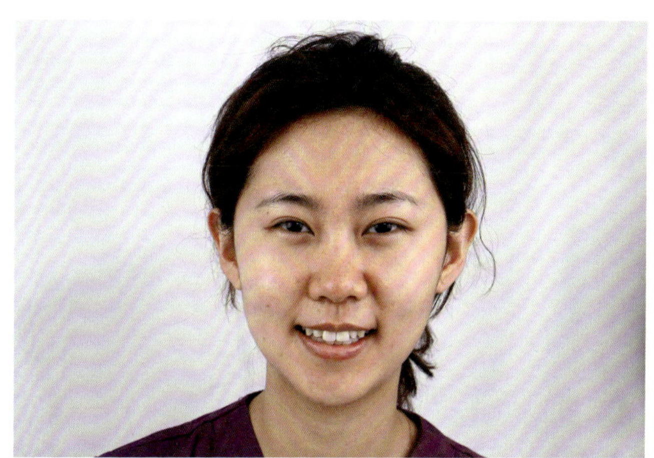

◎图 5-1-11　面部发音影像“衣”音

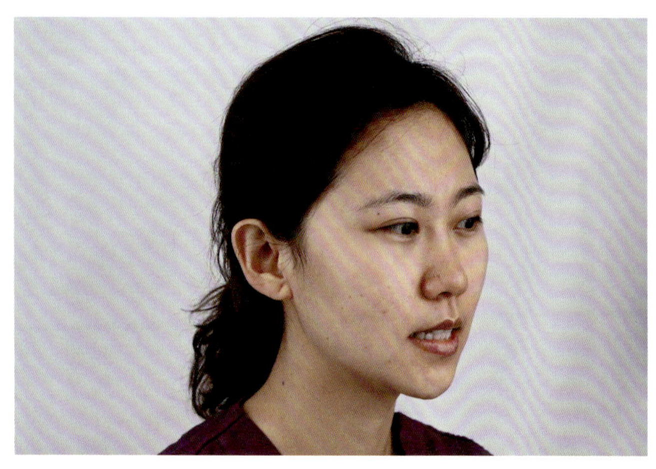

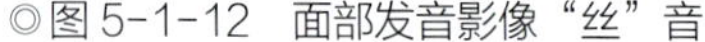

◎图 5-1-12　面部发音影像“丝”音

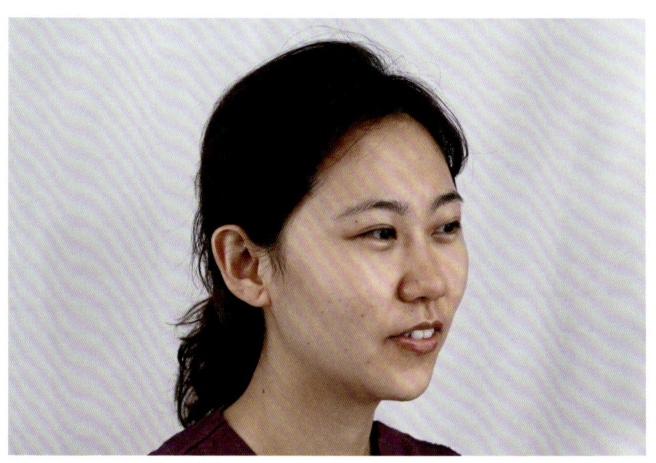

◎图 5-1-13　面部发音影像“夫”音

### （二）侧面部影像

侧面部影像也是美学修复和正畸治疗相关的重要影像。根据此影像可以评价颅颌面的发育情况、软组织轮廓，90° 侧面像是观察、分析侧面型的最重要依据，对比两侧照片时还可以发现面部的不对称。

侧面部可以拍摄双侧 30°、45°、60°、90° 等多个角度，其中 45° 和 90° 两个角度最重要。拍摄完成一侧的侧面部影像后，保持住患者与相机的相对位置，患者向后转，接着拍摄另一侧的侧面部影像。可以将双侧的侧面部影像进行对比分析。

拍摄时患者同样站立或端坐在椅子上，保持头、背、肩的直立，不要偏斜；头发应当向后梳，暴露耳朵；同样可以拍摄自然放松和微笑的不同状态（图 5-1-14～图 5-1-29）。

拍摄者位置与拍摄正面影像位置相同。以眶耳平面为水平线，侧面影像需要暴露出一侧全部的耳朵；30°、45°、60° 影像中以眶下区为影像中心，90° 影像以颞下颌关节位置为影像中心；包括全部的头部及颈部的一部分，不包括肩部。

拍摄条件与正面部肖像基本相同。

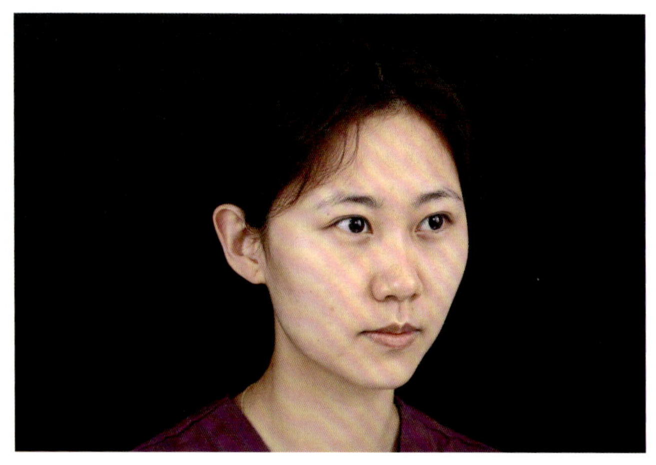

◎图 5-1-14　右侧面 30° 自然放松影像

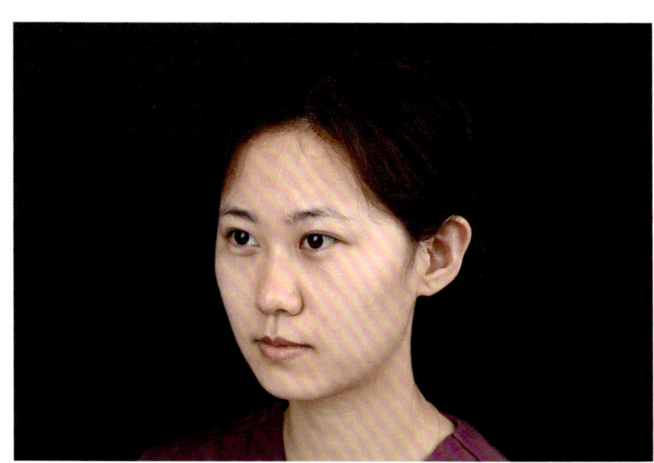

◎图 5-1-15　左侧面 30° 自然放松影像

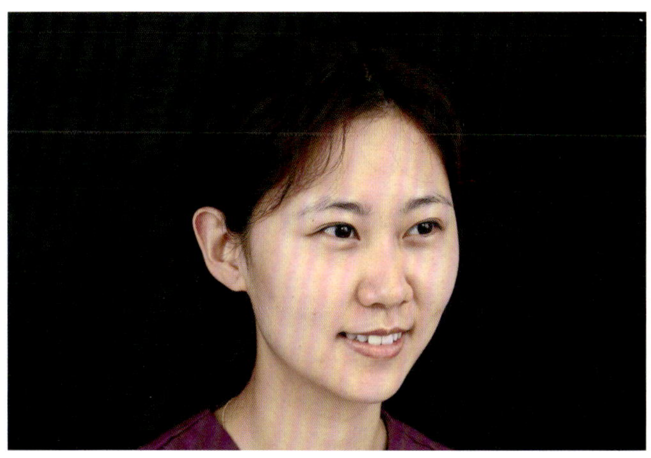

◎图 5-1-16　右侧面 30° 自然微笑影像

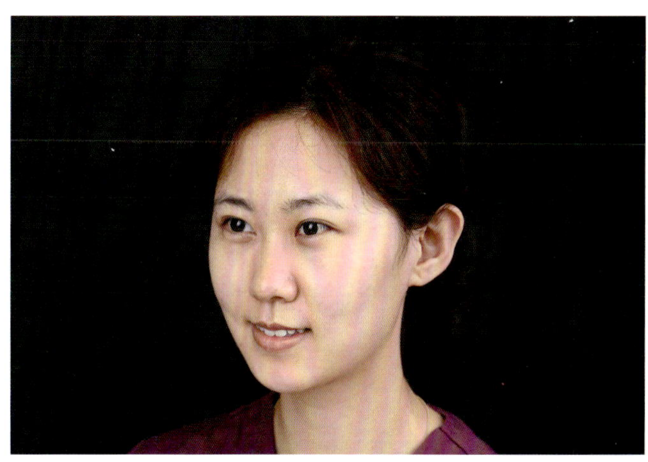

◎图 5-1-17　左侧面 30° 自然微笑影像

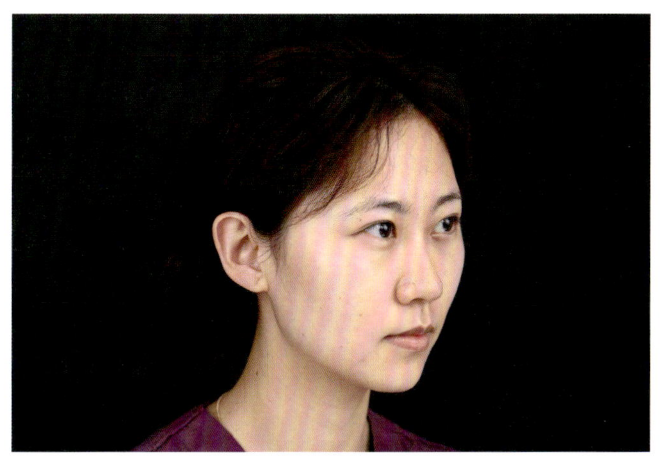

◎图 5-1-18　右侧面 45° 自然放松影像

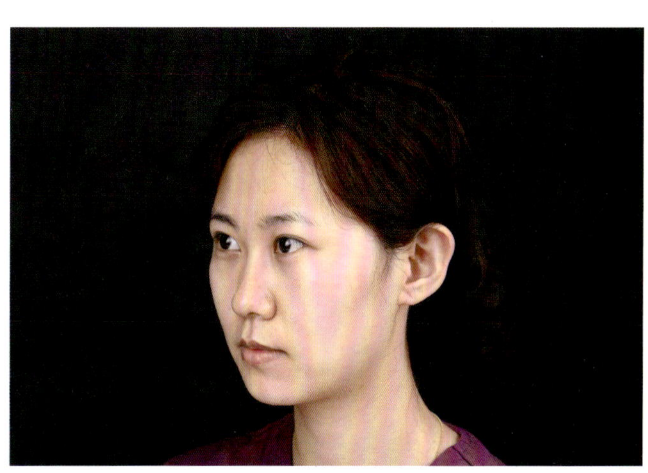

◎图 5-1-19　左侧面 45° 自然放松影像

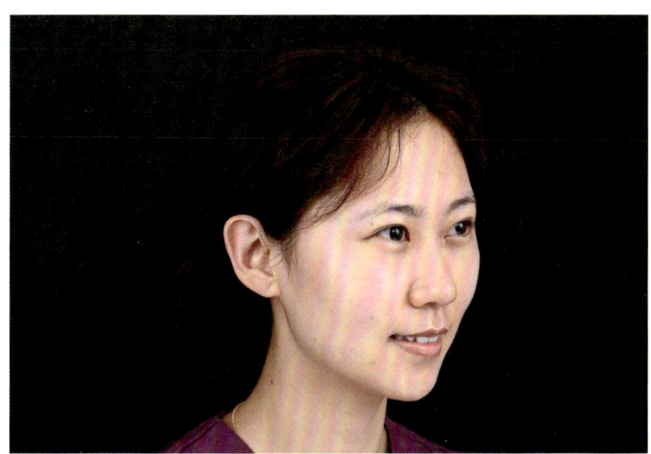

◎图 5-1-20　右侧面 45° 自然微笑影像

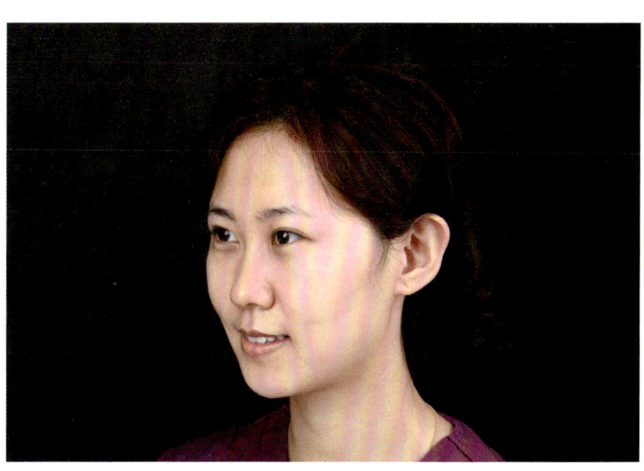

◎图 5-1-21　左侧面 45° 自然微笑影像

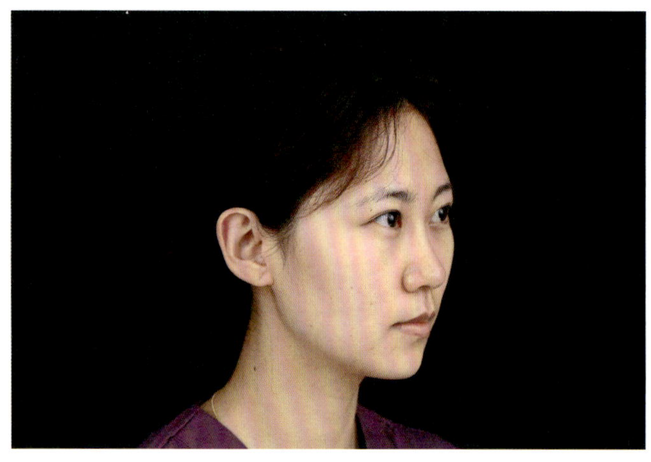

◎图 5-1-22　右侧面 60° 自然放松影像

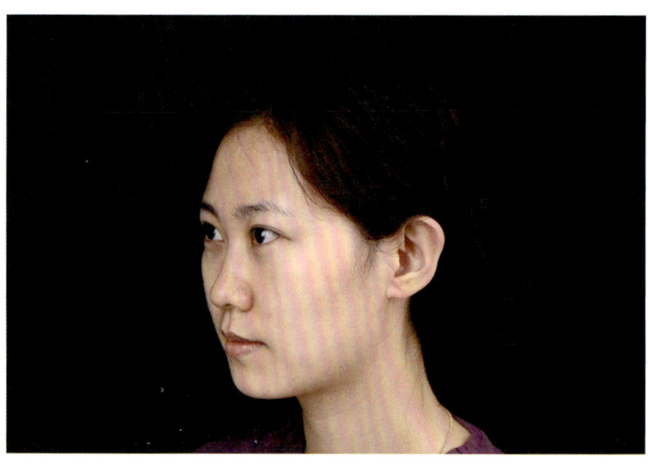

◎图 5-1-23　左侧面 60° 自然放松影像

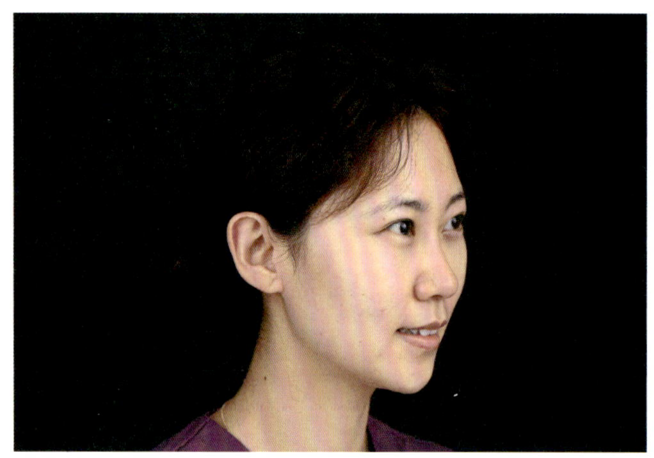

◎图 5-1-24　右侧面 60° 自然微笑影像

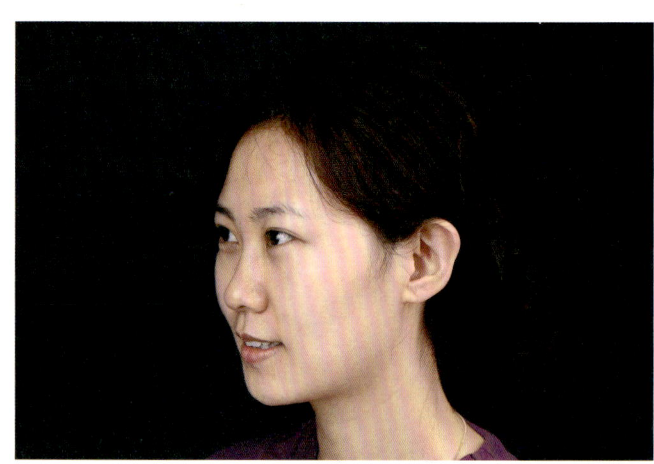

◎图 5-1-25　左侧面 60° 自然微笑影像

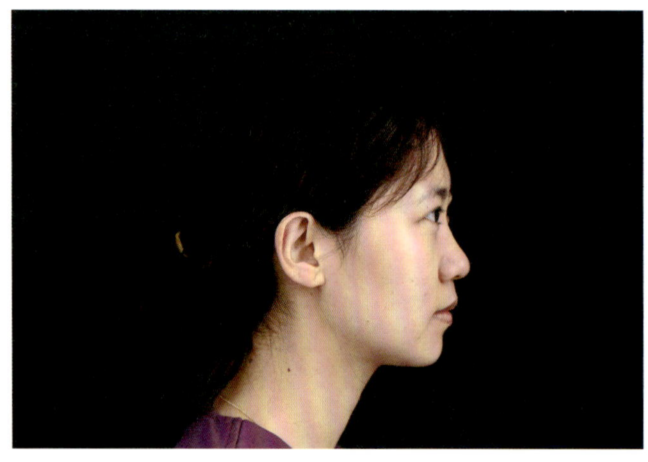

◎图 5-1-26　右侧面 90° 自然放松影像

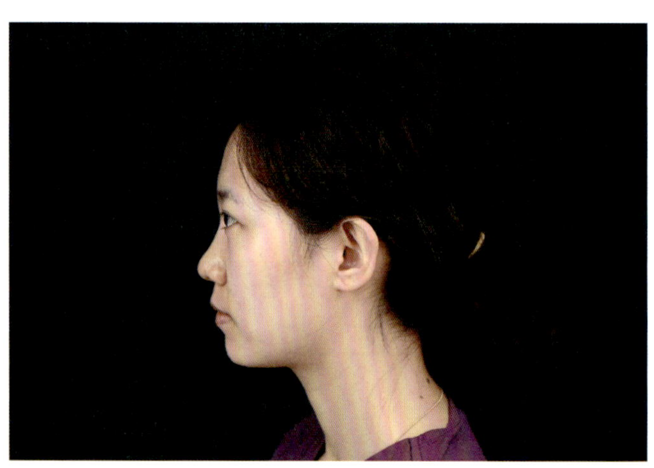

◎图 5-1-27　左侧面 90° 自然放松影像

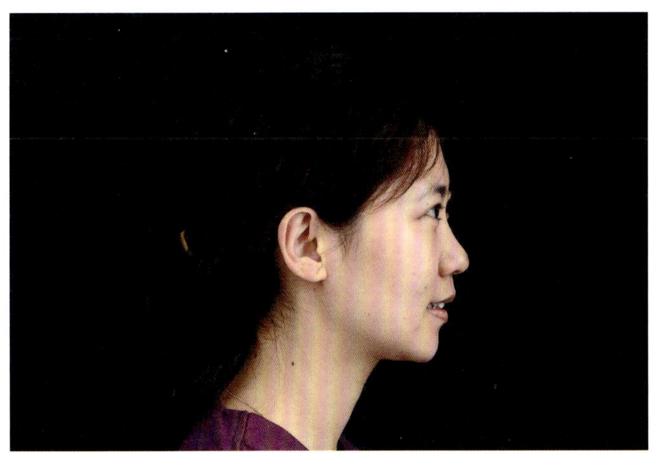

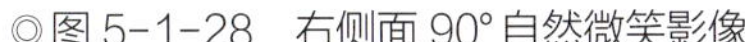

◎图 5-1-28　右侧面 90° 自然微笑影像

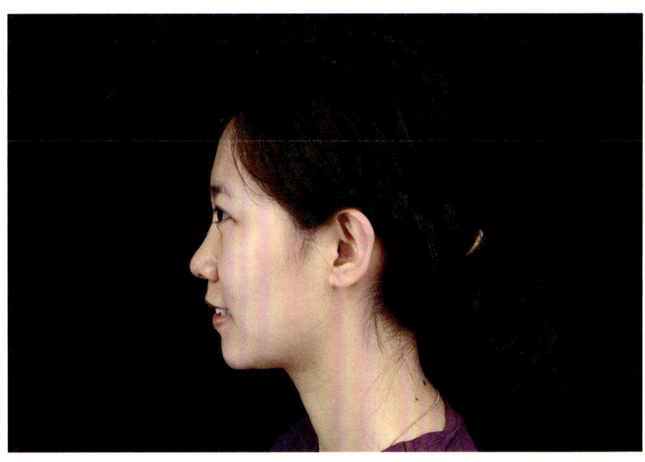

◎图 5-1-29　左侧面 90° 自然微笑影像

### （三）面部中线影像

面部中线影像最初用于观察患者的面部中线与殆平面之间的关系、面部中线与牙齿中线的关系。但是由于中线关系存在许多复杂性，很多时候判断中线还需要结合其他角度影像共同确定。

这张影像还能观察患者前牙的唇侧凸度、上颌前牙与下唇干湿线之间的位置关系、评估水平线与前牙切端连线之间的关系等，这些在口腔美学分析中具有比较重要的作用，很多口腔美学医师都会拍摄这张影像（图 5-1-30）。

拍摄时患者最好穿着有领子、深色的衣服，用来遮挡颈部的皮肤组织，也可以在患者颈部放置黑色、蓝色的背景布，用于区分颈部和颏部组织。拍摄时嘱患者略微抬头，眼睛看向相机的镜头，并保持微笑，露出上颌前牙。

拍摄时患者平躺于牙椅上，拍摄者位于患者头后方拍摄，确保患者面部中线与相机中线一致，拍摄前在相机视窗中应能看见患者瞳孔的反光。拍摄的范围比面像小，包括额头至颏部的范围。

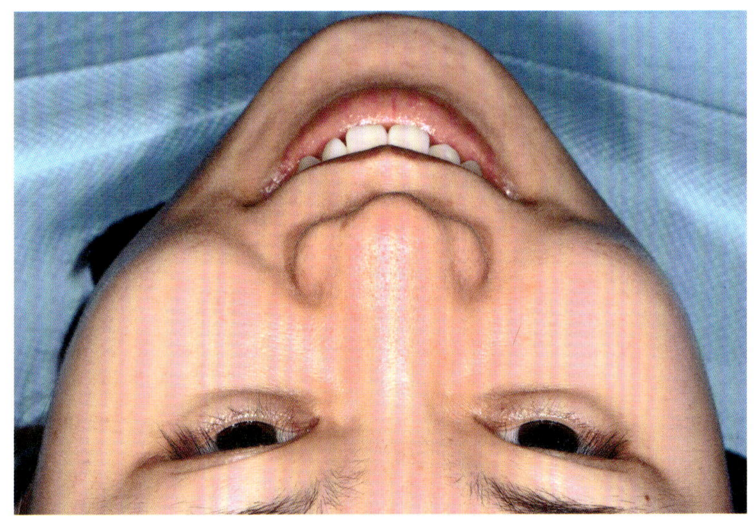

◎图 5-1-30　面部中线影像

## 二、术后美姿影像

术后影像包含同术前影像的标准的一系列影像，还可以在术后为患者拍摄一些个性化的、展现术后修复效果的影像。这组影像可以仍然采用术前影像的单色背景，也可以采用一些更有艺术感的背景。根据患者的特点设计不同的美姿，以患者的微笑为主要表现内容（图5-1-31，图5-1-32）。

将术后美姿影像与术前肖像进行对比，可以更加清晰地看到口腔美学治疗的效果。把这些照片送给患者，是一个非常好的纪念礼物，可以使患者再一次深深体会到治疗给自己带来的有益变化；患者可能会非常愿意把这些照片和自己的亲朋好友共同分享，这无形中又会给医师做很好的宣传，帮助医师进行市场的扩展。

拍摄者应当经常学习人像摄影的知识，经常观看一些高质量的肖像照片，用心思考，提高自己对美的把握，通过拍摄将患者最美的一面展现出来。出色的摄影效果会再一次提升自己在患者心目中的专业形象。

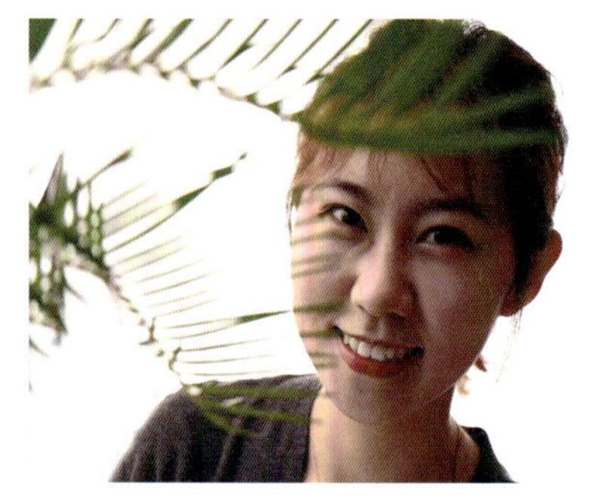
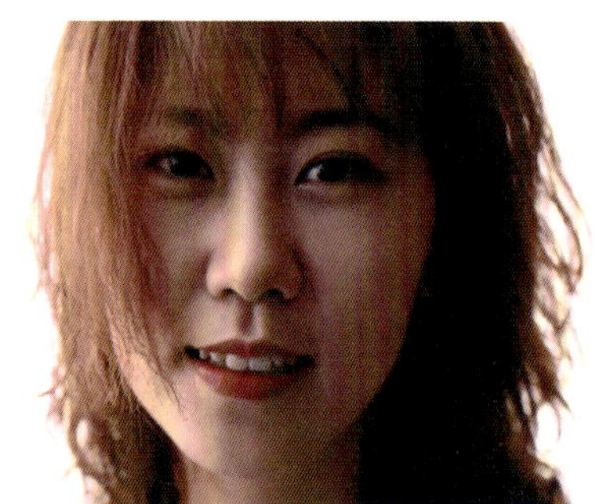
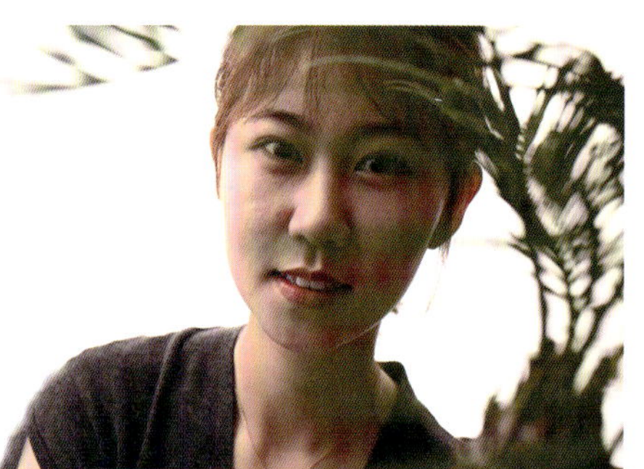
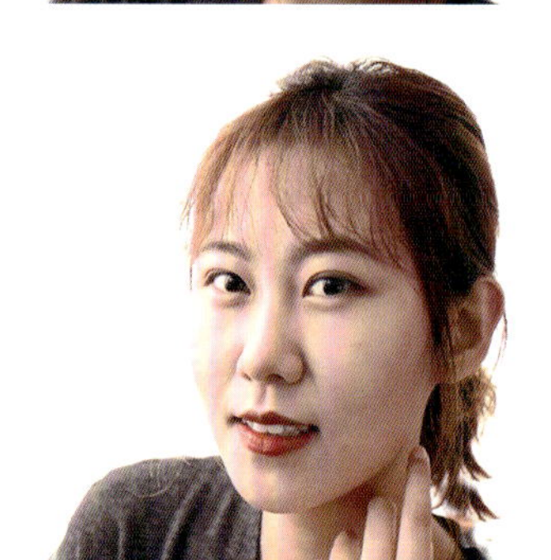
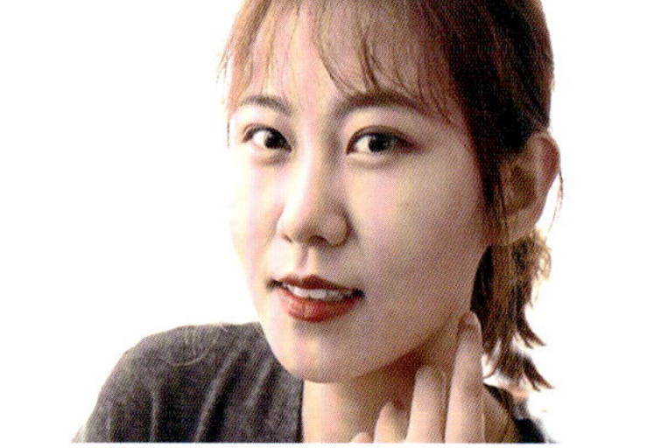
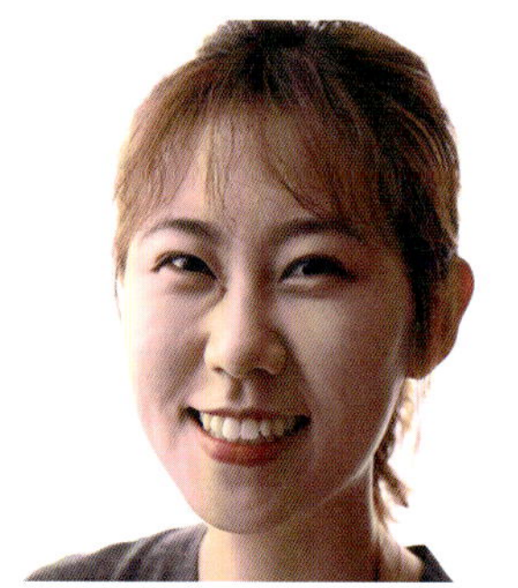
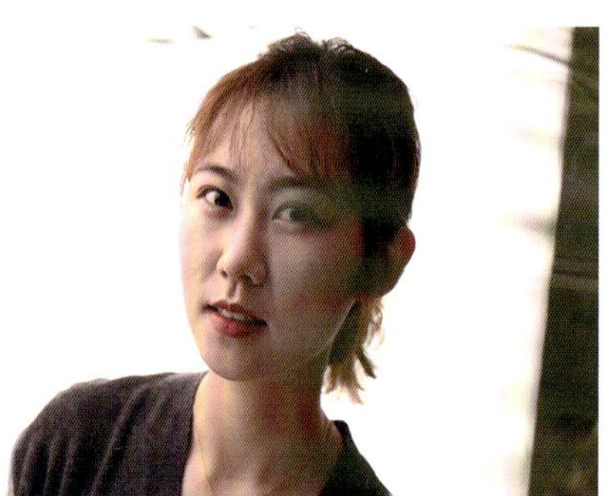

◎图5-1-31　术后美姿

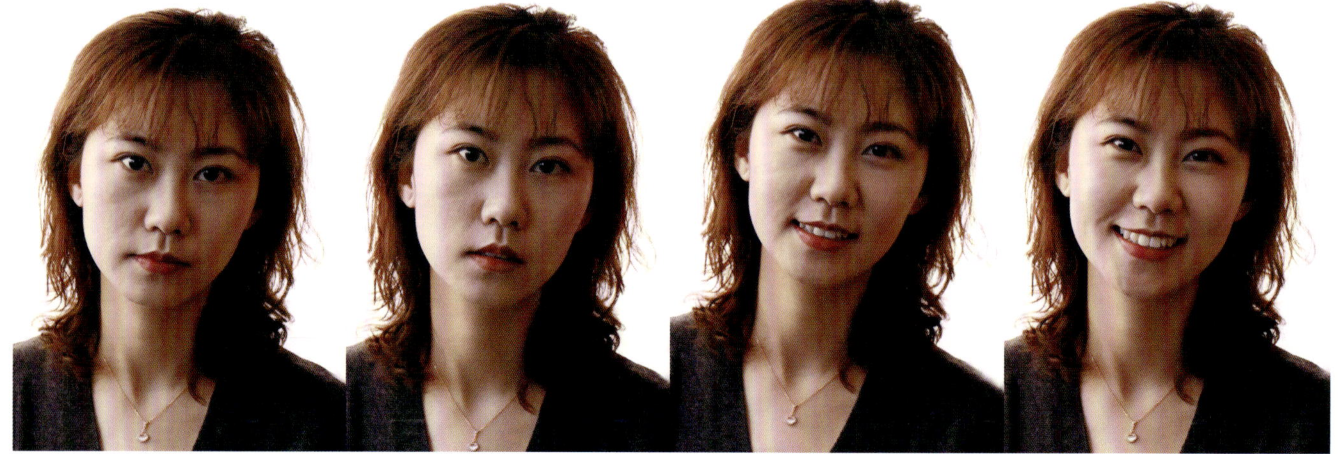

◎图5-1-32　术后美姿

# 第二节
# 唇齿影像

唇齿影像用来展示和评价面下 1/3 区域、口唇组织与上下颌前牙的关系。通过口唇休息位、口唇微笑位正面和 45° 侧面影像，反映口唇组织的对称性、口裂的大小、上颌前牙的暴露量、上颌前牙切缘曲线与下唇的关系等情况；通过干湿线影像、口唇部发音影像能进一步评价中切牙的长度、唇舌侧位置等前牙的三维位置，为术前设计、术后评估提供重要的保障。

拍摄唇齿影像时，患者的口唇部不要涂抹口红、唇油等化妆品，如果有口红等，要事先擦去，保持口唇的自然干燥状态，以准确反映患者干湿线与前牙之间的关系。

拍摄时患者可以保持拍摄面部影像时的姿态，也可以坐在牙椅上。拍摄者调整好相机的拍摄参数后，移动至距离拍摄者较近的位置，一般位于患者前方或侧方大约 45cm 的位置拍摄（面部影像在 1.5～2 米）。

拍摄本组影像可以不使用背景，背景中只要没有颜色过浅的物体，由于景深和闪光灯位置的原因，即使被摄对象未充满整个构图，也可以自然形成黑灰色背景的效果（图 5-2-1）。

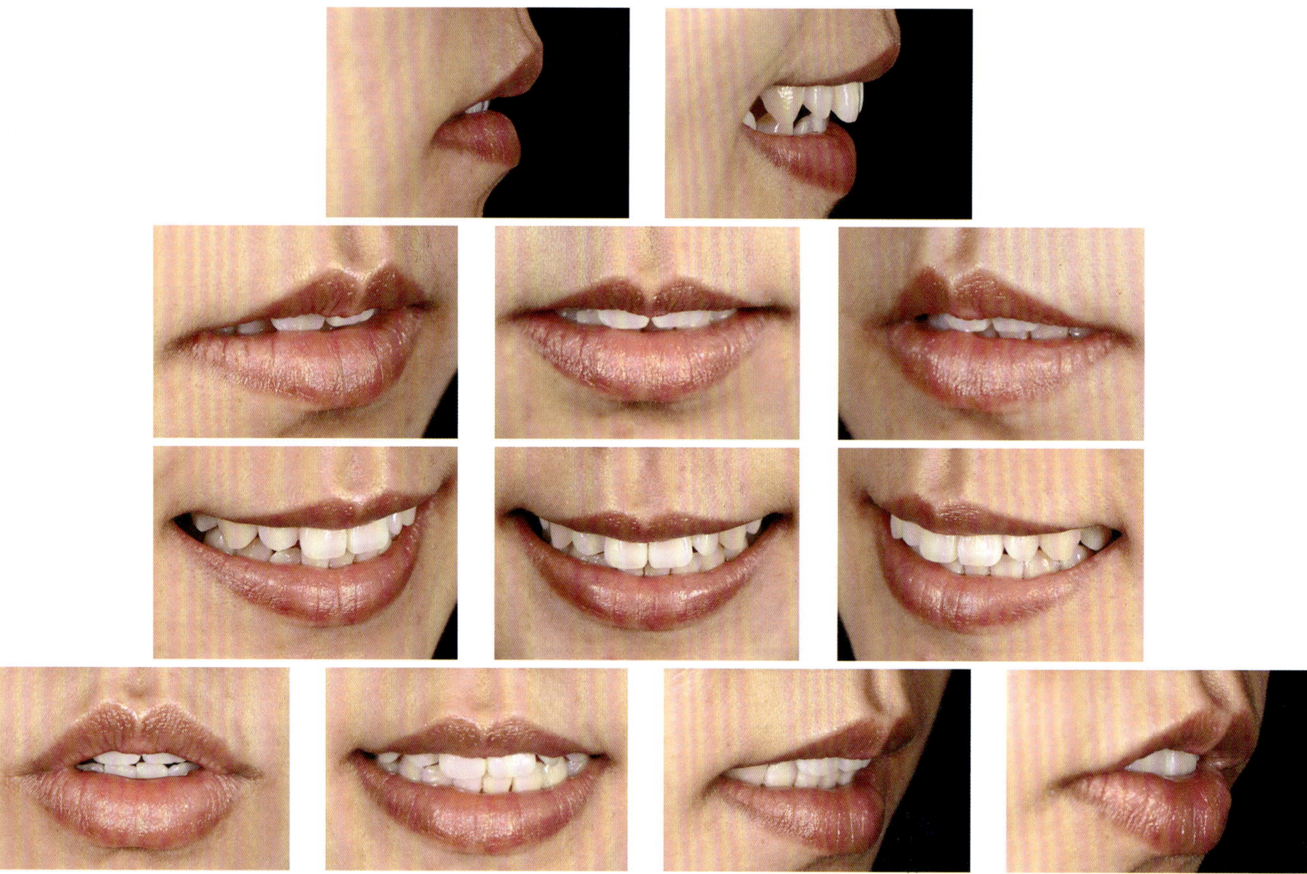

◎图 5-2-1　唇齿影像合集

## 一、口唇休息位影像

口唇休息位影像反映了口唇的自然状态，包括正面和 45° 侧面影像。这些影像是唇齿分析的起点，具有重要意义。通过本影像可以观察唇形、前牙对唇的支持情况以及上颌前牙和下唇干湿线之间的关系等美学因素，为美学设计提供依据。CSED 口腔美学临床影像规范中包含了正面口唇休息位影像。

拍摄正面影像时患者站立或端坐体位，也可以坐在牙椅上，拍摄者在患者的正前方拍摄。嘱患者上颌及口唇自然放松，口周肌肉应当没有紧张的感觉。一部分患者在医师的引导下就可以做出自然放松的状态，可以直接进行拍摄；为了使紧张的患者的口唇达到放松，可以让患者轻轻发出长长的“么”音，模拟出自然放松时的状态；如果通过上面两种方式仍不能达到自然的放松状态，还可以通过舔上唇后迅速回缩的方式，在患者回到正常位置的一瞬间，较为接近口唇休息位时，掌握这一瞬间进行拍摄。构图以上颌中切牙或上颌中切牙相应区域为中心对焦，两侧口角连线应当基本平分照片；鼻子和下颌不要在构图以内，但人中要能见到。

拍摄 45° 口唇休息位影像时，拍摄者移动拍摄位置，位于患者侧前方，或者嘱患者左右转头，但要注意避免水平面偏斜。为了真实反映患者自然状态时口唇组织的偏斜情况，需要以瞳孔连线作为水平线校正相机。有些人在这个位置上前牙会暴露 1～5mm，也有一些人不暴露上颌前牙（图 5-2-2～图 5-2-5）。

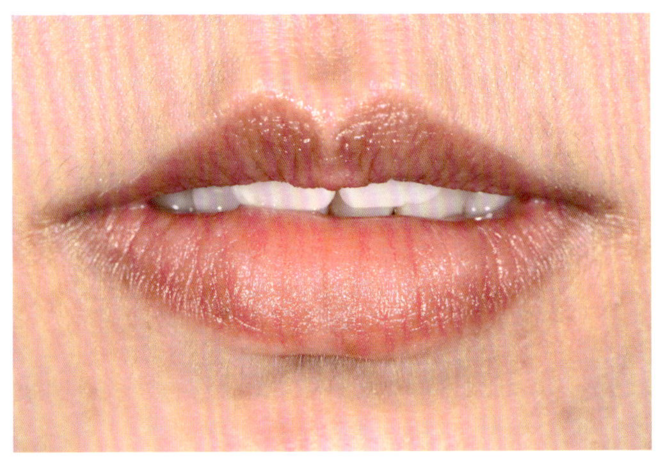

◎图 5-2-2　使用单反相机 + 双头闪光灯拍摄的正面口唇休息位影像

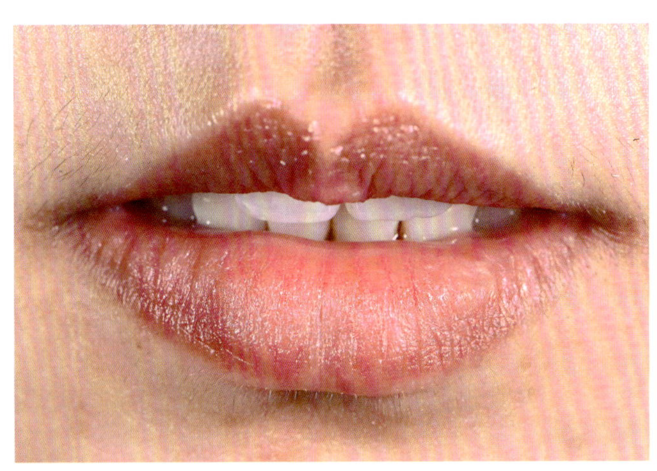

◎图 5-2-3　使用微单相机 + 双头闪光灯 + 反光铲拍摄的正面口唇休息位影像

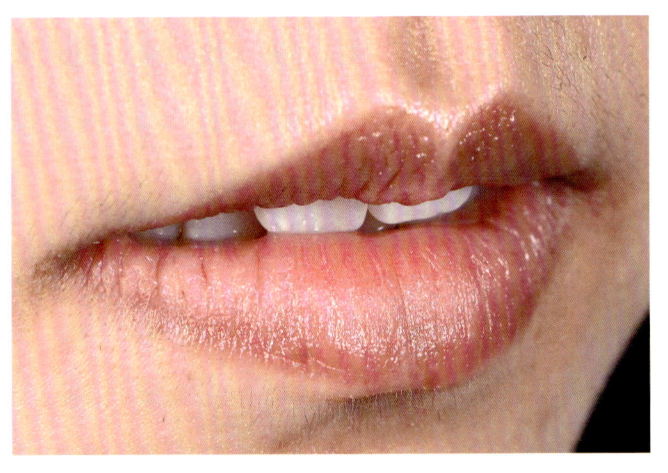

◎图 5-2-4　右侧 45° 休息位侧面影像

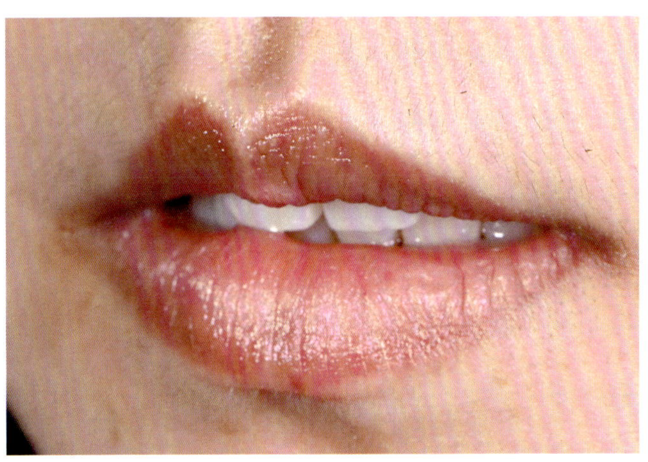

◎图 5-2-5　左侧 45° 休息位侧面影像

该影像可以帮助医师和技师评估中切牙在休息位时暴露的长度，有助于对中切牙长度的设计，还可以帮助医师和技师判断患者的正常垂直距离。其临床意义如下。

1. 对于需要抬高咬合的病例，在设计过程中需要注意勿使修复体占据整个休息位间隙，需要保证修复后发“么”音时仍有 2～4mm 间距，在修复后需要再次进行检查。

2. 发“么”音时，中切牙暴露长度在 1～5mm 范围内，因年龄、性别而存在差异。青年女性可达到 3.5mm 左右，男性为 2mm 左右，年龄增大后暴露长度随上唇松弛而减少。

3．如需加长或缩短前牙切 1/3，需考虑个人需求、临床其他因素，增加或缩短的量可通过发“么”音时的影像来分析设计。

## 二、口唇最大自然微笑影像

口唇微笑影像同样包括正面微笑影像和 45° 侧面微笑影像，根据微笑程度可分为轻微笑、自然微笑、最大自然微笑等，用以反映微笑情况下的口唇与牙齿之间的关系，是口腔美学治疗中评价治疗前问题和治疗后效果的重要影像。

AACD、ESCD、CSED 等多个口腔美学相关学术组织设定的影像规范中均包含了这一组影像。正面部微笑影像（图 5-2-6～图 5-2-9）可以观察患者微笑时暴露的牙齿数量和牙龈情况（主要是上颌前牙和牙龈的情况，下颌前牙有时看不到），还可以观察下唇曲线和上颌切缘曲线间的关系；与口唇静止位相比较，还可以看到口唇的运动范围。

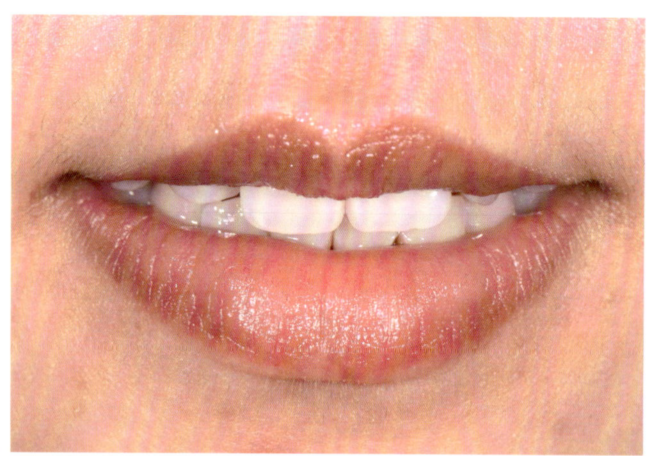

◎图 5-2-6　轻微笑

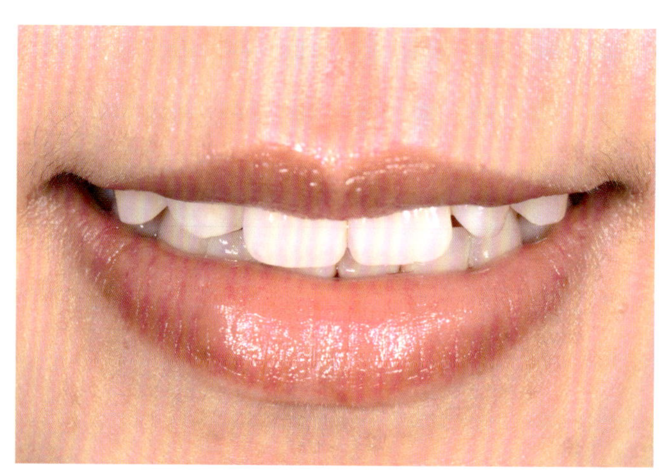

◎图 5-2-7　自然微笑

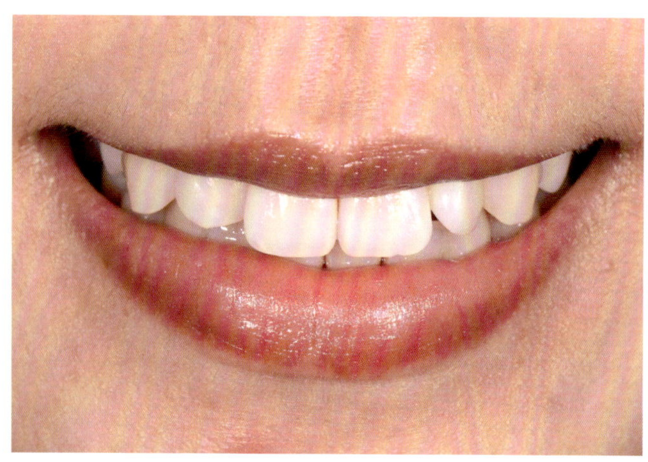

◎图 5-2-8　发“衣”音模拟自然微笑

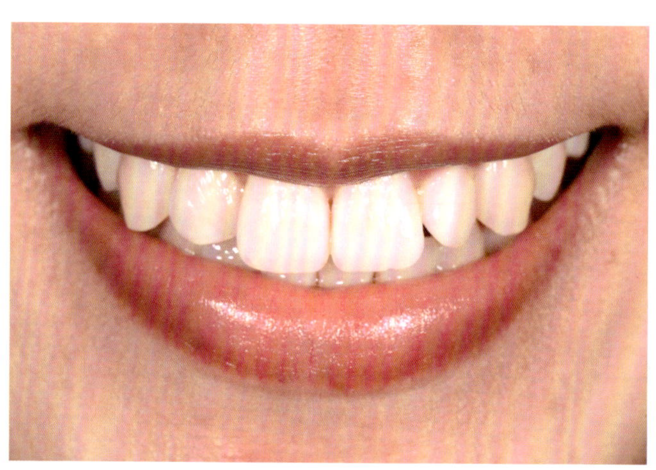

◎图 5-2-9　正面最大自然微笑

拍摄时患者仍保持站立或端坐体位，头、肩部要正直，相机与水平面平行，以便使影像能够正确地反映出美学平面与水平面的关系。患者的面部肌肉要尽量放松，展示一个适当程度的微笑；如果患者不能做到自然微笑，可以让患者发出长长的“衣”音，能够达到与自然微笑相似的效果。

正面微笑影像构图以中切牙为焦点，患者的整个唇部在构图以内，但鼻子和下颌不在构图以内，口唇上下应尽量包括同等量的皮肤；水平线应与瞳孔连线平行，垂直中线应当是面部中线；如果患者中线不正，或者平面倾斜，应当在影像上能够反映，不要倾斜相机来补偿牙齿的倾斜。

拍摄这些影像时，如果治疗核心范围非常小，有些情况下可以考虑缩小拍摄范围，获得更加重点突出、更加美观的影像（图 5-2-10～图 5-2-15）；也可以在采用标准构图拍摄后，通过后期裁切、缩小拍摄范围。目前在临床中使用的单反数码相机的像素均较高，且按照本书中介绍的拍摄方法，建议使用感光度较低的拍摄模式进行拍摄，拍摄影像的质量即使裁切后仍能满足需求。

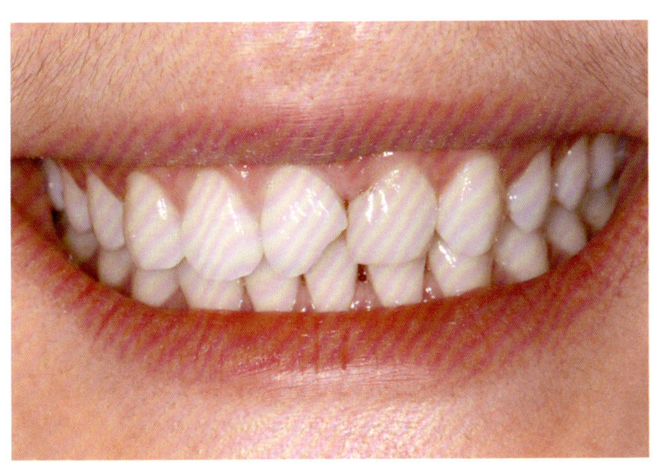

◎图 5-2-10　真实地反映患者的美学缺陷

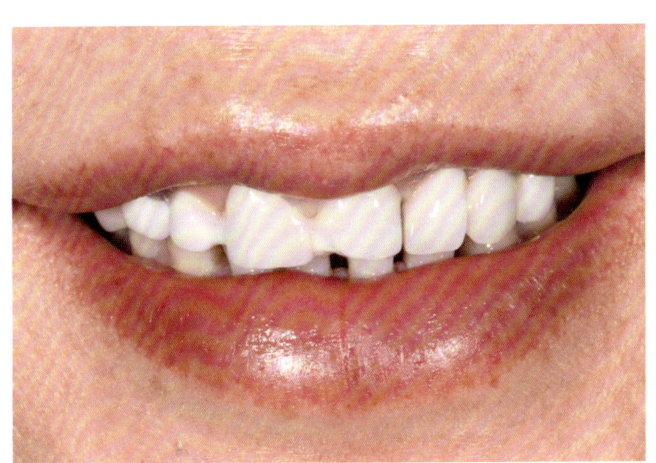

◎图 5-2-11　真实地反映患者的美学缺陷

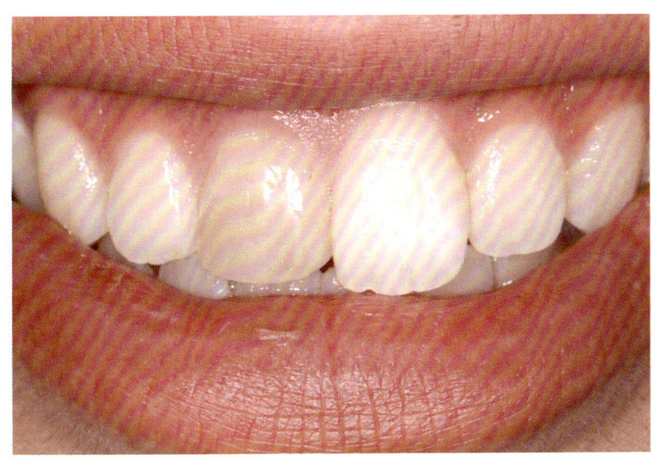

◎图 5-2-12　缩小拍摄范围的术前微笑影像，使患者的美学缺陷重点更加突出

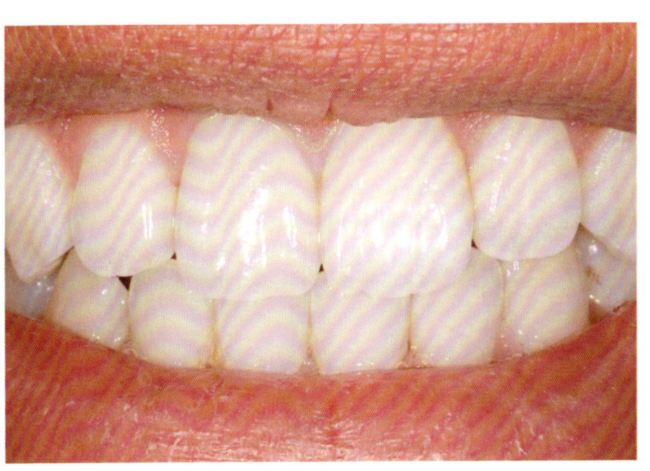

◎图 5-2-13　缩小拍摄范围的术后微笑影像，使患者的治疗效果重点更加突出

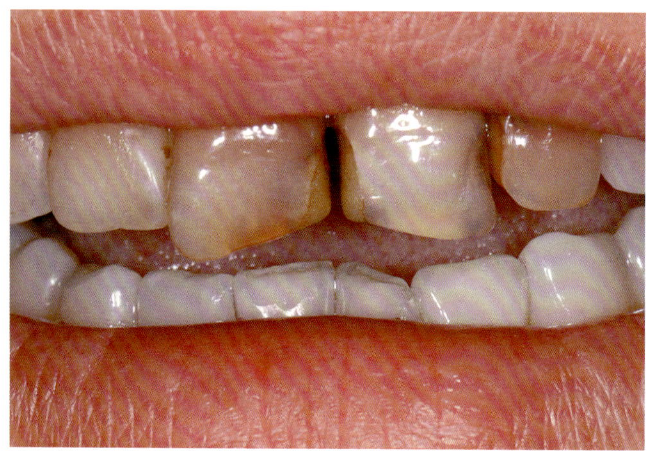

◎图 5-2-14 缩小拍摄范围的术前微笑影像，使患者的美学缺陷重点更加突出

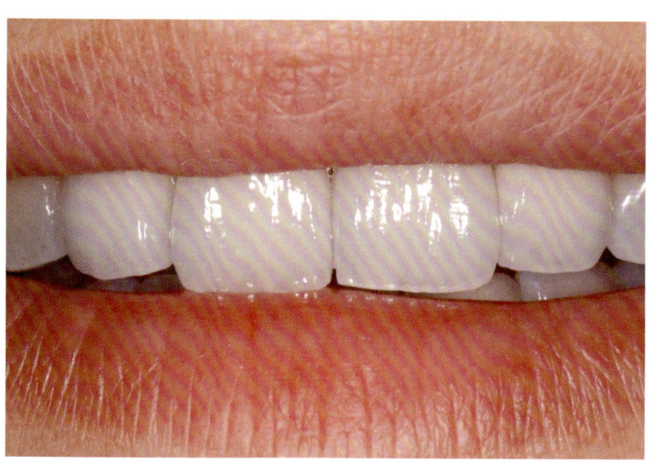

◎图 5-2-15 缩小拍摄范围的术后微笑影像，使患者的治疗效果重点更加突出

侧面微笑影像（图 5-2-16，图 5-2-17）可以更清楚地观察各牙齿轴向倾斜度、切缘之间的相互位置关系以及切外展隙形态；更有利于对侧切牙、尖牙的形态和排列进行分析；还可以从侧方观察上颌前牙和下唇之间的关系。

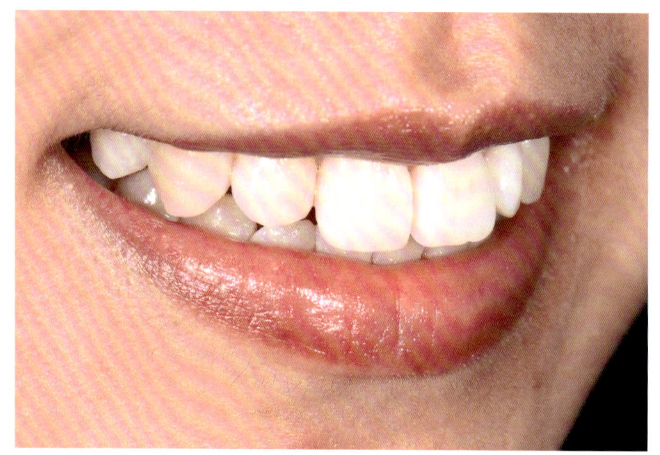

◎图 5-2-16 右侧面最大自然微笑影像

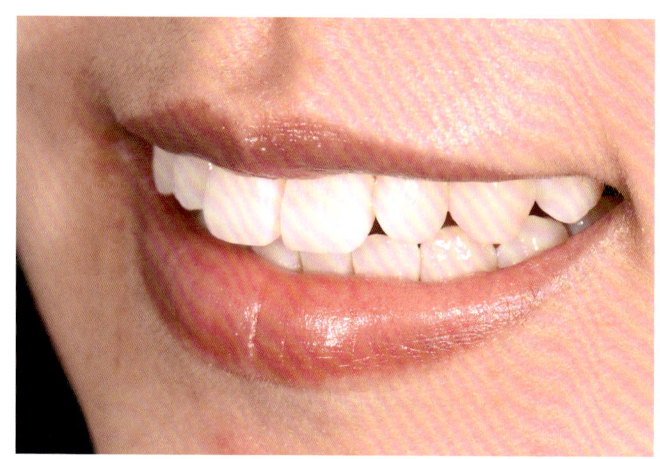

◎图 5-2-17 左侧面最大自然微笑影像

侧面 45° 影像构图一般以侧切牙为中心，对侧的中切牙、侧切牙唇面要清晰地看到，对侧尖牙近中面也可能见到。这张影像的对焦中心、拍摄范围以及拍摄角度都可以根据患者口腔的具体情况、治疗范围和表现重点的不同有所变化（图 5-2-18，图 5-2-19）。能够清晰准确表现治疗思想和效果就是好的影像（图 5-2-20，图 5-2-21）。

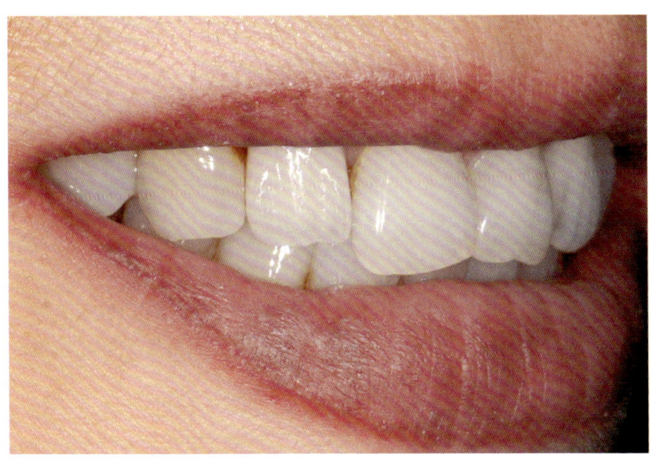

◎图 5-2-18　患者口裂较小，对焦中心为侧切牙与中切牙交界位置

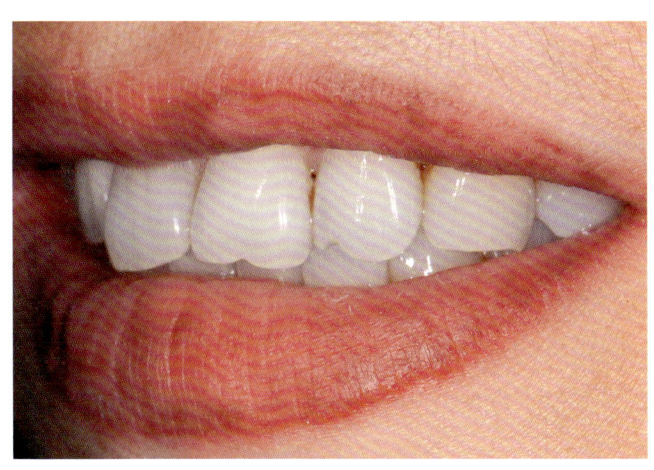

◎图 5-2-19　患者口裂较小，对焦中心为侧切牙与中切牙交界位置

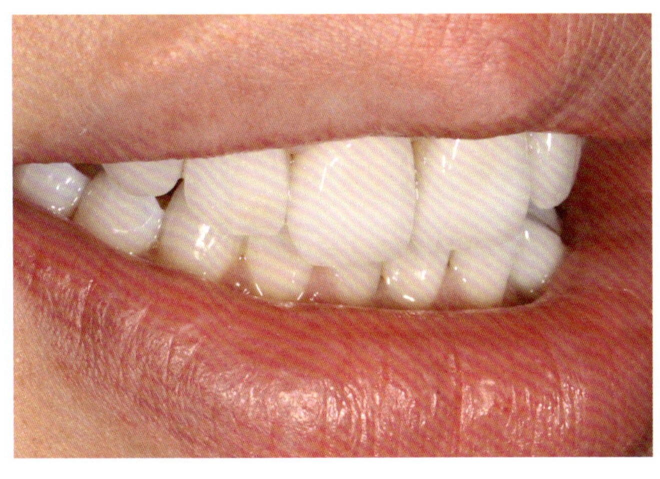

◎图 5-2-20　不同拍摄角度、拍摄范围的影像，能够清晰准确地反映治疗思想和治疗效果

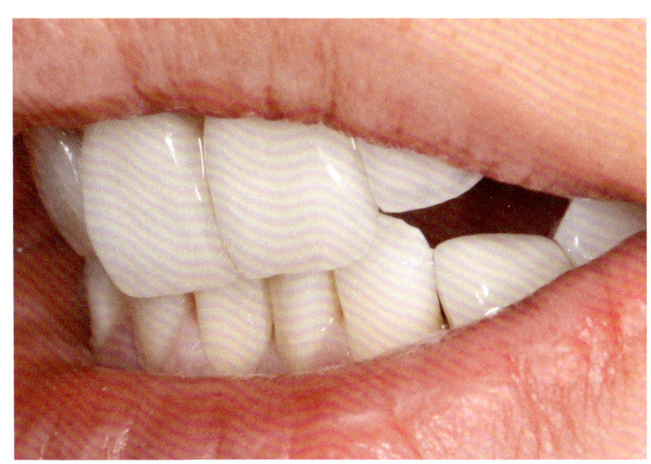

◎图 5-2-21　不同拍摄角度、拍摄范围的影像，能够清晰准确地反映治疗思想和治疗效果

术前、术后侧面微笑影像的对比，可以准确、直观地表现美学牙科治疗带来的美学效果改善（图 5-2-22~图 5-2-25），还可以进行特殊补光，拍摄更加有特点的术后美姿口唇影像（图 5-2-26）。

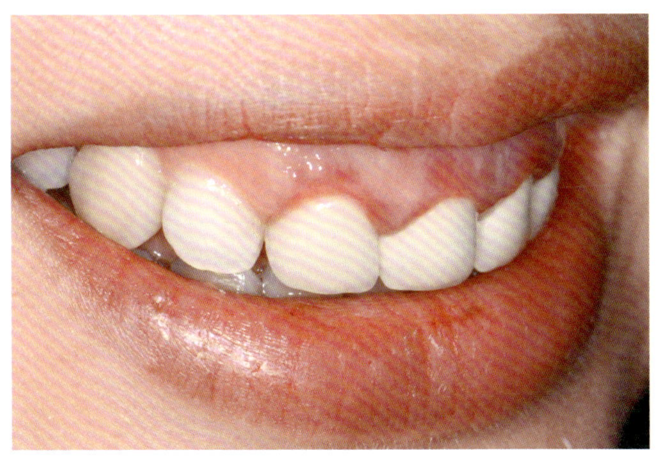

◎图 5-2-22　治疗前侧面微笑影像，清晰准确地反映美学缺陷

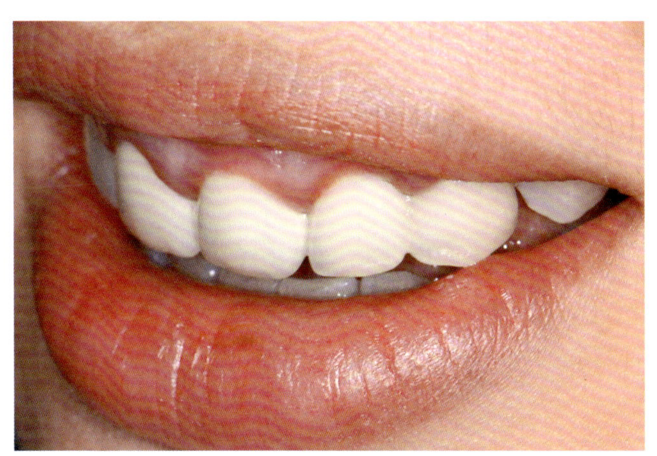

◎图 5-2-23　治疗前侧面微笑影像，清晰准确地反映美学缺陷

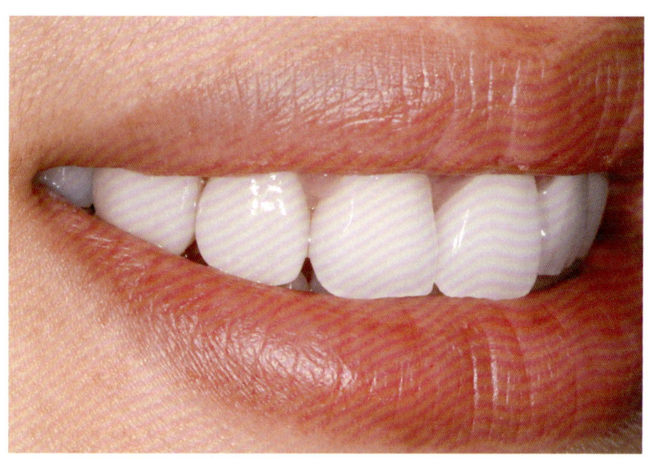

◎图 5-2-24 治疗后侧面微笑影像，清晰准确地反映美学牙科治疗带来的美学效果改善

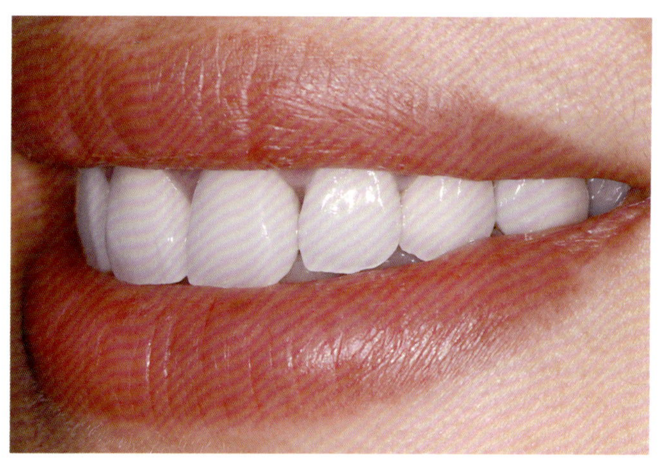

◎图 5-2-25 治疗后侧面微笑影像，清晰准确地反映美学牙科治疗带来的美学效果改善

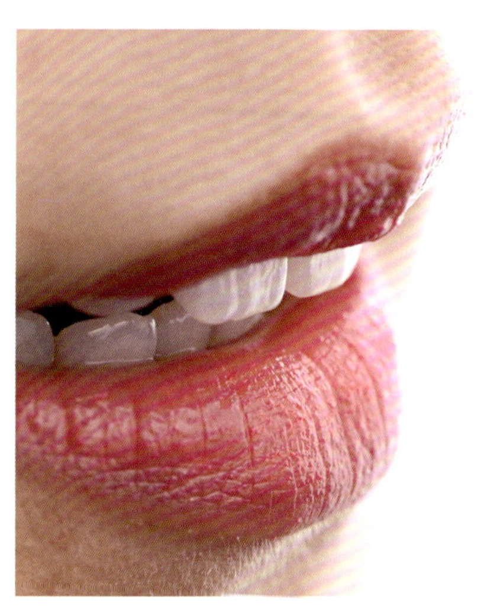

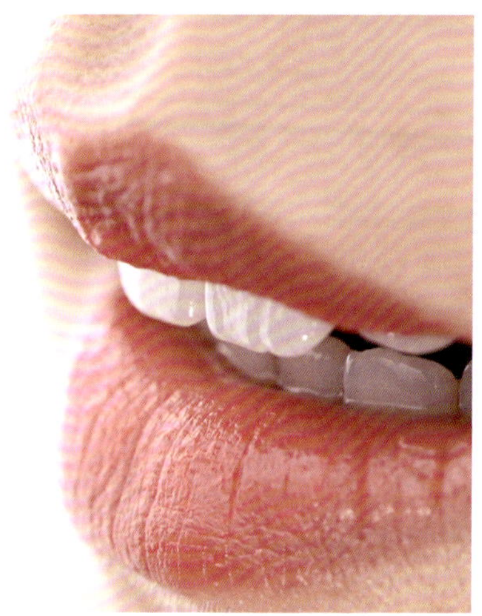

◎图 5-2-26 术后美姿

## 三、侧面型和干湿线影像

这张影像拍摄范围较 90° 侧面像更小一些，或者只拍摄口唇部分，也用于观察、分析侧面型，评价面下 1/3 与鼻之间的关系，鼻唇角的大小等。

这张影像也可以用来辅助观察患者上颌前牙切端与下唇干湿线之间的关系，用于评价患者上颌前牙的凸度和轴向，评价患者前牙的长度、位置、唇舌侧移动的可能性和范围。

拍摄前去除唇膏，保持干燥，使干湿线分明。患者可平躺或端坐于牙椅上，拍摄者位于患者正侧方拍摄。正常情况下仅拍摄一侧即可，拍摄对侧放置黑色背景布，可避免诊室内环境干扰。如果左右两侧明显不对称，则需拍摄双侧影像。

拍摄范围包括整个鼻子和下颌在内的面部组织。拍摄时尽量保证在患者正侧方拍摄，即拍摄患者的侧面剪影。拍摄下颌姿势位和微笑两张影像（图 5-2-27，图 5-2-28）。

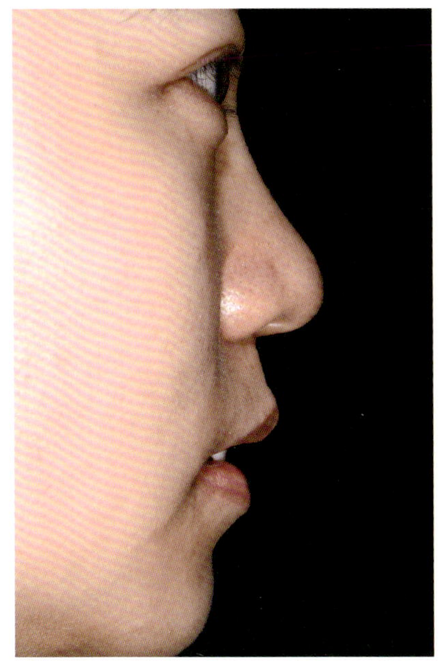

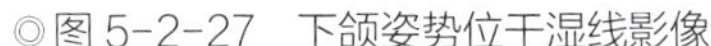
◎图 5-2-27　下颌姿势位干湿线影像

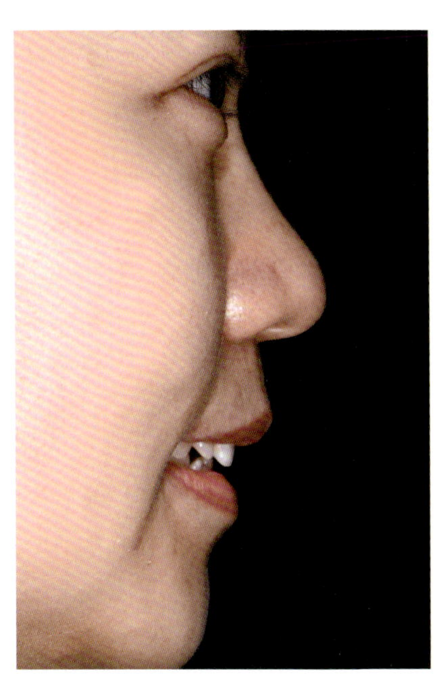
◎图 5-2-28　下颌微笑干湿线影像

## 四、发“夫 / 乌”音的影像

患者发“夫 / 乌”（拼音“fū”或“wū”）音，拍摄方法和拍摄角度类似侧面微笑影像（图5-2-29）。

发“夫 / 乌”（拼音“fū”或“wū”）音时，上颌切牙的切端一般会轻轻接触下唇的唇红线，切端硬表面与下唇较软表面接触，空气被压缩，因此发出“夫 / 乌”音。

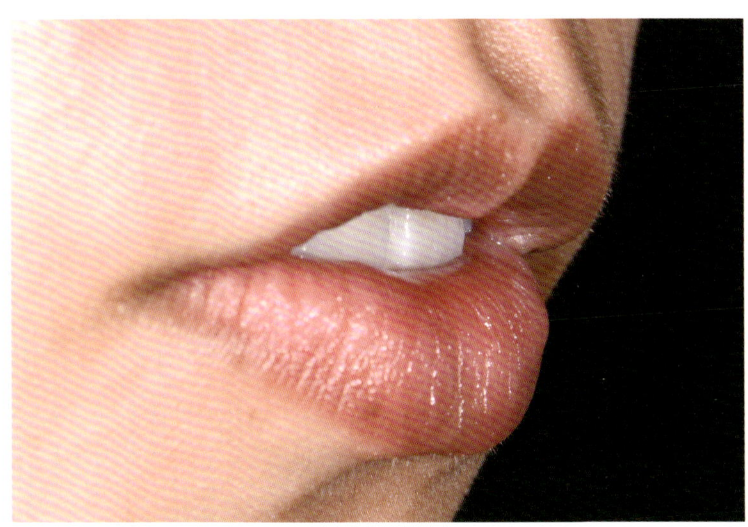
◎图 5-2-29　发“夫 / 乌”音的影像

拍摄本影像可以帮助医师和技师判断切牙长度和唇舌向位置。能正确发“夫 / 乌”音说明上颌切牙长度合适，外形、位置是合适的。其临床意义如下。

（1）位置：发“夫 / 乌”音时，上颌切牙切缘应位于下唇干湿线内，此界限是修复上颌切牙时切端唇面位置的极限；如果在发“夫 / 乌”音时上颌切牙与下唇分离，必须结合其他发音“么”“衣”及牙、面型分析来决定其外形、位置是否合适。

（2）轮廓：发“夫 / 乌”音的影像中，可以观察上颌中切牙唇侧曲线、唇舌向位置，如果形态、位置正常，就可以很好地反射、折射光线，达到良好的美观效果。

## 五、发“丝”音的影像

患者发“丝”（拼音“sī”）音。发该音时，上下颌前牙切端靠近，仅剩余约 1mm 间隙，空气呈宽、平气流冲出而发出“丝”音。拍摄方法和“F/V”音影像接近，拍摄角度接近于侧面微笑影像（图 5-2-30）。

根据𬌗关系不同，发“丝”音时下颌位置可能有多种变化，做前牙修复时必须加以注意，以判断下颌运动情况及上下颌牙齿位置关系。

第 1 类：在比较正常咬合的情况下，下颌轻轻上提至上下颌切牙切端接近位置后发音。

第 2 类：在下颌前伸的情况下，需要下颌作垂直运动，有时同时后退，气流由下颌切牙切缘与上颌切牙之间冲出发音。

第 3 类：在下颌后缩情况下，前伸下颌直至上下颌切牙切端接近发音。

在改变前牙位置的修复开始之前，必须仔细地进行下颌运动检查。尤其是当存在下颌前伸或后缩时，更要仔细检查患者的发音习惯。对上下颌前牙切端位置和唇面形态恢复不当会使患者感觉不适，发音不准。

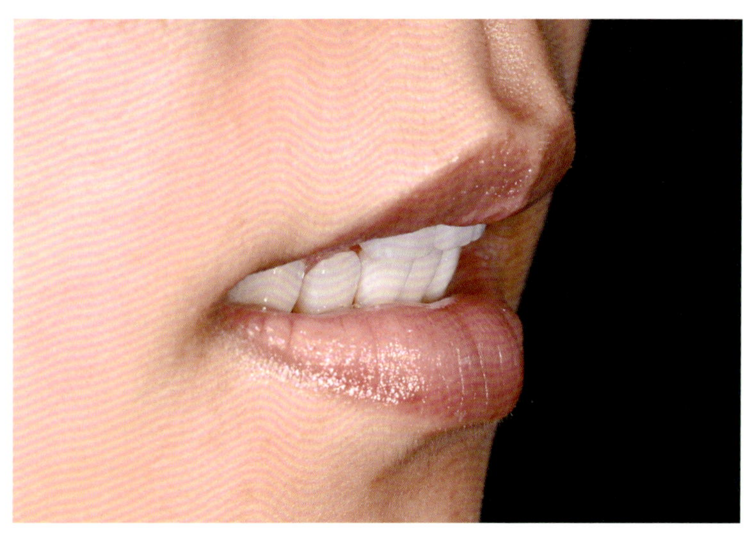

◎图 5-2-30　发“丝”音的影像

# 第三节
# 前牙影像

前牙影像包括上下颌前牙唇面影像和切端影像，是在口腔美学治疗中最常用来展示治疗前后美学效果的影像，也是用来做术前分析、设计的重要影像（图 5-3-1）。

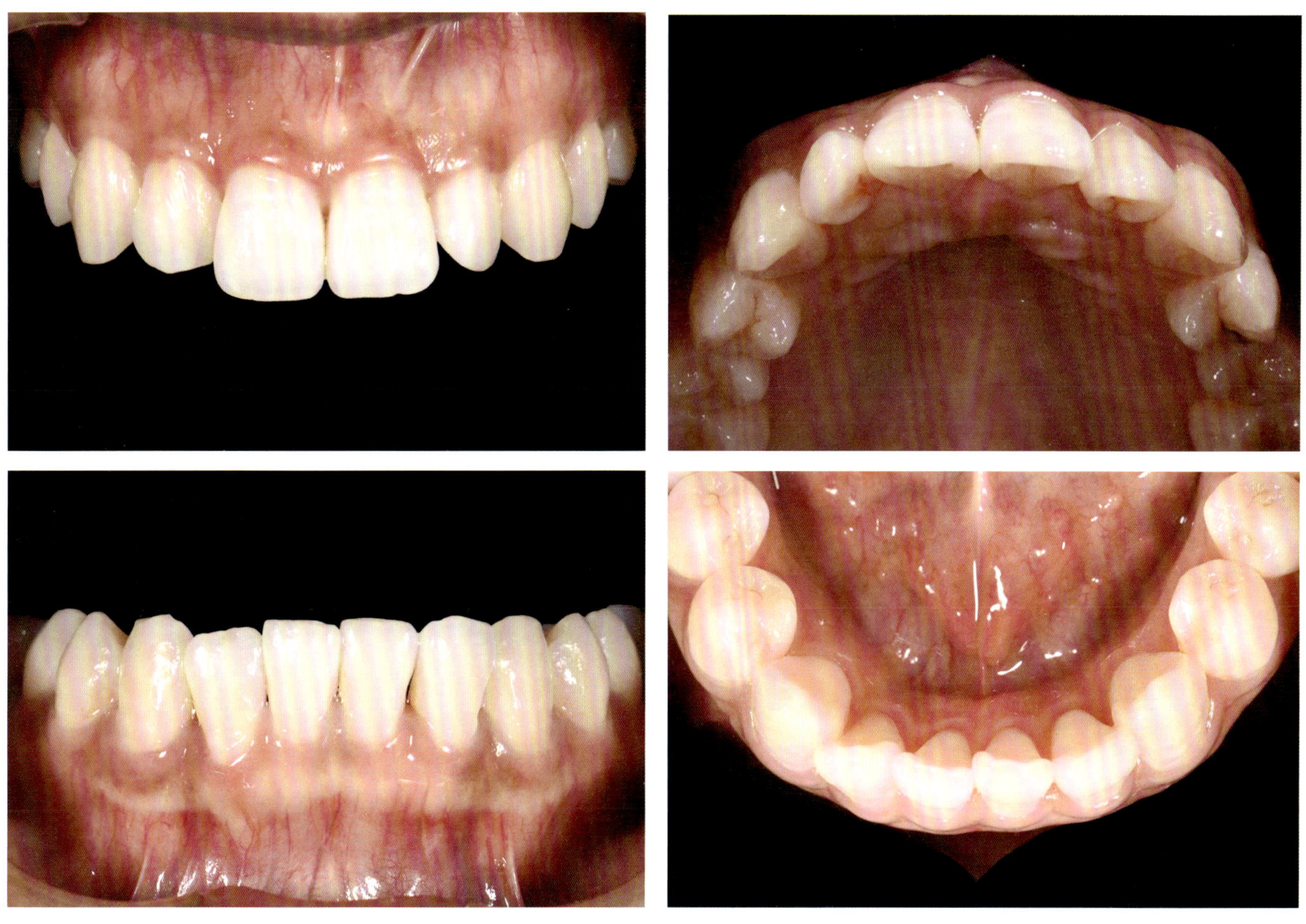

◎图 5-3-1　前牙影像合集

患者通常在牙椅上进行拍摄，使用牵拉器进行牵拉，并辅助使用黑色背景板或反光板遮挡不必要的口唇、牙齿、口腔黏膜等组织。

牵拉器应根据口裂的大小、口唇组织的可牵拉程度选择。国人普遍口裂较小，可牵拉程度较差，在操作中应选择半月牵拉器、指状牵拉器等小巧的牵拉工具（图 5-3-2）。拍摄范围除上牙列影像需要范围较广，其他影像一般只包括前牙即可，拍摄范围较小。拍摄时黑色背景板、反光板均可选择较小的宽度，可以有效地减少患者的不舒适感。

使用反光板拍摄的影像需要垂直翻转，才能够与实际情况相符。

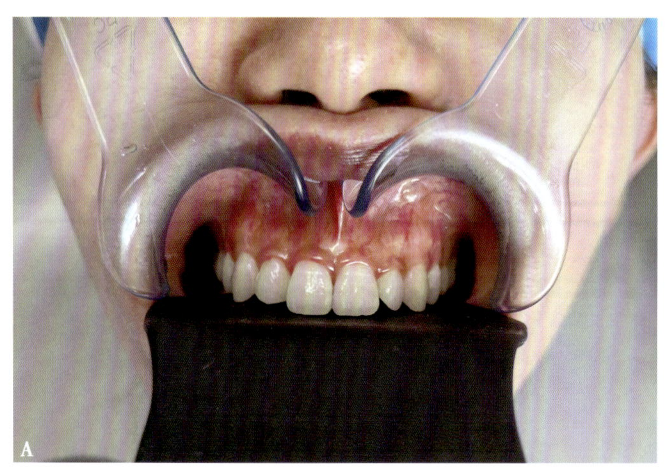
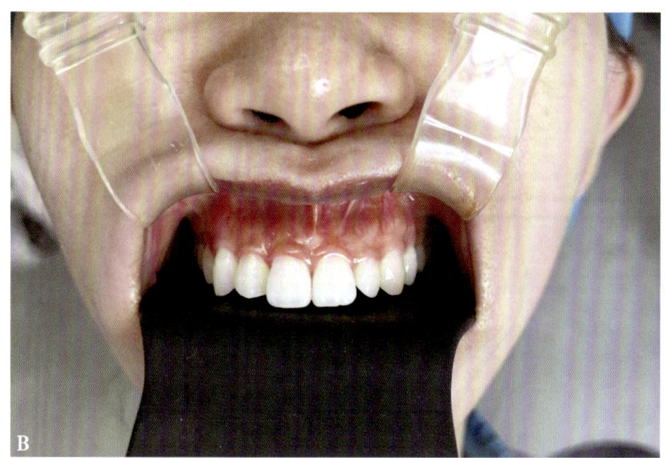

◎图 5-3-2　牵拉器的使用
A. 使用不合适的牵拉器进行牵拉会造成不必要的痛苦，并对拍摄区域造成不必要的遮挡用　B. 指状牵拉器或半月牵拉器可以使患者感觉相对舒适

## 一、上颌前牙影像

上颌前牙影像是反映口腔美学区域美学效果的最重要影像，也是术前分析、设计的核心影像之一，可以最清晰完整地表现前牙列的现状或治疗后的美学效果。

AACD 和 ESCD 标准的上颌前牙正面影像，构图以内应包含 4～6 颗上颌前牙。CSED 制订的口腔美学临床摄影规范要求的影像范围应该扩大到整个美学区域，也就是至少应该包含上颌牙列所有前牙和前磨牙，以便于后期的整体分析与美学设计（图 5-3-3，图 5-3-4）。

拍摄时患者呈 30°～45° 坐在牙椅上，使用指状牵拉器斜向上方牵拉上唇组织，尽量多地暴露上颌前牙牙齿、牙龈等组织。拍摄时使用黑背景板遮挡下颌牙齿并提供均一的背景，以增加对比度，使牙列的排列、形态得到更清晰的表现。向斜上方牵拉口唇组织时患者会反射性地向上抬头，应嘱患者低头以便提供好的拍摄角度。

拍摄时也可以让患者平躺于牙椅上，请患者自行牵拉口角，助手放置黑色背景板，拍摄者位于患者头后方进行拍摄。拍摄者需要注意观察拍摄角度，必要时需嘱患者低头，避免形成仰视的拍摄角度。

上颌前牙影像最好多拍摄几张，在进行 DSD 设计时挑选一张拍摄视角与面部影像、口唇影像尽量一致的影像应用，保证该影像和更大范围影像中的上颌前牙重叠，才可以用来进行准确的美学设计。

上颌前牙正面影像以上颌中切牙为中心，左右对称，以瞳孔连线校正相机，正面像以中线平分影像，拍摄上颌全部前牙的影像。侧面影像以上颌侧切牙为中心，拍摄一侧的上颌前牙，还包括同侧的第一前磨牙（图 5-3-5，图 5-3-6）。

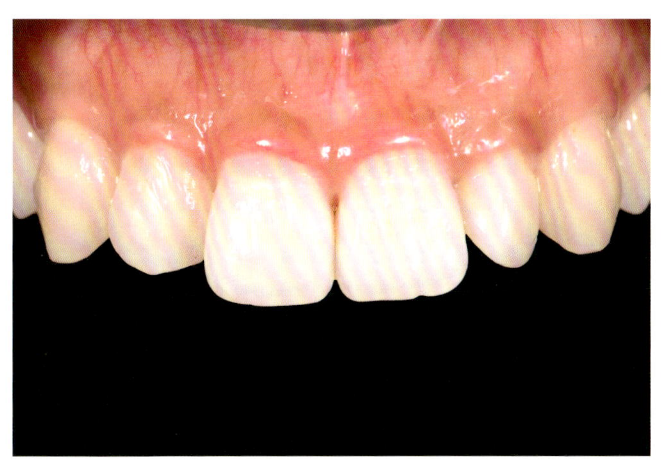

◎图 5-3-3　CSED 规范影像中要求暴露的范围包括双侧前磨牙

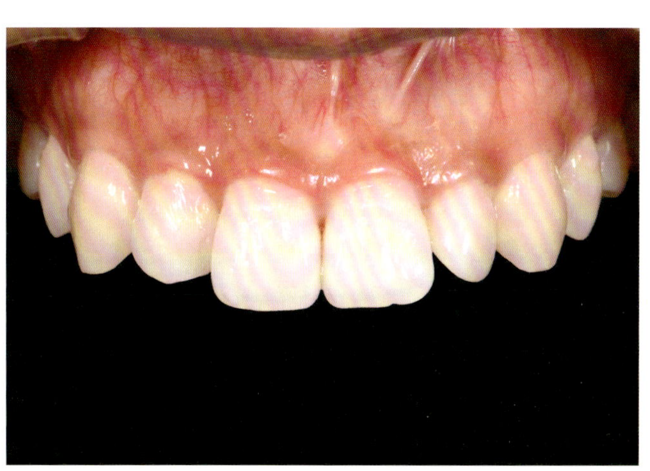

◎图 5-3-4　ESCD 规范影像中仅包括前牙区域

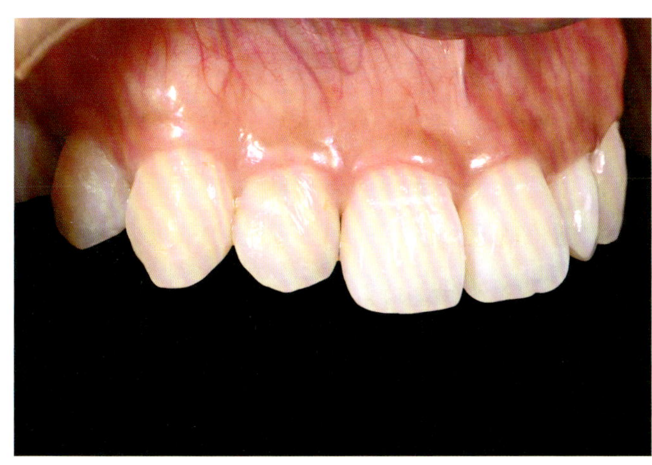

◎图 5-3-5　右上颌前牙侧面影像

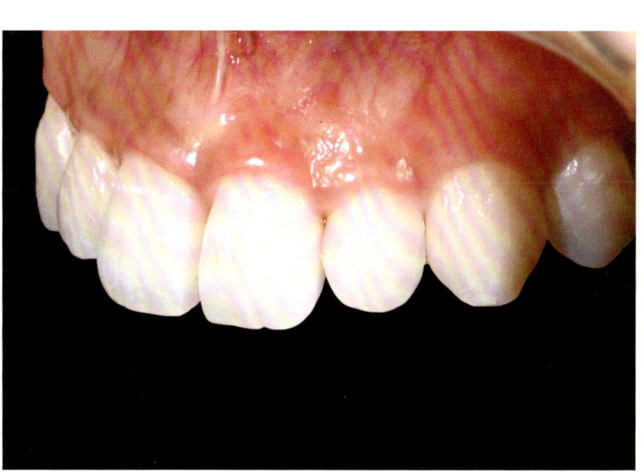

◎图 5-3-6　左上颌前牙侧面影像

## 二、下颌前牙正面影像

下颌前牙正面影像（图 5-3-7）是下颌前牙的高放大比例影像，可以清晰完整地表现下颌前牙列现状或修复后的美学效果。

拍摄方法与上颌牙列正面影像大体相同。

拍摄时患者成 30°～45° 端坐在牙椅上，使用指状牵拉器斜向下方牵拉下唇组织，暴露全部下颌前牙及附着龈。有些患者下唇较为松软，会对下颌前牙牙龈进行遮挡，此时可以选择半月牵拉器进行牵拉。

拍摄时嘱患者略微抬头，提供下颌前牙正面的拍摄角度，然后放置黑色背景板，由助手辅助放置和稳定，黑色背景板至少放置到第一磨牙的位置。拍摄时调整相机角度从正面拍摄，避免暴露口底。构图至少包含 6 颗下颌前牙，下颌中切牙在照片正中。

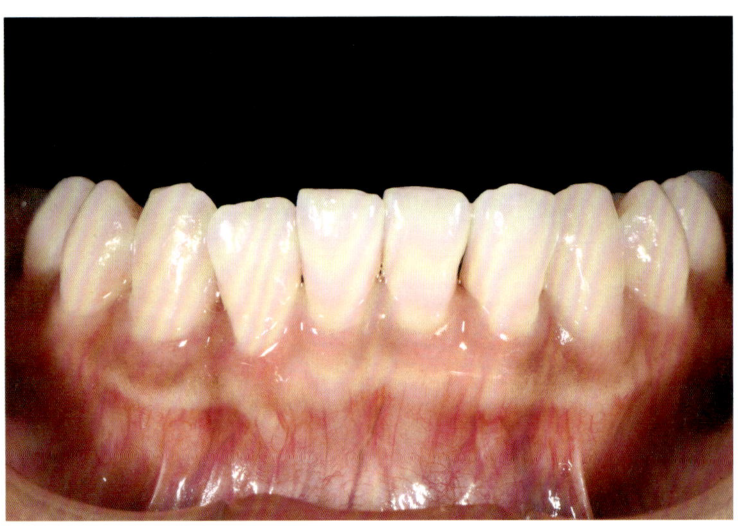

◎图 5-3-7　下颌前牙正面影像

## 三、上颌前牙切端影像

拍摄上颌前牙切端影像时，患者平躺于牙椅上，使用半月牵拉器、指状牵拉器或黑色殆叉形牵拉器牵拉上唇；使用略小的反光板，反射前磨牙以前的区域，尽量多地暴露牙齿以及牙龈组织；用气枪轻吹反光板以免形成雾气，使用相机拍摄反光板内的影像（图 5-3-8）。

常规拍摄需要两名助手协助，熟练拍摄者可以单手持相机，另一手持反光板，控制反光板角度。变换不同的角度可以获得表现不同美学信息的影像（图 5-3-9，图 5-3-10）。

拍摄反光板影像后需注意翻转影像。

如果需要拍摄的范围减小，可以不使用反光板直接从患者的切端进行拍摄。患者 45° 斜躺于牙椅上，助手辅助牵拉口唇，嘱患者抬头，拍摄者位于患者前方，直接拍摄口内影像。此种方式多针对于拍摄上颌 4～6 颗前牙时使用（图 5-3-11，图 5-3-12）。

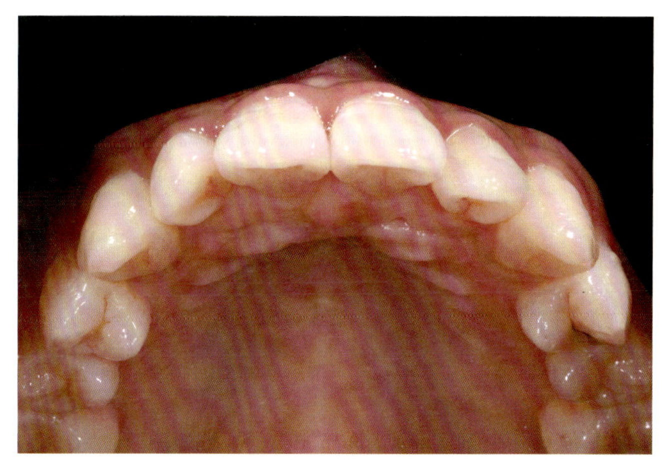

◎图 5-3-8 上颌前牙切端影像

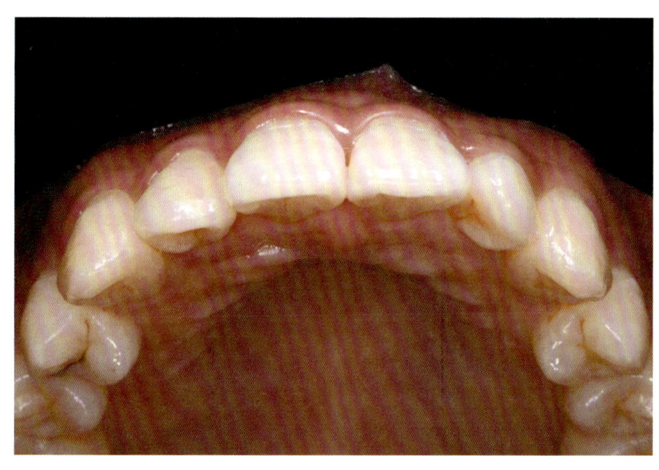

◎图 5-3-9 偏向唇侧的影像，展现前牙唇侧轮廓、牙龈形态及轮廓、唇侧牙槽骨的轮廓及丰满度（反光板拍摄）

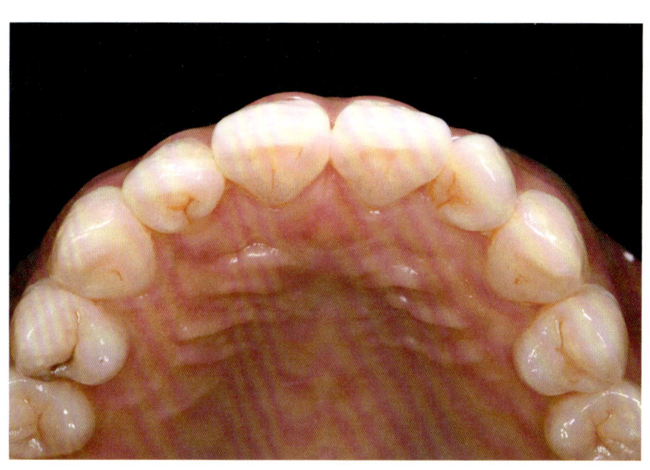

◎图 5-3-10 偏向腭侧的拍摄角度，展现腭侧前牙舌侧形态，腭侧牙槽骨和牙龈软硬组织轮廓（使用反光板拍摄）

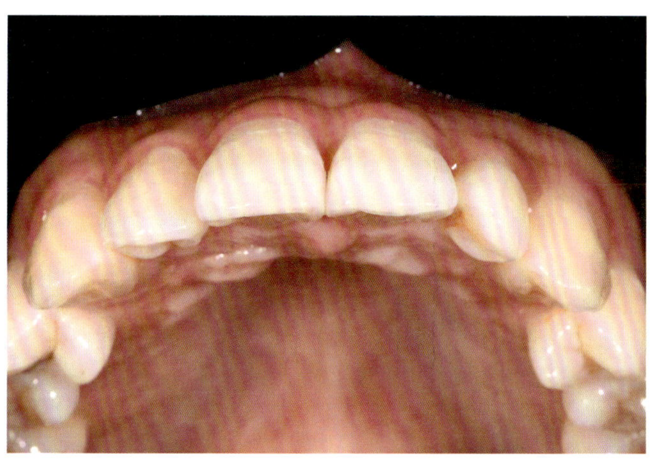

◎图 5-3-11 偏向唇侧的影像（直接拍摄）

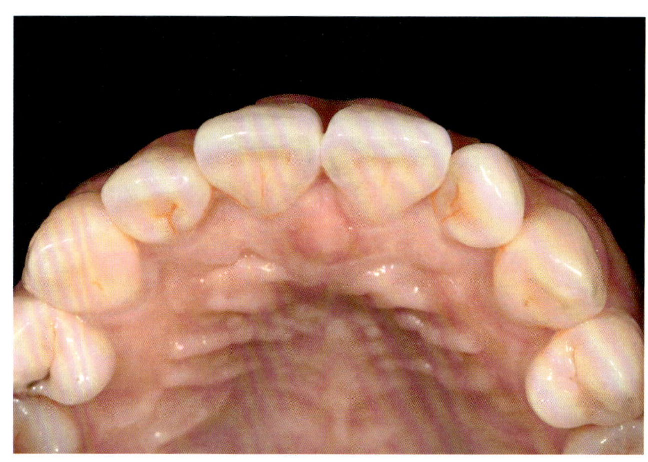

◎图 5-3-12 偏向舌侧的影像（直接拍摄）

## 四、下颌前牙切端影像

下颌前牙切端影像用于分析下颌前牙牙弓形态、前牙排列关系、前牙唇面表面形态特征等美学信息，变换不同的角度还可以观察唇舌侧牙龈形态和口底组织情况。

拍摄下颌前牙切端影像时，患者成 30°～45°躺于牙椅上，使用半月牵拉器、指状牵拉器或黑色骀叉形牵拉器牵拉下唇组织，使用反光板的小端放置于下颌前磨牙区域，尽量多地暴露牙齿及牙龈组织，嘱患者卷舌，将舌体遮挡于反光板后，用气枪轻吹反光板以免形成雾气，使用相机拍摄反光板内的影像（图 5-3-13）。

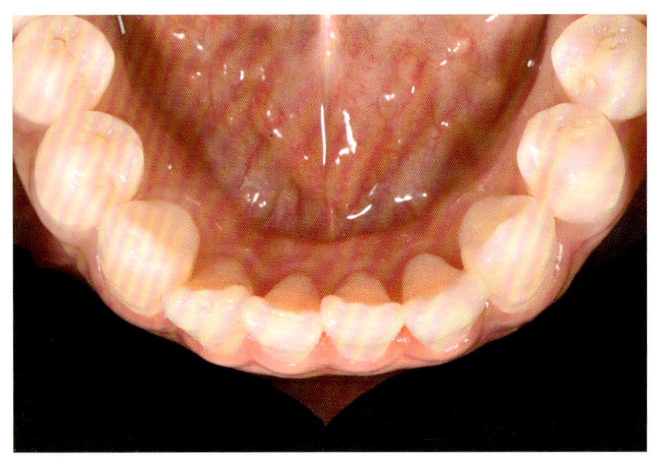

◎图 5-3-13　下颌前牙切端影像

由于鼻子和上唇组织的遮挡，该影像不建议直接拍摄。变换不同的角度可以获得表现不同美学信息的影像（图 5-3-14，图 5-3-15）。拍摄反光板影像后需注意垂直翻转影像。

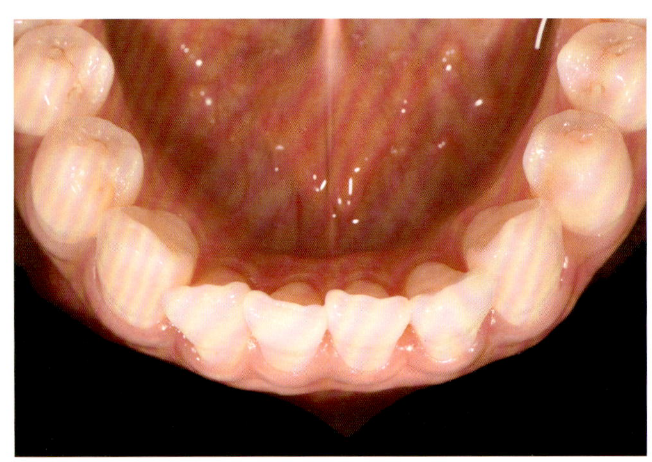

◎图 5-3-14　偏向唇侧的拍摄角度，更多展现前牙唇面表面形态、牙槽骨和牙龈软硬组织轮廓

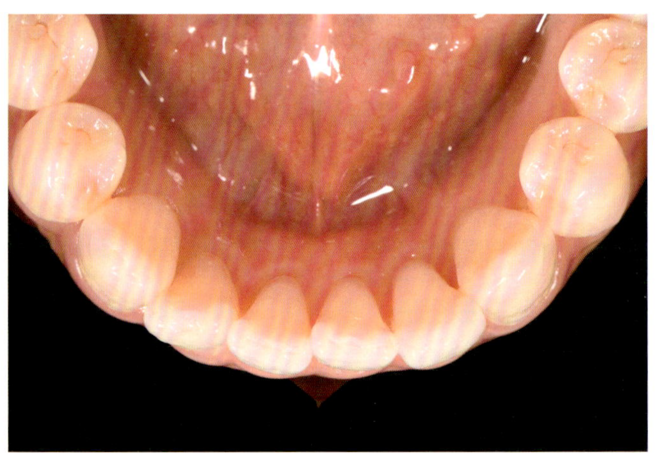

◎图 5-3-15　偏向腭侧的拍摄角度，主要展现前牙舌侧形态、舌侧软硬组织和口底组织

# 第四节
# 后牙影像

后牙影像包括上、下颌后牙咬合面影像和舌腭侧影像，用来全面展示后牙咬合面和舌腭侧的牙周、牙体情况，常用于牙体、牙周、修复、种植等治疗，展示术前、术后的治疗效果（图 5-4-1）。

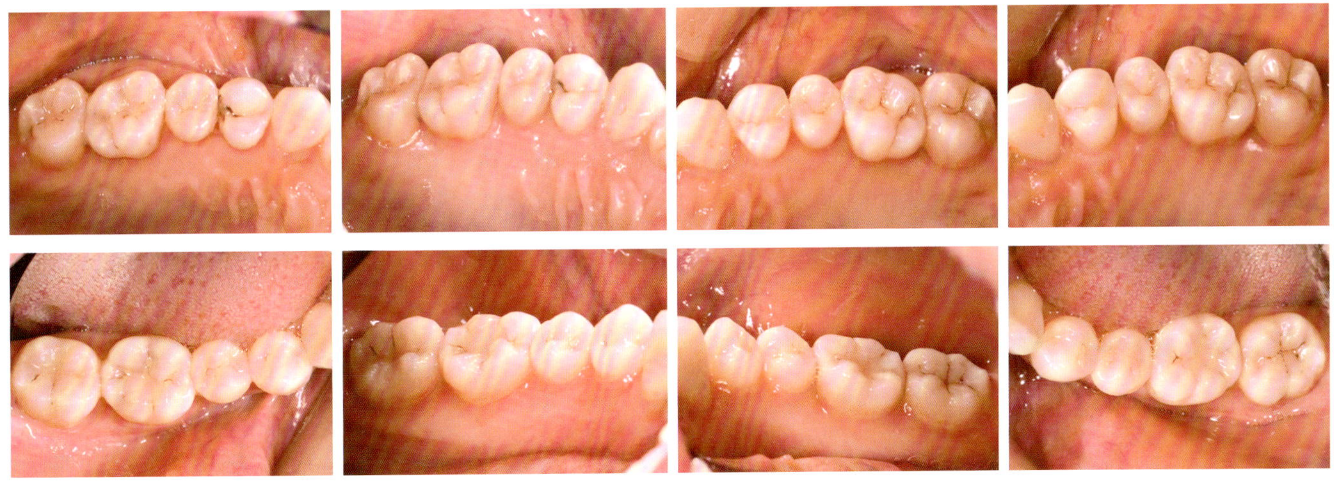

◎图 5-4-1　后牙影像合集

拍摄时根据被拍摄者口裂的大小，使用适当大小的牵拉器牵拉拍摄同侧口唇组织，使用小反光板放置于拍摄牙齿的咬合面或舌腭侧，拍摄反光板内的影像（图 5-4-2）。

拍摄反光板内的影像后需要垂直翻转或水平翻转，达到和实际情况相符。

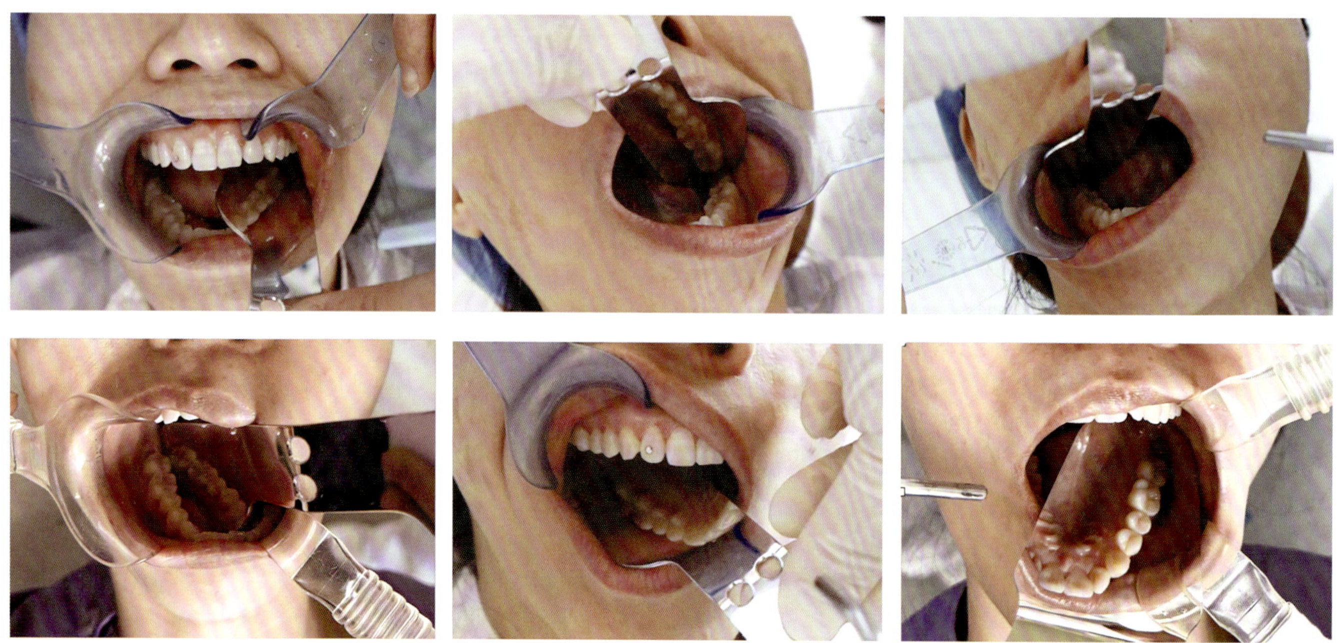

◎图 5-4-2 后牙影像牵拉方法合集

## 一、上颌后牙咬合面影像

患者成 45° 坐在牙椅上，使用牵拉器向后方牵拉拍摄侧上唇口唇组织。嘱患者大张口，放置小反光板，反射上颌后牙咬合面的组织，尽量多地暴露牙齿。

拍摄时拍摄者位于患者右前方，拍摄反光板内的影像。构图包括第一前磨牙至第二磨牙的范围，将牙列水平置于影像中部（图 5-4-3，图 5-4-4）。熟练的拍摄者可以左手调整反光板、右手单手持相机拍摄，能够更好地协调反光板和相机之间的角度。

拍摄后需要经过适当的翻转达到和实际情况相符。

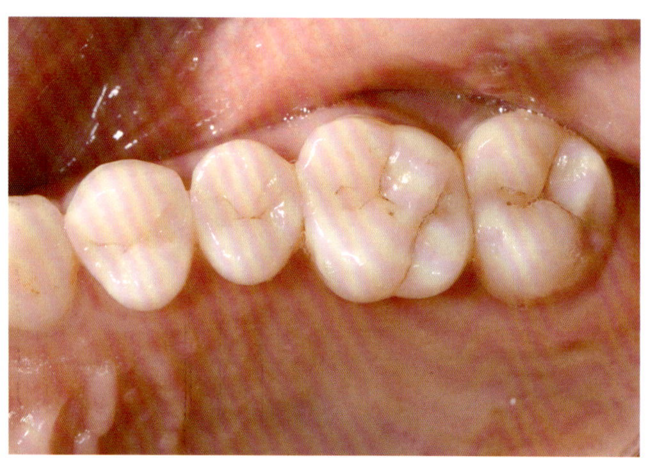

◎图 5-4-3 左侧上颌后牙咬合面影像

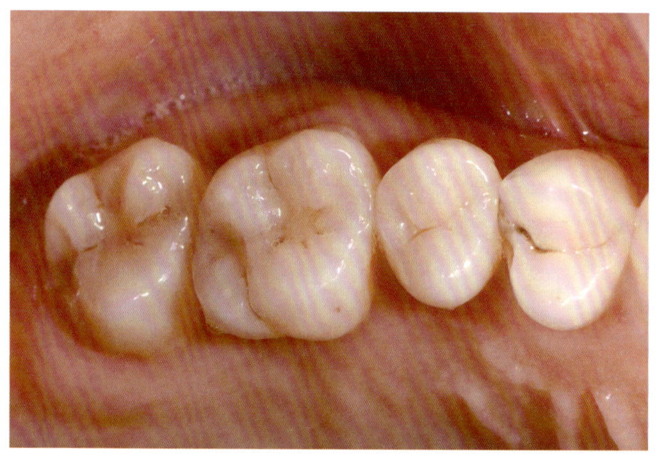

◎图 5-4-4 右侧上颌后牙咬合面影像

## 二、上颌后牙腭侧影像

患者成 45° 坐在牙椅上，使用牵拉器向后方牵拉拍摄侧上唇口唇组织。嘱患者大张口，放置小反光板，反射上颌后牙腭侧组织，尽量多地暴露牙齿和牙龈组织。

拍摄者位于患者右前方，拍摄反光板内的影像。构图包括上颌后牙腭侧所有软硬组织，由于观察焦点更多的集中在牙体腭侧和软组织，拍摄时可将牙列水平置于影像中部略偏下位置（图 5-4-5，图 5-4-6）。熟练的拍摄者可以左手调整反光板、右手单手持相机拍摄，能够更好地协调反光板和相机之间的角度。

拍摄后需要经过适当的翻转达到和实际情况相符。

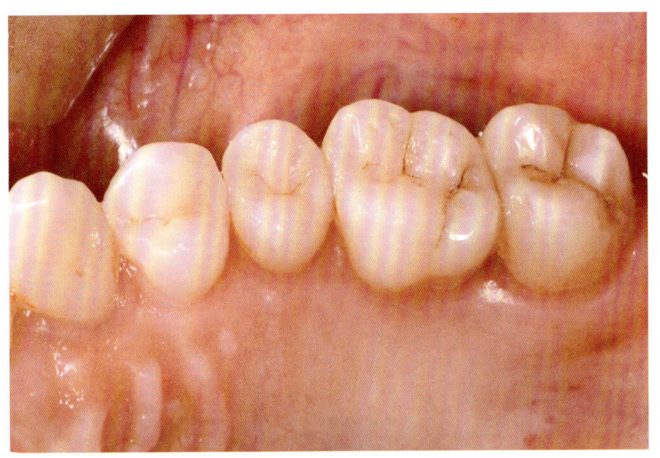

◎图 5-4-5　左侧上颌后牙腭侧影像

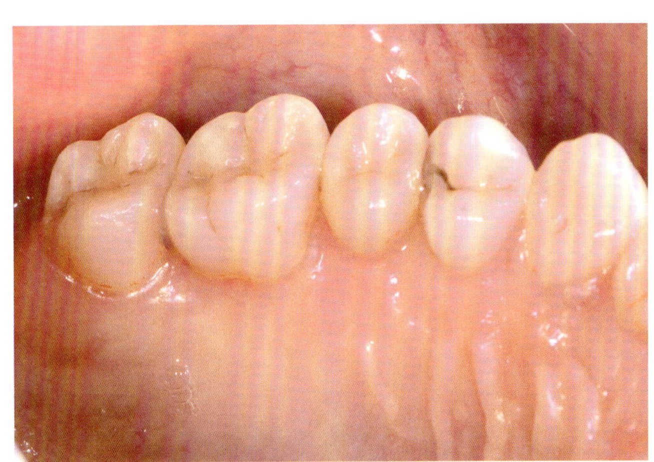

◎图 5-4-6　右侧上颌后牙腭侧影像

## 三、下颌后牙咬合面影像

患者成 45° 坐在牙椅上，使用牵拉器向后方牵拉拍摄侧下唇口唇组织，嘱患者大张口，放置小反光板，反射下颌后牙咬合面，拍摄影像（图 5-4-7，图 5-4-8）。

拍摄时嘱患者保持舌体组织不动，尽量少地拍摄舌体组织。助手需要协助吸干口腔内的唾液，用气枪微风吹向反光板，避免反光板的雾气对影像的影响。熟练的拍摄者可以左手调整反光板、右手单手持相机拍摄，能够更好地协调反光板和相机之间的角度。

拍摄后需要经过适当的翻转达到和实际情况相符。

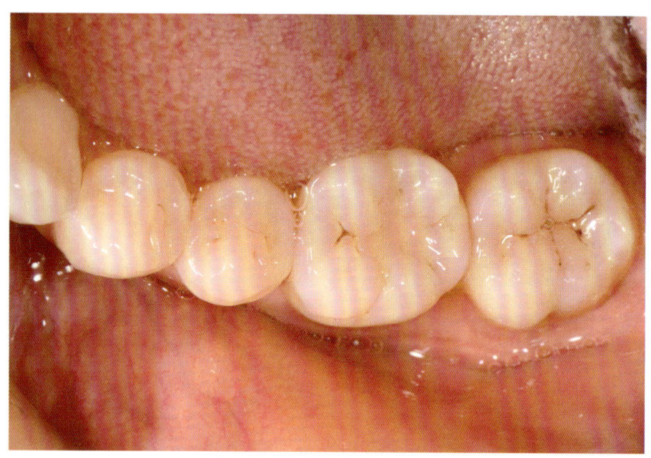

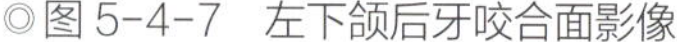
◎图 5-4-7　左下颌后牙咬合面影像

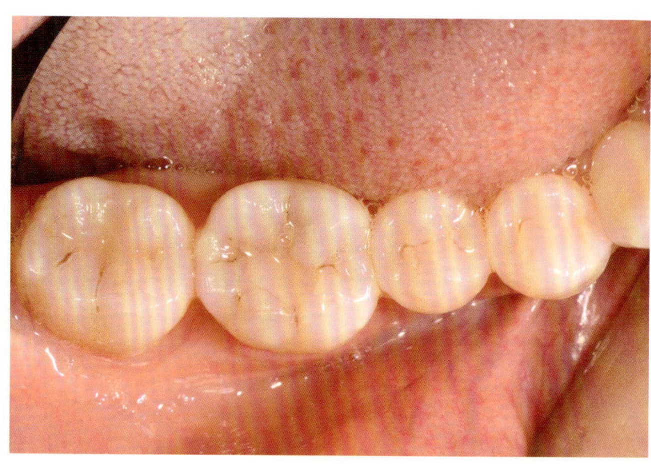

◎图 5-4-8　右下颌后牙咬合面影像

## 四、下颌后牙舌侧影像

患者成 45° 坐在牙椅上，使用牵拉器向后方牵拉拍摄侧下唇口唇组织，嘱患者大张口，放置小反光板，反射下颌后牙舌侧位置，拍摄下颌后牙舌侧影像（图 5-4-9，图 5-4-10）。

拍摄时助手使用反光板遮挡舌体组织，并吸干口腔内的唾液，使用气枪微风吹向反光板，避免反光板的雾气对影像的影响。熟练的拍摄者可以左手调整反光板、右手单手持相机拍摄，能够更好地协调反光板和相机之间的角度。

拍摄后需要经过适当的翻转达到和实际情况相符。

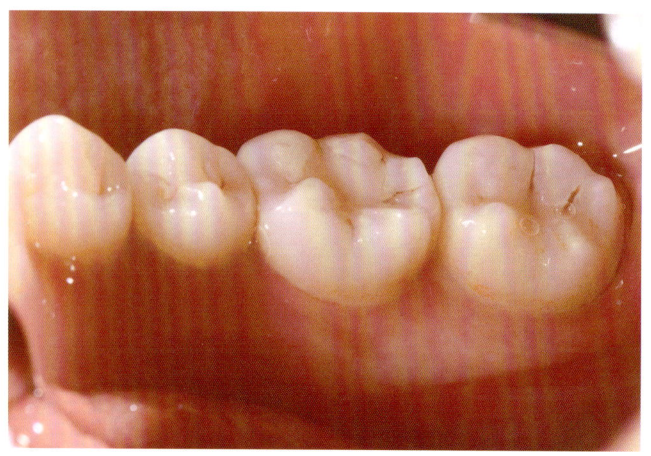

◎图 5-4-9　左下颌后牙舌侧影像

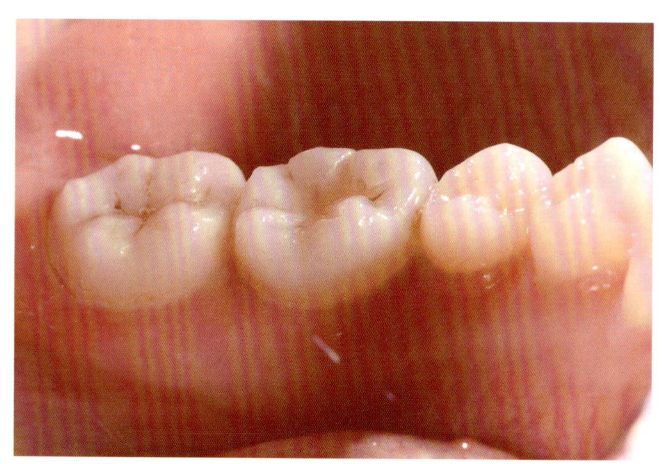

◎图 5-4-10　右下颌后牙舌侧影像

# 第五节
# 咬合相关影像

咬合相关影像是一系列用来分析咬合情况的影像，包括全牙列正面咬合影像、后牙咬合影像、全牙列小开口影像、45°侧面小开口影像、前伸咬合影像、侧方咬合影像、前牙切端咬合影像、前牙覆𬌗覆盖影像，上下颌全牙弓影像等（图 5-5-1），从各角度观察、分析牙齿的咬合面及咬合情况。

拍摄时通常使用稍大的牵拉器牵拉口唇组织，需要充分牵拉，暴露颊间隙，以利于拍摄颊侧牙体和牙龈组织（图 5-5-2）。

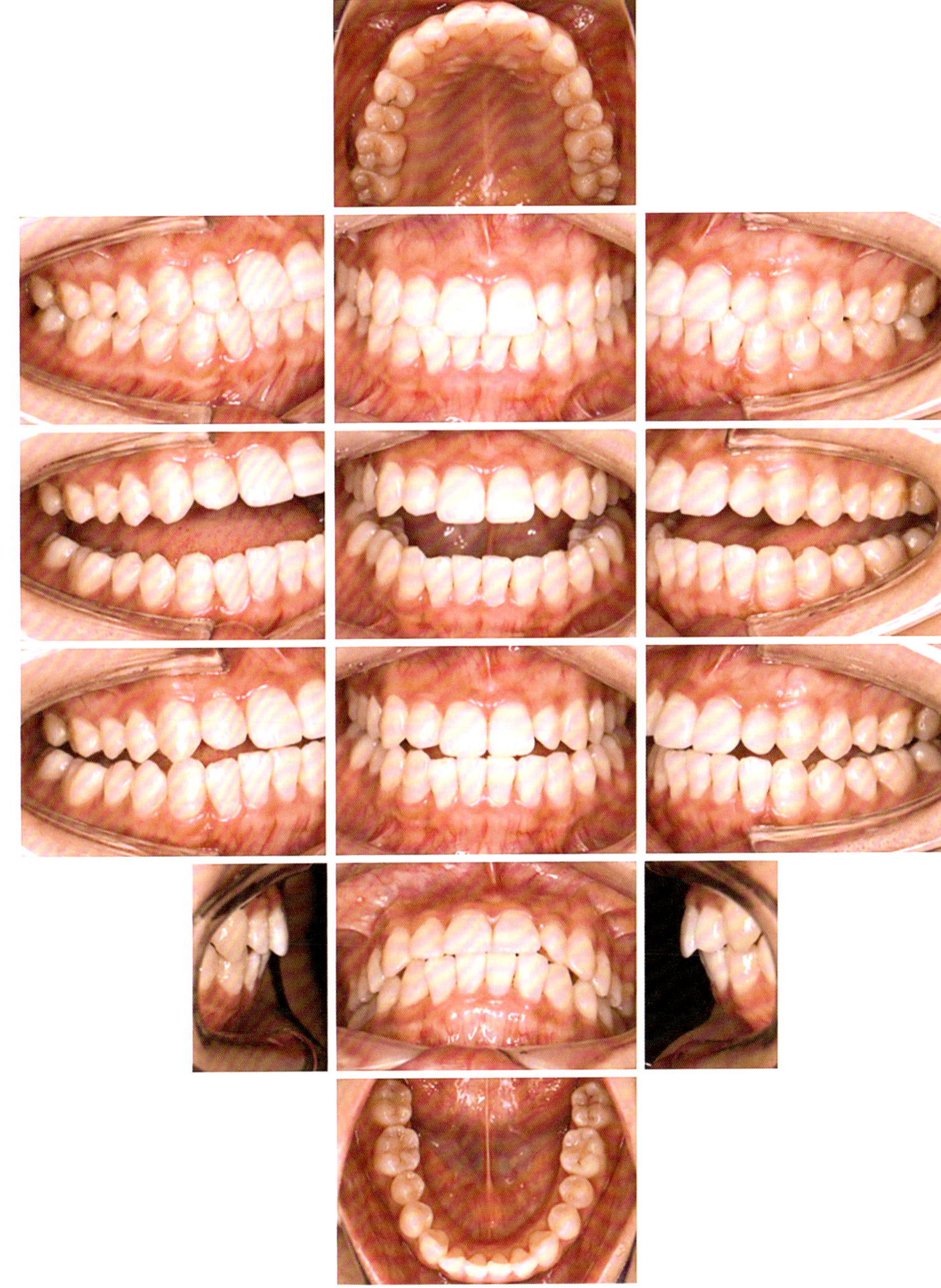

◎图 5-5-1　咬合相关影像合集

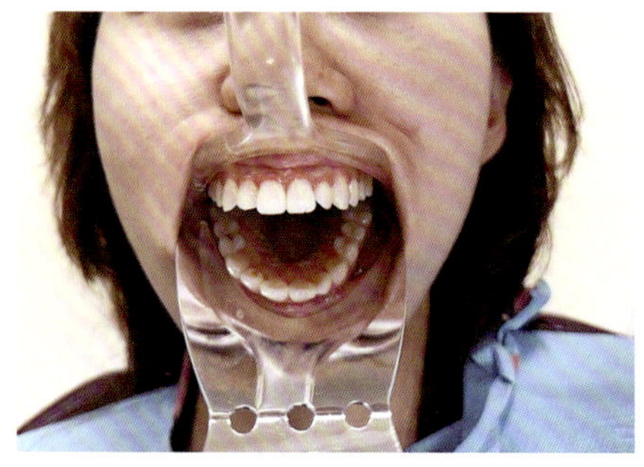
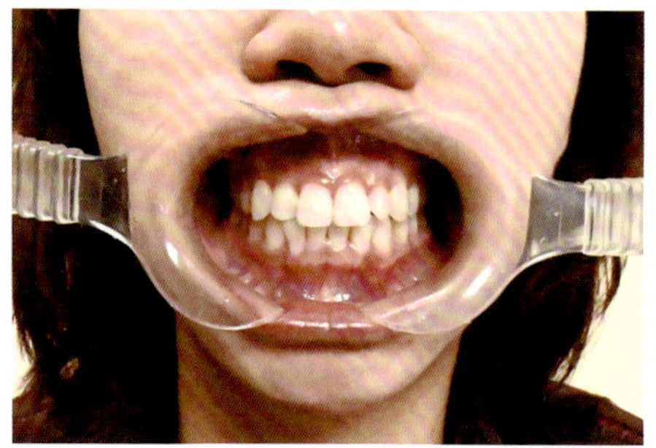
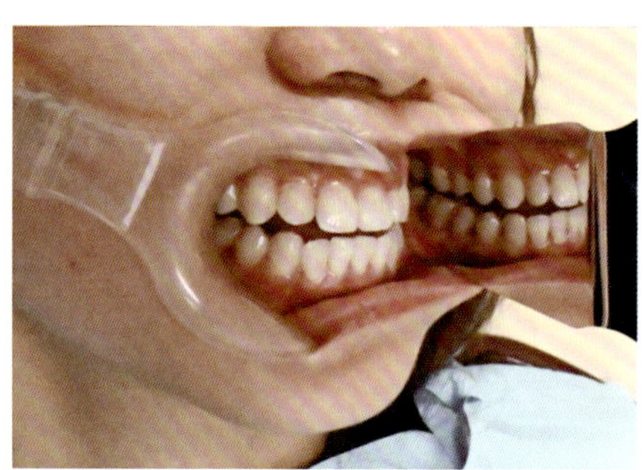
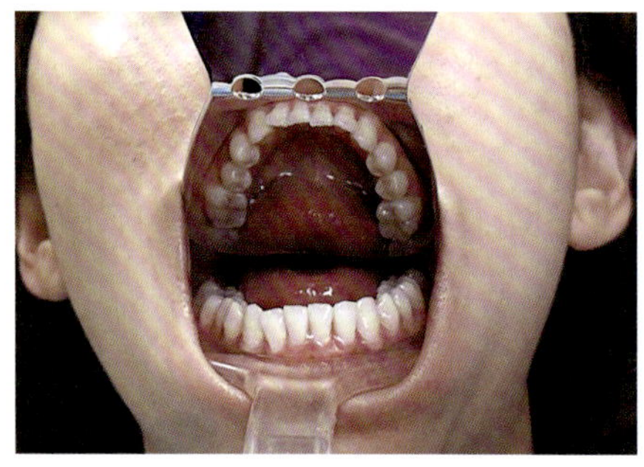
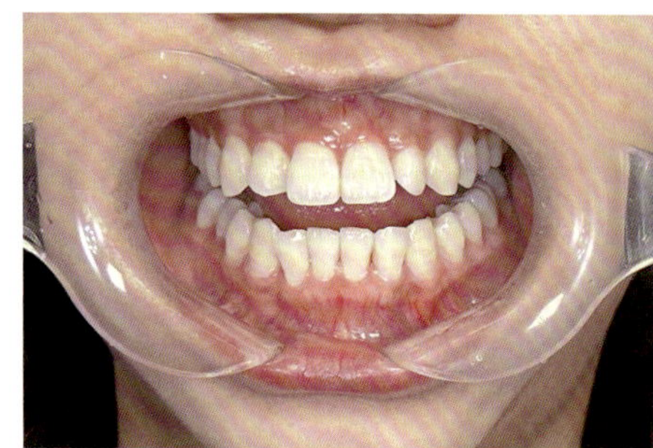
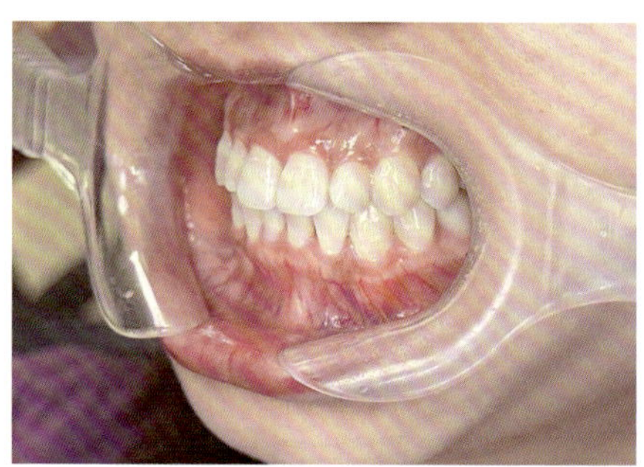

◎图 5-5-2 咬合相关影像牵拉方法合集

## 一、全牙列正面咬合影像

全牙列正面咬合影像（图 5-5-3，图 5-5-4）是对咬合状态下软硬组织的整体印象；大部分牙齿的位置、角度、长度、咬合关系都可以看到；也可以展现牙龈曲线、软组织健康程度和存在的美学问题。

患者成 30°～45° 体位躺在牙科椅上。使用两个较大的牵拉器，由助手或患者自行双侧牵拉。牵拉器要尽量拉开口唇，使口唇和颊黏膜完全离开牙齿，最大限度暴露颊侧间隙，全牙列的牙齿、软组织才可以最大程度暴露。两侧的牵拉器要对称，以避免照片的倾斜。

根据使用闪光灯的方式不同，牵拉器进行牵拉时使用的方法略有不同：如果使用的是垂直布光闪光灯（环形闪光灯），牵拉口唇时注意略向侧前方牵拉，尽量使口唇组织远离牙齿，有利于前方光线进入后牙区域。如果使用的是角度布光闪光灯（双头闪光灯），牵拉时牵拉器尽量向患者的侧后方牵拉，避免颊侧组织对于侧方光线的遮挡。

拍摄者在患者的正前方拍摄，使用瞳孔连线校正相机，避免倾斜，并且相机在水平和垂直角度上要分别与殆平面及患者矢状面垂直，要避免垂直方向或左右方向上有视角偏差。构图以上颌中切牙为中心，包含全牙列的牙齿、软组织，但口唇要排除在外，还要尽量少暴露牵拉器。

使用牵拉器牵拉时患者经常会不自主地向上仰头，拍摄时可嘱患者稍低头，确保拍摄视角的真实；拍摄前使用气枪轻轻吹除牙齿表面的唾液，以免影响拍摄效果。

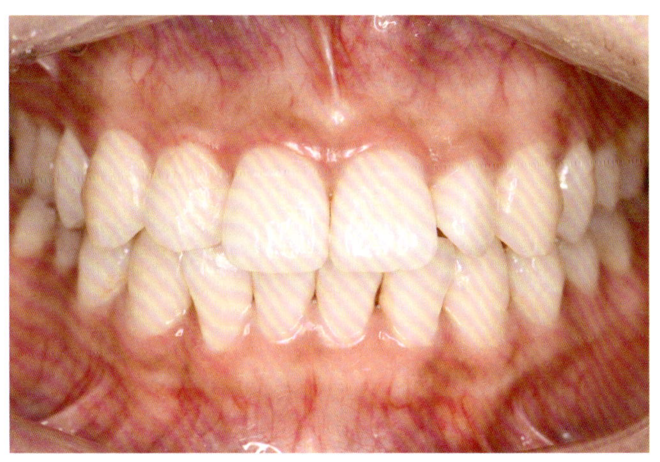

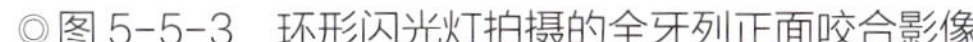

◎图 5-5-3　环形闪光灯拍摄的全牙列正面咬合影像

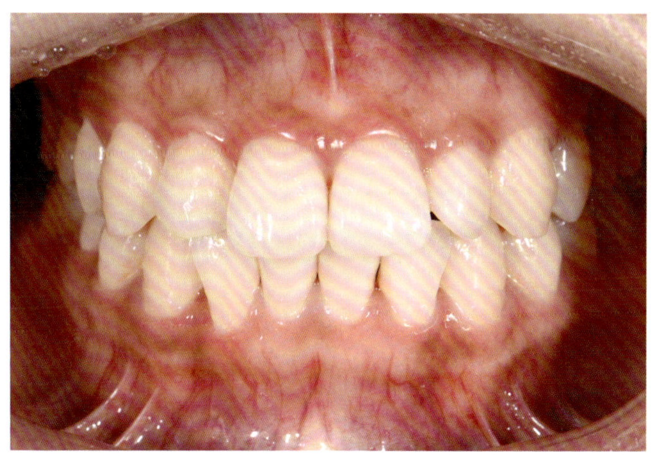

◎图 5-5-4　双头闪光灯拍摄的全牙列正面咬合影像

## 二、双侧后牙咬合影像

后牙咬合影像是综合反映后牙咬合关系的重要影像，通常需要拍摄左右两侧。

通过本影像可以清楚地看到后牙形态、排列及𬌗关系。此影像在咬合重建修复和正畸治疗中都非常重要，是制订治疗方案、评估预后的关键影像；对于牙列缺损患者，可以观察对颌牙的过长、邻牙的倾斜问题，评价骨吸收等情况；本影像还可以观察后牙牙龈的情况，对于牙周疾病治疗情况判定有重要作用。

如果只需反映后牙的咬合情况，拍摄侧使用颊侧牵拉器牵拉，对侧使用大牵拉器辅助牵拉，使用相机直接拍摄牙齿。完整的颊侧咬合影像构图以第二前磨牙为中心，包括单侧上下颌后牙全部牙齿。尽量多地暴露牙龈（图 5-5-5，图 5-5-6）。

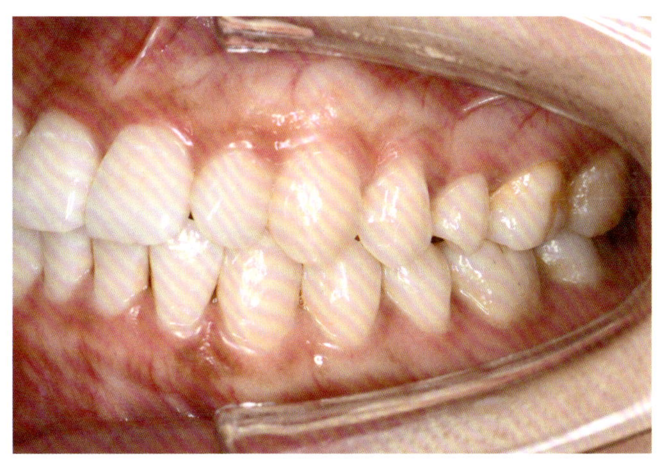

◎图 5-5-5　颊侧牵拉器拍摄的右侧后牙咬合影像（环形闪光灯）

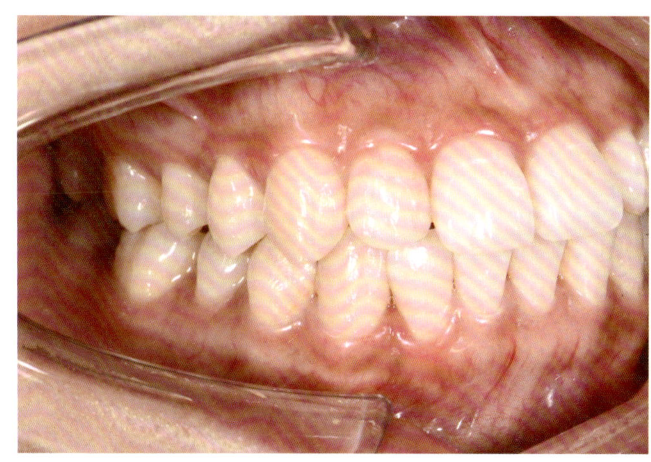

◎图 5-5-6　颊侧牵拉器拍摄的左侧后牙咬合影像（双头闪光灯）

如果需要全面反映牙齿的咬合及软组织情况，需要使用大牵拉器和颊侧反光板拍摄，这时影像的拍摄经常会比较困难。

患者成 45° 坐在牙椅上，大张口，助手先置入大牵拉器于对侧，力量不需过大，仅需维持口唇形态即可，牵拉器仅仅起到支撑口角的作用。然后由助手置入颊侧反光板，用反光板牵拉拍摄侧唇颊组织；让患者进行咬合，调整反光板的角度与咬合线一致，并保证上下颌牙齿暴露量一致。要根据患者的口腔大小、牵拉开颊黏膜的能力，选择适当大小的反光板。反光板尽量深入到远中，以便能将颊黏膜牵拉开，暴露出更多的后牙。

拍摄者位于拍摄侧对侧，拍摄反光板内的影像。需要通过调整角度，避免拍摄到实际的牙列，形成双重影像。拍摄时以瞳孔连线为水平线调整相机，避免相机偏斜。尽量向外侧牵拉拍摄侧口唇，反光板尽量远离第二磨牙远中，向颊侧牵拉（图 5-5-7，图 5-5-8）。

拍摄后需左右（水平）翻转影像以和实际情况相符。

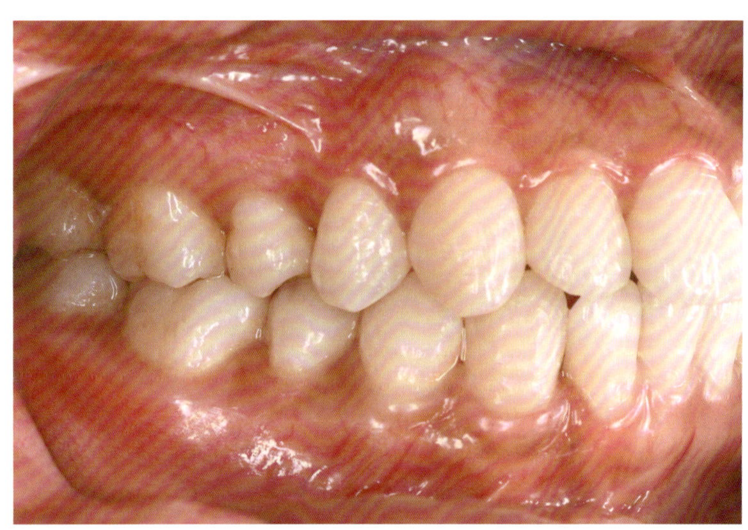

◎图 5-5-7
反光板拍摄的右侧后牙咬合影像

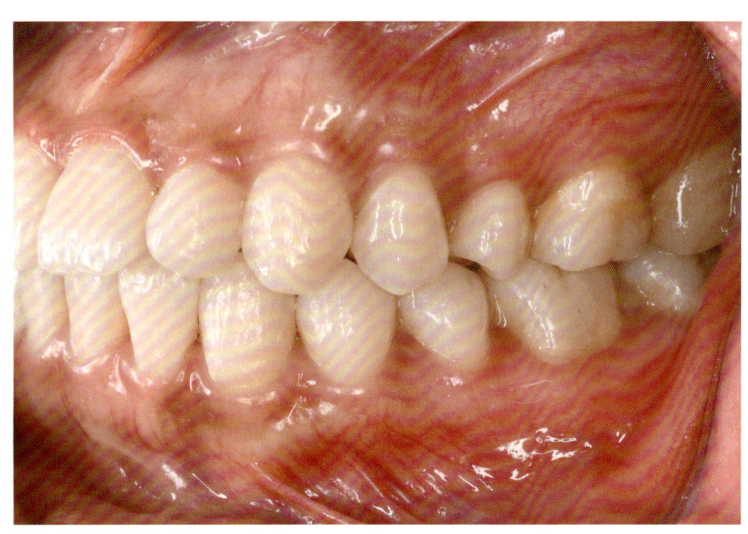

◎图 5-5-8
反光板拍摄的左侧后牙咬合影像

## 三、全牙列非咬合影像

全牙列非咬合影像也可称作全牙列小开口影像，是 AACD 标准中推荐的影像，包括正面影像和侧面影像（图 5-5-9 ~ 图 5-5-11）。CSED 规范中引入了全牙列正面非咬合影像。

本影像与全牙列咬合影像的区别在于，下颌前牙唇面和切端及下颌后牙颊尖、咬合面都得到清晰的展现，可以分析下颌前牙形态、排列以及牙龈水平和形态，同时可以更清晰地分析曲线形态。两侧䚡平面如果存在不对称，也可以从中发现。

拍摄时患者保持小开口姿势，嘱患者舌尖舔上颌硬腭区域，减少舌体组织对于下颌牙齿的遮挡。视角可稍稍向下偏移，以保证拍摄到下颌前牙的切端和下颌后牙咬合面。其他与全牙列咬合影像相同。

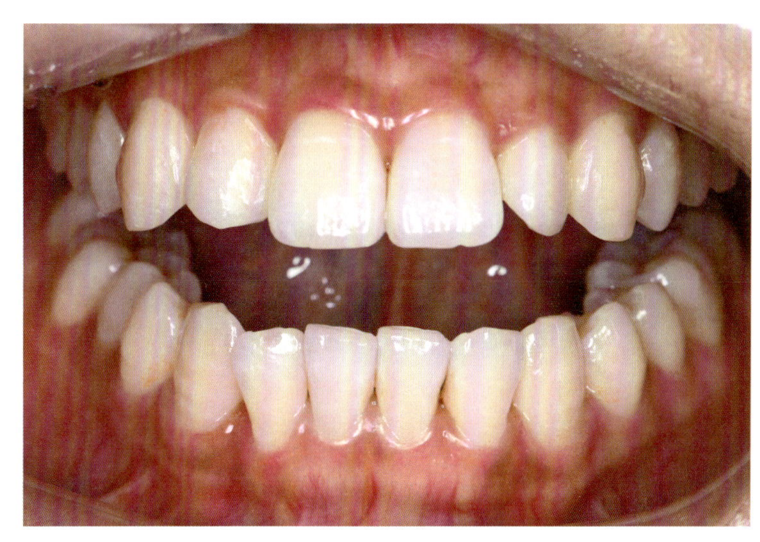

◎图 5-5-9
全牙列非咬合影像

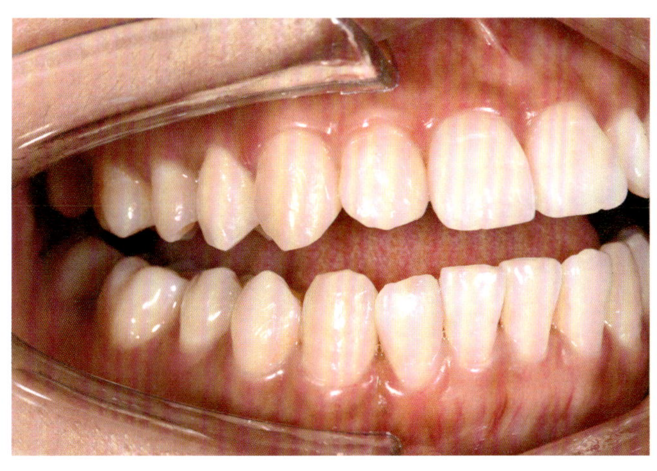

◎图 5-5-10　右侧面牙列非咬合影像

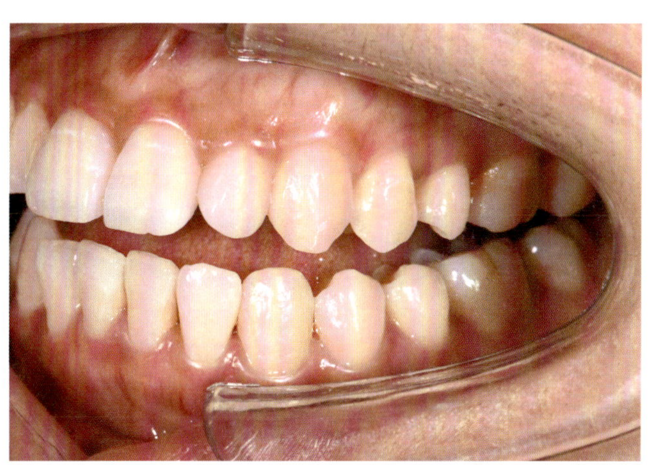

◎图 5-5-11　左侧面牙列非咬合影像

## 四、前伸咬合影像

前伸咬合影像主要用来观察上下颌前牙牙齿的前伸咬合关系，用来分析、记录患者术前、术后前伸咬合关系的状态或变化，还可观察各牙齿轴向倾斜度、切缘之间的相互位置关系以及切外展隙形态等（图 5-5-12）。

拍摄时嘱患者做前伸咬合动作，从患者正前方拍摄影像。其他与全牙列咬合影像相同。

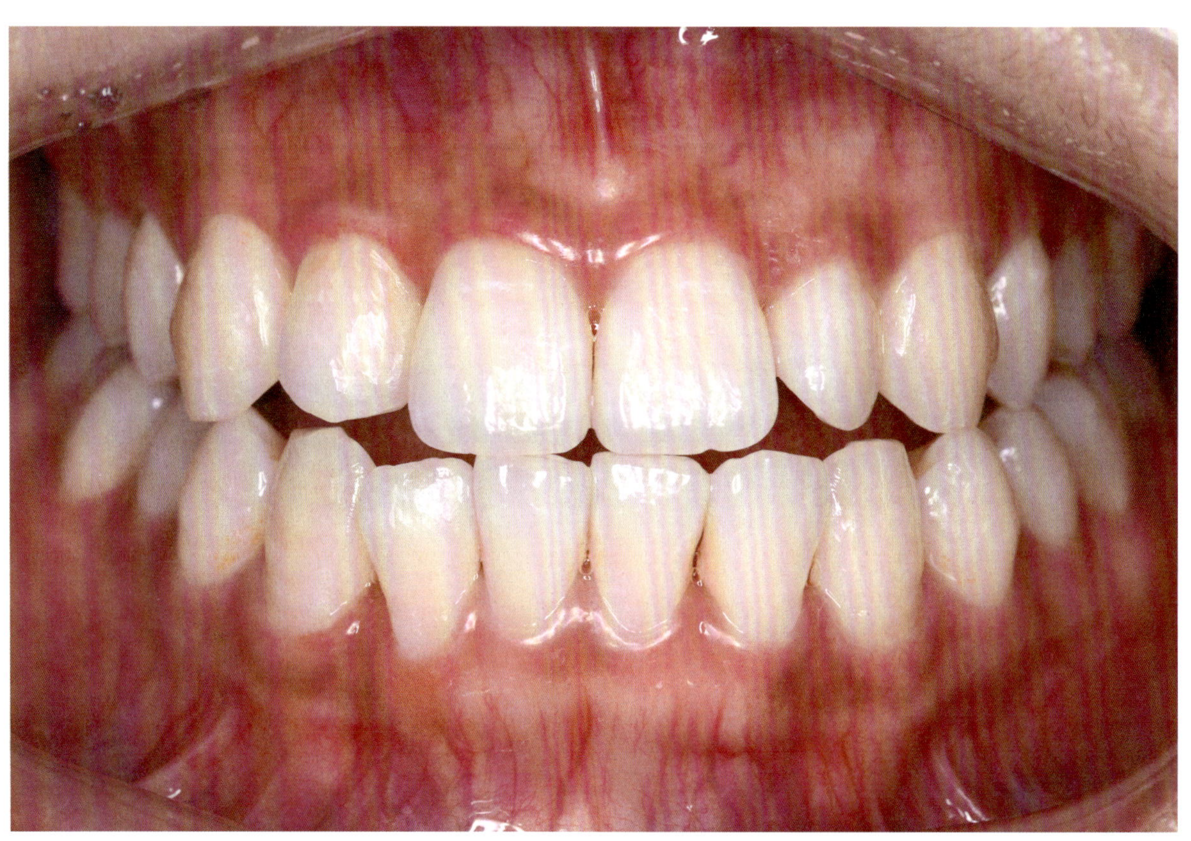

◎图 5-5-12　前伸咬合影像

## 五、侧方咬合影像

侧方咬合影像主要用来观察上下颌牙齿的侧方咬合关系，用来分析记录患者术前、术后侧方咬合关系的变化，还从侧面观察各牙齿轴向倾斜度、切缘之间的相互位置关系以及切外展隙形态等。

患者成45°端坐于牙椅上，拍摄侧采用侧方牵拉器向后方牵拉，对侧采用大牵拉器向前方牵拉，可略微放松一点，嘱患者做侧方咬合动作，拍摄影像。需拍摄左右双侧咬合状态，并且分别拍摄功能侧和平衡侧（图5-5-13～图5-5-16）。

构图时以拍摄侧的尖牙咬合点为中心，影像的垂直中线是尖牙长轴，水平中线是殆平面。

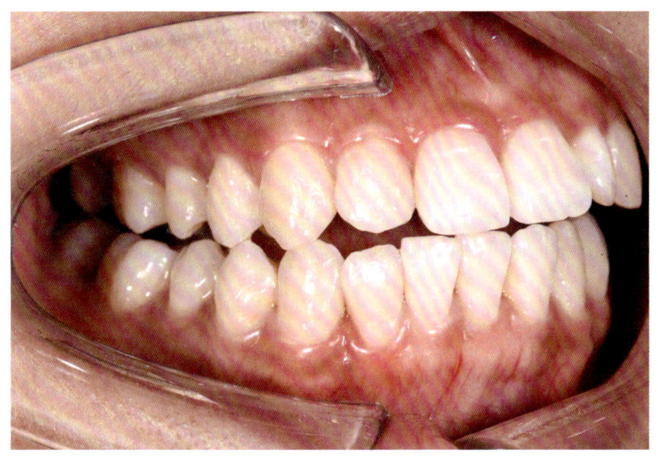

◎图5-5-13　右侧侧方咬合影像（功能侧）

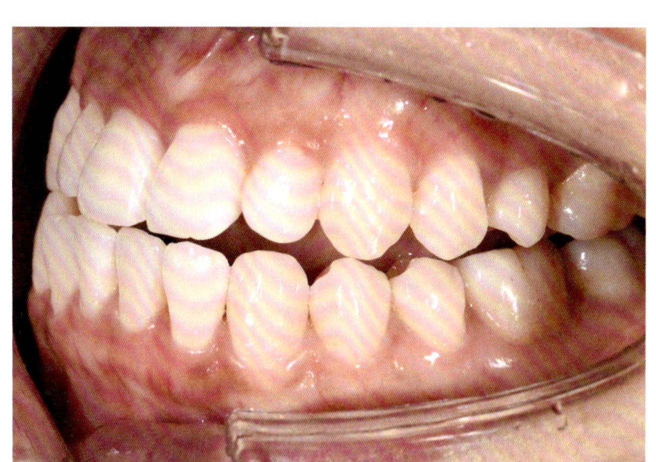

◎图5-5-14　右侧侧方咬合影像（平衡侧）

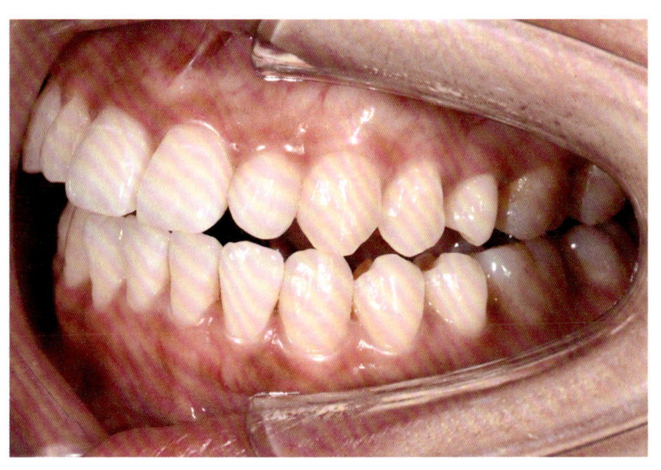

◎图5-5-15　左侧侧方咬合影像（功能侧）

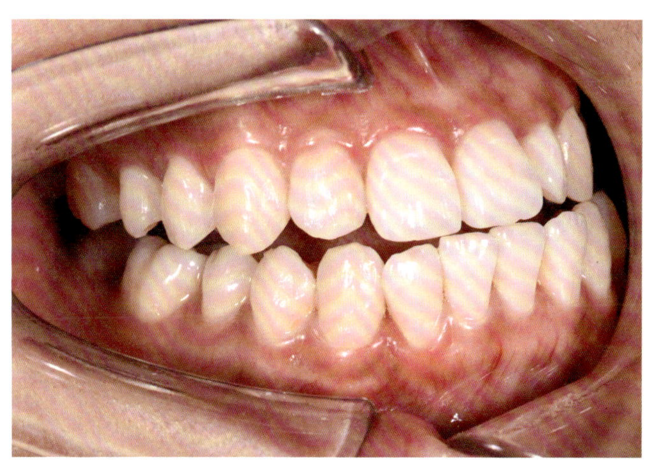

◎图5-5-16　左侧侧方咬合影像（平衡侧）

## 六、前牙切端咬合影像

前牙切端咬合影像是从仰视角度观察上下颌前牙的咬合关系，可以清楚地反映患者的前牙覆盖关系（图 5-5-17）。

患者成 30°～45° 体位躺在牙科椅上。使用两个较大牵拉器牵拉，由助手进行双侧牵拉，轻微向下方牵拉。牵拉器要尽量拉开口唇，尤其是下唇组织尽量离开牙齿，最大限度地暴露上下颌牙齿咬合的位置。牵拉方向略偏向下唇，拍摄时可嘱患者向上抬头。

影像以上颌中切牙切端为中心，包含上下颌前牙牙列的牙齿、软组织；口唇尽量排除在外，尽量少暴露牵拉器。垂直中线是面部中线。医师在患者的正前方进行拍摄，根据瞳孔连线校正相机，避免倾斜。

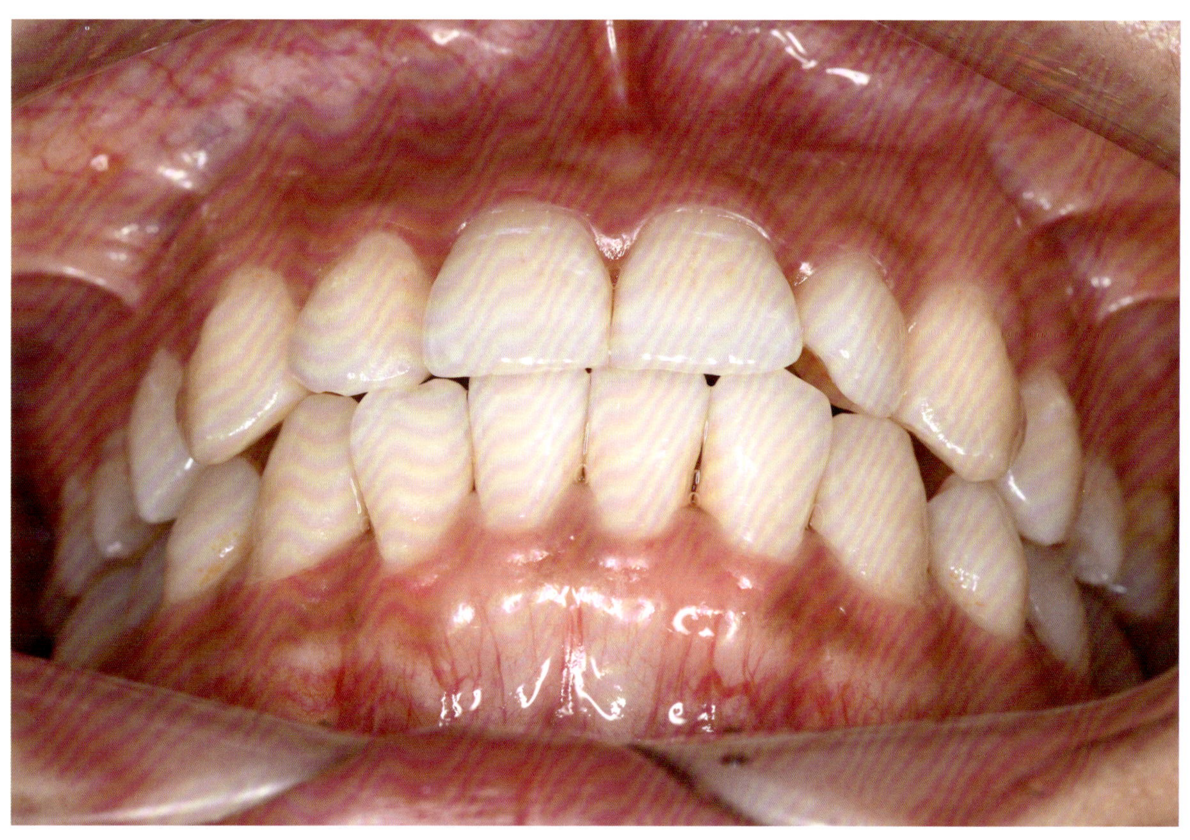

◎图 5-5-17 切端咬合影像

## 七、前牙覆殆覆盖影像

前牙覆殆覆盖影像是从侧方观察上下颌前牙的咬合关系，可以清晰、真实地反映患者的覆殆覆盖关系。一般情况下拍摄一侧影像即可，如果双侧覆殆覆盖有明显差异，需拍摄两侧影像（图5-5-18，图5-5-19）。

使用两个大牵拉器或颊侧牵拉器牵拉，尽量向后拉开口唇，尤其是下唇组织尽量离开牙齿，最大限度地暴露上下颌牙齿咬合的位置。可以使用黑色背景板；如果拍摄范围附近没有浅颜色物体，不用背景板在拍摄后也可以自然形成黑色背景。

构图以上颌中切牙远中面为中心，包含一侧上下颌前牙、软组织；口唇尽量排除在外，还要尽量少暴露牵拉器。医师在患者的侧方进行拍摄，使用瞳孔连线校正相机，避免倾斜。

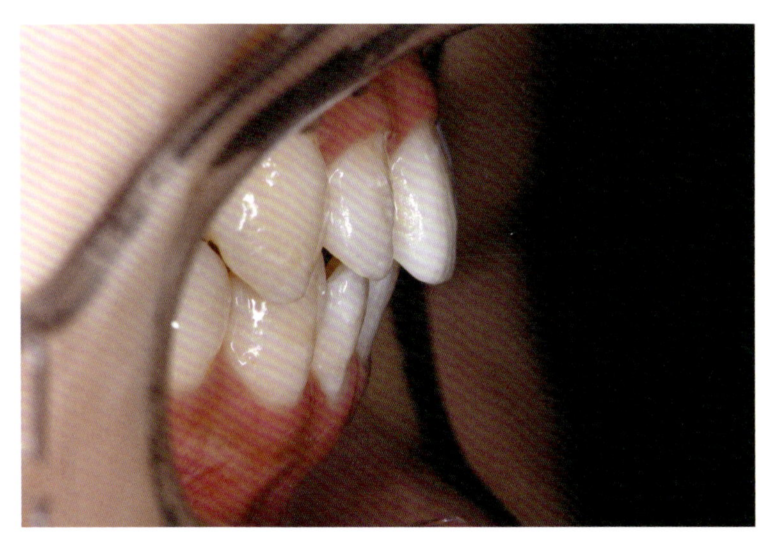

◎图5-5-18
右侧拍摄的覆殆覆盖影像

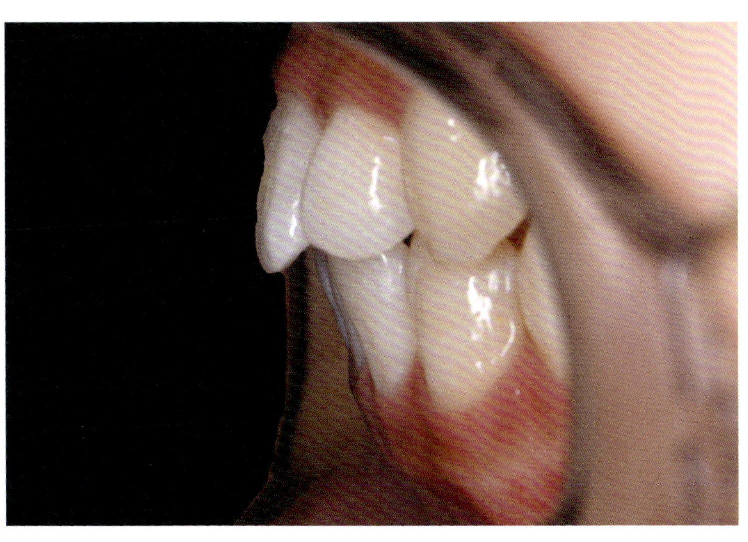

◎图5-5-19
左侧拍摄的覆殆覆盖影像

## 八、上颌牙弓影像

上颌牙弓影像可以观察上颌牙弓形态、牙齿排列、切端位置、后牙咬合面形态等整体情况，已经存在的充填体、磨耗情况等也可以看到。上颌牙弓影像是各种临床影像标准中都包括的影像，构图应包括上颌前牙至上颌第二磨牙在内的牙齿和整个上腭组织（图 5-5-20）。

拍摄时患者平躺，牙椅尽量放低平，使用指状牵拉器或船叉形牵拉器牵拉上唇组织，指状牵拉器尽量靠近前牙区域牵拉。保证口唇黏膜远离牙齿的唇面，避免形成哑铃型口唇和唇侧组织暴露不全的情况，拍摄者站立于患者后方拍摄船面反光板内的影像。

唇、颊组织必须被向外充分牵拉，尽量将包括第二磨牙远中的整个牙弓全部暴露出来，口唇要尽量少进入构图以内。应用指状牵拉器、船叉形牵拉器牵拉不易影响反光板就位，也不易造成多余的牵拉器影像；根据患者颌弓的大小选择合适大小的反光板，使用带有手柄的反光板，可以避免出现手指影像。让患者尽量张大口，反光板不能抵住拍摄侧后牙的咬合面，尽量靠近对颌牙齿，避免出现非反射的牙齿影像、避免形成双重影像。

在进行拍摄前需要调整反光板的角度，使反光板内反射出的影像即是需要拍摄的范围。反光板旋转进入口内后，先左右调整反光板的角度，使左右两侧后牙的暴露量一致，尽量对称，如果存在不对称的情况也需要如实反映；前后调整反光板的角度，尽量使前牙区唇舌侧的牙体组织都能反映到影像中。拍摄时调整相机角度使相机从上颌中切牙切端方向拍摄，使上颌中切牙的唇面、腭面牙体组织均能暴露；影像的中线为面部中线。

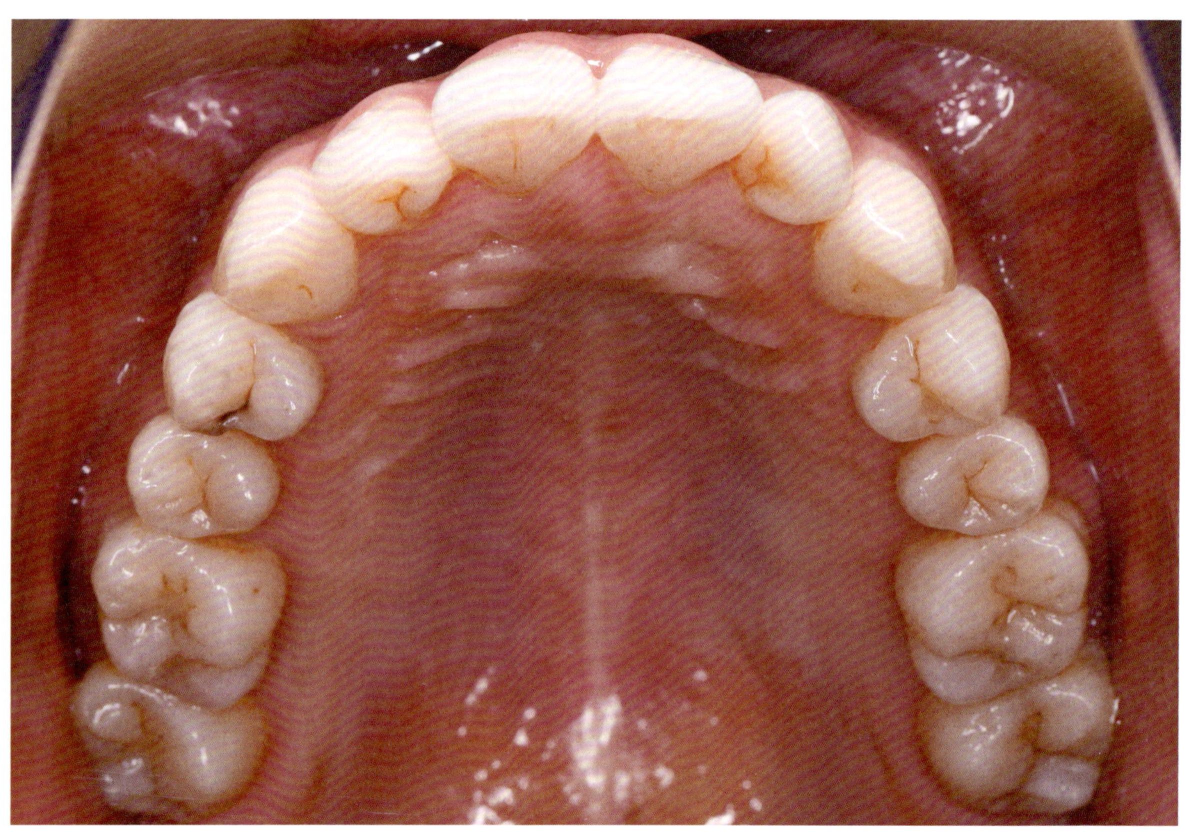

◎图 5-5-20　上颌牙弓影像

## 九、下颌牙弓影像

下颌牙弓影像也是各种临床影像标准中都包括的影像，可以观察下颌牙弓形态、牙齿排列、切端位置、后牙咬合面形态等整体情况。构图应包括下颌前牙至下颌第二磨牙在内的牙齿和软组织，影像中应不包含舌体组织（图 5-5-21）。

患者成 45° 端坐于牙椅上，使用指状牵拉器或船叉形牵拉器牵拉下唇组织，拍摄者位于患者前方拍摄船面反光板内的影像。

拍摄时嘱患者卷起舌体组织并使用反光板遮挡，尽量减少舌体组织对下颌牙齿的阻挡，反光板尽量压向上颌牙齿，避免在第二磨牙处形成双重影像。拍摄前尽量吸净口腔内的唾液，以免反光影响影像的拍摄。其他与拍摄上颌牙弓船面影像相同。

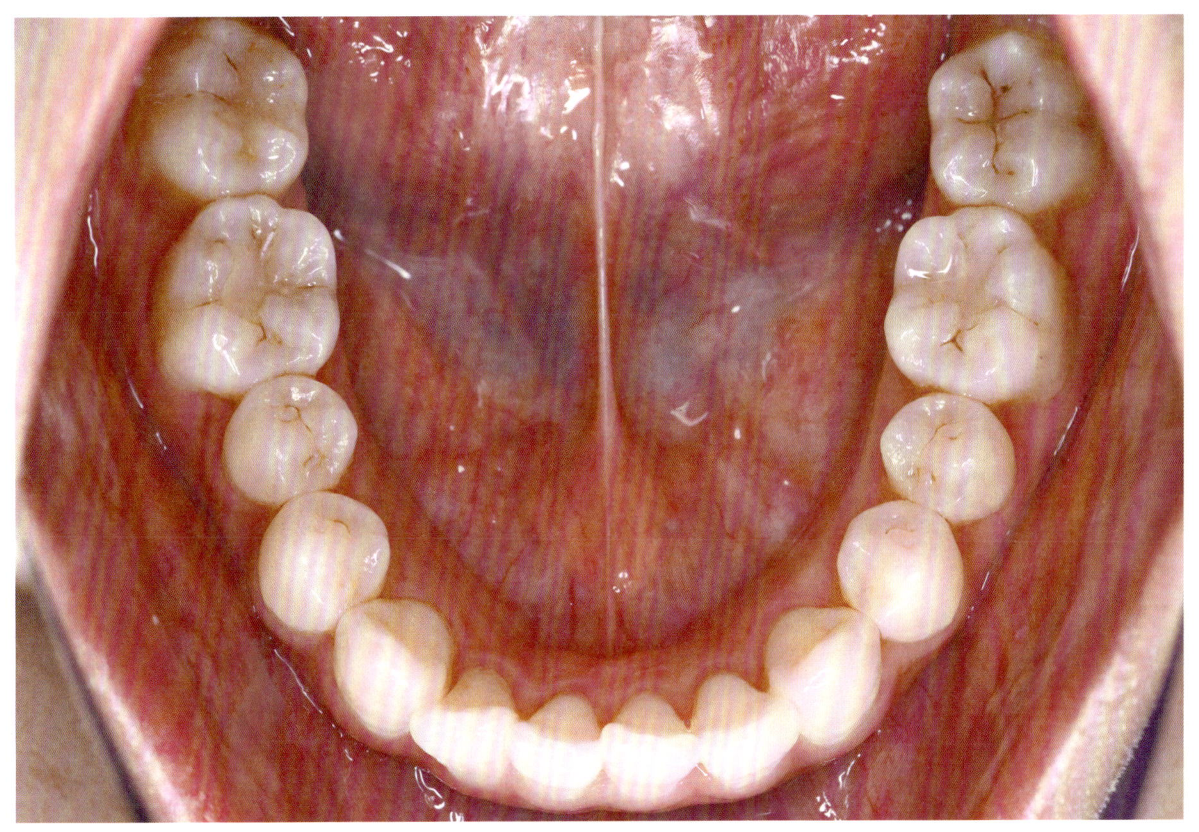

◎图 5-5-21　下颌牙弓影像

# 第六节
# 细节影像

细节影像是为了更能逼真地表达前牙的形态、颜色、表面结构、透明度等细节（图5-6-1），在治疗前后拍摄的一组真实反映牙齿细节情况的影像。

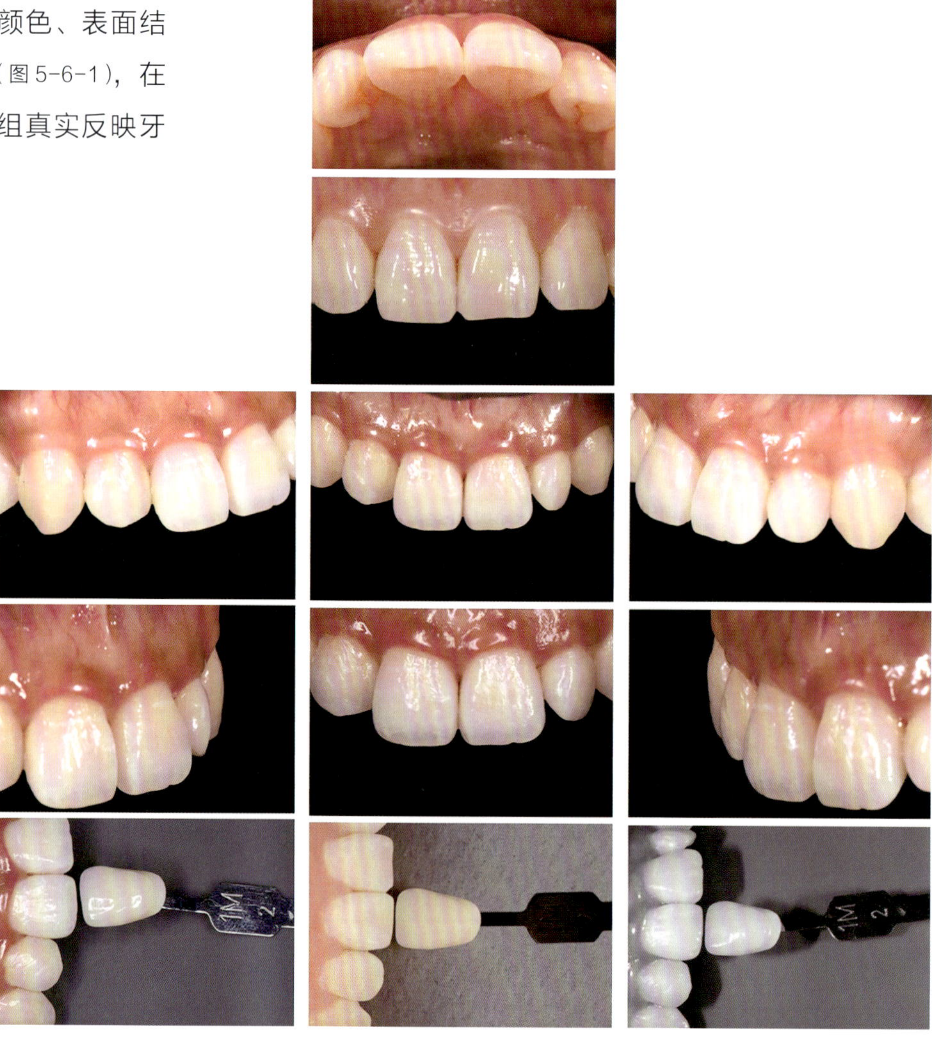


◎图5-6-1
细节影像合集

细节影像包括前牙放大影像、表面结构影像、切端半透明度影像、牙龈细节影像、比色影像（包括基本比色影像、偏振比色影像、背景分离比色影像）等。

拍摄细节影像是经常采用 1:1 等较大拍摄比例，全画幅相机的最小拍摄范围是 4 颗前牙，半画幅相机拍摄的范围更小。

拍摄细节影像时拍摄距离较小，离患者很近，需要拍摄者更加稳定的手持相机，更加精细地捕捉准确的对焦点拍摄。

拍摄比色影像时，可以使用 Polar-eye 偏振光滤片滤除所用牙齿上的反射光，能更好地记录牙齿的颜色（图 5-6-2）；Eyespecial C 系列相机的背景分离模式能排除周围颜色对比色的影响，更好地观察牙齿的颜色（图 5-6-3）。Eyespecial C-IV、V 相机的偏振光滤镜也能过滤掉牙齿表面的反光，更好地观察牙齿的颜色（图 5-6-4，图 5-6-5）。

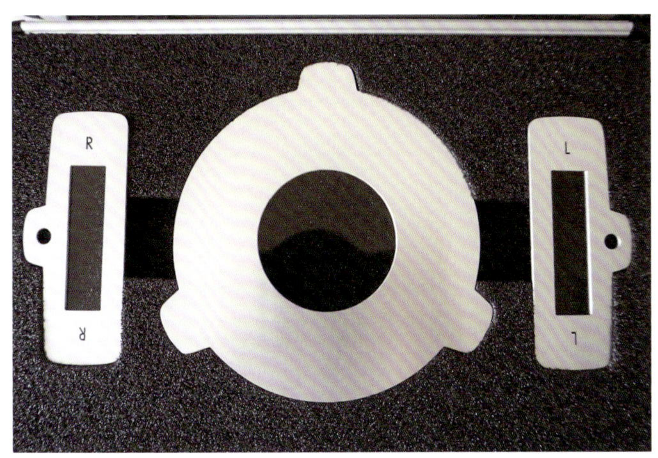


◎图 5-6-2　Polar-eye 偏振光滤镜

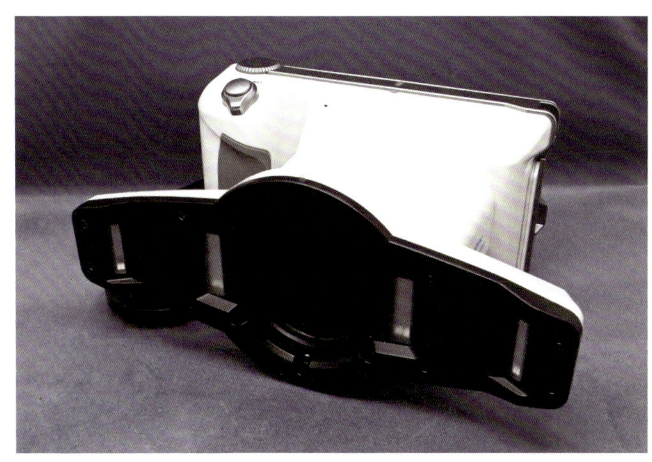

◎图 5-6-3　EyespecialC-V 口腔专用相机

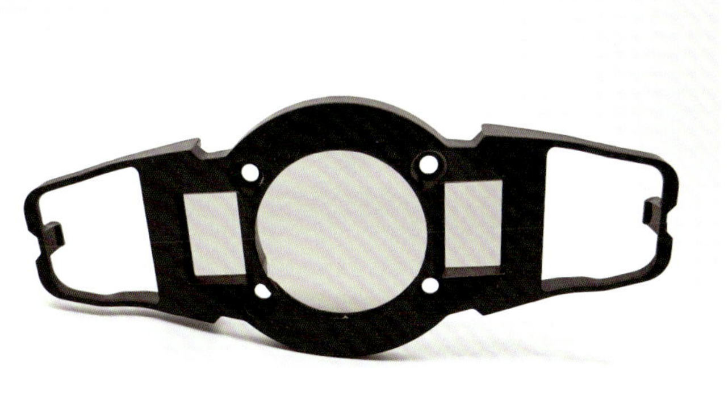

◎图 5-6-4　EyespecialC- 口腔专用相机的 Polar-eye 偏振光滤镜

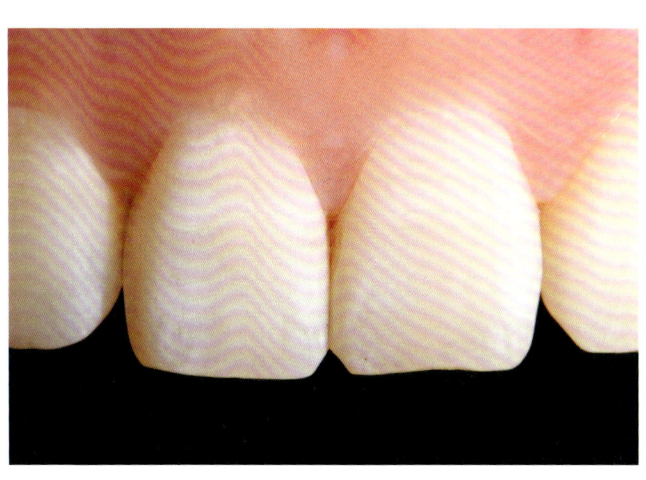

◎图 5-6-5　偏振光牙齿细节影像

## 一、牙齿放大影像

为了捕捉牙齿的微观美学信息，可以在器材能达到的情况下，拍摄最大放大比例的影像，相应构图范围会更小。把个别牙最大程度的放大，可以清晰地看到各种细节特征以及牙龈健康状况。

患者成 45° 端坐于牙椅上，使用指状牵拉器和黑色背景板，调整角度避免背景板反光。拍摄构图内应尽量简洁，不应看到牵拉器、口唇以及对颌牙齿。拍摄时可使用双点闪光灯，避免闪光点集中在中心区域，能更好地表现前牙的整体形态特点（图 5-6-6 ~ 图 5-6-13）。

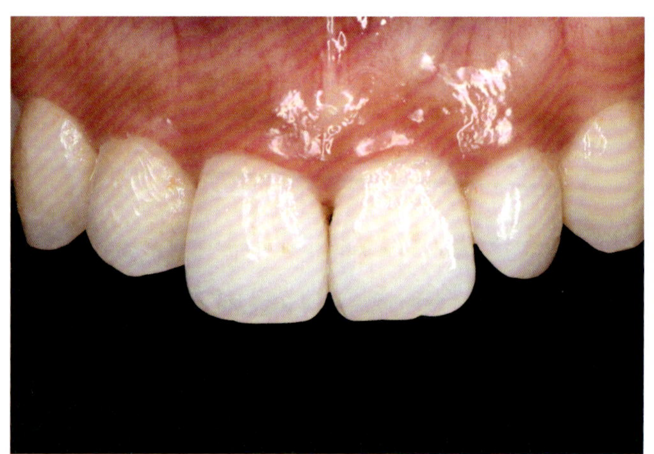

◎图 5-6-6　使用环形闪光灯拍摄的上颌前牙正面影像

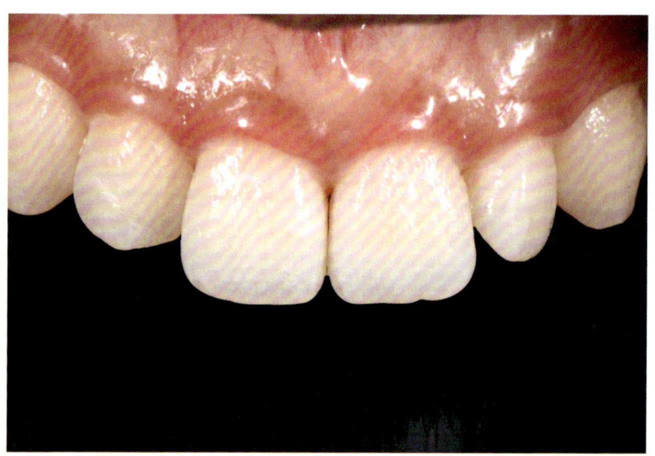

◎图 5-6-7　使用双点闪光灯拍摄的上颌前牙正面影像

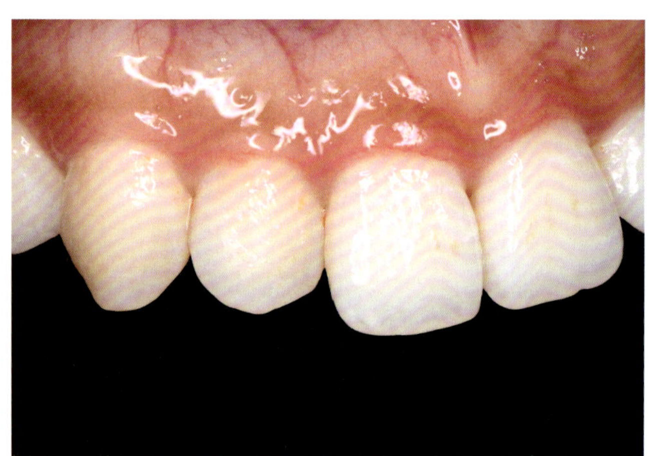

◎图 5-6-8　使用环形闪光灯拍摄的右侧侧切牙影像

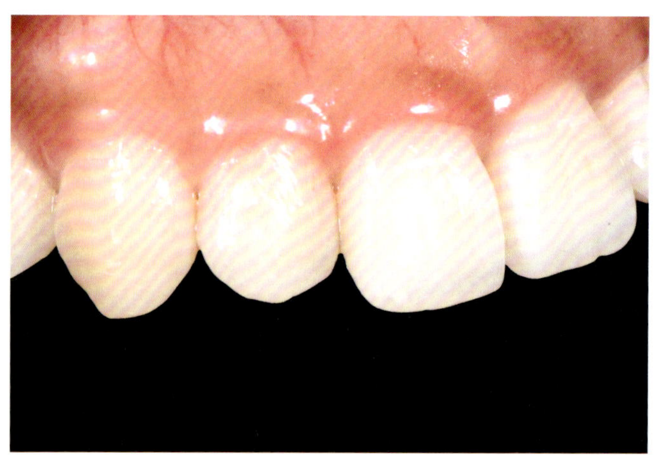

◎图 5-6-9　使用双点闪光灯拍摄的右侧侧切牙影像

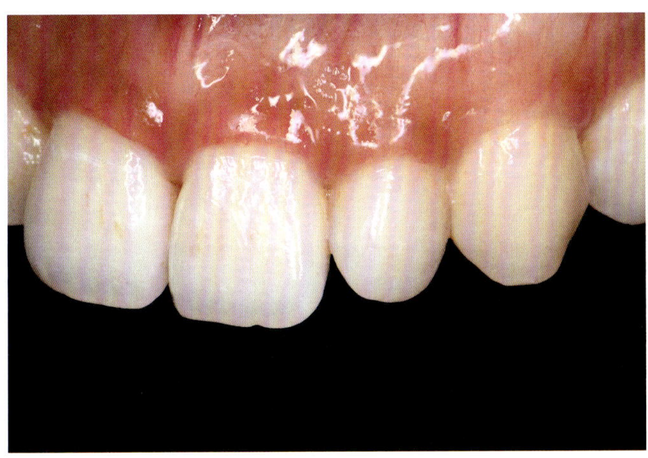

◎图 5-6-10　使用环形闪光灯拍摄的左侧侧切牙影像

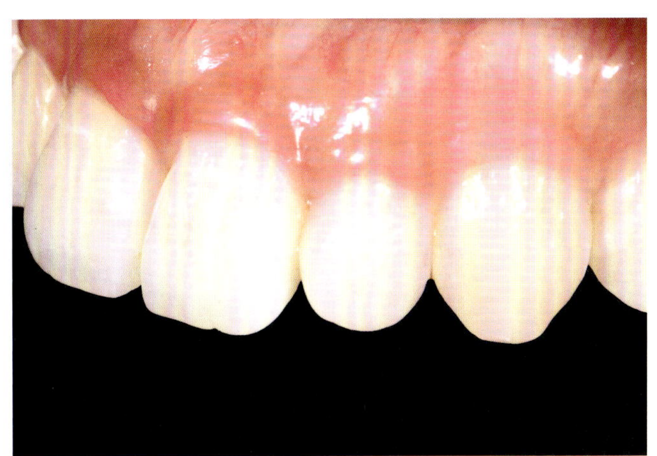

◎图 5-6-11　使用双点闪光灯拍摄的左侧侧切牙影像

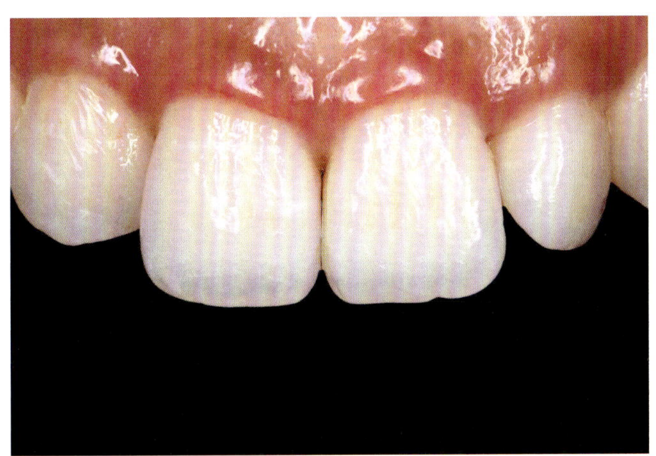

◎图 5-6-12　前牙 1:1 影像

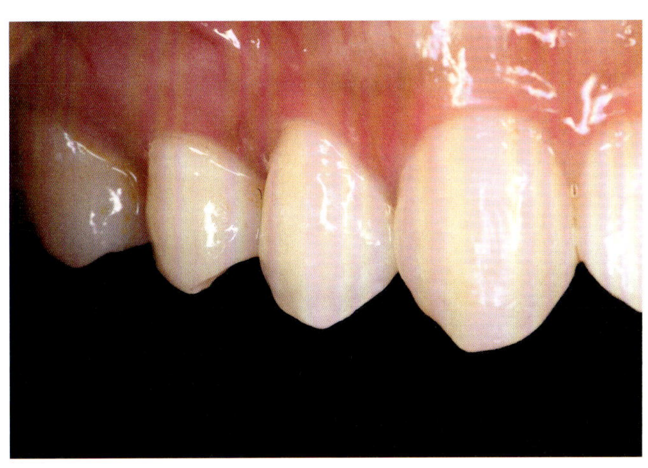

◎图 5-6-13　前磨牙影像

## 二、牙龈细节影像

牙龈的形态、厚度、颜色等情况对于牙体美学治疗、牙周治疗、美学区域种植治疗的设计、治疗计划的制订、术中操作的技巧及术后治疗结果的判定有重要的意义，因此反映牙龈细节的影像非常重要，尤其是在前牙区域更为重要。

拍摄时患者成 45°躺于牙椅上，使用半月牵拉器或指状牵拉器牵拉上唇组织，稍向前上方牵拉以更多地暴露牙龈组织，包括游离牙龈、附着牙龈并达到膜龈联合及更根方的部位。影像中也应包含全部的牙体组织，标准的拍摄也应放置黑色背景板（图 5-6-14，图 5-6-15）。

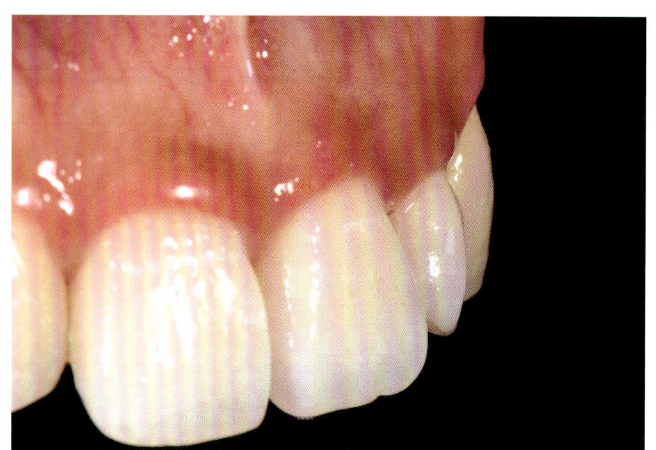

◎图 5-6-14　右侧牙龈细节影像

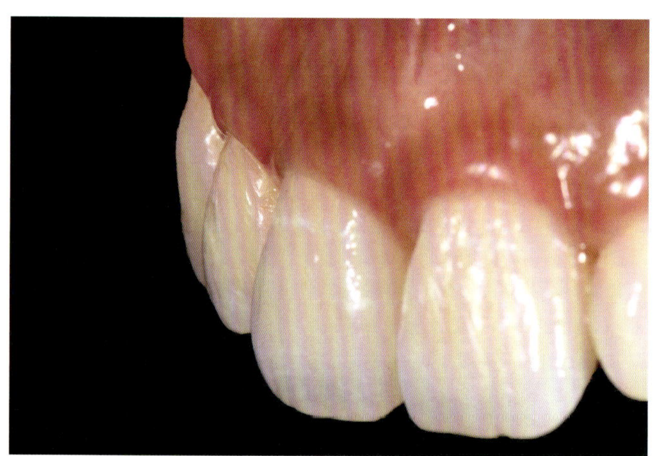

◎图 5-6-15　左侧牙龈细节影像

在实际拍摄中，也可以根据病例情况，选取最适宜的拍摄范围；可以从多个角度拍摄，选择既能够表现牙体组织状况，同时又能够表现牙龈的厚度、牙龈点彩状态的视角，评价牙体和牙周软硬组织的健康情况（图 5-6-16～图 5-6-21）。

在进行前牙美学种植和天然牙齿 BOPT™ 修复的病例中，术前、术后的牙龈形态变化和健康情况是需要记录的重要资料，可以通过调整拍摄角度拍摄穿龈形态的影像和龈沟的形态和变化，更好地展现牙龈的健康和美学状态。

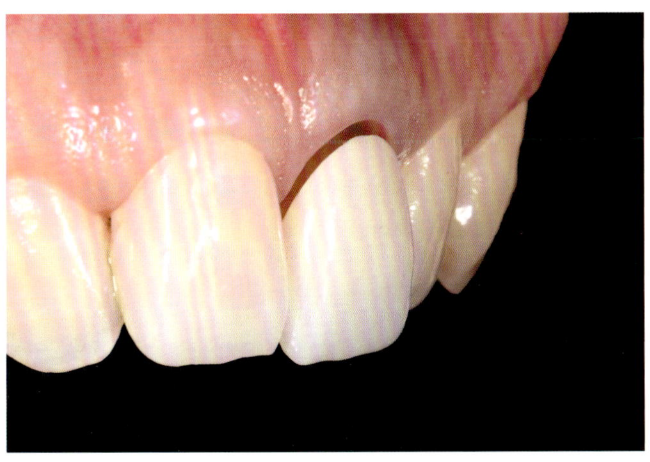

◎图 5-6-16　修复体和牙龈的细节关系

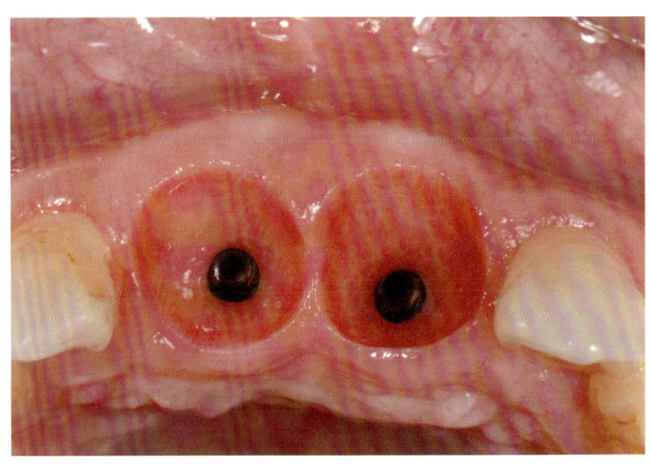

◎图 5-6-17　种植修复的穿龈袖口

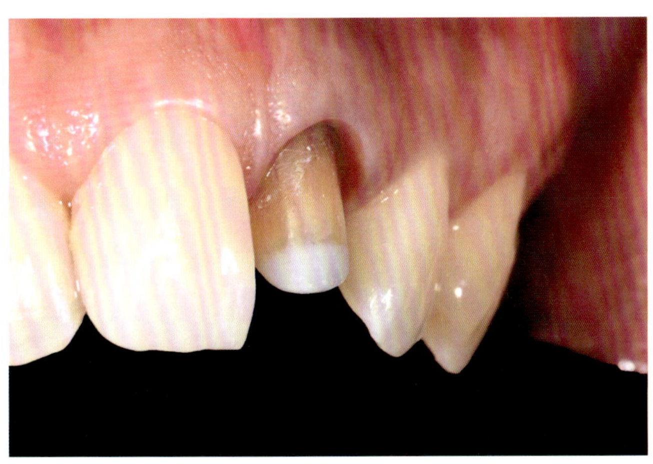

◎图 5-6-18　BOPT™ 的穿龈袖口

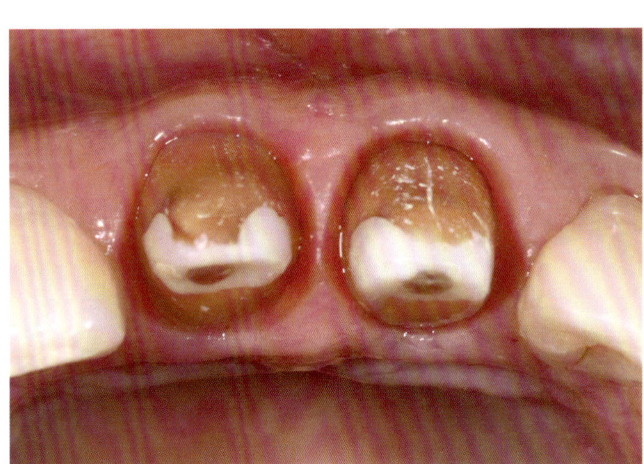

◎图 5-6-19　BOPT™ 的龈沟形态

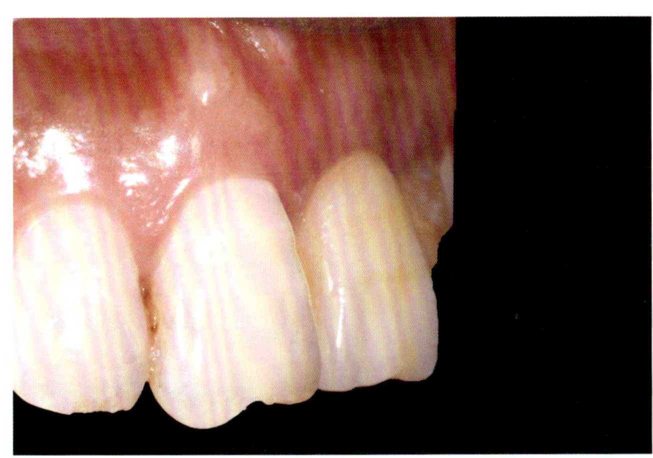

◎图 5-6-20　种植修复体和牙周健康状态的影像（21 为种植修复体）

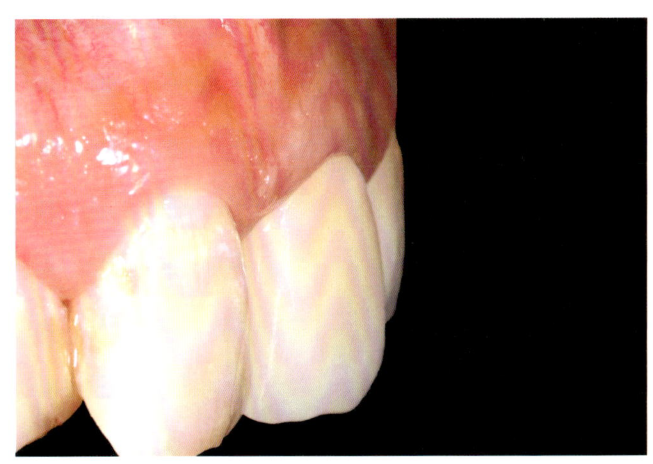

◎图 5-6-21　BOPT 修复体和牙龈健康状态的影像（21、22 为 BOPT™ 冠修复体）

## 三、表面结构影像

表面结构包括牙齿表面大的、明显的表面形态，以及小的、细微的表面纹理，例如纵向的发育叶、横向的釉质生长线，表面的磨耗面等（图 5-6-22，图 5-6-23）。

年轻人的牙齿由于存在发育中形成的各种结构，牙齿表面有各种各样的表面结构，一般都不光滑；随着年龄的增加，牙齿表面发生磨耗，逐渐变得光滑；到了老年，牙齿表面结构被磨平，就会变成完全光滑。

在口腔美学治疗中，要尽量使表面结构与邻近牙齿相协调，正确捕捉、再现表面结构是高水准口腔美学治疗中不容忽视的重要因素。拍摄本影像可以更加真实、完整地反映牙齿的生理特征，可以帮助临床医师实现医技美学信息传递，辅助技师再现牙齿表面细节，完成更加逼真的修复体。

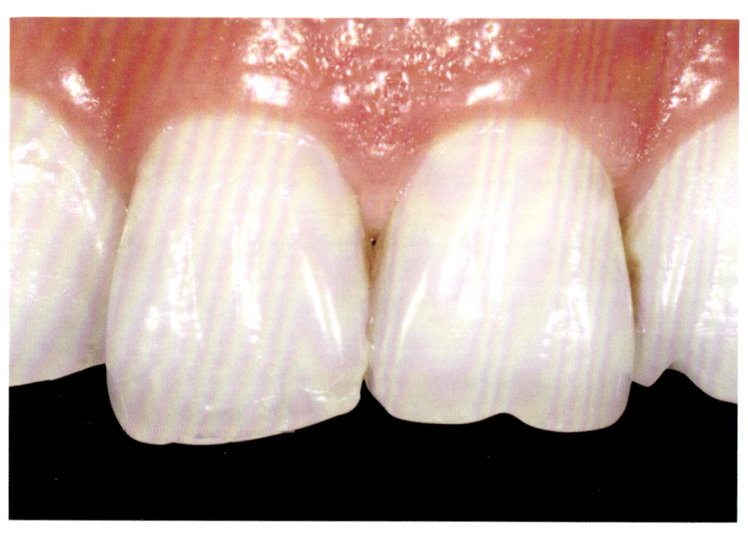

◎图 5-6-22　大的、明显的表面形态

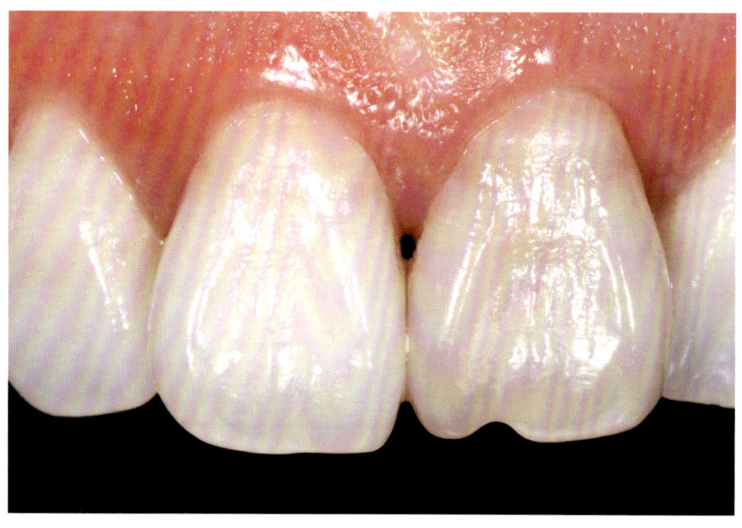

◎图 5-6-23　大的、明显的表面形态和细微的表面纹理

表面结构的拍摄方法包括垂直表面拍摄（图 5-6-24）和切端视角拍摄（图 5-6-25）两种。

垂直表面拍摄时建议采用环形微距闪光灯，在镜头和闪光灯与目标牙齿唇面垂直的位置拍摄；如果使用双点闪光灯，则需要将闪光灯调整到接近镜头的位置、角度接近垂直被拍摄牙齿，以更好地表现表面结构。

假设牙齿的表面完全光滑、没有表面结构，所有反射光线将都会回到镜头里；但天然牙齿表面存在各种的表面结构，光线就会被反射向各个方向，形成了不同的光影效果，可以提示牙齿不同的表面结构；拍摄时还要注意轻轻吹干牙齿，如果牙齿表面过于湿润，水就会弱化牙齿的表面结构，使反射光趋于平均。

切端视角拍摄的方法与上颌前牙弓影像的拍摄方法基本相同，只是拍摄角度要平行于牙体长轴，以利于表现唇面形态。

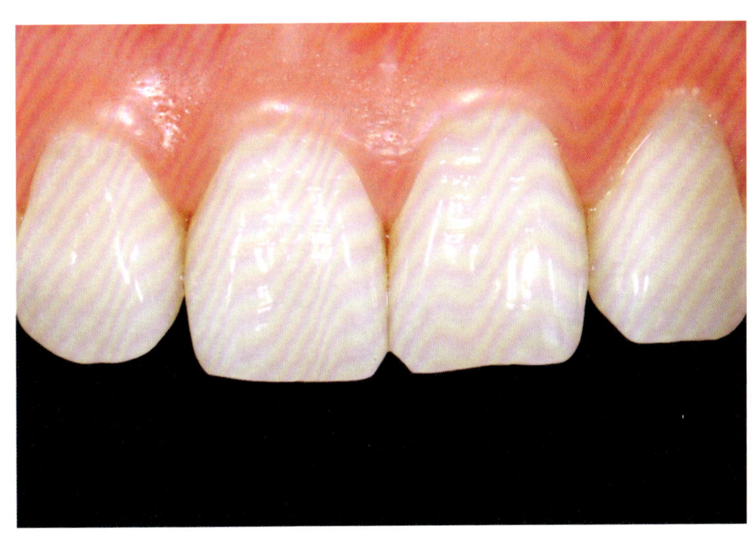

◎图 5-6-24　垂直牙齿表面拍摄的表面结构影像

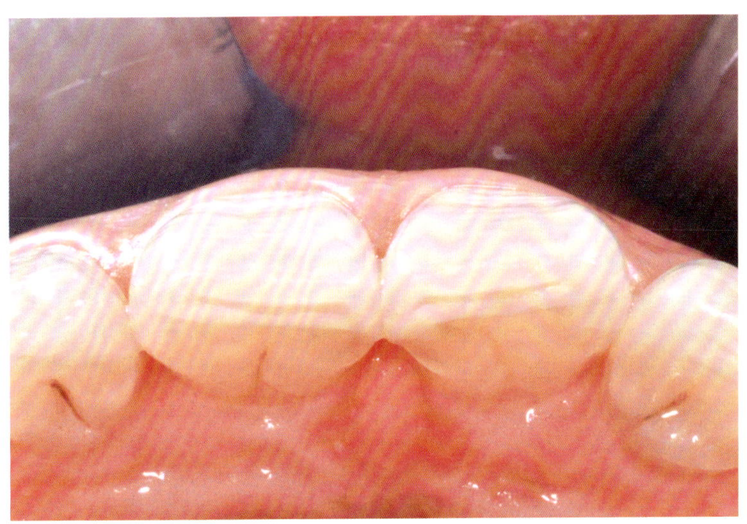

◎图 5-6-25　切端视角拍摄的表面结构影像

## 四、比色影像

牙齿的颜色信息包括基础颜色，颜色分布和颜色层次，临床影像对于颜色分布的表达是很有意义的。清晰的数码影像都可以直观地表现牙齿的颜色分布（图 5-6-26），临床医师只需手工绘制非常简单的比色图，就能够准确地反映简略颜色分布信息（图 5-6-27）。

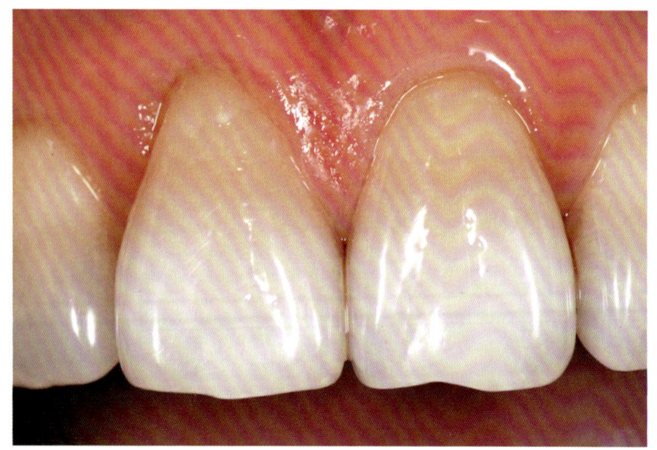

◎图 5-6-26　临床影像直观表现牙齿的颜色分布

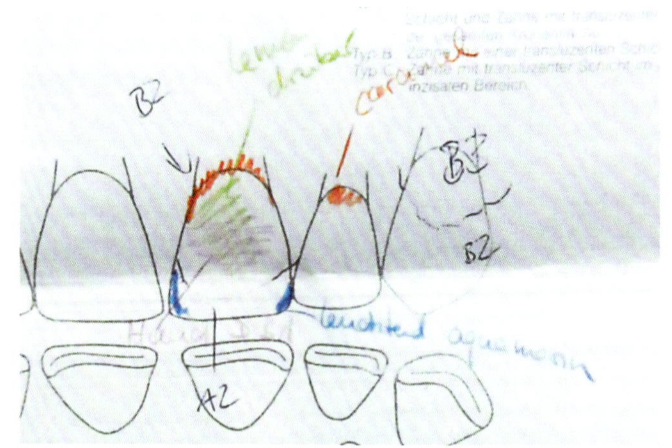


◎图 5-6-27　手工绘制的比色图

但临床影像表现颜色信息有其局限性。首先相机颜色本身会有偏差，再者颜色的再现受显示器影响，因此一般不能直接根据临床影像指导基础颜色。有一些颜色校正工具可以帮助我们在电脑上看到真实的颜色，但操作比较复杂，并不能很方便地应用于临床。

临床摄影比较容易做到的，是让影像在一定程度上反映牙齿基础颜色与比色板的差距，这样就可以帮助技师更准确地理解天然牙的颜色。当然这需要一个前提，就是拍摄前临床医师能够准确辨别与天然牙颜色最接近的比色板，影像反映的是天然牙与最接近比色板之间的色差。如果比色板选择错误，拍摄的照片就失去了意义。

对于进行分区、分层比色的牙齿，可以针对不同的颜色特征拍摄多张比色影像，帮助技师理解天然牙的颜色，完成仿真修复。还可以使用电子比色仪对牙齿进行更多细节、不同分区颜色的确定，以帮助技师更好地对牙齿的颜色进行区分（图 5-6-28，图 5-6-29）。

比色影像建议采用灰色背景。

由于拍摄时闪光灯灯光比较强，如果口内没有背景，闪光灯灯光照射到红色的舌腭侧黏膜，被反射后红光大部分被反射、其他颜色的光大部分吸收，这会明显影响观察者对颜色的判断。为了消除这种影响，在拍摄时需要采用背景，使光线能够被等量的吸收。

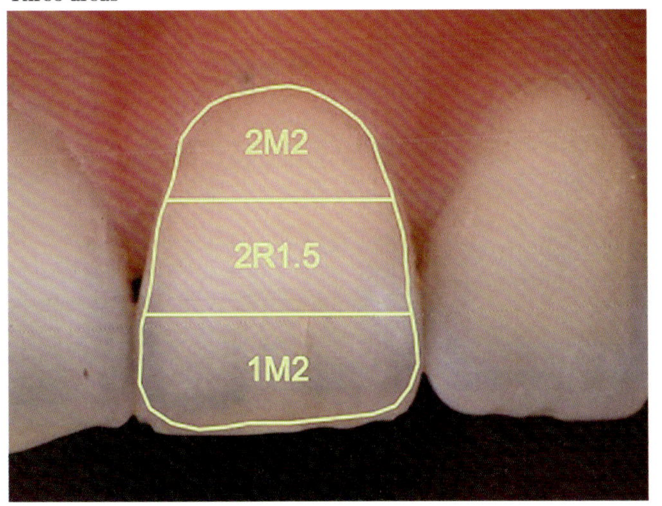

◎图 5-6-28　电子比色的三分法结果

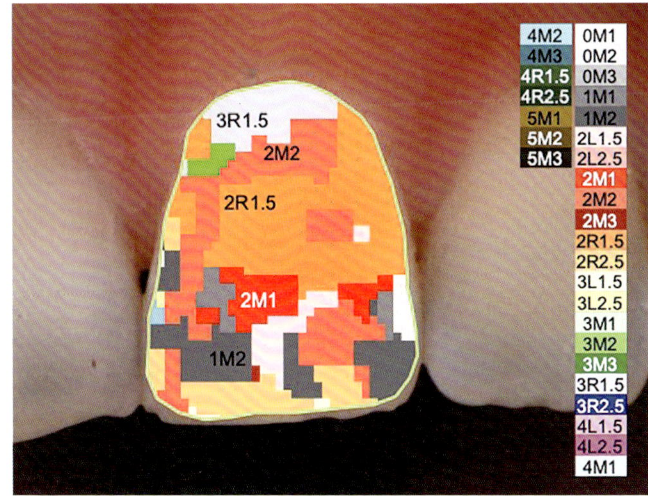

◎图 5-6-29　电子比色的比色图

拍摄本影像不建议采用黑色背景板。这是由于黑色背景与白色的牙齿之间对比过于明显，过度的对比会有“耀眼”的感觉，干扰人的颜色感知系统，降低人感知颜色的能力，不利于基础颜色的观察。灰背景可以使人的视锥细胞放松，有利于提高辨色的准确性。

中等灰度的灰色卡纸裁剪成一次性的背景纸是一种经济实惠的解决方案，Smileline 的灰色白平衡板也可当作灰色背景板用于本影像的拍摄（图 5-6-30，图 5-6-31）；如果采用 Eyespecial C 系列相机拍摄，由于相机具备自动调整背景颜色，灰色背景板不是拍摄时的必须选择，但临床中仍然推荐使用灰色背景板，使拍摄界面整洁规范（图 5-6-32，图 5-6-33）。

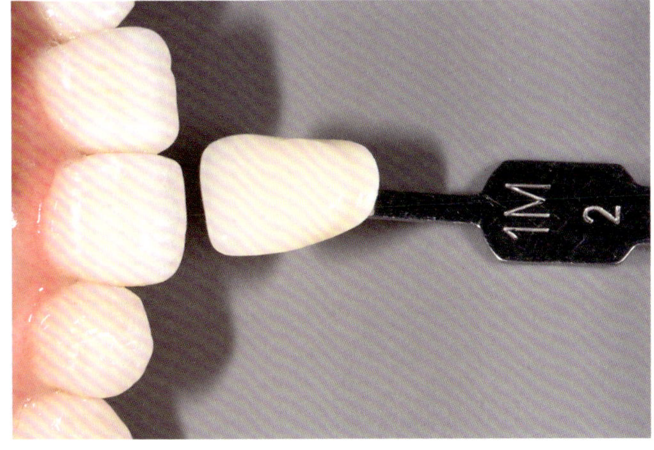

◎图 5-6-30　基础颜色信息影像

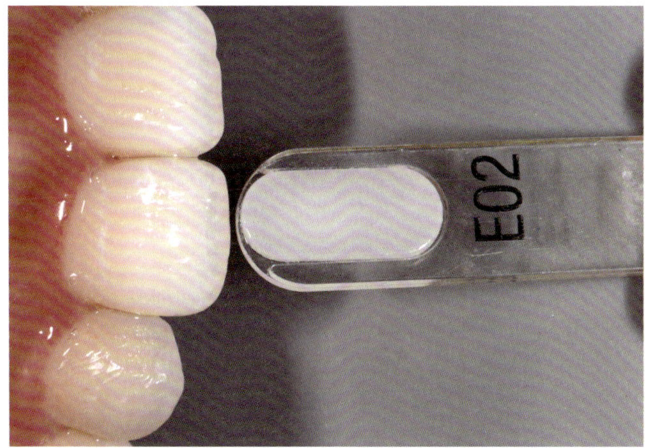

◎图 5-6-31　特殊比色信息影像

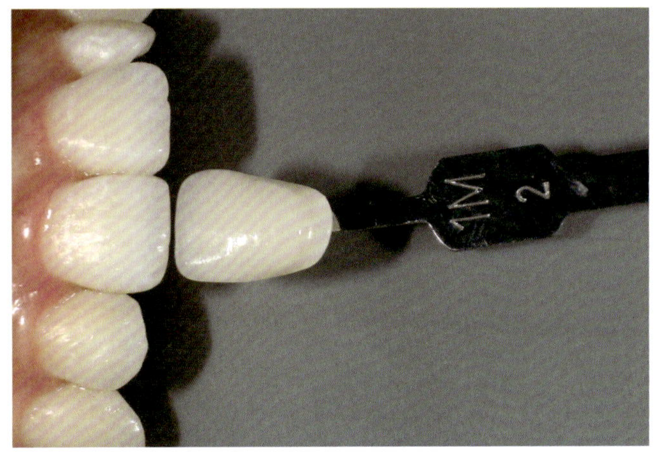


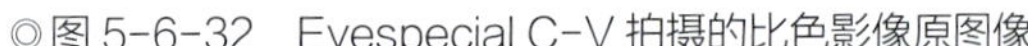
◎图 5-6-32 Eyespecial C-V 拍摄的比色影像原图像

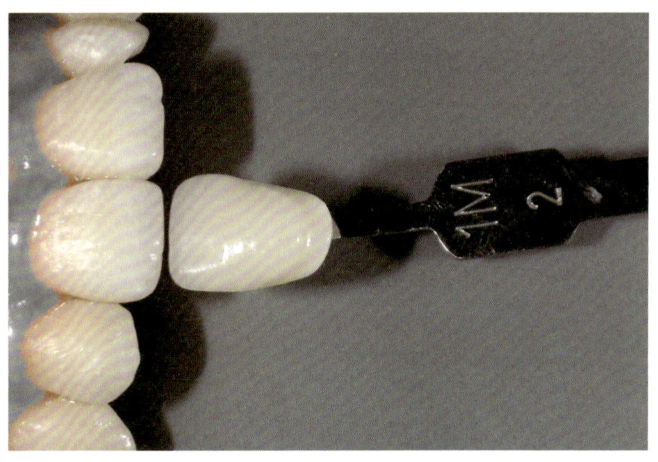


◎图 5-6-33 Eyespecial C-VI 自动调整为灰色背景的比色影像

拍摄时患者平躺于牙椅上，可以请患者辅助牵拉口唇组织，充分暴露比色牙齿；助手在患者口内放置灰色背景板和比色板色块，使被比色牙齿、比色板色块、比色板色号处于均一的灰色背景，并且处于同一水平面、同一直线上；比色板色块与比色牙切端对切端放置，尽量接近但应留有小间隙；使用被比色牙齿长轴作为水平中线校正相机，构图中尽量少包括牙龈；要使比色色号清晰可见，必要时轻微调整拍摄角度避免色号反光。

使用 Polar-eye 偏振滤镜可以滤除牙齿表面的反光，更好地表现牙齿的颜色。如果通过拍摄比色影像进行医技颜色信息沟通，可以增加 Polar-eye 滤镜、按照常规比色影像的拍摄方法，和选出的最接近的比色板共同拍摄，需注意调整曝光参数；如反映术后的治疗效果，也可按照前牙列正面影像的拍摄方法直接拍摄（图 5-6-34，图 5-6-35）。

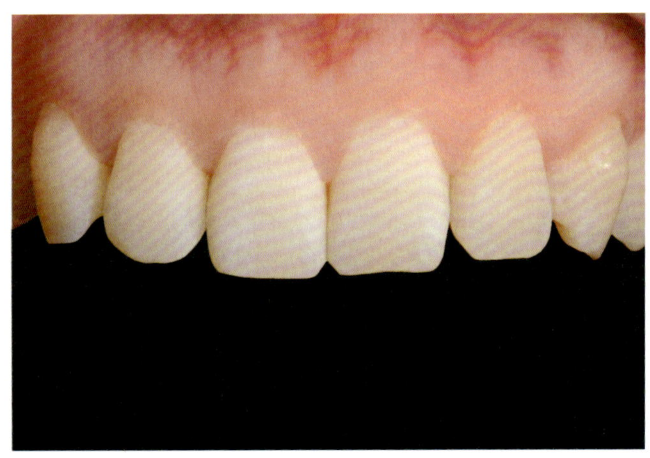
◎图 5-6-34 使用 Polar-eye 滤镜拍摄的前牙颜色影像，可以观察牙齿的颜色分布

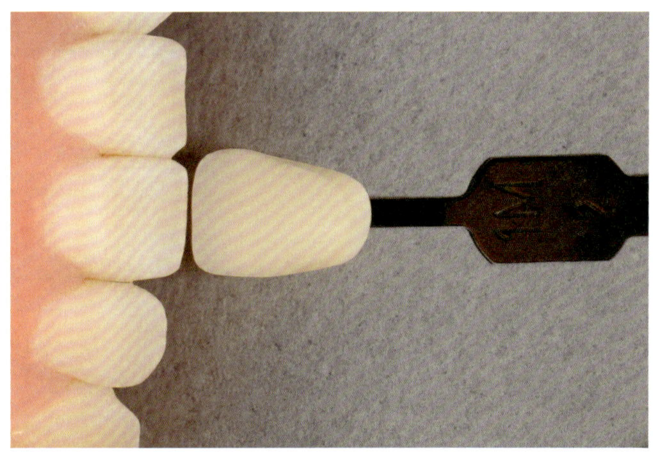
◎图 5-6-35 使用 Polar-eye 偏振光拍摄的比色影像

# 第七节
# 口腔黏膜影像

口腔黏膜影像用于反映口唇黏膜、口腔内黏膜的健康情况以及发生的病变状况，主要包括口周软组织影像、唇黏膜影像、颊黏膜影像、舌黏膜影像（包括舌背黏膜影像、舌腹黏膜影像、舌侧缘黏膜影像）、口底黏膜影像、龈颊沟黏膜影像及上腭黏膜影像等（图 5-7-1）。

拍摄口腔黏膜影像所使用的器材和基本拍摄方法与口腔其他影像基本一致，由于每个口腔黏膜病患者的病变范围各不相同，在实际拍摄时应根据病变范围来具体确定拍摄区域，拍摄参数也应与其拍摄范围、拍摄比例相对应。

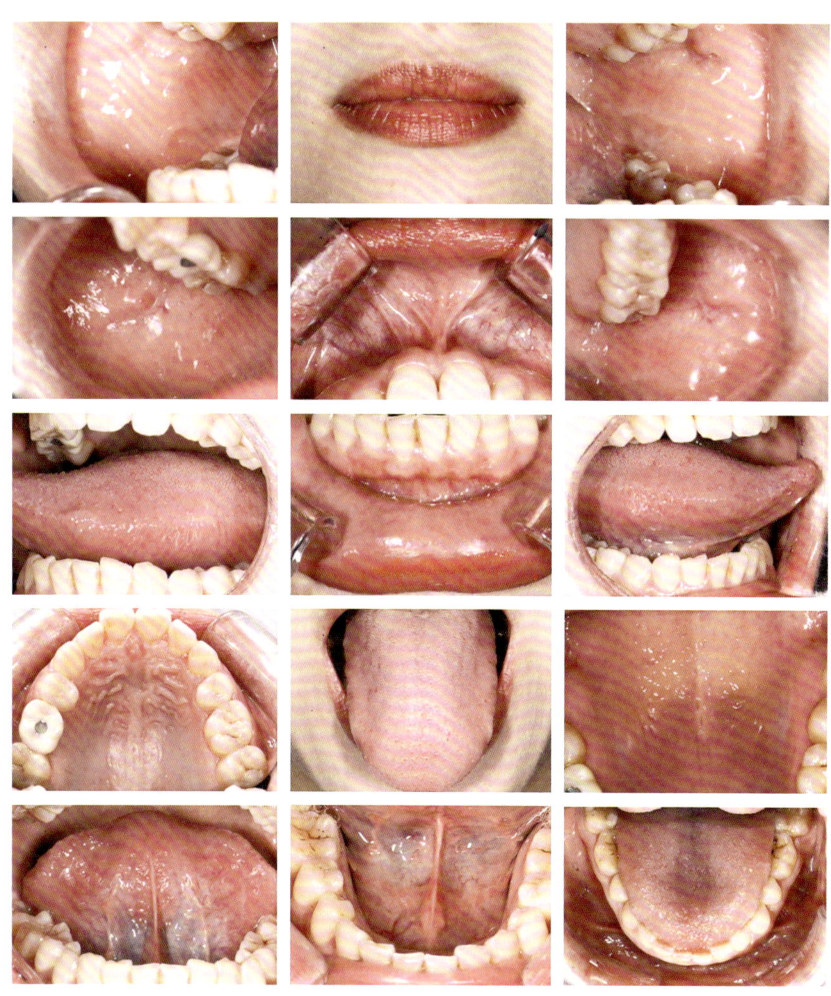

◎图 5-7-1　口腔黏膜影像合集

## 一、口周组织影像

此影像主要反映口唇组织及周围皮肤的健康情况或病理变化。

拍摄体位与口唇休息位影像及正面微笑影像基本相同，拍摄范围比拍摄口唇影像时略大。让患者端坐在椅子上或牙科治疗椅上，牙椅与地面成 45°，患者放松口唇，相机从正面拍摄（图 5-7-2）。

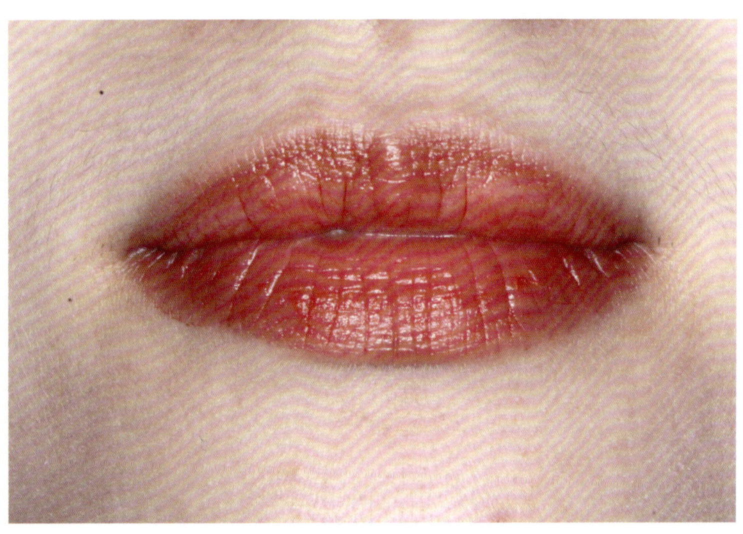

◎图 5-7-2　口周组织影像

## 二、唇黏膜影像

使用尽量小巧的指状牵拉器牵拉口唇（图 5-7-3，图 5-7-4），暴露唇黏膜组织，对唇黏膜进行拍摄（图 5-7-5，图 5-7-6）。牵拉时注意避免碰触病变位置，把口唇组织向外打开，尽量多地暴露唇黏膜或相应的病变组织。

拍摄上唇黏膜影像时可嘱患者稍仰头。

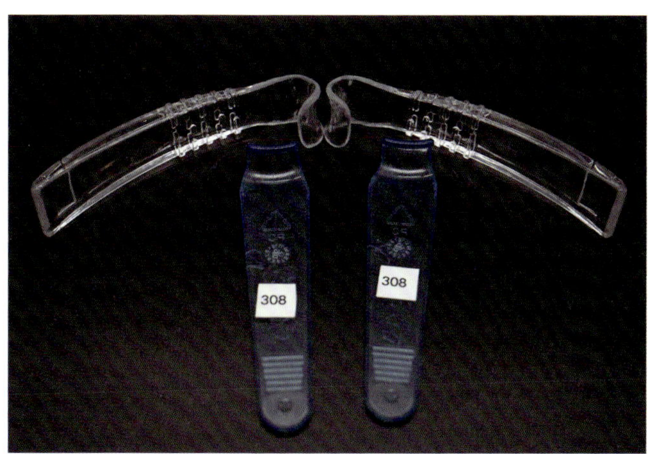


◎图 5-7-3　指状牵拉器

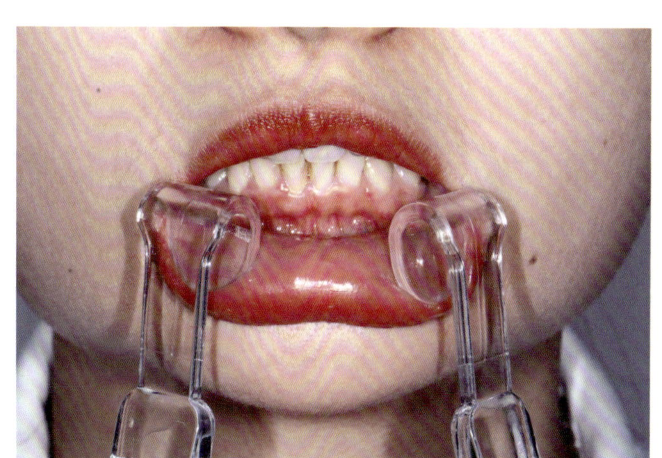

◎图 5-7-4　牵拉方法

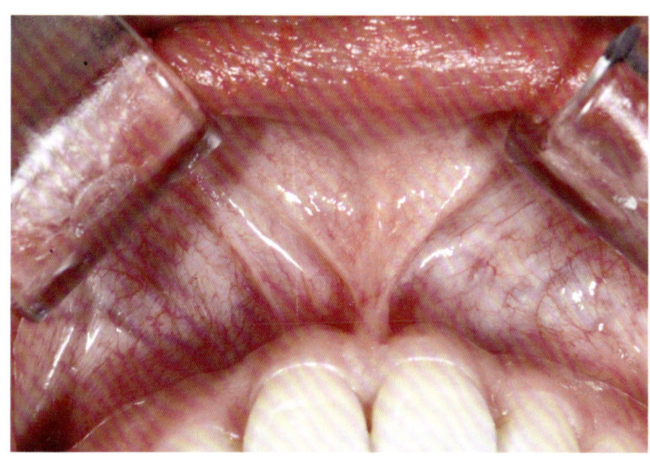

◎图 5-7-5　上唇黏膜影像

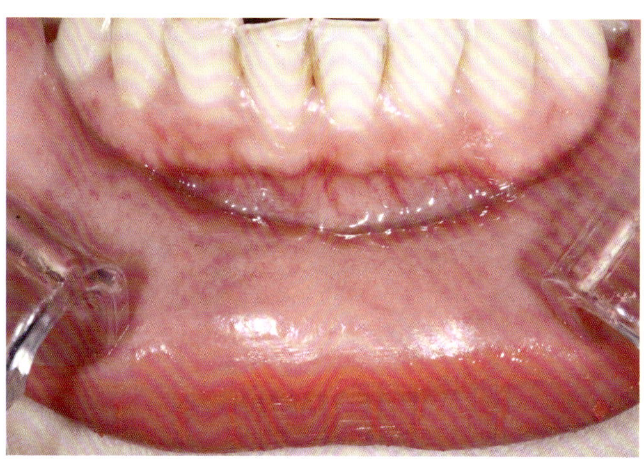

◎图 5-7-6　下唇黏膜影像

## 三、颊黏膜影像

由于受到颊侧黏膜的张力限制，拍摄颊黏膜影像的难度比较大。

拍摄时病变侧使用大牵拉器牵引口唇组织，尽量暴露待拍摄颊黏膜软组织，同时在病变对侧口唇组织上放置牵拉器作为辅助（图 5-7-7）。

为了更好地布光，应采用环形闪光灯进行拍摄；拍摄时嘱患者大张口，拍摄者应站在患者病变对侧进行拍摄（图 5-7-8）。

此影像包括颊侧所有的黏膜组织，拍摄时应以病变为中心点，颊侧咬合线为水平线（图 5-7-9，图 5-7-10）。腮腺疾病患者，若是需要关注腮腺乳头是否也有病变，则应重点记录腮腺乳头的形态（图 5-7-11，图 5-7-12）。

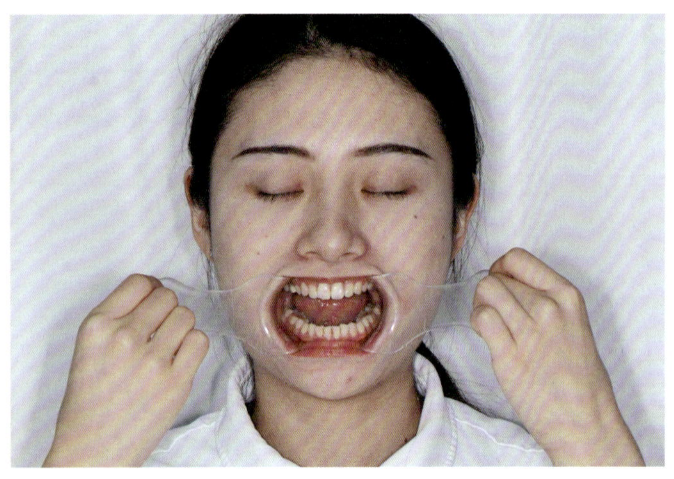

◎图 5-7-7　牵拉暴露

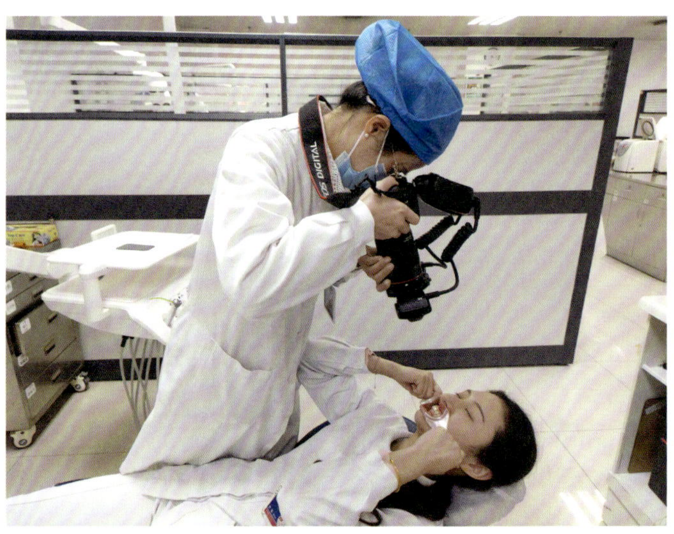

◎图 5-7-8　医患体位关系

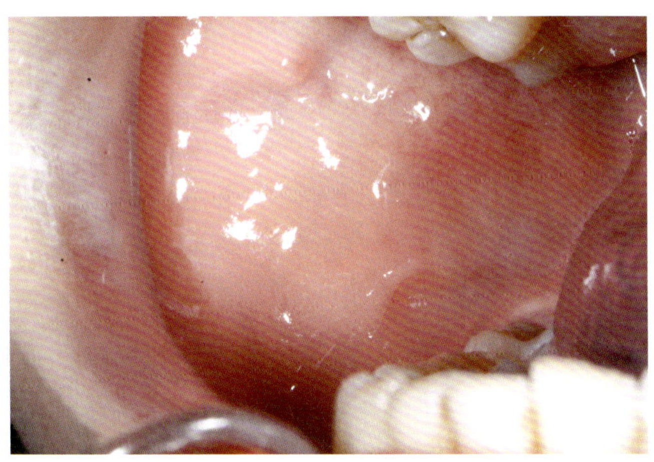

◎图 5-7-9　右侧颊黏膜影像

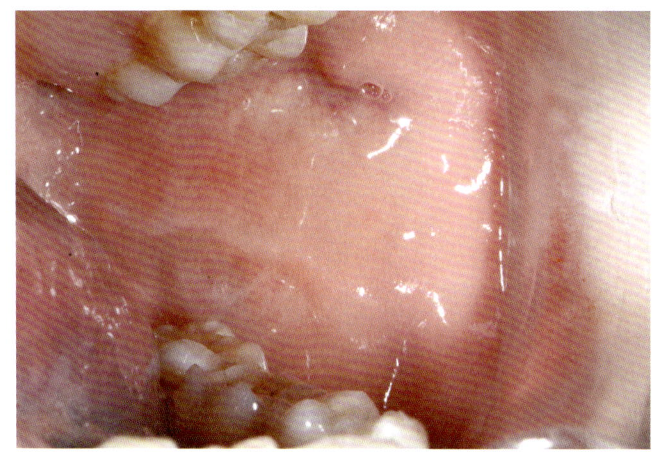

◎图 5-7-10　左侧颊黏膜影像

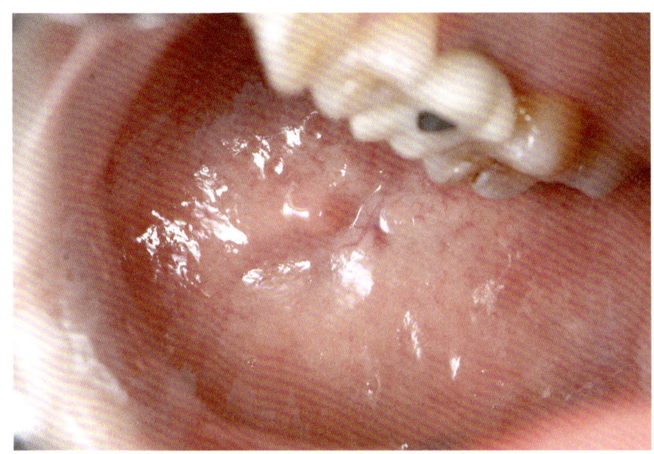

◎图 5-7-11　右侧腮腺乳头影像

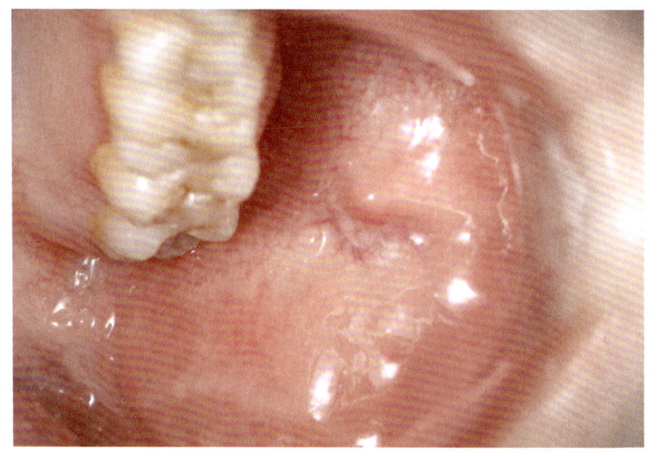

◎图 5-7-12　右侧腮腺乳头影像

## 四、舌黏膜影像

### （一）舌背黏膜影像

舌组织主要由肌肉组成，运动功能发达，这给拍摄带来了困难。在拍摄时要得到患者的充分配合，尽量放松舌体组织，同时拍摄者也要尽量缩短拍摄时间，减轻患者的疲劳。

拍摄时嘱患者尽量把舌体组织伸出口外，拍摄者位于患者的前方直接进行拍摄。此影像包含舌体组织和部分口周组织，以舌体为中心，以舌体长轴的垂直线为水平线。舌体组织尽量位于影像的正中（图 5-7-13）。

如果患者由于某些原因不能将舌体组织伸出口外，可使用牵拉器和反光板进行拍摄（图 5-7-14，图 5-7-15）。拍摄方法与拍摄下颌牙弓影像的方法基本一致，区别是嘱患者维持舌体的正常位置，或嘱患者用舌尖抵住下颌前牙的舌侧，而不需要患者将舌体翻转至反光板背后。

由于口底大唾液腺的存在，拍摄此影像时要注意吸唾，可以让助手在拍摄前把吸唾器放置在口腔中，直至拍摄前从口腔中取出吸唾管，尽量减少口腔中残留唾液的量，确保拍摄像片的质量。

拍摄时使用改良型牵拉器或小型牵拉器向斜下方牵拉口唇组织，在患者口腔内放置大反光板，反光板尽量向上颌牙齿靠近，拍摄者位于患者正前方拍摄反光板内的影像。

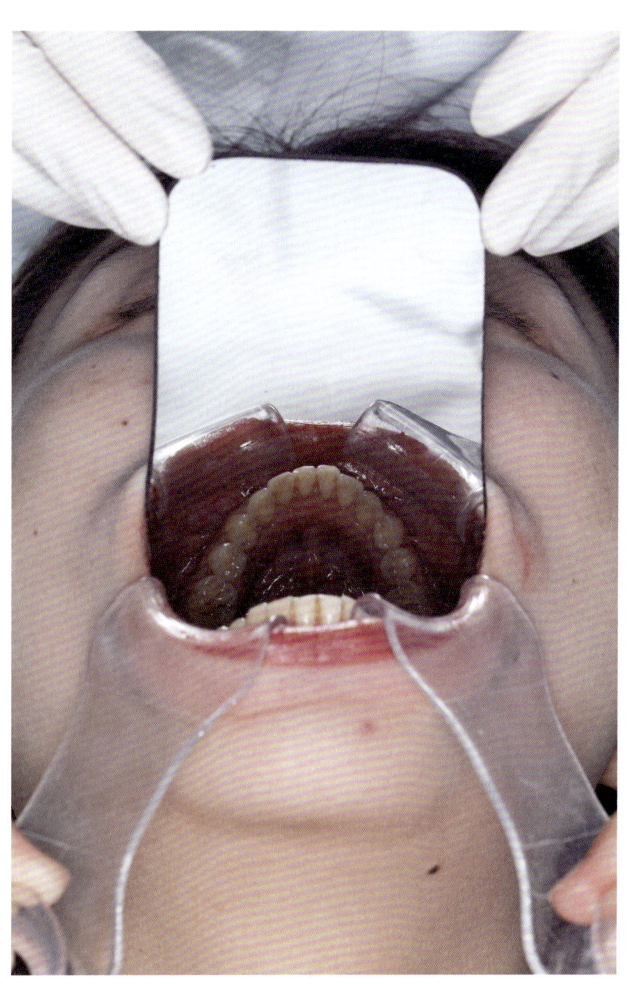
◎图 5-7-14　牵拉情况

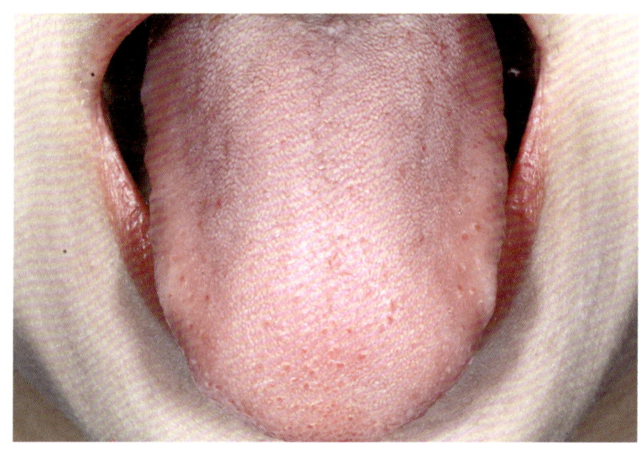
◎图 5-7-13　舌背影像

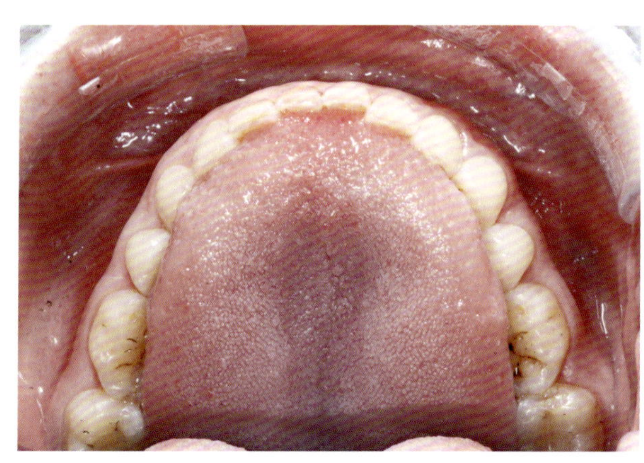
◎图 5-7-15　用反光板拍摄舌背组织影像

### （二）舌腹黏膜影像

拍摄时让患者端坐在牙科治疗椅上，牙椅与地面成45°，使用大牵拉器牵拉口唇组织，嘱患者用舌尖抵住上腭黏膜，拍摄者位于患者的正前方。

此影像尽量包括所有的舌腹组织，以舌系带为中心点，以舌系带的垂直线为水平线（图5-7-16）。

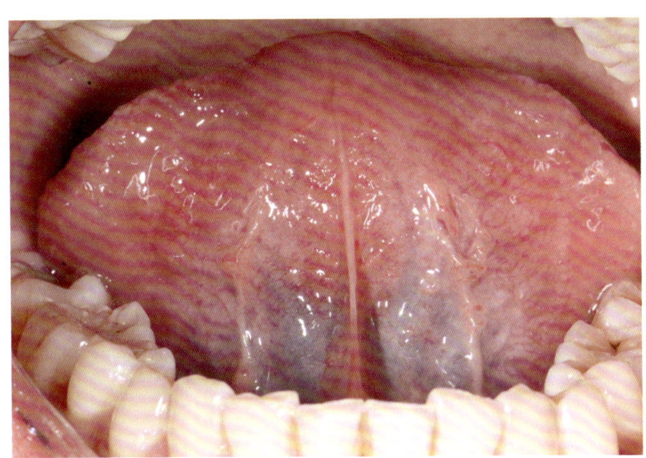

◎图5-7-16　舌腹黏膜影像

### （三）舌侧缘黏膜影像

拍摄时患者端坐，使用大牵拉器牵拉口唇组织，嘱患者用舌尖抵住对侧口角，拍摄者位于患者的正前方。

此影像尽量包括所有的舌体组织，以舌体组织为中心点，以舌背舌腹分界线为水平线（图5-7-17，图5-7-18）。

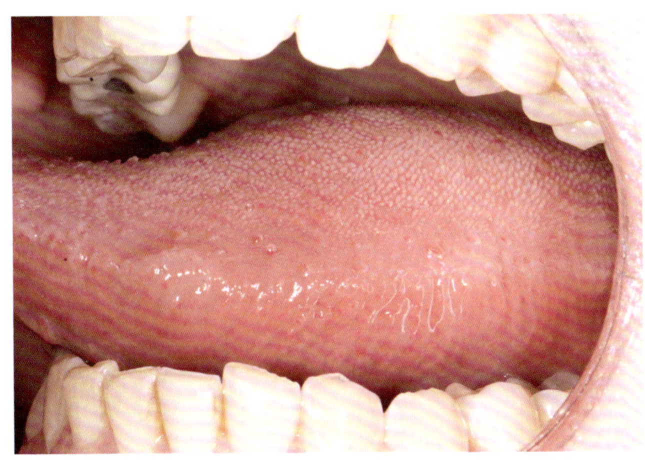

◎图5-7-17　左侧舌缘黏膜影像

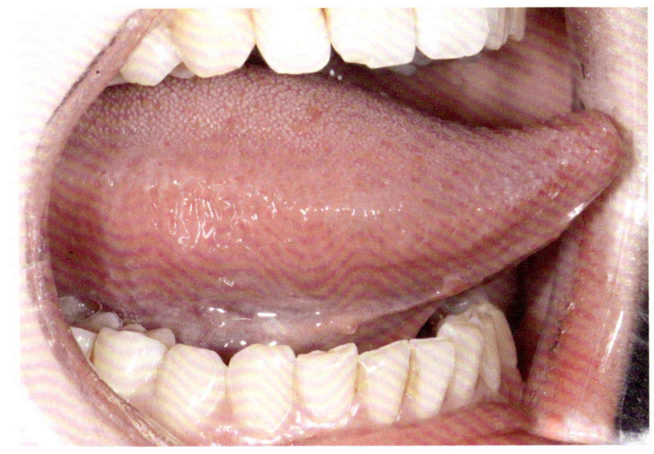

◎图5-7-18　右侧舌缘黏膜影像

## 五、口底黏膜影像

此影像的拍摄方法与拍摄下颌牙弓影像的方法基本一致，拍摄范围可以略小。

拍摄时患者端坐于牙科治疗椅上，与地面成 45°。使用指状牵拉器向斜下方牵拉口唇组织，在口腔内放置大反光板，反光板尽量靠近上颌牙齿，嘱患者卷起舌体，并用反光板遮挡舌体组织，拍摄者在患者的正前方拍摄反光板内的影像。此影像可包含全部的口底组织，也可仅包含病变部位（图 5-7-19）。

拍摄口底黏膜影像时要注意避免唾液的干扰，在拍摄前可用吸唾器吸干口底的唾液。

此外，拍摄口底黏膜影像也可以用来观察唾液腺的情况，评价和记录患者的唾液分泌情况（图 5-7-20）。

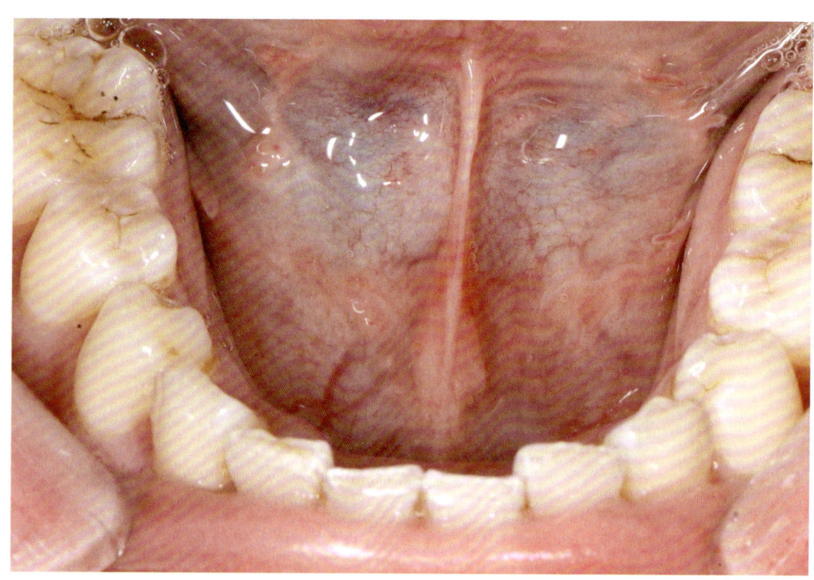

◎图 5-7-19
口底黏膜影像

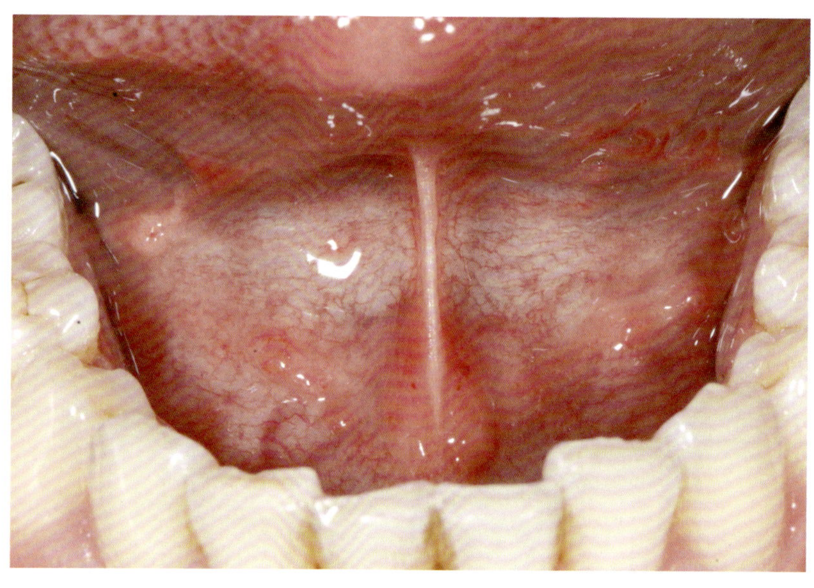

◎图 5-7-20
口底唾液池

## 六、龈颊沟影像

拍摄龈沟影像的方法是用大牵拉器牵拉口唇组织，拍摄侧尽量牵拉口唇组织，对侧使用大牵拉器辅助牵拉口唇组织，直接拍摄龈颊沟处大黏膜组织。

此影像包含全部的龈颊沟黏膜组织，以龈颊沟转折线为水平线（图 5-7-21，图 5-7-22）。

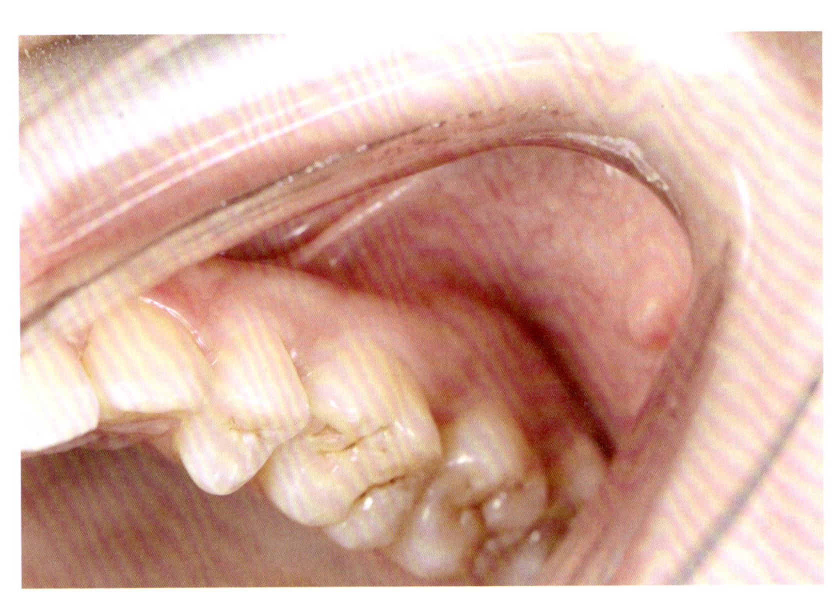

◎图 5-7-21
上颌龈颊沟黏膜影像

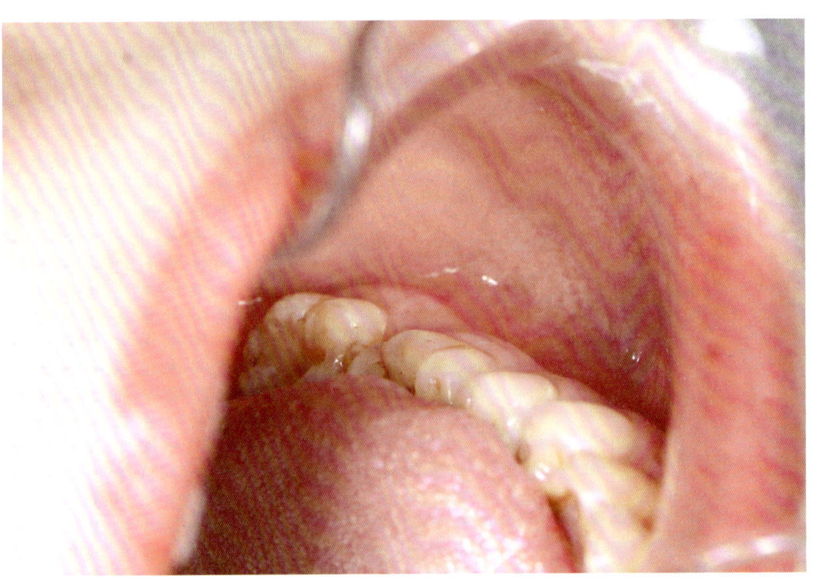

◎图 5-7-22
下颌龈颊沟黏膜影像

## 七、上腭黏膜影像

拍摄硬腭部分影像的方法与拍摄上颌牙弓影像的方法基本一致，拍摄范围可以略微缩小。拍摄时使用小巧的牵拉器向斜上方牵拉口唇组织，在口腔内放置大反光板。反光板尽量靠近下颌牙齿。此影像包括上腭黏膜全部组织，以腭中线的垂直线为水平线（图 5-7-23）。

拍摄软腭黏膜影像有两种方法。

第一种：直接拍摄法。使用大牵拉器充分牵拉口唇组织，嘱患者大张口，直接拍摄患者软腭黏膜组织。使用这种方法拍摄此影像也会包含部分舌体组织的影像（图 5-7-24）。

第二种：间接拍摄法。拍摄时需要把大反光板放置得深入一些，即可得到一部分软腭黏膜的影像（图 5-7-25），但这种方法易造成患者不适，并且拍摄范围有时不够完整。

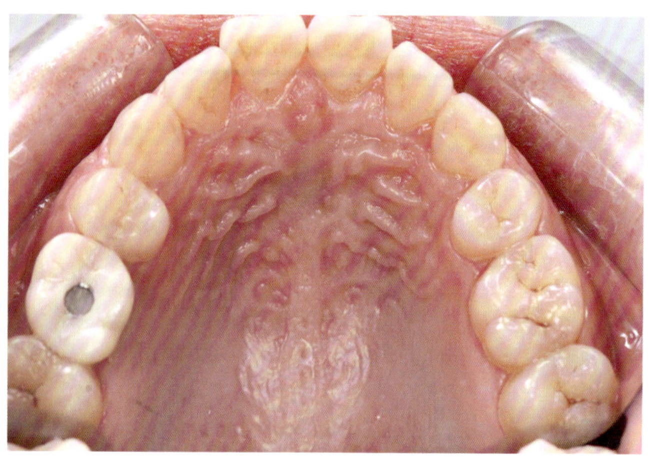

◎图 5-7-23　上腭硬腭黏膜影像

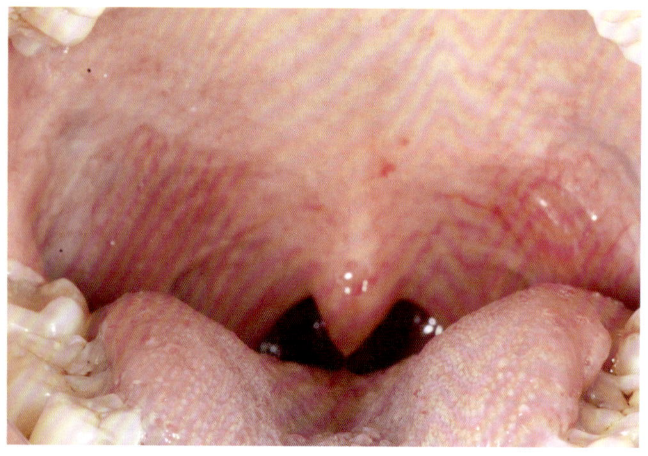

◎图 5-7-24　直接法拍摄的软腭黏膜影像

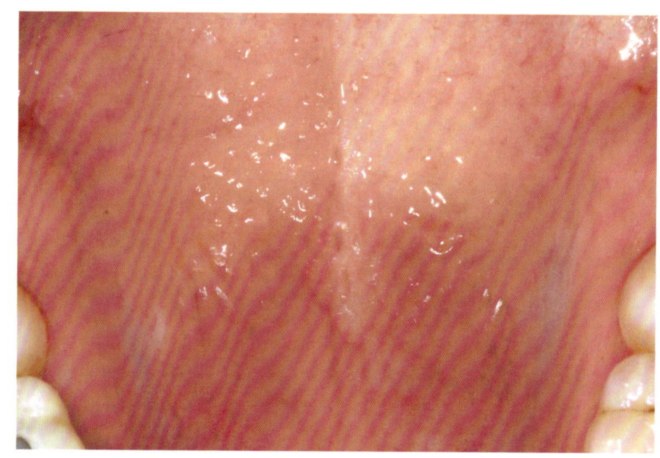

◎图 5-7-25　使用反光板拍摄的软腭黏膜影像

# 第八节
# 常见口腔美学临床摄影规范

国际上最早出现的口腔美学摄影规范是由美国美容医学会 AACD 推出的，包括 12 张影像，主要关注前牙的美学效果；欧洲美容牙科学会 ESCD 推出的影像规范包含 16 张基本影像，如果涉及特殊区域，还有 8 张补充影像，该规范较 AACD 规范更全面，综合考虑了美观和功能的需要，更符合口腔美学的发展方向；中华口腔医学会口腔美学专业委员会 CSED 于 2016 年制订了国内的口腔美学临床摄影规范，共包含 16 张影像，包含了口腔美学诊断、设计、表现中的最重要的影像，较 ESCD 规范又有了进一步的发展。

## 一、AACD 口腔美学影像规范

AACD 口腔美学影像规范包含有 12 张影像（图5-8-1）：正面最大微笑影像、正面微笑口唇影像、侧面微笑口唇影像、正面全牙列非咬合影像、侧面非咬合影像、上颌前牙正面细节影像，上颌前牙侧面细节影像、上颌牙弓影像、下颌牙弓影像。

AACD 规范是最早推出的口腔美学摄影规范，本书中引用的标准影像是使用胶片相机拍摄的影像。该规范中涉及的影像注重口唇组织同面部的整体关系、整体排列和上颌前牙的细节，这些都是在口腔美学治疗中相对微观的信息。但随着时代的进步，口腔美学需要考虑和展现越来越宏观的美学信息，AACD 规范所涉及影像的范围就显得有些局限了。

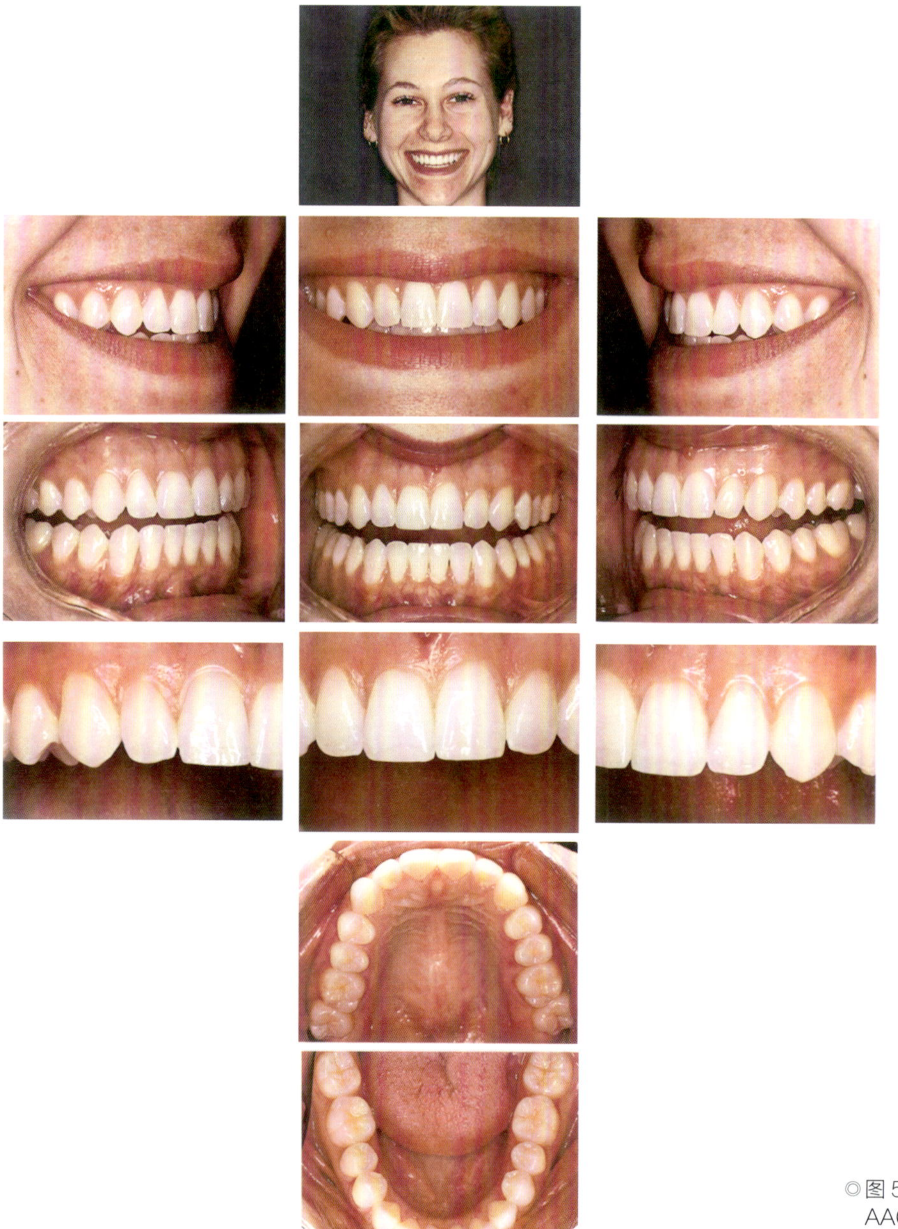

◎图 5-8-1
AACD 推荐口腔美学影像合集
（引自 AACD 摄影规范）

## 二、ESCD 口腔美学影像规范

ESCD 口腔美学影像规范包括 24 张影像（图 5-8-2）：4 张面部影像、6 张口唇影像（包括息止和微笑口唇影像）、全牙列咬合影像、前牙咬合影像、后牙咬合影像、4 张前牙影像和 4 张后牙影像。从该推荐的影像中可以看出较 AACD 规范更加注重面部整体和口唇组织的关系，关注整体咬合和前牙美学的相结合，较 AACD 规范更加宏观，与口腔美学发展的趋势非常一致。

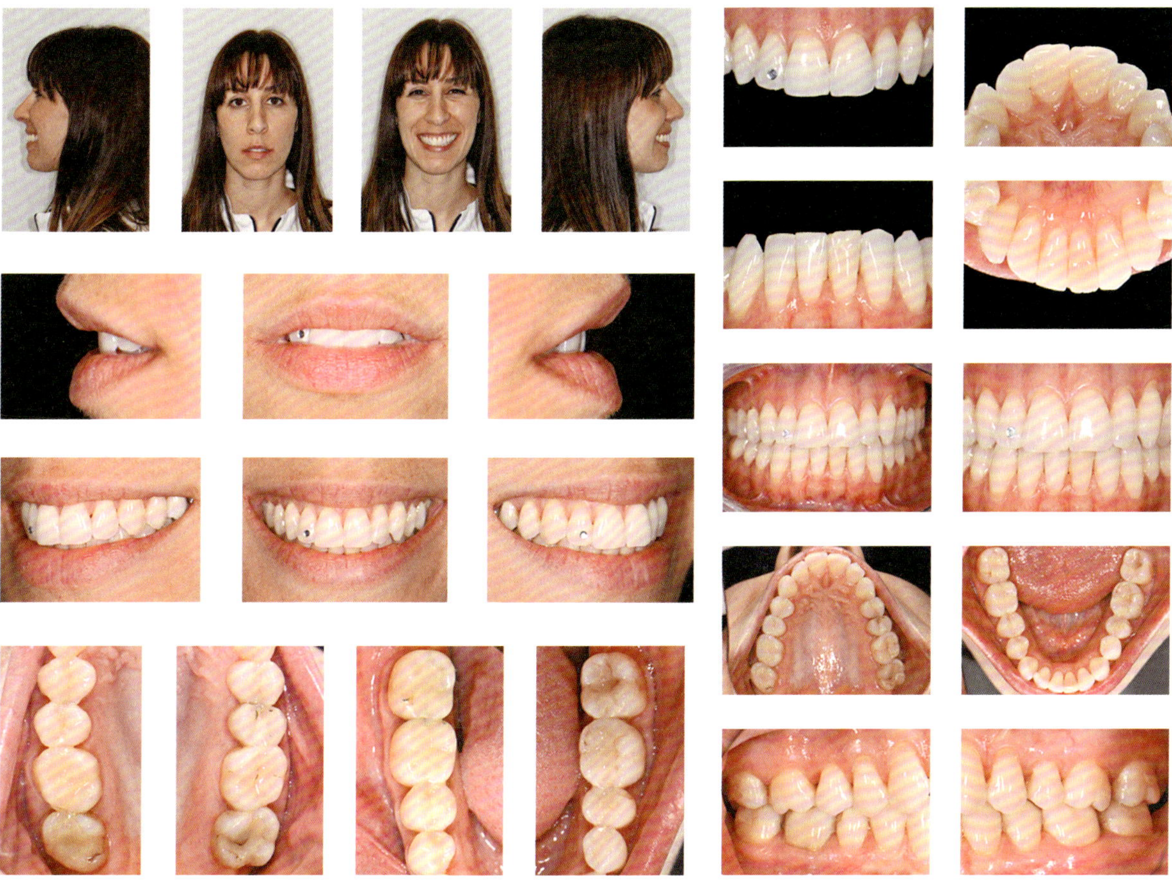

◎图 5-8-2　ESCD 推荐口腔美学影像合集［注：本影像来自于 Dr. GregoryBrambilla（Italy，ESCDCertifiedMember）原图］

## 三、CSED 口腔美学影像规范

CSED 口腔美学影像规范包含 16 张影像（图 5-8-3）。

**1. 3 张面部影像** 正面部影像、45°侧面部影像、90°侧面部影像，关注面部整体与面下口唇组织之间的协调关系。

**2. 4 张口唇影像** 最大微笑正面和侧面影像、一张口唇下颌姿势位影像，注重上颌前牙与口唇组织关系，对于上颌前牙的位置关系和修复范围有很重要的指导作用。

**3. 上颌、下颌正面前牙影像** 包含双侧前磨牙在内的影像，符合数字化口腔美学设计范围扩大至前磨牙的需求。

**4. 正面全牙列咬合影像和双侧后牙咬合影像** 关注整体的牙齿排列和咬合关系。

**5. 正面全牙列非咬合影像** 关注下颌牙齿的整体排列情况。

**6. 上颌前牙牙弓影像** 拍摄角度为偏唇侧，反映上颌前牙区唇侧的软组织轮廓和牙槽骨丰满度。

**7. 上下颌牙弓影像** 可以观察上、下颌牙弓形态、牙齿排列、切端位置及后牙咬合面形态等整体情况。

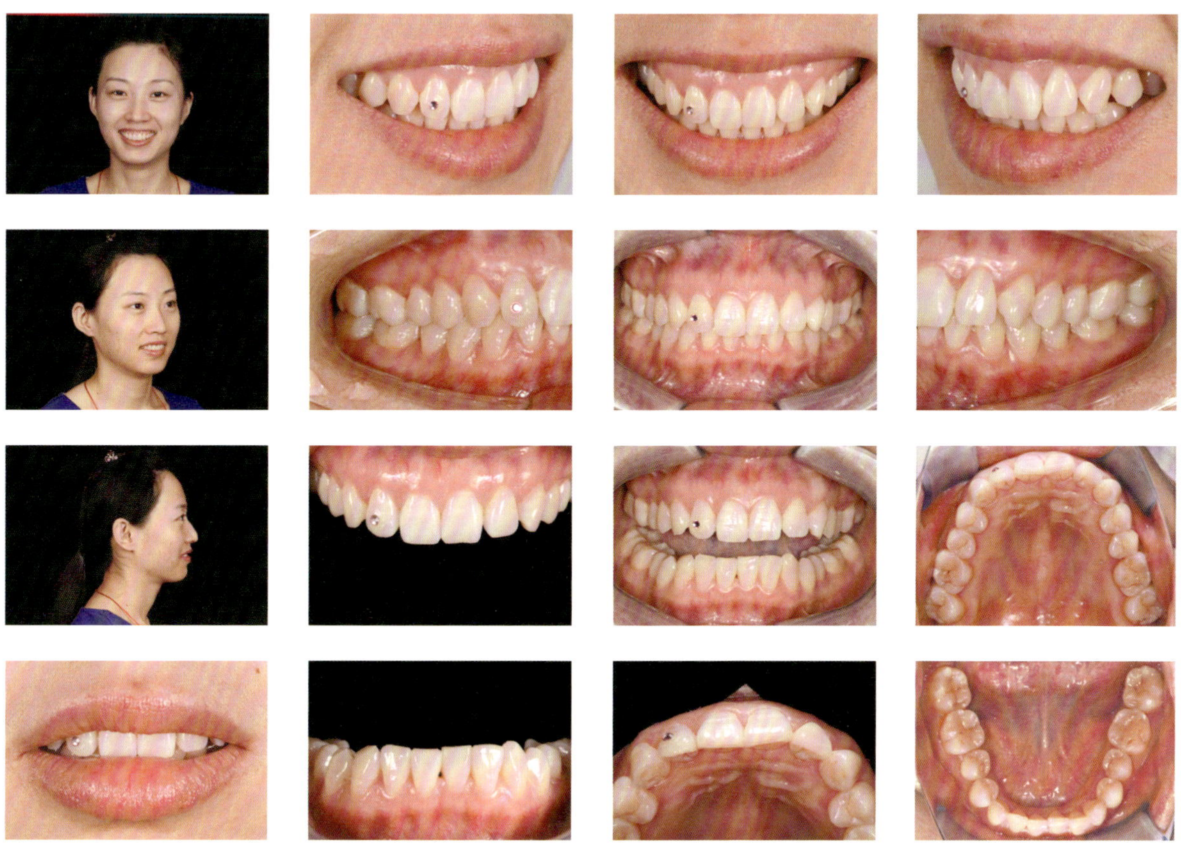

◎图 5-8-3　CSED 推荐口腔美学影像合集（CSED 口腔美学规范影像　原图）

（李 祎　刘 峰　吴玉琼）

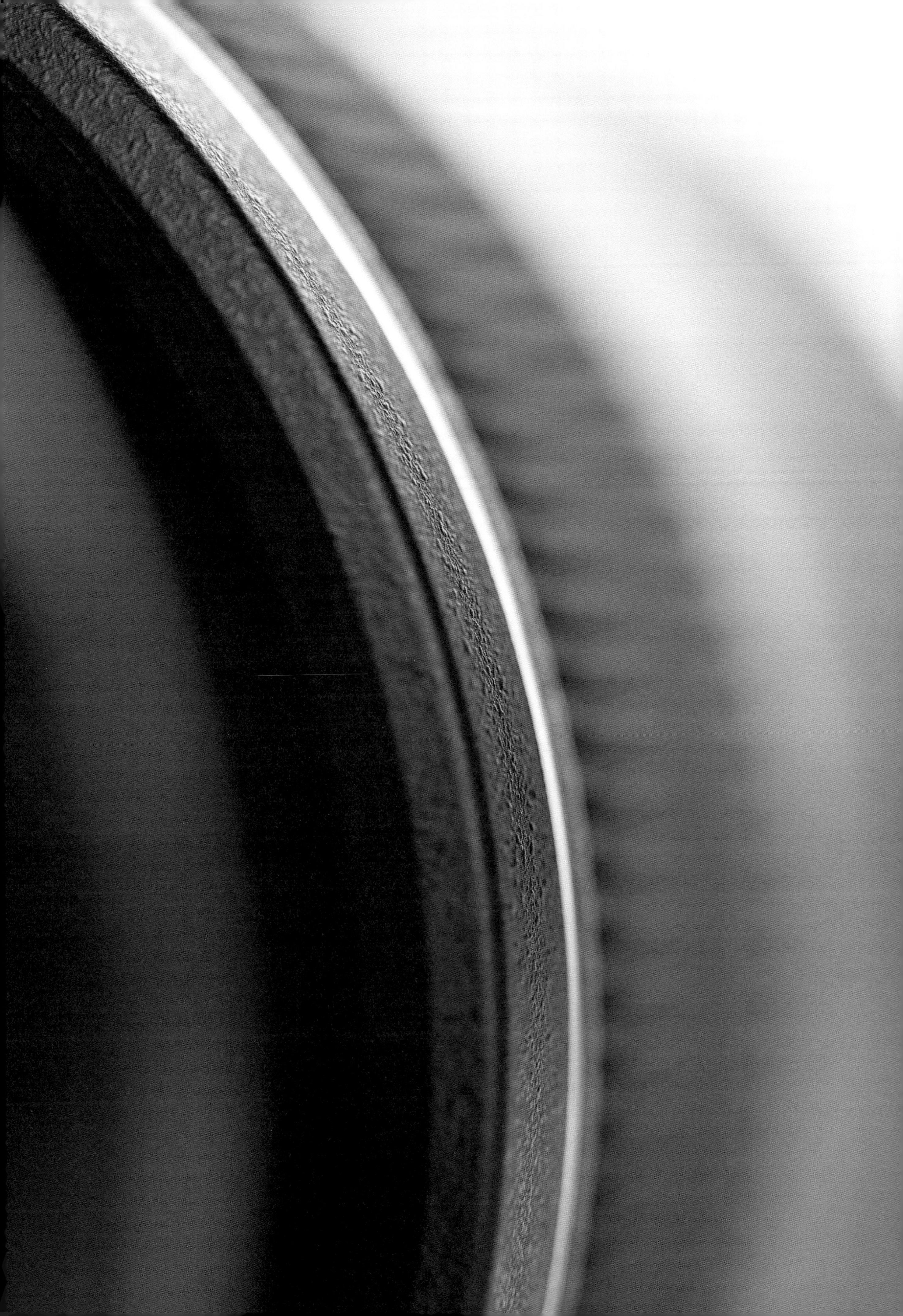

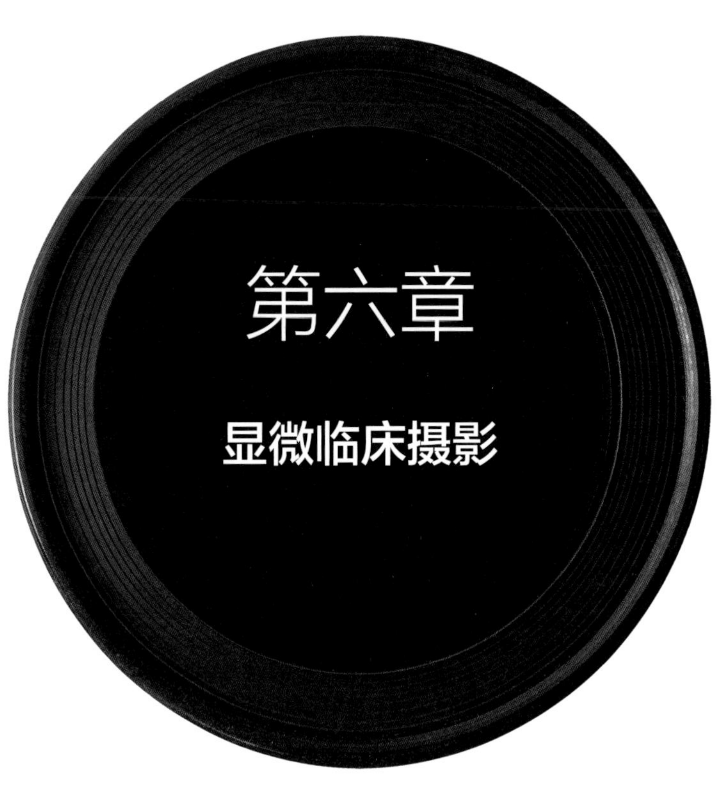

# 第六章

## 显微临床摄影

19 世纪末，用于显微手术的放大技术被引入医学实践中；1981 年，Hayes-Virginia 公司推出了世界上第一台牙科手术显微镜。

在过去的 20 多年间，牙科显微镜技术飞速发展。时至今日，显微镜已成为牙髓专业治疗的必需工具，口腔修复学、牙周病学、口腔种植学、牙槽外科学等多个学科也都引入了口腔显微技术，使治疗更加准确、精密、美观，使手术操作更加精确、微创、舒适。

应用手术显微镜可以完成显微临床摄影工作。显微临床摄影能够及时、即刻、以第一视角拍摄一些常规拍摄较为困难的影像，捕捉重要医疗信息，具有重要的临床实用价值。它不仅能够用来记录病例的治疗过程，也是口腔专业医师交流、学习和讨论的有效工具，更可以为教学、培训积累资料。

因为显微影像拍摄需要一系列特殊的工具，比常规的影像拍摄略显复杂，熟练掌握显微镜技术以及传统拍摄技术对于显微影像拍摄有很大的帮助。本章将重点介绍显微临床摄影的拍摄工具以及常见的拍摄方法。

# 第一节
# 显微摄影的基本器材

## 一、显微镜的组成

**1. 机械系统** 显微镜的机械部分主要包括支架、镜臂和镜筒几个主要部分，根据机械系统固定方式的不同，显微镜可以分为落地式、地面固定式、悬吊式、壁挂式等。镜臂通常由若干可移动旋转的横臂组成，镜臂决定了显微镜的可伸展范围。

**2. 光学系统** 显微镜的光学系统包括物镜、目镜和光源系统 3 个主要部分。

物镜接近被观察物体，是显微镜最重要的部件之一，物镜的优劣直接决定采集图像的质量。与口腔微距摄影推荐的定焦镜头不同，物镜的聚焦范围一般为 200～420mm，在此范围内可以获得清晰的影像，这也决定了术者与患者之间的工作距离。临床治疗上，医患之间通常至少需要 250mm 的间距，以获得充分的操作空间，供医护之间传递器械。

目镜通常装在镜筒里，一般口腔光学显微镜为双目镜筒，两个目镜张开的角度依据术者双目间的瞳距而定。光束的分离让物像产生立体感，从而产生视觉的景深效果。工作时，目镜将物镜已经放大的影像进一步放大。

牙科显微镜的放大倍率主要取决于目镜和物镜的放大性能，但又并非是目镜与物镜放大倍数的简单乘积。其计算公式是 $M_T=(f_t/f_o)\times M_e\times M_c$，其中 $M_T$ 代表牙科显微镜的总体放大倍率，$f_t$ 为目镜焦距，$f_o$ 为物镜焦距，$M_e$ 为目镜放大倍率，$M_c$ 为放大系数，即调节器上显示的放大倍率，因此，在需要记录放大倍率时，需要同时记录目镜和物镜的焦距。在临床操作与显微摄影中选择合适的放大倍数十分重要。

光源系统用于给被观察物体照明，由于口腔治疗操作视野位于口内，自然光无法满足条件，所以牙科显微镜均采用电光源。卤素灯工作原理与白炽灯相同，主要通过加热钨丝与卤素气体发光发亮，曾是常用的显微镜光源，它的波长集中在 500～680nm，色温通常在 2 700K，肉眼观察到卤素灯光颜色偏暖而黄，在摄影时会使图片的颜色失真（图 6-1-1）。卤素光源价格便宜，可以满足基本操作所需，但工作时温度较高，耐用性差。

氙气灯的工作原理是高压气体放电，可制造出 4 000～6 000K 的色温，接近正午太阳光的颜色。相较于卤素灯，氙灯的明亮度较高，舒适度也较好，使用寿命也更长，约为 3 000 小时；但氙灯的工作温度可达 300～400℃，需要良好的散热系统。

LED（Light Emitting Diode）通过将电能转换为光能的半导体器件发光。LED 为冷光源，便于集成，色彩丰富，寿命可长达 50 000 小时，现已被广泛用于牙科显微镜（图 6-1-2）。

**3．分光器**　分光器通常并不是牙科显微镜的标准配置，但却是进行显微临床摄影必备的配件（图 6-1-3）。

在不需要拍照的情况下，显微镜所采集的光学信息只需要直接传递到操作者的眼睛即可；但是在需要摄影的情况下，显微镜采集的信息需要同时传递到人眼与摄影设备——照相机、摄像机或智能手机，这时候就需要分光器。

分光器是在显微镜采集到的影像传递到人眼的同时、通过接口传递到相机、摄像机、智能手机等能采集光学信息的设备（图 6-1-3），使操作者所看到的影像与呈现在摄像机上的影像同步、一致。

需要注意的是，分光器通过接口与外接设备相连接，在为机器配置时需要充分考虑所使用的摄影器材的品牌型号，保证二者匹配。

**4．电子控制系统**　在不同的治疗情况下经常需要调整显微镜的放大倍数、调整焦平面，有时还需要控制光源，因此显微镜都会配置手柄或脚踏控制（图 6-1-4，图 6-1-5），来实现变倍、调焦等功能。手柄控制通常更容易学习、习惯，但脚踏的使用不需要术者移开视野、手按开关，不影响术者治疗操作，也可以避免按键压力引起轻微抖动、导致照片清晰度降低的问题。

**5．其他附件**

（1）滤光片：搭载有不同滤光片的显微镜，可以控制照射光斑的大小以匹配不同的拍摄需求；彩色滤光片可以提供延迟光固化的黄色光斑与适合出血性视野的绿色光斑。

（2）屈光度补偿：屈光现象是指光线在穿过不同物质时，光线的传播方向发生偏折。人眼内由睫状肌动态控制晶体屈光度以在视网膜上准确成像，而若人眼调节能力失常，导致无法在视网膜上准确成像而形成视力缺陷，则需要佩戴矫正屈光度的眼镜。一些显微镜在目镜设置了屈光度补偿，可以分别根据双眼近远视程度进行调节（图 6-1-6）。

特别需要注意的是，在进行显微临床摄影时，若目镜屈光度不为 0，在进行拍摄时，由于屈光度补偿仅对目镜视野生效，可能会出现肉眼所见与摄影输出画面清晰度不同步的现象。因此如果进行显微摄影，建议将目镜屈光度调整为 0，术者佩戴适合的眼镜直接观察。

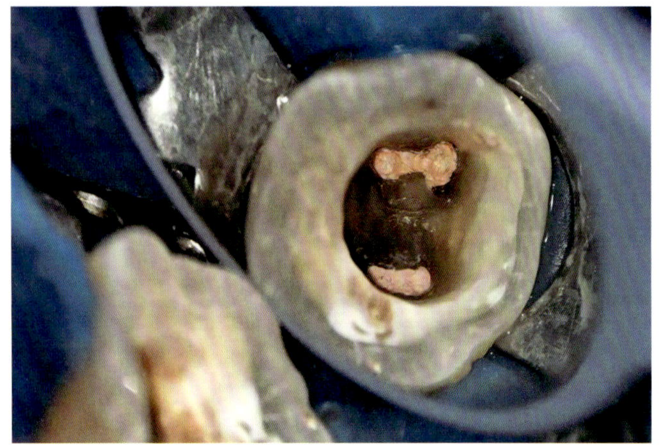

◎图 6-1-1 传统卤素光源

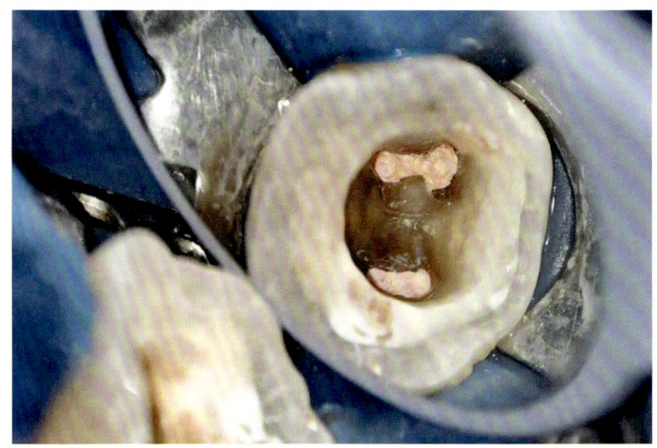

◎图 6-1-2 LED 光源

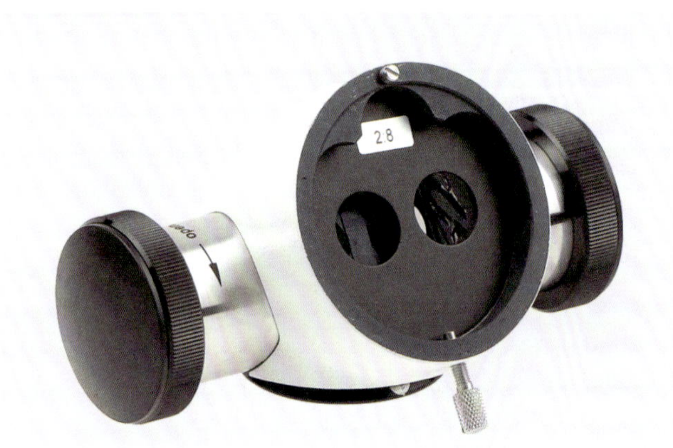


◎图 6-1-3 分光器

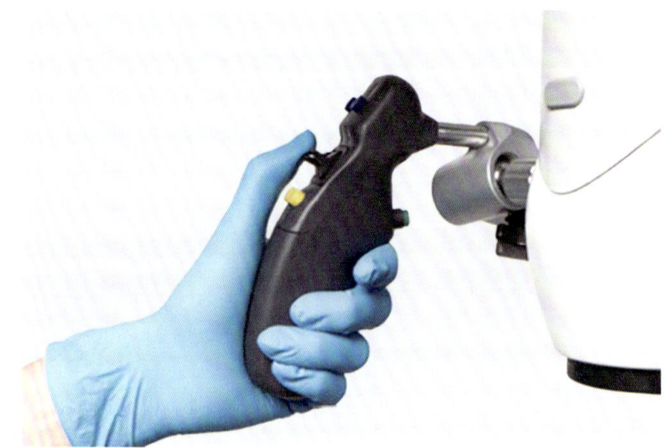

◎图 6-1-4 控制手柄

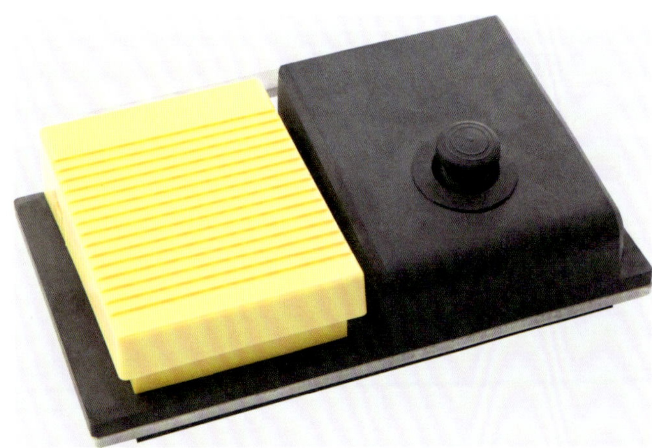

◎图 6-1-5 无线控制脚踏

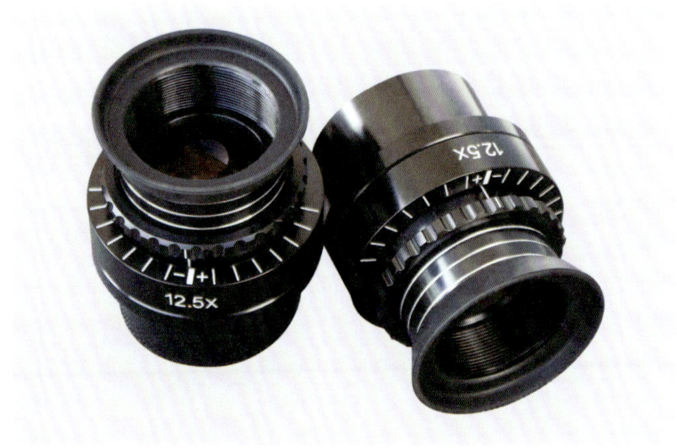


◎图 6-1-6 带有屈光度补偿环的目镜

## 二、拍摄系统

**1. 外置拍摄系统** 通过分光器，可将配套的单反相机、摄像机、智能手机或高清摄像系统等图像采集设备连接到显微镜上（图 6-1-7）。

外置拍摄系统的选择，与常规摄影大致相似，需要注意的是外置拍摄系统必须与分光器接口匹配。

**2. 内置拍摄系统** 有一些显微镜直接在机体内安装拍摄系统，自带图像传感器及拍摄元件，这样就不需要再额外配置照相机等摄影器材即可拍摄显微临床影像。这些预先装在显微镜内部的拍摄系统称为内置摄像系统。内置拍摄系统的传感器可分为 3CCD 和单 CCD 两种。

CCD（Charge-coupled Device）即电耦合元件，也是前文提到的图像传感器，是影像采集设备的核心元件。

负责分光的棱镜将入射光分为红绿蓝 3 种色光。单 CCD 只有一个半导体芯片，负责处理这 3 种色彩；而 3CCD 则有 3 块半导体芯片，各自负责其中一种光的成像，处理这 3 种颜色。与单 CCD 系统相比，3CCD 系统所拍摄的照片质量更高，设备的成本也比单 CCD 系统高。下面简要介绍二者的区别。

（1）单 CCD 系统采用滤光镜分离光线，而 3CCD 系统则通过棱镜将光线分离成基本颜色，因此 3CCD 系统不会出现颜色丢失。

（2）单 CCD 系统采用多像素元件对色彩进行处理，而 3CCD 系统则采用单像素元件，所以它能够还原出精致、细腻的画面，可以表现各种非常细微的差别。

（3）采用 3CCD 系统还原出的影像具有清晰、精致的影像细节，即使很细小的物体也能够表现出对比度，比单 CCD 系统还原的画面更具动态效果和表现力。

（4）3CCD 系统与单 CCD 系统相比，在表现画面的深度和层次上都会更胜一筹。尤其是在拍摄较暗的画面时，3CCD 系统能够摄取大范围的亮度信号，体现画面的明暗变化，还原出更加平滑、细腻的灰度。

（5）从灰度上可以看出，与单 CCD 系统相比，3CCD 系统能够摄取更多的色彩信息，可以更加清晰地还原出对比度之间和色群之间的变化，精确地表现出被摄对象色彩上的细微差别。

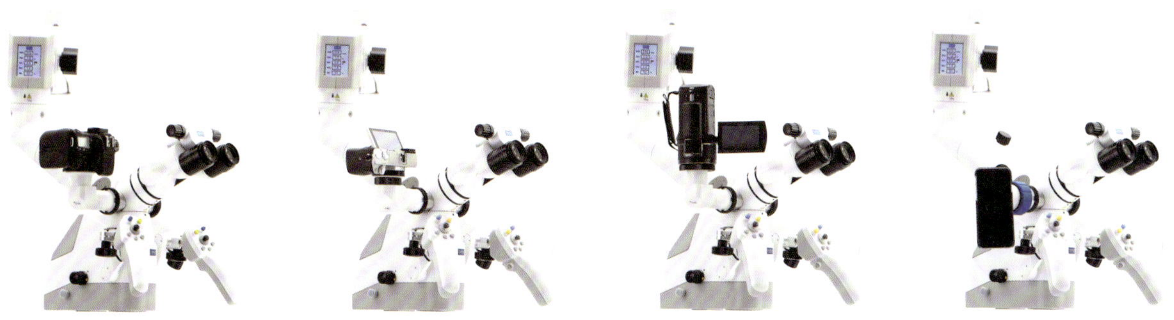

◎图 6-1-7 通过分光器及对应的接口将单反相机、微单相机、数码摄像机、智能手机与牙科显微镜连接

## 三、显微摄影的辅助器械

**1. 显微口镜** 显微口镜是口腔显微手术最基本的辅助设备。与普通口镜不同的是，显微口镜在玻璃的前表面镀铑。前表面反射不会造成重影和扭曲，避免了光进入玻璃的损耗，反射效果更好，也能避免双重反射造成的影像模糊，能得到更清晰的图像（图6-1-8，图6-1-9）。

显微口镜分为常用显微口镜和根尖手术用显微口镜，常用显微口镜与普通口镜形状和大小基本相近，镜头直径多为22~24mm，仅反射面所在的位置有所区别。根尖手术用显微口镜头直径为3~9mm，形状不都为圆形，且口镜柄的颈部有一定的韧性，便于适应根尖手术入路。

为保障显微口镜在复杂环境下的成像效果，市面上已出现搭载吹气、旋转功能的高端显微口镜，为显微操作及显微摄影提供更为便利的条件。

**2. 橡皮障** 橡皮障作为口内术区隔离的重要装置，是开展显微根管治疗的基本条件，除术中感染控制外，对于显微临床摄影也能够提供干净清爽的背景，使照片、视频重点突出、主体明确。

在拍摄显微牙体预备等不涉及橡皮障隔离的操作时，第三章所述的牵拉器、反光板与背景板等临床摄影辅助器材同样可以用于显微摄影，可以使主体突出，达到良好的效果。

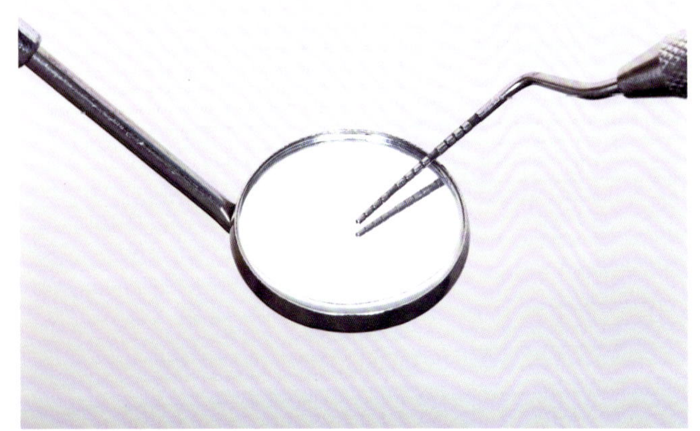

◎图6-1-8 普通口镜成像

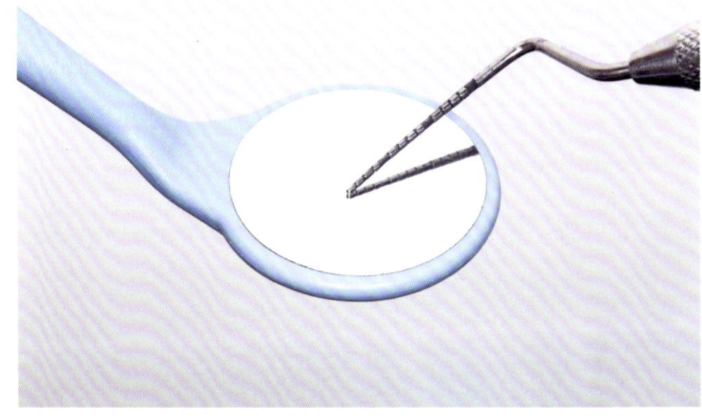

◎图6-1-9 显微口镜成像

# 第二节
# 显微临床影像的基本技术要点

## 一、显微临床摄影的特点

**1. 放大作用强，能清晰记录细微结构，突出重点**　口腔显微镜的放大倍数可在2.5～30倍之间，高放大率可记录牙齿细微结构。比如对于窝洞龈阶形态，显微镜可以聚焦在观察的目标部位，使其更突出（图6-2-1，图6-2-2）。常规单反摄影拍摄的画面整体上美观度更好，但是一般情况下拍摄景深相对大，目标的细微结构不足以凸显（图6-2-3～图6-2-5）。

**2. 同轴光源拍摄，视野中没有阴影**　光源发射的光线进入显微镜后，被物镜上方的棱镜反射，穿过物镜并照射到被拍摄物体，其照射方向与观察视线在同一轴线上。这种设计使得视野中没有阴影。与常规口腔摄影相比，显微摄影对狭小部位的精确拍摄更为优越，比如预备的窝洞底部及龈阶情况、髓腔底部解剖形态的拍摄。

但是，也正是因为这种同轴光源的设计，当被摄物表面光滑且垂直于照射光时容易出现过度曝光，并且没有阴影，所以在前牙区唇侧摄影表现的生动性方面，搭载双闪的单反相机效果更优。

**3. 治疗过程中实时拍摄**　常规口腔摄影记录治疗过程往往需要操作者停止手中的操作步骤，才能令拍摄者获得合适的拍摄位置和角度。显微镜可以通过分光器将采集到的光学信息同时分别传至人眼和拍摄设备，实现在不影响操作情况下摄影，保证拍摄的视野与操作者所见视野即所需展示的视野一致。拍摄的同时，还可以实现图像、视频的无线传输，做到微观操作技能的示教、疑难病例远程会诊、医患沟通等。

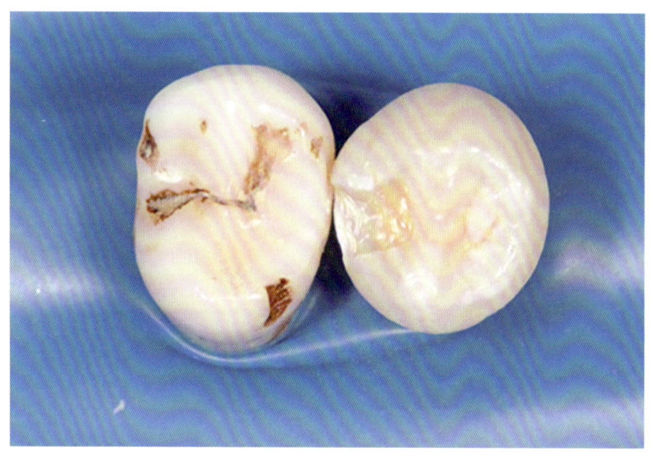

◎图 6-2-1 常规拍摄的临床影像整面均比较清晰，但龈壁并不突出

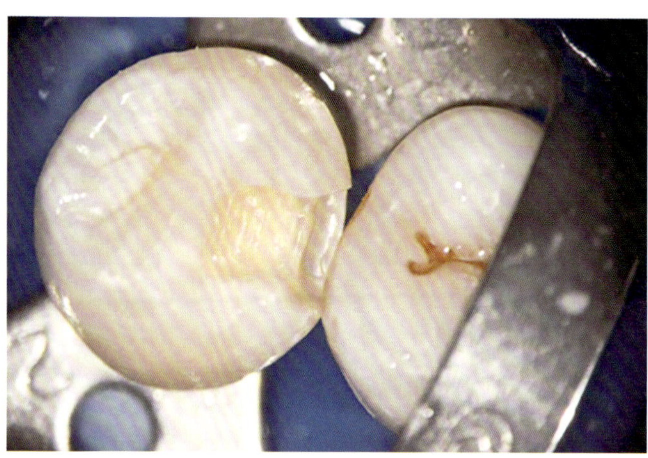

◎图 6-2-2 显微影像龈壁清晰突出

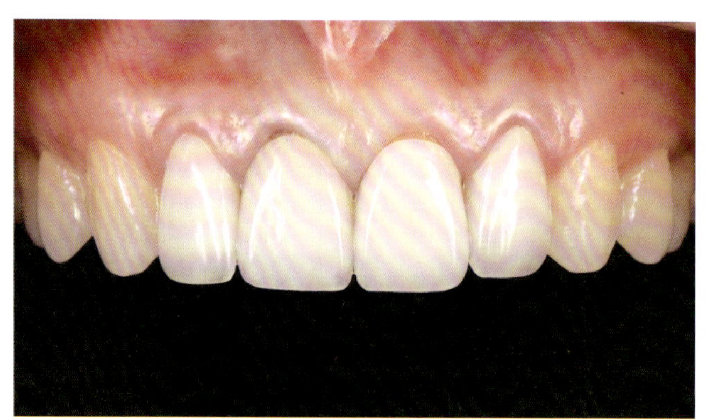

◎图 6-2-3 常规拍摄的临床影像

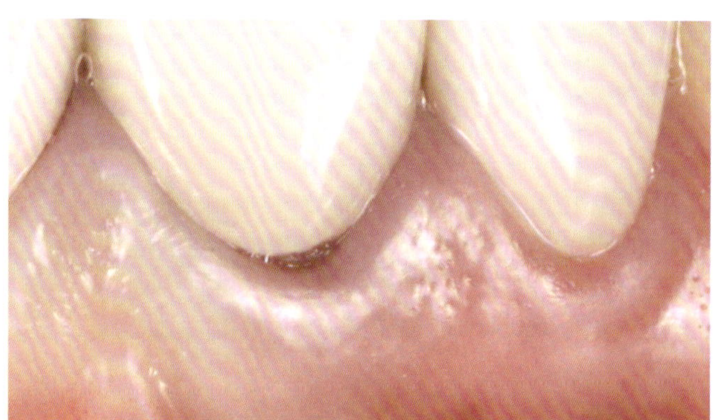

◎图 6-2-4 将常规拍摄的临床影像局部放大的右上颌中切牙牙冠唇面颈部

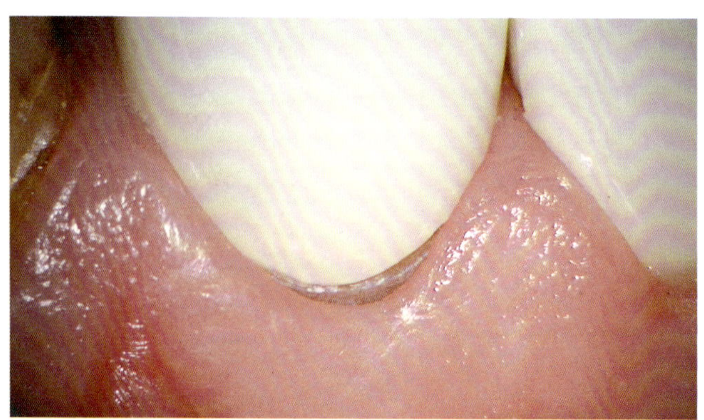

◎图 6-2-5 显微镜高倍下内置摄影系统拍摄的右上颌中切牙牙冠唇面颈部

## 二、拍摄前体位准备

使用显微镜摄影时，应先调整术者和患者的体位。术者先调整好座椅高度，使得小腿与地面垂直，大腿与地面平行，上身与头部直立，脊柱垂直地面；然后调整显微镜和患者的高度，使得术者双目平视目镜筒，双手与术区等高，同时上臂自然下垂，前臂平放于肘托，肘部靠近躯干。调节瞳距至在此姿势下能清晰观察到显微镜内的影像。拍摄时，操作者左手持显微口镜，右手调节放大倍率、调焦、按快门；有脚踏控制时，可用脚踏控制（图 6-2-6，图 6-2-7）。

医师一般坐于患者右侧或头顶后方，根据需要可以在 9 点至 12 点半的区域内调整，在根尖手术时可以在相对更大的范围内调整位置。

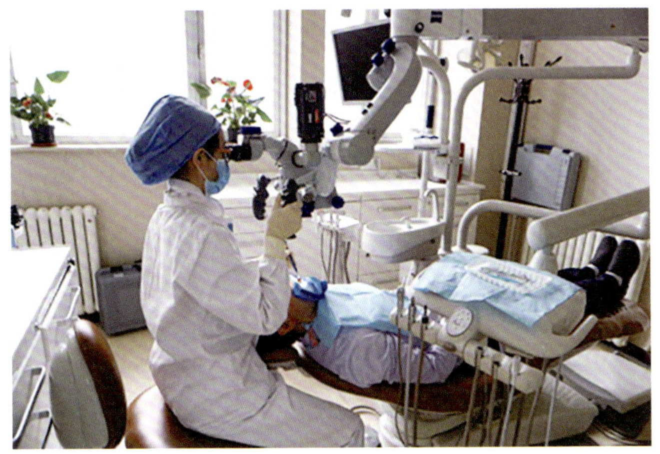

◎图 6-2-6 术者上身坐直，双目水平从目镜中观察

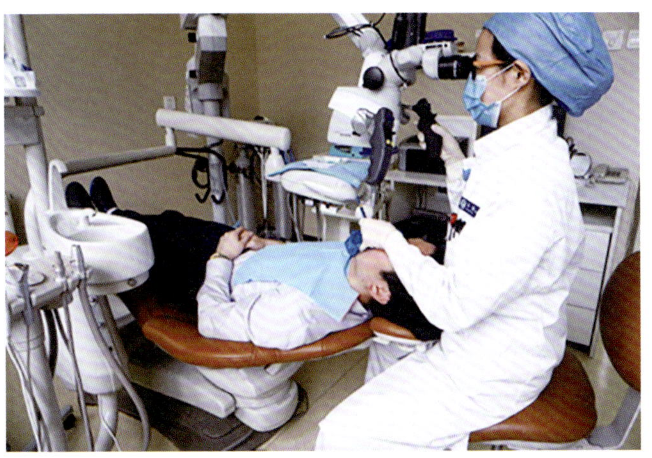

◎图 6-2-7 术者左手持口镜，右手调焦直至获得清晰的影像，拍照记录

## 三、拍摄时的技术要点

**1. 显微口镜影像** 受拍摄角度的限制，口腔临床摄影经常需要拍摄反光板中的影像。但是传统影像使用反光板体积较大，不仅容易引起患者的不适，还限制拍照的角度。显微摄影可以借助显微口镜拍摄，舒适方便，角度灵活（图 6-2-8，图 6-2-9）。

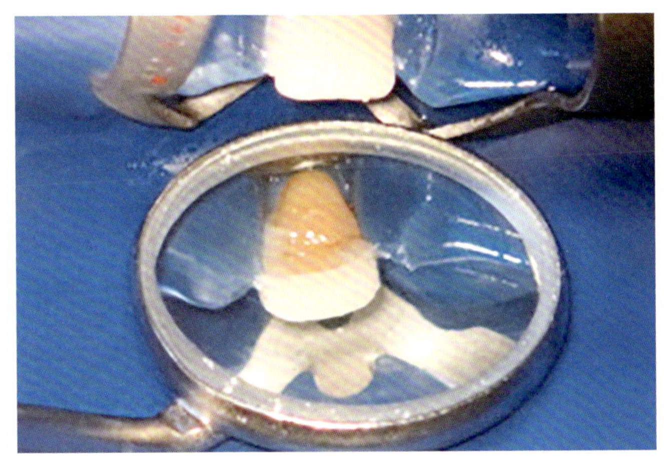

◎图 6-2-8 显微镜直接拍摄

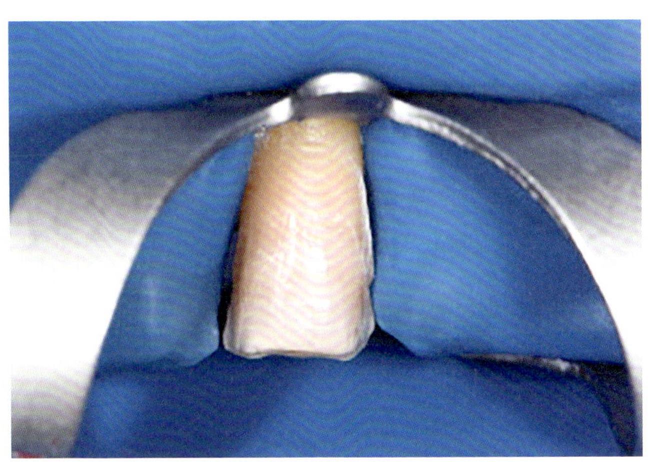

◎图 6-2-9 显微口镜中拍摄

显微口镜的放置角度与患者体位、𬌗平面的角度有直接关系。显微镜在使用时一般应保持物镜基本垂直地面，即光源垂直地面，在此前提下，观察上颌牙𬌗面时，口镜与光源成 45°，镜面朝向术者；观察下颌牙𬌗面时，口镜平面与地面成 120°，镜面朝向患者。对于非正𬌗面的观察，如显微牙体预备等，只有上颌牙弓的部分特定部位需要口镜反射，其余位置依靠医师移动、患者头位调节来达到直视的效果（图 6-2-10，图 6-2-11）。

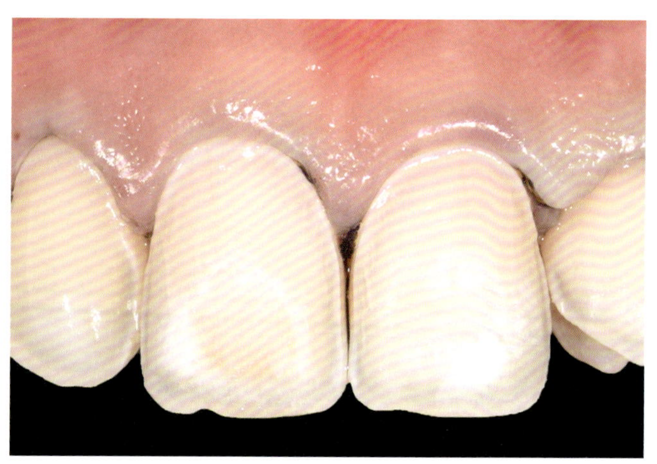

◎图 6-2-10　上颌前牙使用单反相机拍摄角度

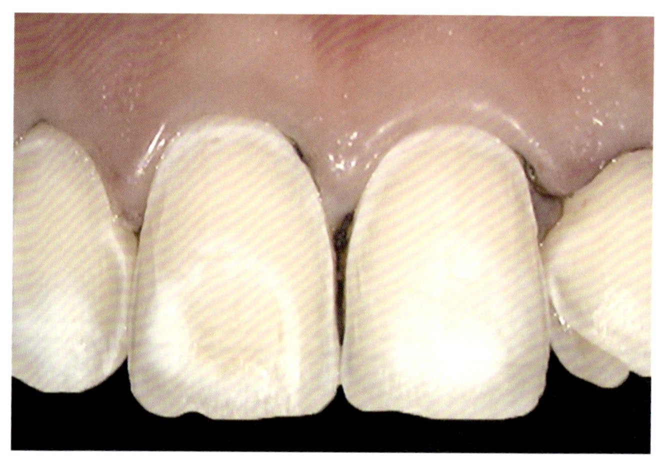

◎图 6-2-11　使用显微镜直接拍摄，调整拍摄角度与使用单反相机角度相同

此外，一些搭载了可变角功能的目镜可以使术者在一定程度上使物镜镜身在前后向倾斜；搭载了镜身钟摆功能的物镜镜筒可以在保持目镜水平位置的同时使物镜镜身向左或向右摆，可以适应更灵活的显微操作与拍摄需求。

**2. 对焦**　随着放大倍数的增加，镜下视野范围呈减小趋势，景深也会逐渐减小；进入操作者眼睛的光线越少，对照明条件要求会越高，同时需要更大的光圈来保证曝光量，景深也会逐渐减小。因此，显微临床摄影要求被摄平面应当垂直于拍摄方向，且位于焦平面，这样才能将被摄对象拍摄清晰，而在焦平面近处或远处的结构就会较为模糊。

3 ~ 8 倍为低放大倍率，此时光线亮度较高，能提供大视野和大景深，适合观察整个牙齿、窝洞和术区；9 ~ 16 倍为中等放大倍率，视野范围、景深和亮度适中，适合绝大多数的临床操作步骤；16 倍以上为高放大倍率，视野范围小、景深小，进入的光线量也很少，适合观察患牙、根管、牙根及根尖区的细微结构。

操作和拍摄中应遵循低倍对焦、高倍调焦的原则，即在低放大倍数下将目标位置置于视野中央对焦，然后转换至高放大倍数，调焦清晰后方可进行操作和摄影。

# 第三节
# 常见显微临床影像及拍摄要点

提升的光照强度和放大倍数，使得在传统工作条件下貌似相近的颜色和质地，在显微镜下可以清晰的区别。显微镜下龋坏、牙本质、牙釉质与瓷更加容易相互区分。

随着放大倍数的增加，临床医师诊断和处理细微解剖变异或新病原的能力也会随之提高。

由于显微镜能对术区进行放大，对于检查牙齿的缺损情况、病变范围、充填体、修复体边缘密合性等方面有很大的优势。显微镜在临床操作中的应用最早集中在牙体牙髓专业治疗中，包括显微镜下的树脂充填、显微根管治疗、显微根尖手术等方面应用较广。近年来显微镜在口腔修复专业中的应用也越来越广泛，显微镜下的牙体预备，尤其是针对前牙美学区的镜下精细牙体预备、精细的粘接操作等，逐渐在临床上得以应用。

## 一、牙体牙髓病治疗影像

口腔显微镜的使用突破了传统治疗的视野局限性和感觉依赖性，让医师能够在视觉引导下清晰见到牙体和根管系统等的解剖细节，进行更加完善和难度更大的操作，完成复杂、疑难病例的治疗，提高患牙的保存率。显微镜已广泛用于牙体牙髓疾病日常的诊疗过程中。

**1. 隐裂纹影像**　显微镜检查是诊断早期牙釉质或牙本质隐裂纹的金标准。隐裂纹影像也是临床常用的显微镜下拍摄的影像，通过显微镜可以观察到肉眼或者小型放大镜不能看清楚的微裂纹，以此可以进行诊断与分级，制订出恰当的治疗计划，避免误诊与过度诊疗。通过显微摄影的记录，也能方便医患之间的沟通和交流（图6-3-1～图6-3-3）。拍摄前常规使用橡皮障和显微镜进行牙齿的定位，在低倍镜下使用亚甲基蓝溶液进行染色，大致找到隐裂的位置和方向，拍摄低倍镜下的影像；

然后调整显微镜的放大倍数，拍摄中倍镜下的隐裂纹影像，用来观察隐裂纹的深度的走向；继续调整显微镜至高倍，拍摄隐裂纹与根管和髓室底的关系，此时注意调整对焦点位于髓腔内。

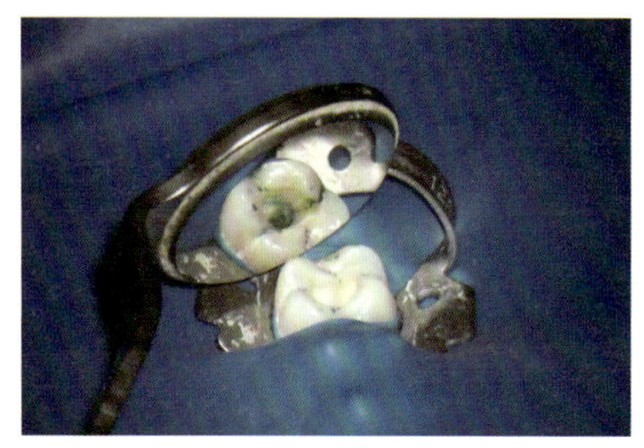

◎图 6-3-1 隐裂牙开髓后亚甲基蓝溶液染色后，低倍镜下（4 倍）观察到裂纹及走向

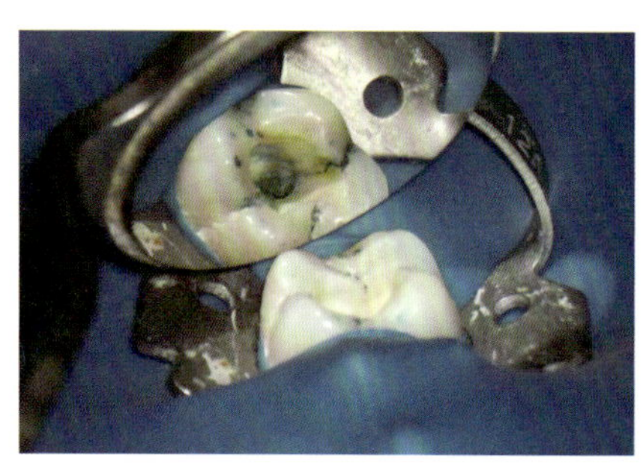

◎图 6-3-2 隐裂牙开髓后亚甲基蓝溶液染色后，中倍镜（10 倍）下观察到清晰的裂纹及走向

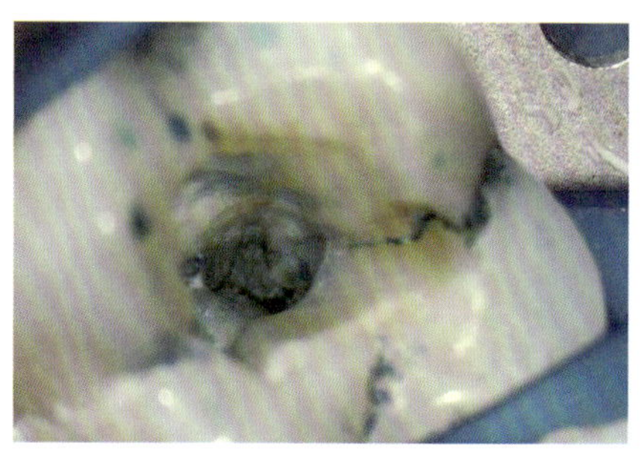

◎图 6-3-3 隐裂牙开髓后亚甲基蓝溶液染色后，高倍镜（20 倍）下观察到裂纹及走向

**2. 显微充填治疗影像** 在龋坏牙充填治疗中，牙体预备是否标准、去腐后是否存在小的穿髓孔、牙体预备的细节是否标准等一系列问题，都可借助于显微镜来准确观察；显微镜的使用可以提高充填治疗的边缘密合性，降低微渗漏的发生概率，提高牙体牙髓治疗的成功率。在治疗的同时，可以利用显微摄影技术将这些细节记录下来，用于病例讨论、临床研究、教学、病例追踪等多个方面（图 6-3-4～图 6-3-6）。

显微充填治疗影像是一系列影像，对治疗的过程进行记录和保存。拍摄前常规使用橡皮障，并使用显微镜进行视野固定，大部分情况下拍摄的均是显微口镜中的反光影像。通过调整显微口镜的角度，尽量使牙齿长轴与影像的横线或纵线方向一致。不同操作流程中拍摄的角度尽量保持一致，在拍摄中可以选择去腐前、初步去腐、精细去腐后、观察露髓情况、露髓孔的处理、邻面成形后，涂布粘接剂后、树脂充填后等各个节点进行拍摄。

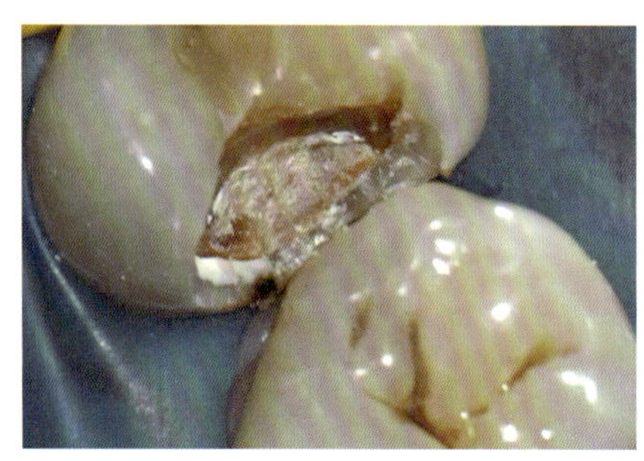

◎图 6-3-4 肉眼去腐后，显微镜下可见内壁、洞底、龈壁存在未去净的腐质、脱矿牙釉质等（高倍镜）

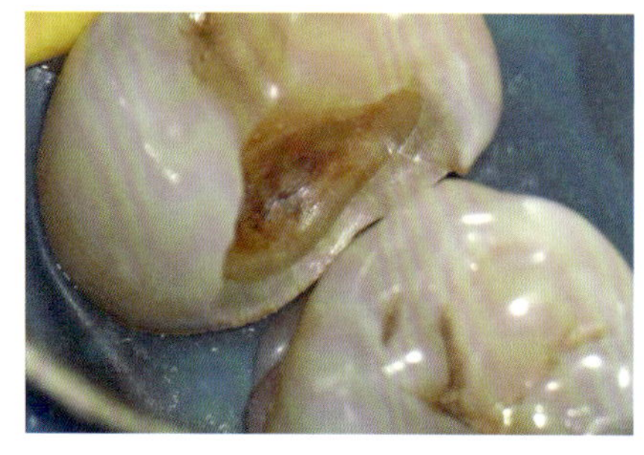

◎图 6-3-5 显微镜下去腐净后，内壁、洞底、龈壁光滑、平整、连续（高倍镜）

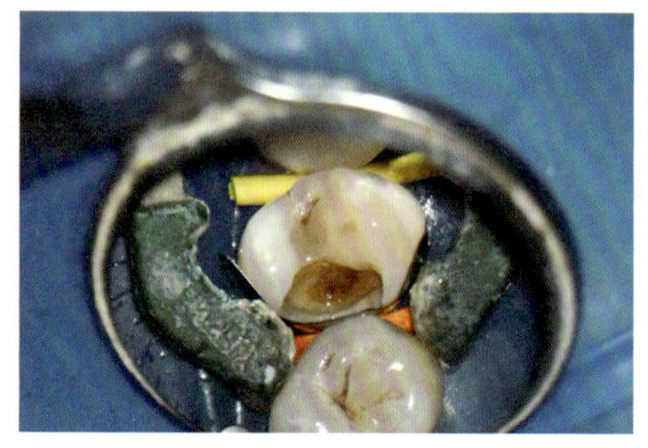

◎图 6-3-6 邻面成形后，可以观察成型片与牙体组织间的密合度（中倍镜）

**3. 显微根管影像**　由于根管系统的复杂性和变异性，显微镜已广泛用于定位根管口、根管探查、根管预备、根管充填、穿孔修补、取分离器械、拆除纤维桩或金属桩，显微摄影可记录治疗过程中的各种细节，用于病例讨论、临床研究及教学、病例追踪等多个方面（图 6-3-7 ~ 图 6-3-16）。拍摄时一般选择高倍镜视野进行拍摄，拍摄的也是显微口镜内的反光影像，对焦点一般选择在髓室底或者根管口、根管内的重点位置，由于显微镜高倍视野下景深的限制，此时牙齿的其他位置均是虚化的影像。

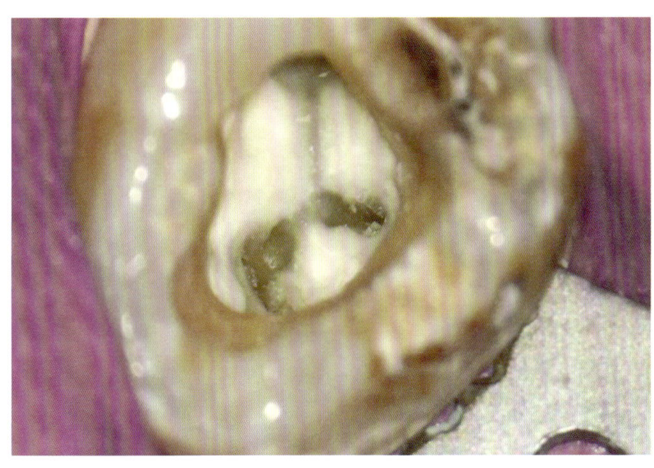

◎图 6-3-7　开髓后，见髓腔及根管口钙化物，MB2 位置不清（高倍镜）

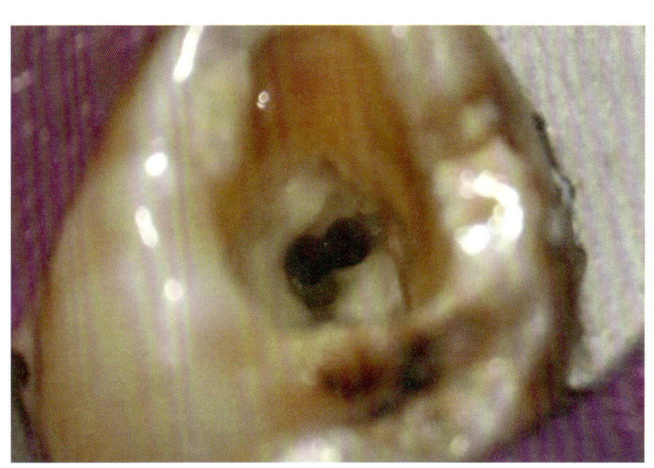

◎图 6-3-8　显微镜下去除钙化物后，找到 MB2 根管口，并对其进行预备（高倍镜）

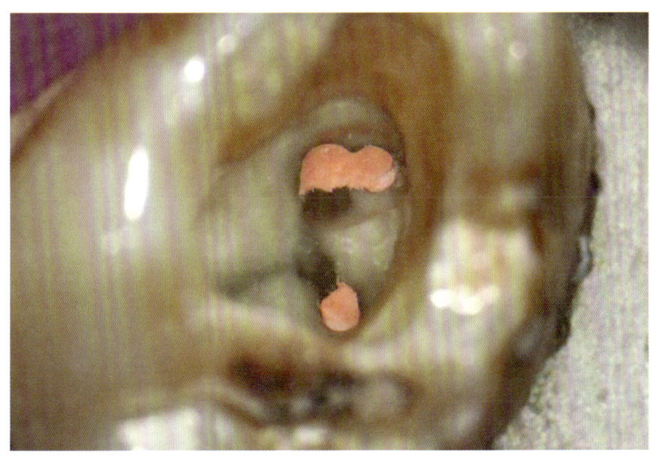

◎图 6-3-9　热牙胶充填 MB、MB2 根管（高倍镜）

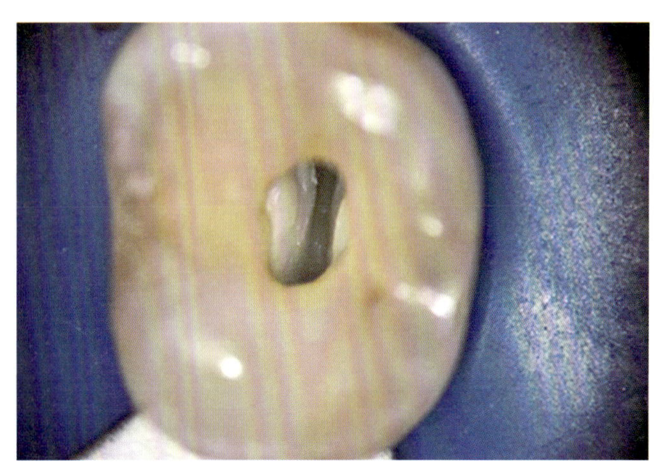

◎图 6-3-10　髓腔钙化

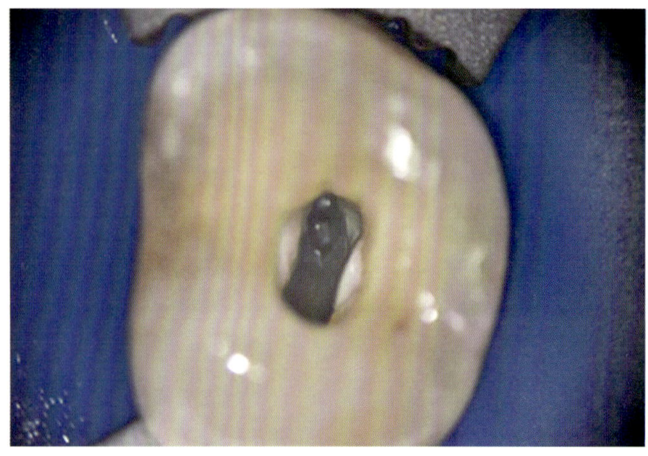

◎图 6-3-11　去除钙化物，暴露根管口

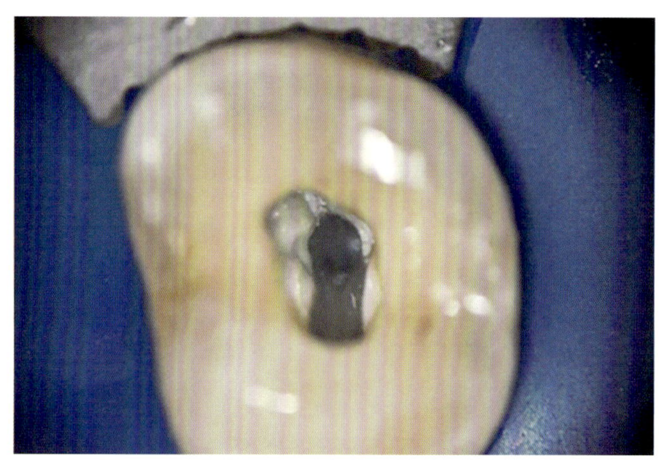

◎图 6-3-12　根管预备后清晰的根管口

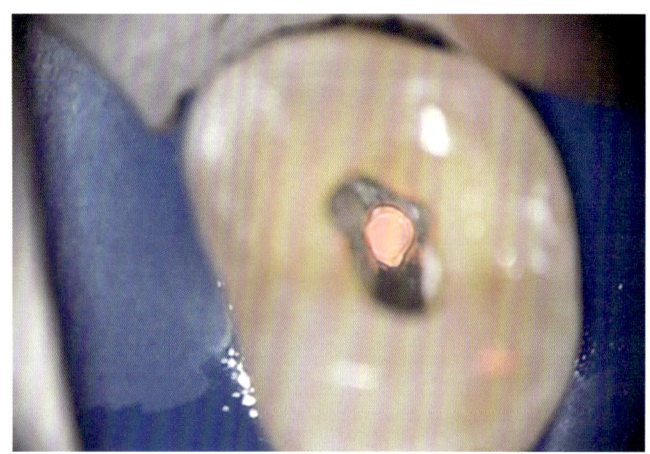

◎图 6-3-13　热牙胶充填

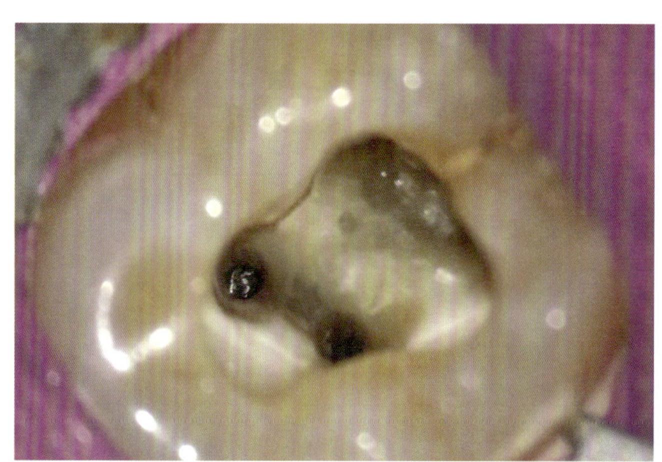

◎图 6-3-14　根管口下 2～3mm 发现分离的镍钛器械（高倍镜）

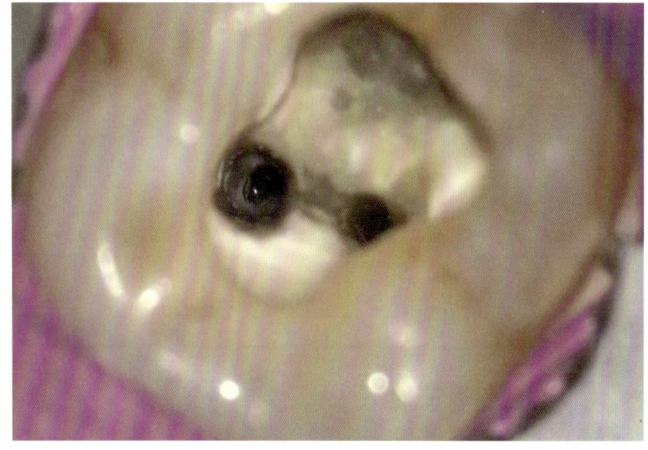

◎图 6-3-15　对分离的镍钛器械进行末端的游离（高倍镜）

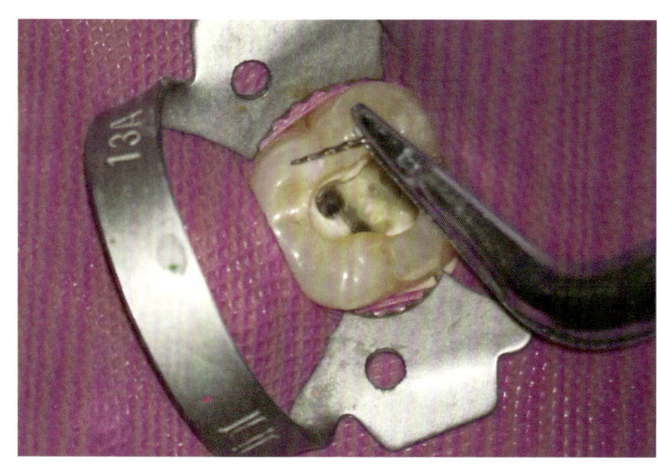


◎图 6-3-16　取出分离的镍钛器械（中倍镜）

**4. 显微根尖手术影像** 显微根尖手术，是借助于显微镜，对根尖区细小而复杂的结构进行外科操作，准确去除病变组织而不损伤正常的组织。显微镜的应用，让牙体牙髓医师真正实现了做自己能看见的、看得清的手术治疗，也大大提高了根尖手术治疗的成功率。

利用显微镜，可以对手术区域进行照明并提供低、中、高倍的放大，显著增进了术区的可视度，结合专用的显微外科器械，如微型显微口镜、根尖倒预备超声工作尖，可以去除更少的牙槽骨，在清晰展示牙根表面结构、裂纹、峡部、多根尖孔等复杂解剖区域的基础上，精确地进行根尖切除、根管倒预备和倒充填，从而提高了根尖手术的准确性和预见性，减少手术创伤。

显微镜低倍（3～8 倍）可以获得较大范围视野，用于术区定位和器械工作端的校准；中倍（8～16 倍）获得中度聚焦景深，适用于显微根尖手术的全过程；高倍（16～30 倍）用于观察微小细节，如切除后的牙根表面、峡部等（图 6-3-17～图 6-3-21）。

口腔显微镜在显微根尖手术的放大率、视野及用途见表 6-3-1。

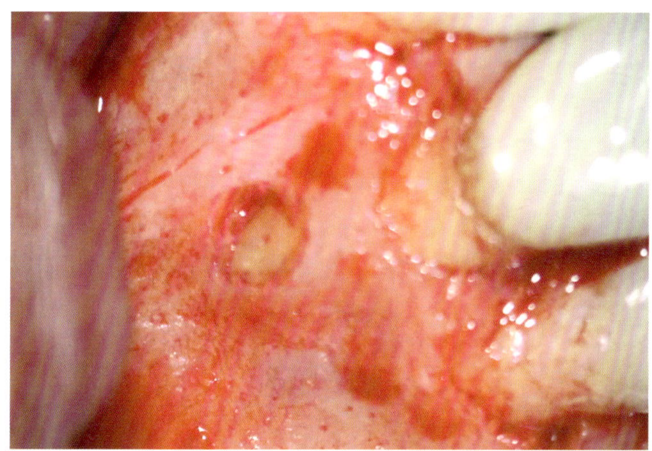

◎图 6-3-17 中倍镜下的显微根尖区影像，可以看到侧支根尖孔

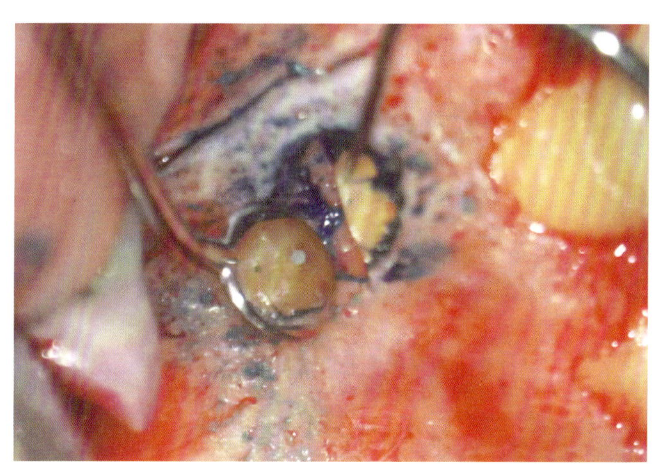

◎图 6-3-18 中倍镜下的显微根尖区影像（截根后），可以看到侧支根尖孔和根管

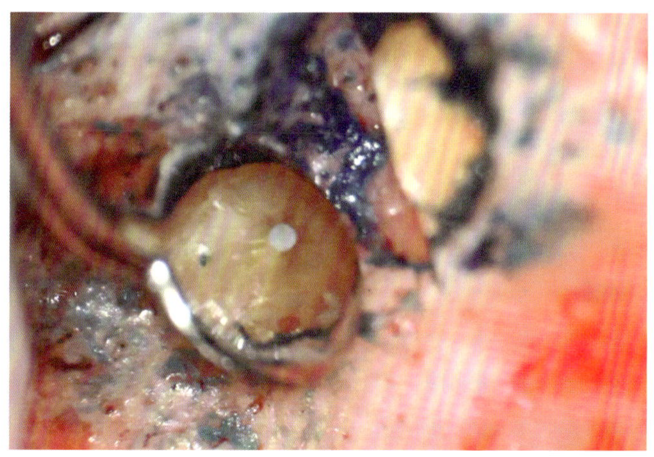

◎图 6-3-19 高倍镜下的显微根尖区影像（截根后），可以看到更加清晰的侧支根尖孔和根管

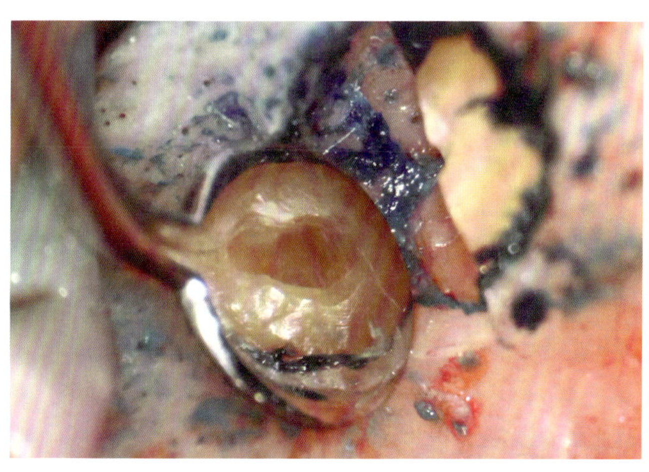

◎图 6-3-20 高倍镜下的显微根尖区影像（倒预备后），侧支根尖孔和根管均完成倒预备

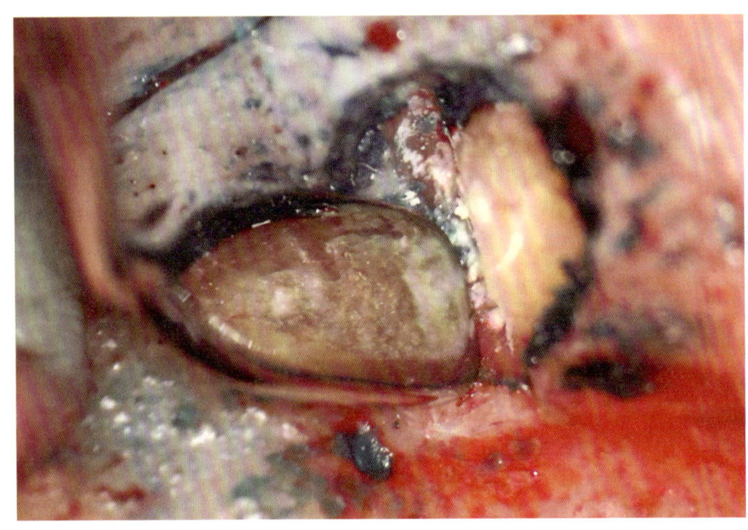

◎图 6-3-21
高倍镜下的显微根尖区影像
（倒充填后）

表 6-3-1 口腔显微镜在显微根尖手术的放大率、视野及用途

| 放大率 | 用途 | 提供的视野 |
|---|---|---|
| 低（×3~×8） | 定位、观察术野，去骨，缝合等 | 较宽，景深较大的视野 |
| 中（×8~×16） | 大多数的显微手术在该放大率下进行，包括止血染色、去除肉芽组织、观察根尖区、根尖切除、根管冲洗、干燥、倒预备以及倒充填等 | 中等宽度和景深的视野 |
| 高（×16~×30） | 观察根尖表面极细微的解剖结构（如裂纹）、峡部，倒预备、倒充填后的检查，缝合前的最终检查等 | 很小的视野，很浅的景深，聚焦于极小的观察对象，适用于细节的检查 |

良好的医护体位和患者体位是进行显微根尖手术的前提，也是获取高质量显微影像的基础条件。在前牙的手术过程中，患者可以采取仰卧位；对于上下颌后牙的手术，有时需要患者采取侧卧的体位，以便能更好地进行手术治疗。

在前牙区域进行拍摄时，可以调整显微镜的角度进行直接的拍摄，尤其是在进行术区暴露时，可以直接拍摄。而大多数区域还是需要拍摄显微口镜或微型显微口镜中的反光影像。拍摄时对焦点尽量保证在需要重点表现的区域，其他区域则是虚化的效果。

显微镜为医师提供了放大、清晰的视野，通过连接影像系统采集的高质量画面，不仅可以保存珍贵的病例，更加重要的是提供了交流、学习、培训的资料。

## 二、修复治疗影像

**1. 预备体边缘影像**　精确的修复治疗需要密合性良好的修复体边缘，精密的口腔修复对预备体边缘要求很高。

单反相机采用大比例拍摄，可以清晰反映修复体的边缘形态，但是往往需要拍摄照片之后在电脑上放大观察；而显微镜拍摄，不仅可以在实时操作中更清晰的观察预备体边缘是否有悬釉、是否光滑连续等微观细节，同时可以随时、即刻拍摄放大的预备体边缘影像，在临床资料收集中具有较强的辅助作用（图 6-3-22～图 6-3-25）。

**2. 修复体边缘影像**　无论是间接修复体，还是直接修复体，都需要有高度密合的边缘。单反相机拍摄非常清晰的边缘密合度影像难度比较大，而显微镜拍摄这类影像非常方便，对边缘细节的清晰显示可将存在缺陷的修复体边缘暴露无遗，有利于促进临床医师提高操作技术（图 6-3-26～图 6-3-29）。

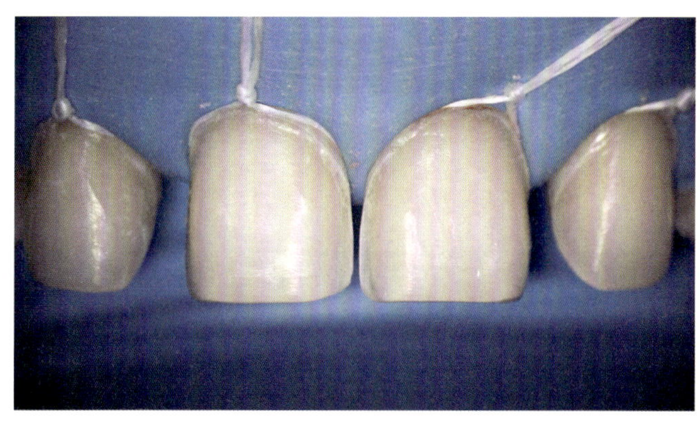

◎图 6-3-22　显微镜拍摄的预备体边缘影像（低倍）

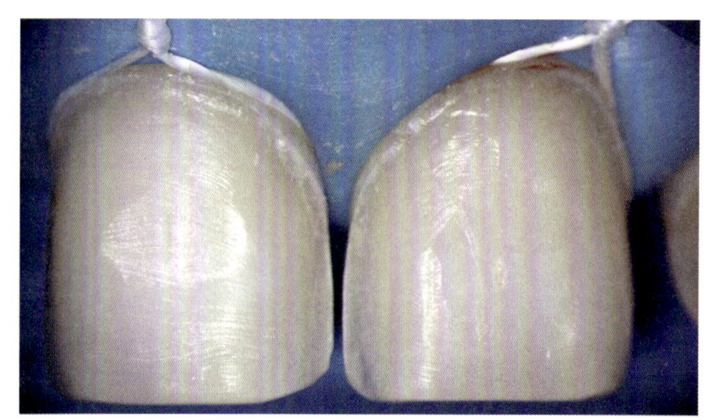

◎图 6-3-23　显微镜拍摄的预备体边缘影像（高倍）

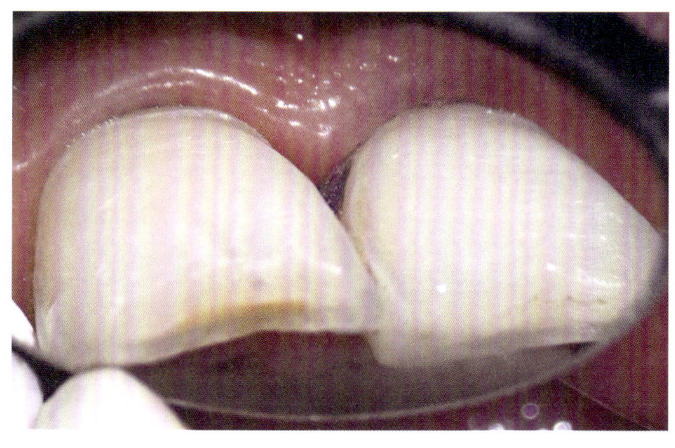

◎图 6-3-24　显微镜下使用显微口镜多角度检查预备体边缘

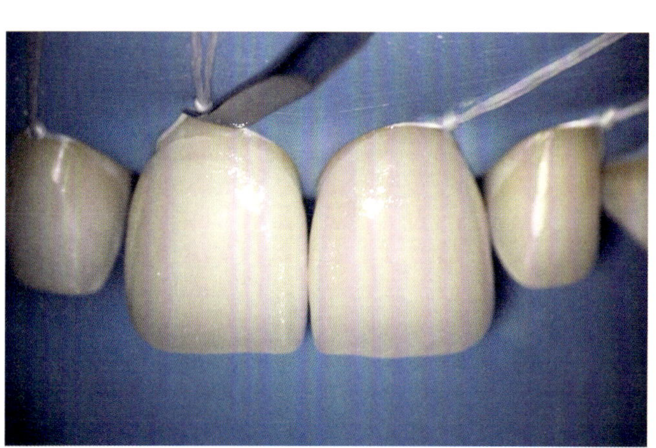

◎图 6-3-25　显微镜下检查边缘的适合性

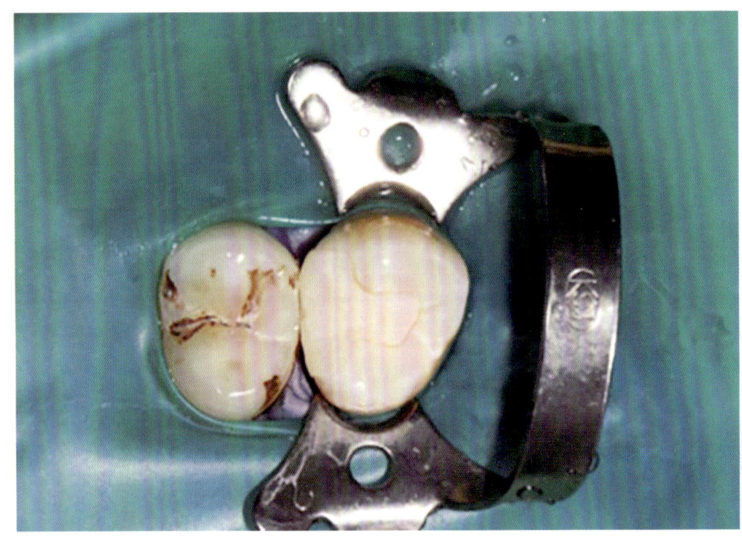

◎图 6-3-26　单反相机拍摄边缘密合度尚可

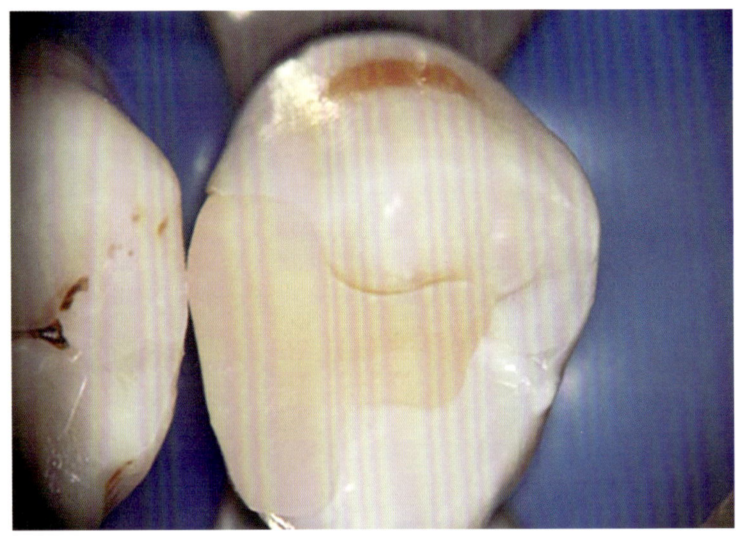

◎图 6-3-27　显微镜拍摄的影像

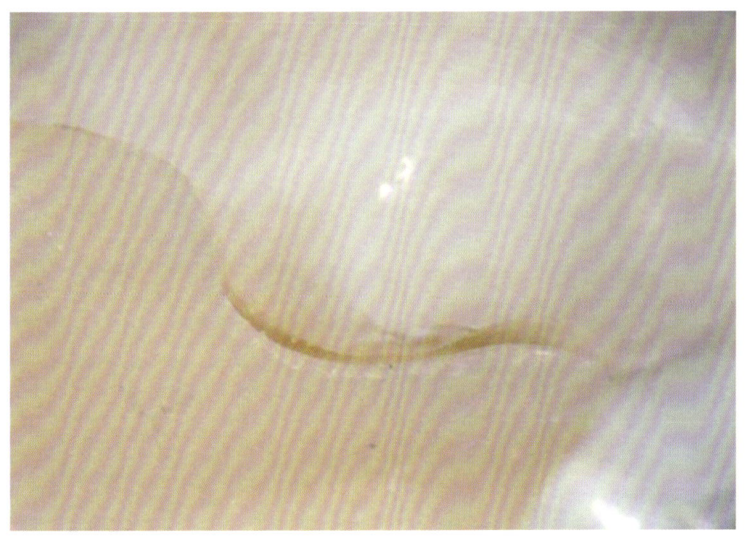

◎图 6-3-28　鸠尾颊侧峡部放大观察密合性欠佳

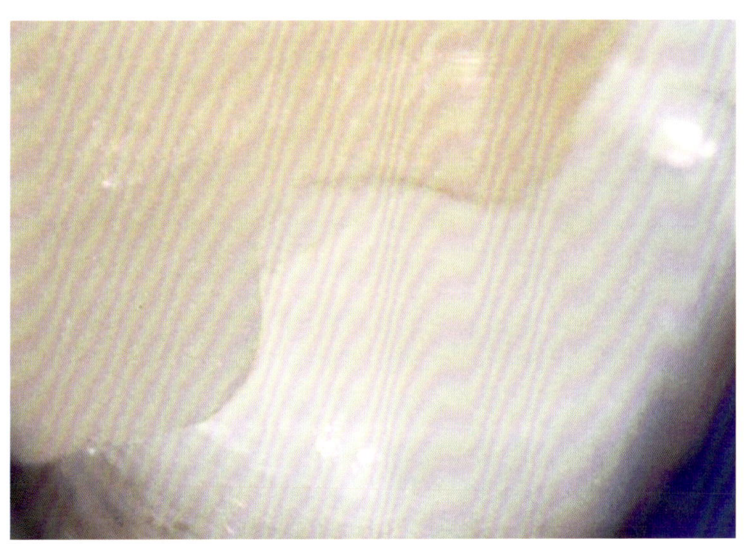

◎图 6-3-29　鸠尾舌侧峡部放大观察密合性良好

（梁珊珊　刘 峰　王 莹　翁金龙）

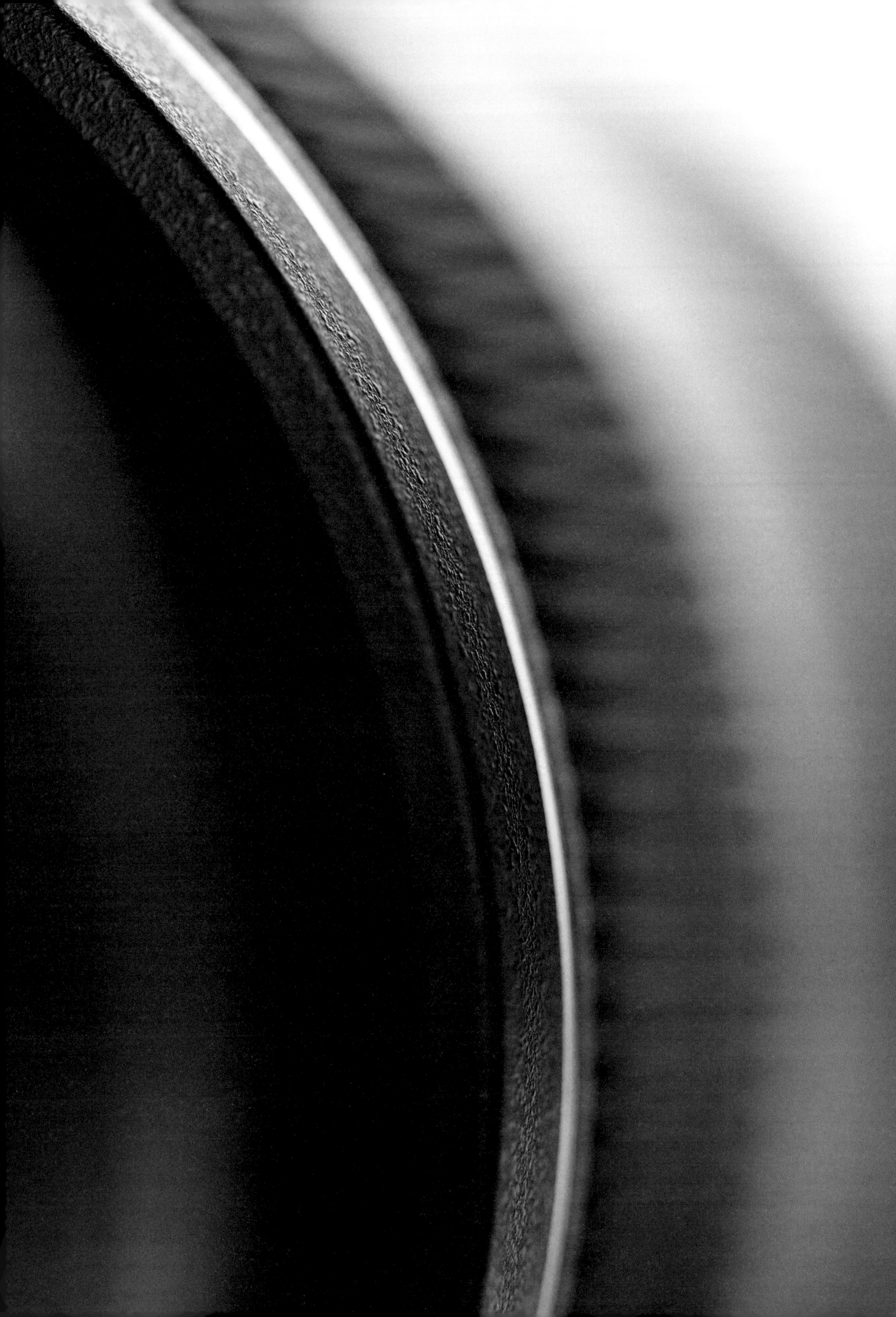

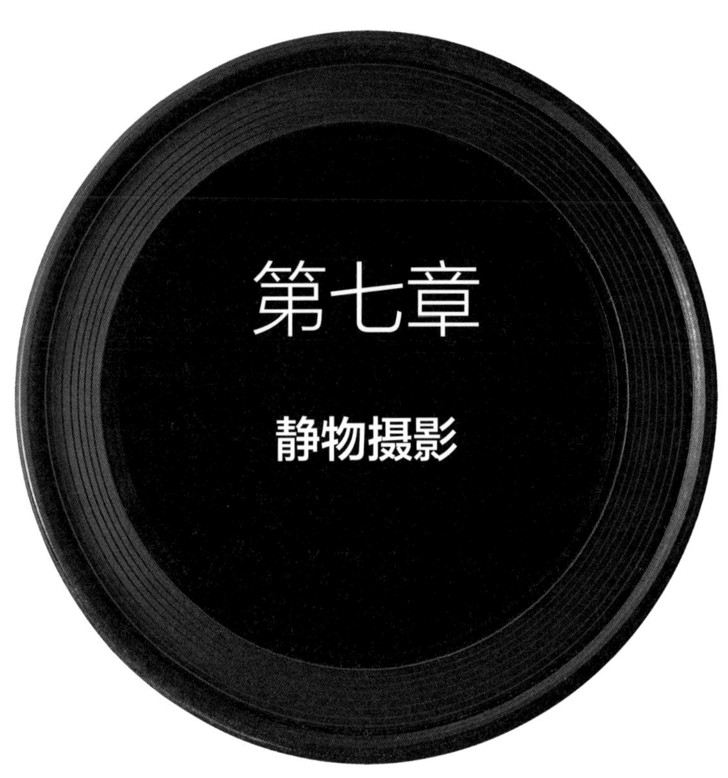

# 第七章

## 静物摄影

口腔医师或者技师在临床工作中很多时候都需要拍摄静物影像。一方面是对治疗过程更全面的记录，有时可以弥补临床影像拍摄的不足，有时可以从临床影像无法达到的角度进行拍摄；另一方面，临床静物影像的拍摄有时可以成为医技信息沟通的重要载体；再者，拍摄良好的临床静物影像可以很好地体现修复体等在口腔医学领域中的美感，提升医师自身的美学素养，提升患者对口腔美学的专业认可度。

静物摄影与口内摄影不同，没有口内局部环境的限制，拍摄者可以借助辅助设备和变换布光条件与拍摄角度，呈现目标物更丰富多彩的影像。

# 第一节
# 常用设备

静物摄影的常用设备除常用微距镜头及闪光灯外，更多的为辅助设备（图 7-1-1 ~ 图 7-1-8）。

（1）静物台：可以是临床操作台面、普通桌面，也可以是专业的静物台；若拍摄角度为俯视，也可放置于低位或者地面。

（2）辅助光源：除相机常用闪光灯外，为了体现被摄物体的立体感，常常需要辅助光源进行布光。可选专用器材包括小型柔光箱、闪光灯、LED 便携补光灯等，如条件受限，台灯、手机灯光等也可作为移动光源。

（3）各种材质背景板：包括卡纸、描图纸、镜面、透明或磨砂面亚克力背景板、绒布等。

（4）固定装置：三脚架。有时为了对比不同光效下修复体的美学效果，在构图完成后，需要拍摄角度不改变，此时可使用三脚架固定相机，仅移动或者改变光源，或者增减光量进行拍摄。

（5）小型摄影灯箱：临床中为方便操作，可配备专用小型摄影灯箱，灵活搭配背景板进行拍摄。灯箱一般内置光源，四壁为反光材料，可排除外界光源影响，减少内置光线散射。也可使用背景板自行搭建简易拍摄平台，以避免外界光源及杂乱背景影响。

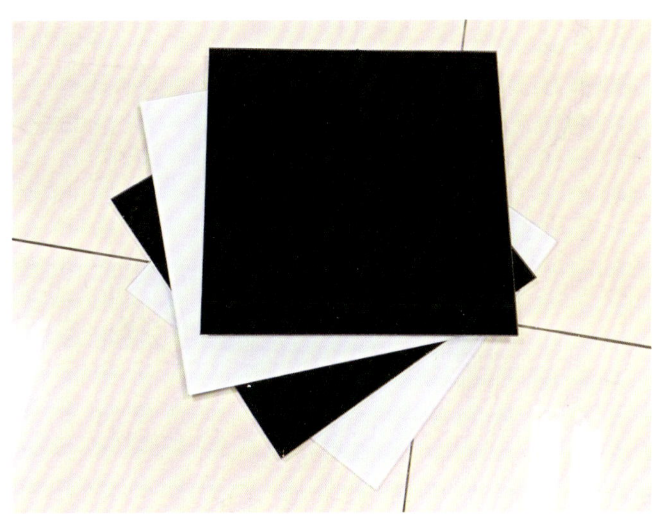
◎图 7-1-1 黑、白亚克力背景板

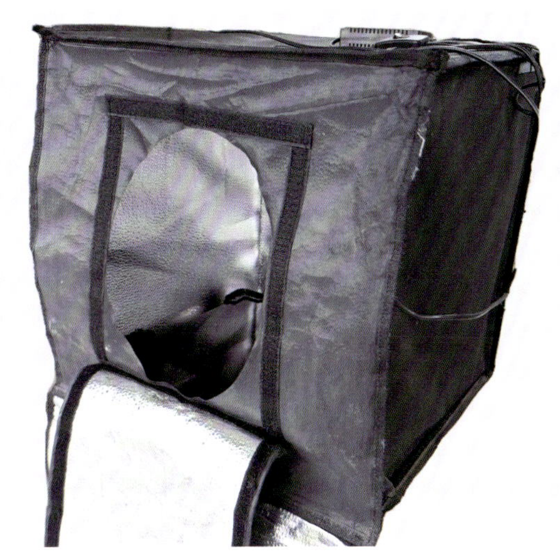
◎图 7-1-2 小型摄影灯箱外面观

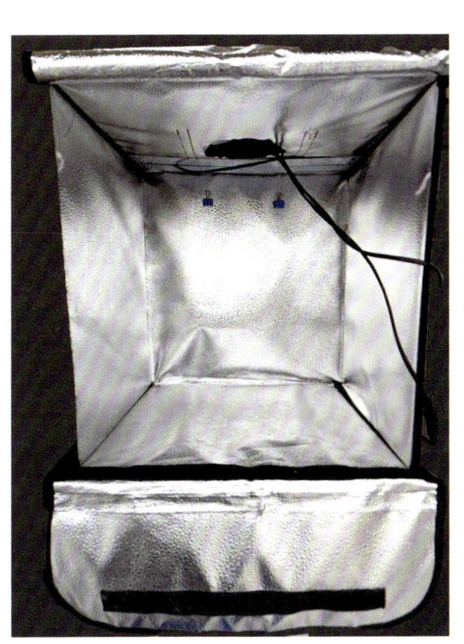
◎图 7-1-3 小型摄影灯箱内面观

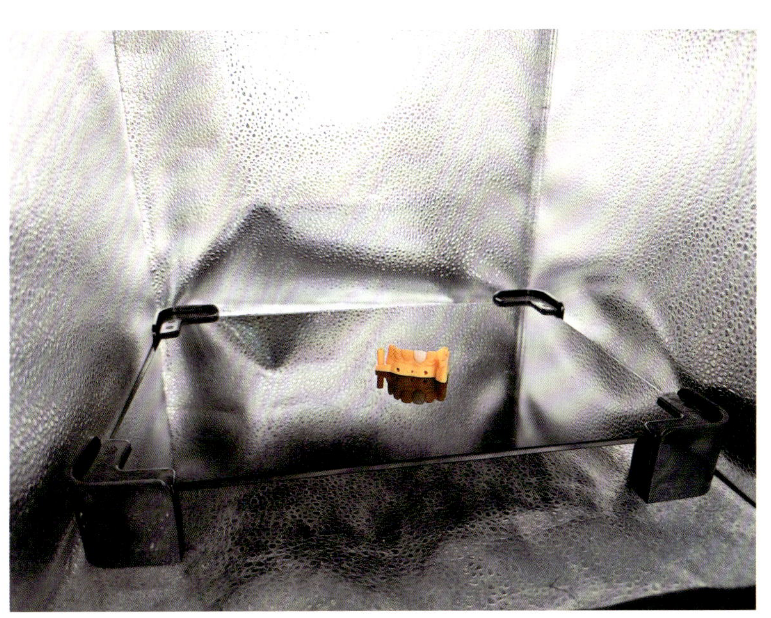
◎图 7-1-4 摄影灯箱搭配镜面背景板

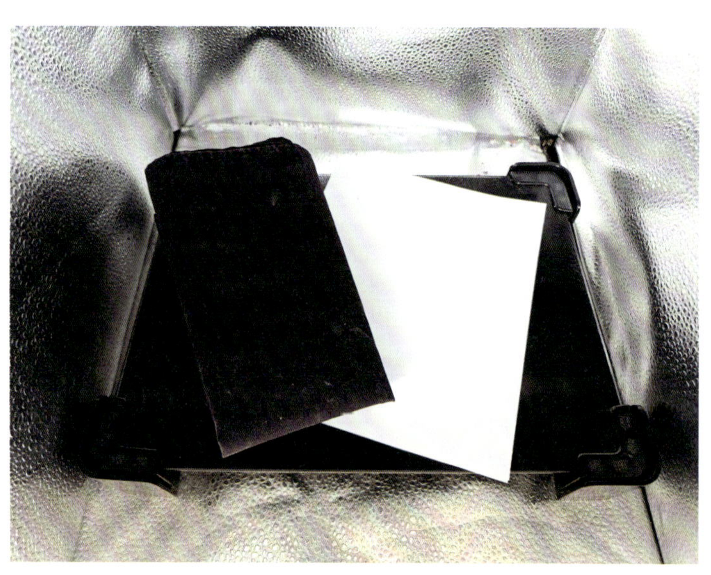

◎图 7-1-5 摄影灯箱搭配黑绒布、白卡纸

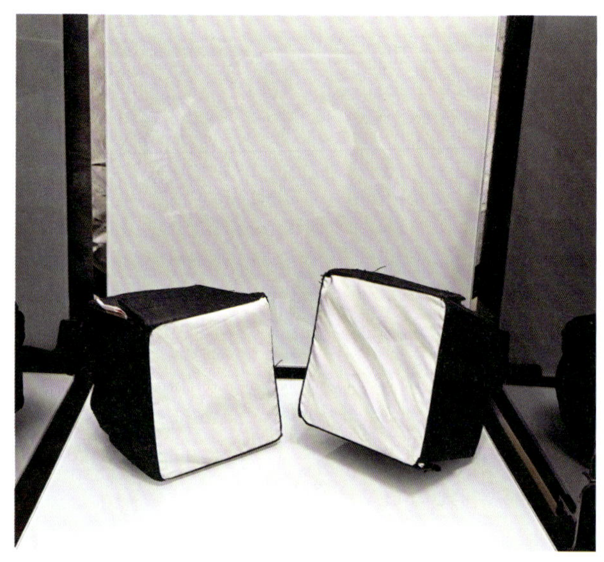

◎图 7-1-6 背景板搭建简易拍摄平台

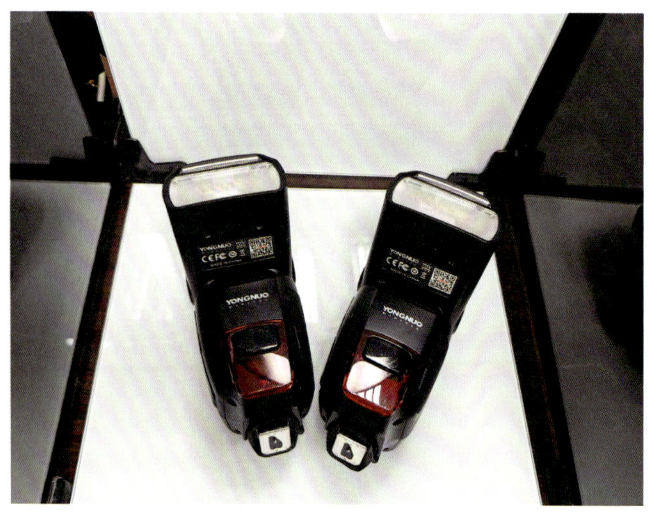


◎图 7-1-7 闪光灯

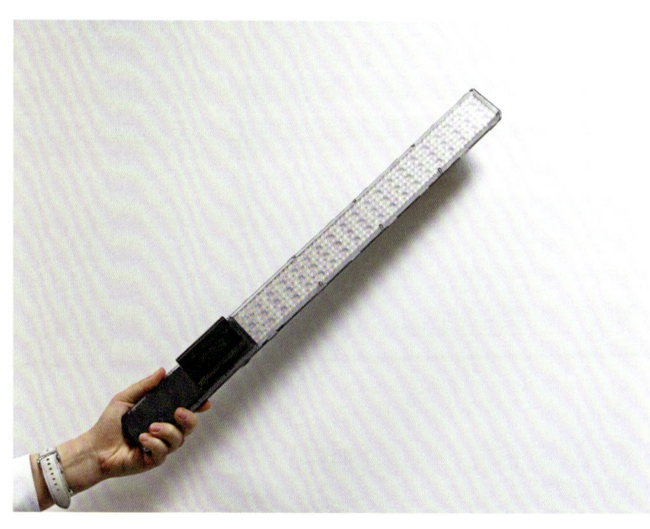

◎图 7-1-8 LED 手持便携补光灯

# 第二节
# 拍摄静物摄影的布光方法

对于大多数常规口腔静物拍摄，一般只需借助摄影灯箱 + 相机即可完成拍摄，不再需要更多辅助光源。对于修复体，若需展示修复体材质、透明度及表面纹理的细节，想要拍摄出艺术效果，就需要借助辅助光源，灵活掌握布光方法。

为了明确表达拍摄者的意图，需要借助光影来突出被摄主体。无论什么类型的摄影都离不开布光，掌握最基本的布光方法后，在实际拍摄中可以根据被摄主体的特性与画面构成等做出相应的调整。

布光一般可分为主光和辅助光两部分。主光是为了拍摄清楚被摄物品要表现的部分，决定了高光与阴影的部分，在口腔静物摄影中常为相机镜头闪光灯所提供。辅助光是为了调整被摄主体的整体亮度，将被摄物拍摄得更加立体，或者提供有特征的、个性化的光效，辅助光源一般由反光板、柔光箱和闪光灯提供（图 7-2-1～图 7-2-9）。

光的性质可分为硬光和柔光。硬光的光线扩散角度小，呈直线照射，可以理解为夏日晴天的阳光直射。硬光拍摄出的物体有清楚的明暗交界线。一般主灯、裸灯头、银色反光伞的光效为硬光。柔光为散射光线，可以理解为阴天状态下大气层的漫散射光线。被摄物体表面明暗过渡柔和，一般辅助灯、柔光箱、白色反光伞及柔光布的光效为柔光。

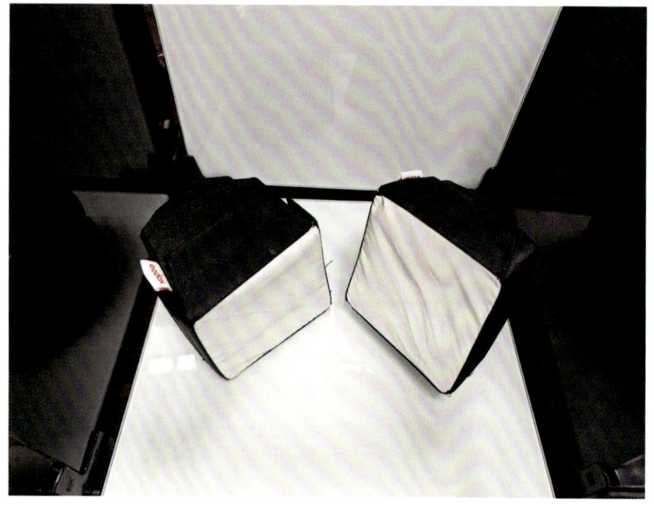
◎图 7-2-1 柔光罩

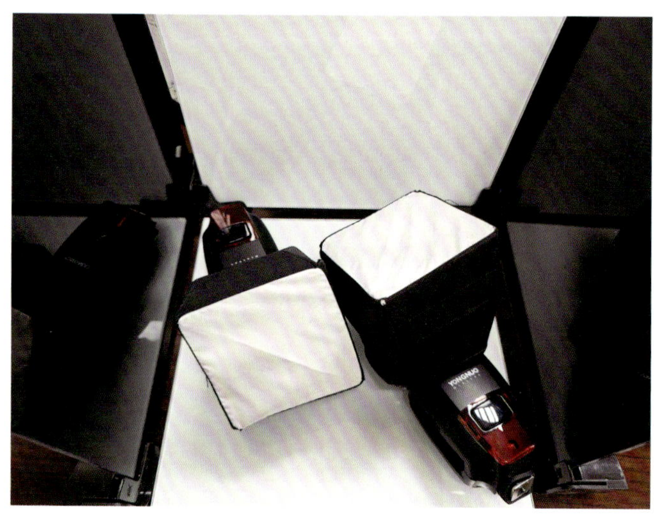
◎图 7-2-2 闪光灯安装柔光罩

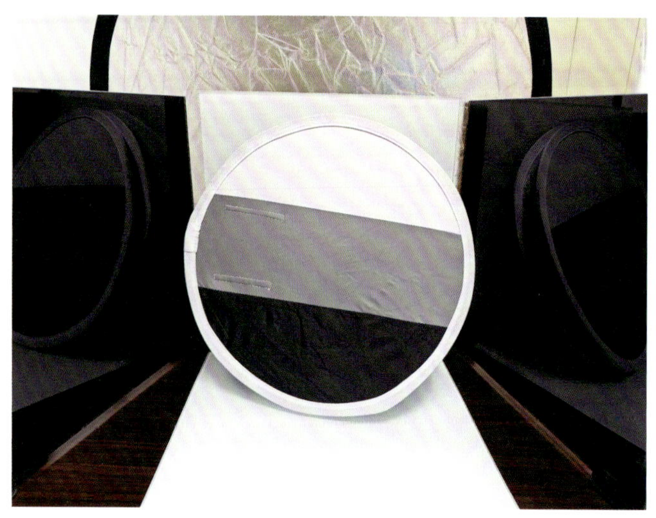
◎图 7-2-3 光线明暗变化柔光罩

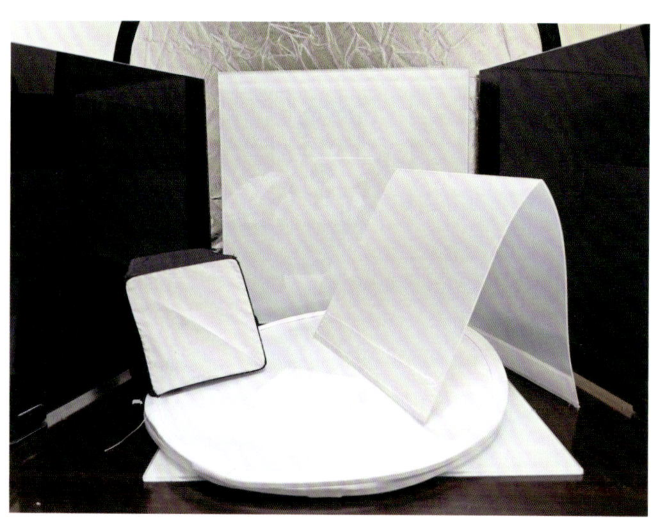
◎图 7-2-4 柔光罩

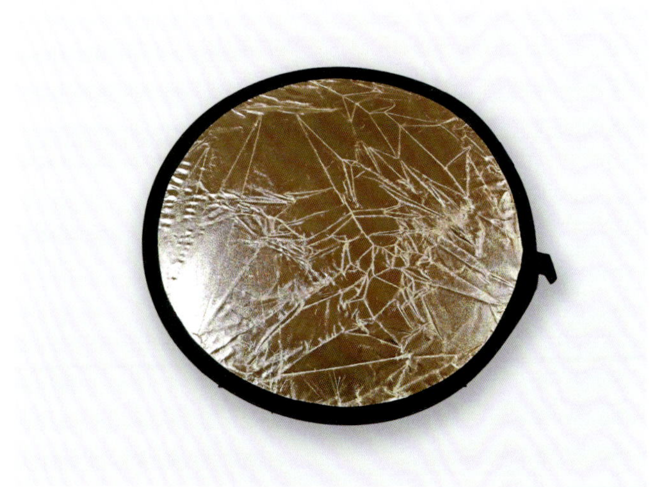
◎图 7-2-5 暖色调反光板

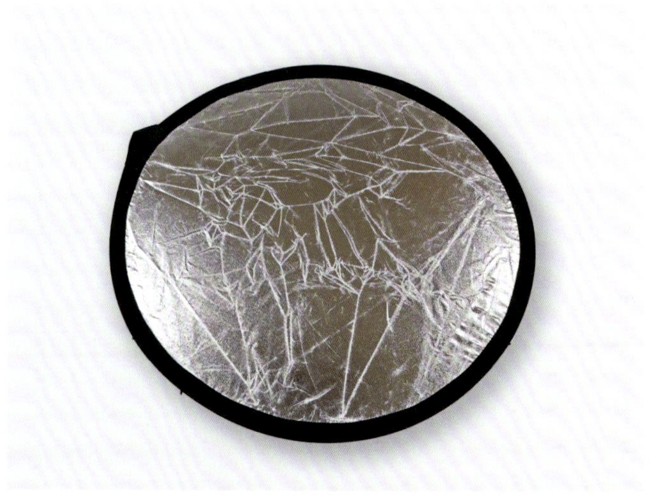
◎图 7-2-6 冷色调反光板

◎图 7-2-7　LED 灯搭配暖色调遮光罩

◎图 7-2-8　LED 灯搭配标准罩（冷光源）

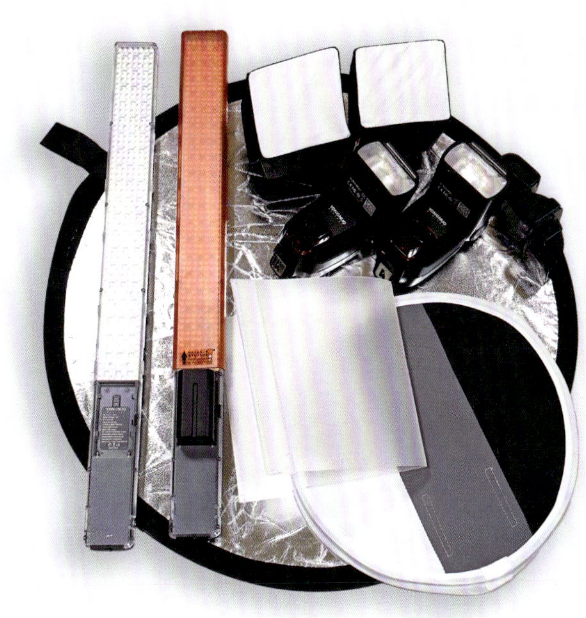

◎图 7-2-9　闪光灯配件

在拍摄时将模型或者修复体摆放至静物台上后，应先确定主灯光源的位置，即镜头拍摄的角度，再确定辅助灯位的数量及位置。辅助光源与相机在同一侧为顺光源，辅助光源位于被摄物背面为逆光源。定好位置后，进行试拍操作，通过调节光源亮度，来调节画面的明暗反差与光比。灯头的输出功率越高，光线越强，被照物体的明暗反差越明显。同等输出功率下，光线强度依次为裸灯头 > 标准罩 > 银面反光伞 > 白面反光伞 > 柔光箱 > 反光伞 + 柔光布。若调节功率后光源仍过硬，也可在补光灯处增加灯罩、描图纸、柔光布等将硬光改变为软光。在拍摄过程中可以根据被摄物体的材质和反光率的不同，进行相应的调整（图 7-2-10 ~ 图 7-2-13）。

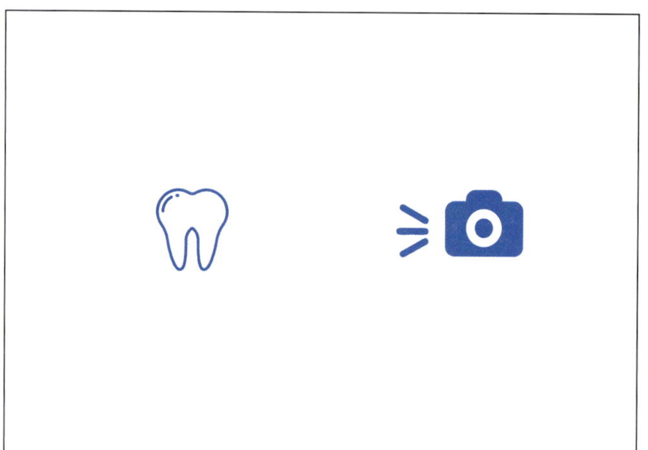
◎图 7-2-10　单一镜头主光源拍摄模式图

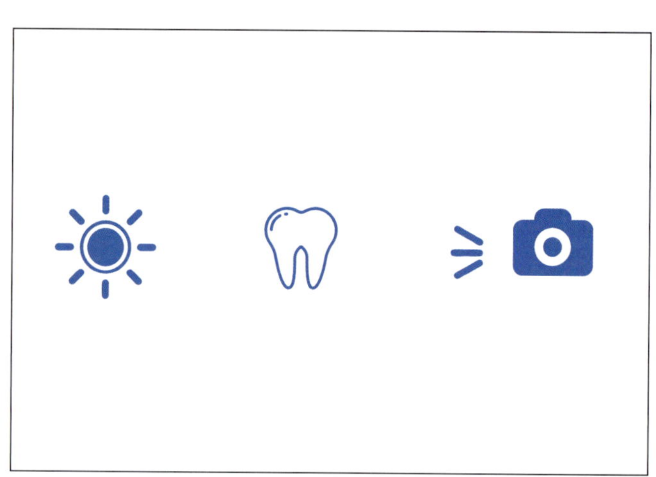
◎图 7-2-11　单一镜头 + 辅助光源拍摄模式图（正逆光）

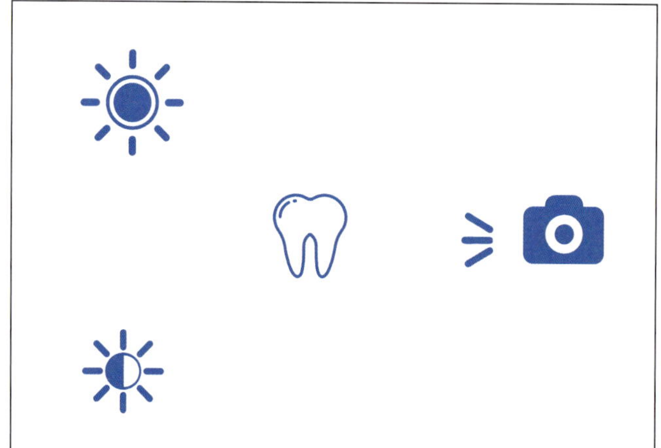
◎图 7-2-12　双侧辅助光源拍摄模式图（不同亮度侧逆光）

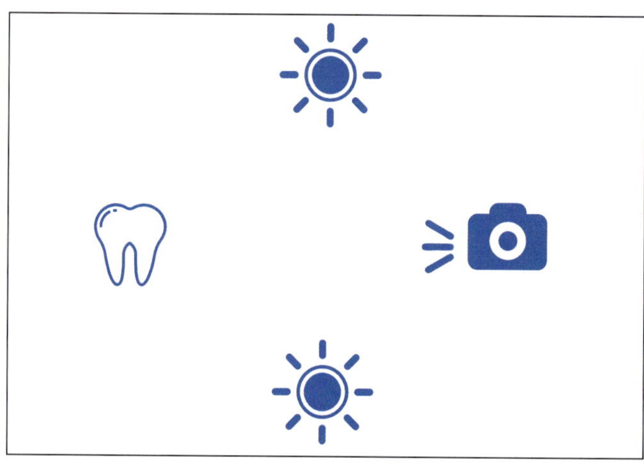
◎图 7-2-13　双侧辅助光源拍摄模式图（顺光）

# 第三节
# 口腔常用静物影像

## 一、印模影像

根据印模的类型，可分为固定义齿印模影像、可摘局部义齿印模影像和全口义齿印模影像，在拍摄前要注意清洗干净印模上的血迹和污物，去除多余的印模材料。用气枪吹净水分，但不能过分吹干，避免印模因脱水而变形。印模影像分为印模整体影像和印模细节影像，一般先拍摄整体影像，再拍摄细节影像。

根据所用印模的颜色不同选择背景颜色，黑色、灰色、蓝色、白色是比较通用的颜色，材质可以是卡纸、绒布或者亚克力背景板。如果印模的颜色较浅，则选择黑色的背景板；如果印模的颜色较深，则选择相对较浅的灰色或白色的背景板进行拍摄；如果希望被摄物体出现倒影，也可以应用黑色或者白色亚克力背景板进行拍摄。

**1．印模整体影像**　印模整体影像主要用于观察印模的整体状况，包括印模边缘的完整性、印模制取的质量等情况。拍摄时不需要辅助光源，根据印模的颜色选择合适的背景板，把印模放置在平面上，相机与印模垂直或在斜上角度拍摄，将完整的印模置于取景框中部，画面上下左右对称，即可获得完整的印模影像（图 7-3-1～图 7-3-10）。

**2．印模细节影像**　印模细节影像是用来观察印模局部情况的影像，主要评价工作区印模的质量和特点。

此影像基本拍摄不到背景，仅针对需要拍摄的部位拍摄，构图时将想要重点表现的细节处放置于画面中心点，选择合适的角度，避免过多的印模边缘对于拍摄部位的遮挡，可以变换不同的角度进行拍摄（图 7-3-11，图 7-3-12）。

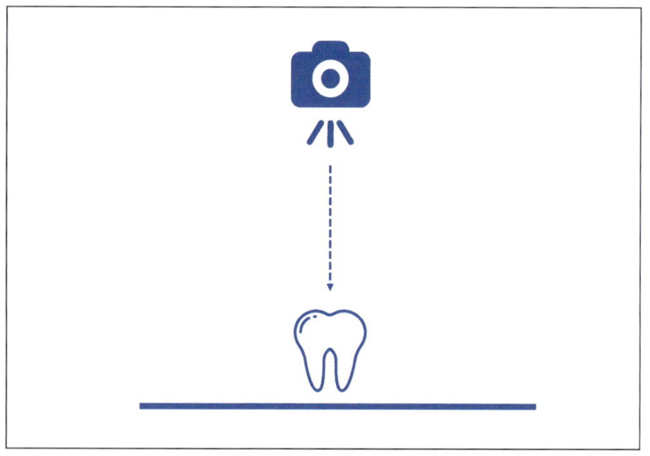

◎图 7-3-1 整体影像拍摄模式图（垂直上方角度）

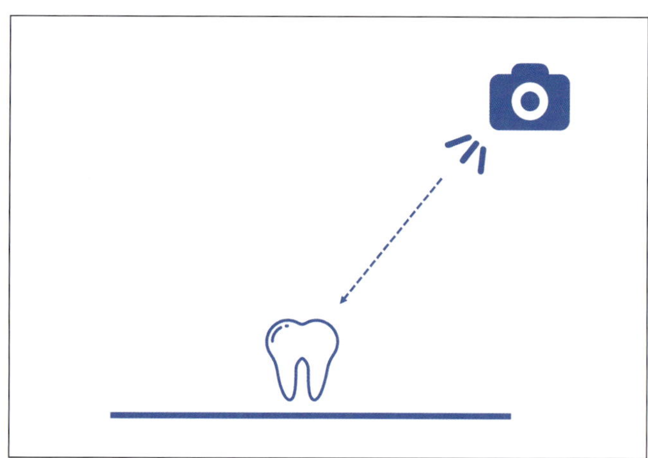

◎图 7-3-2 整体影像拍摄模式图（斜上角度）

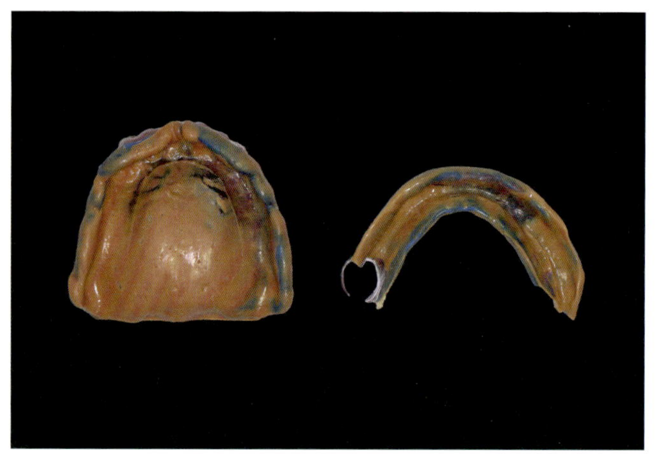

◎图 7-3-3 复制义齿硅橡胶印模整体影像

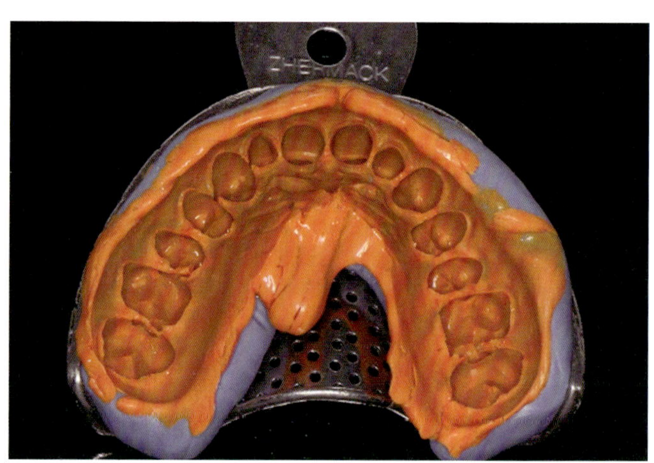

◎图 7-3-4 硅橡胶印模整体影像

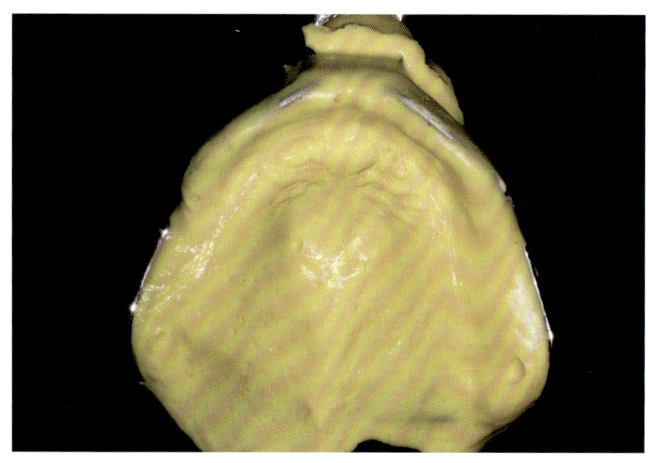

◎图 7-3-5 全口义齿上颌初印模影像

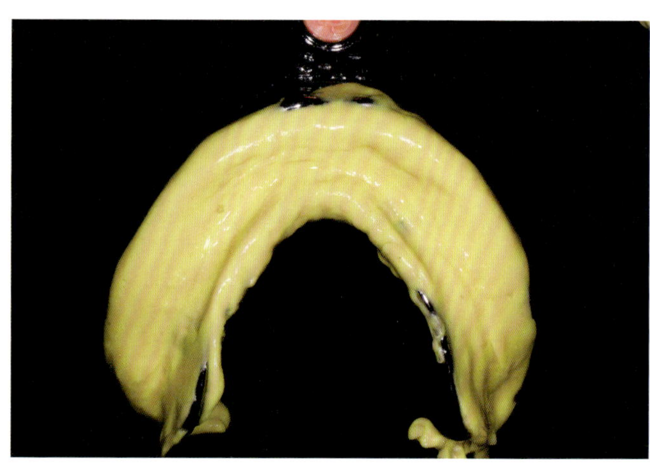

◎图 7-3-6 全口义齿下颌初印模影像

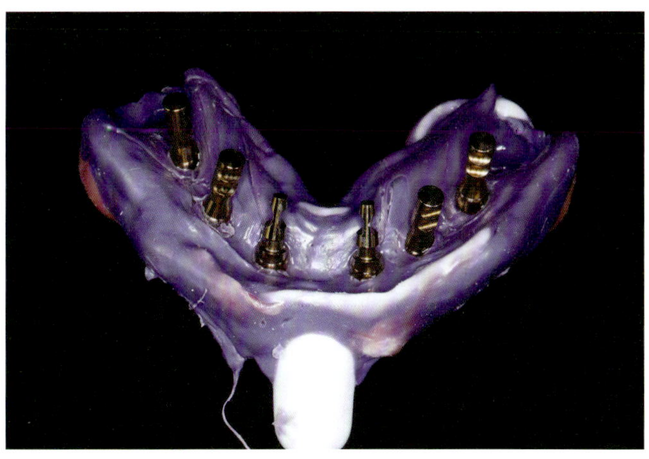

◎图 7-3-7　无牙颌种植印模整体影像

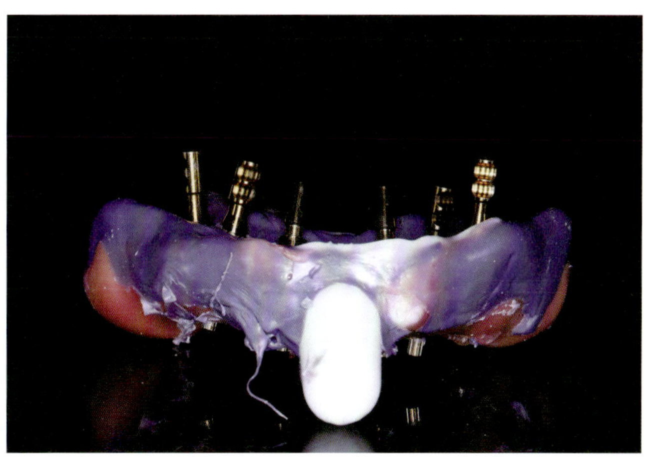

◎图 7-3-8　无牙颌种植印模整体影像

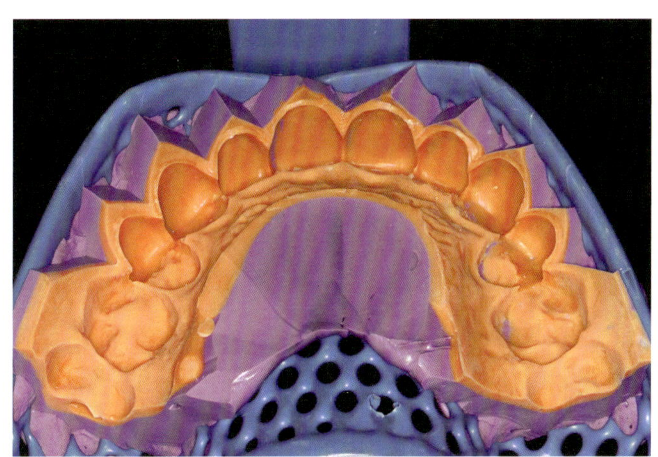

◎图 7-3-9　硅橡胶导板细节影像

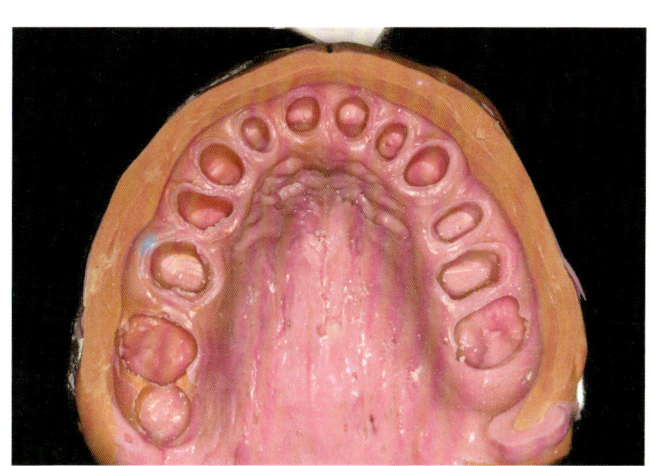

◎图 7-3-10　全冠预备体硅橡胶印模整体影像

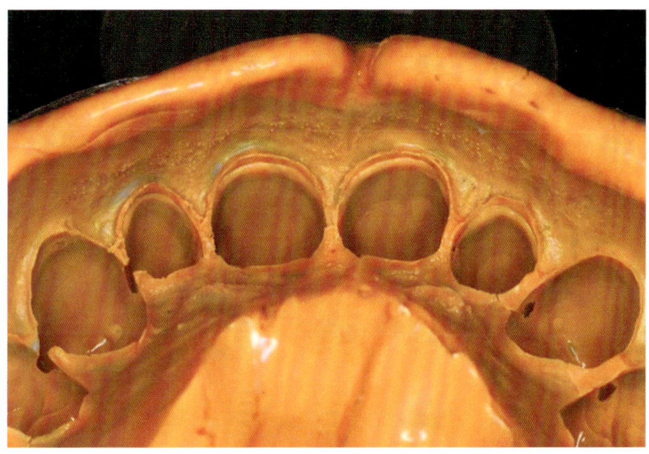

◎图 7-3-11　贴面预备体硅橡胶印模细节影像

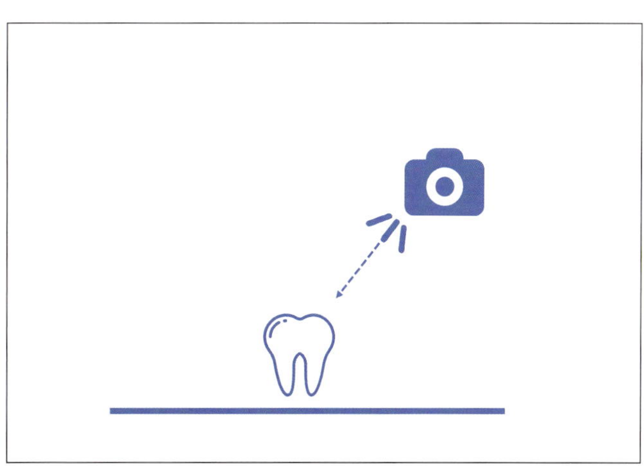

◎图 7-3-12　细节影像拍摄模式图（45°斜上方角度拍摄）

## 二、模型影像

模型影像可分为术前模型影像、模型分析影像、诊断蜡型影像和基牙模型影像等。

术前模型影像广泛应用于修复领域和正畸领域，主要起到患者术前资料留存和术前诊断、分析、美学设计和模型观测等作用。

模型分析影像能够记录医师对于病例的设计思想，并且可以记录具体的诊断设计过程，能够帮助医师进行分析并指导临床操作，并对其他专业治疗有指导作用。

诊断蜡型影像能够记录模型分析后的效果，对于预后效果具有评估作用，同时能够指导临床操作，也可以指导技师制作修复体。

牙体预备后影像能记录患者的牙体预备情况，对牙体预备进行评价，并对模型的整体情况和细节情况进行记录。

拍摄模型影像前要对模型进行修整，去除工作区和拍摄面上的石膏瘤，对模型的边缘进行修整。对于可摘局部义齿或全口义齿进行模型拍摄时，还应该拍摄取得咬合记录后的影像。

拍摄模型影像可以应用静物摄影灯箱，并根据石膏材料的颜色选择不同的背景卡，大部分情况下建议选择黑色、灰色或白色等中性的背景，特殊情况下也有一些医师喜欢选择鲜艳颜色的背景获得艺术效果。

模型影像的内容拍摄与口内影像接近，也包括全牙列正面咬合像、侧面咬合像、覆𬌗覆盖影像、前牙正面咬合影像、上下颌前牙影像、上下颌牙弓影像、上下颌前牙牙弓影像，单颗前后牙影像等，具体应根据实际需求选择拍摄。

近年来，数字化口腔扫描技术的应用日趋广泛，如果采用了数字化扫描、设计和加工流程，这些资料都可通过软件截图获取，可以更加方便、全面、精准地体现模型细节。

**1. 正面咬合像** 上下颌模型直接稳定咬合在一起拍摄，或固定在𬌗架上进行拍摄。

如果条件有限，可以选择在比较纯净的背景下直接拍摄；如果有条件，可以在专业静物摄影箱内进行拍摄。选择合适的背景卡，把模型尽量靠近背景卡放置，或者选择黑色背景卡，对比比较明显，也可以避免形成影响美观的阴影；与之对应的，如果采用数字印模，可以截取相应的影像（图 7-3-13～图 7-3-16）。

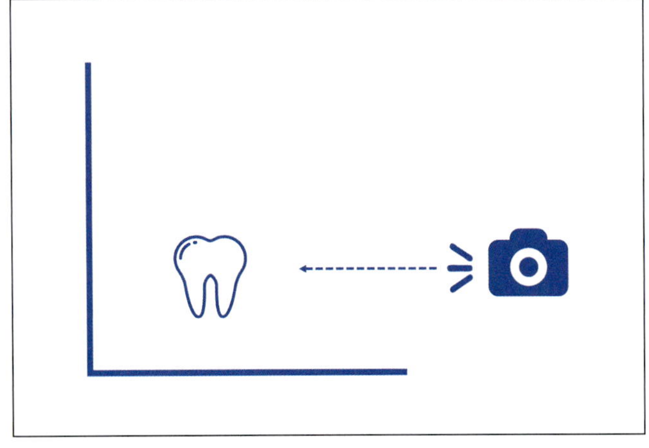

◎图 7-3-13 模型正面咬合拍摄模式图

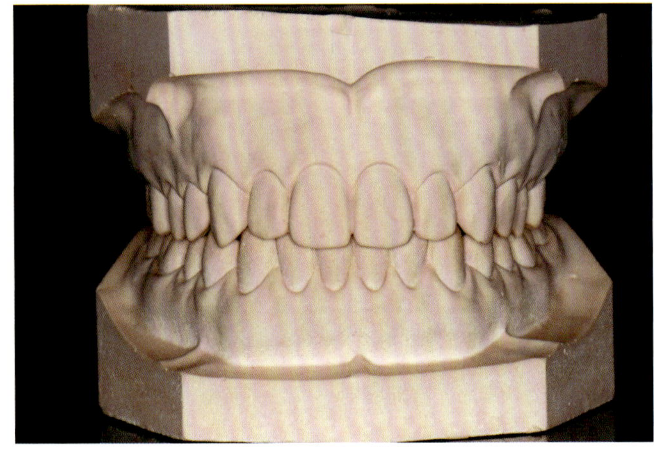

◎图 7-3-14 模型正面咬合影像有点暗，需要在摄影箱中拍摄

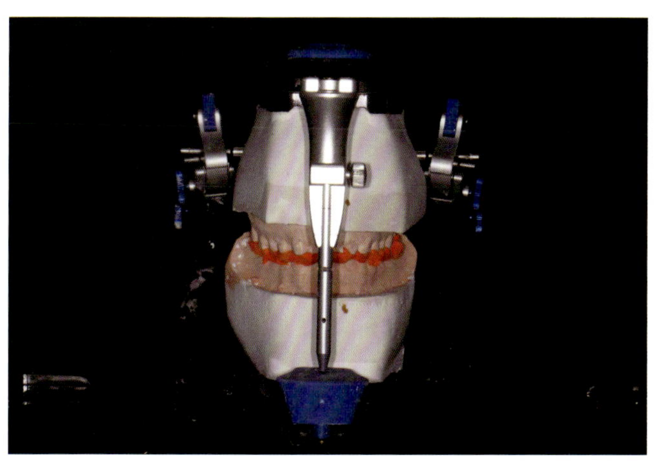

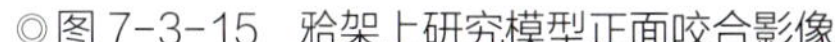

◎图 7-3-15　𬌗架上研究模型正面咬合影像

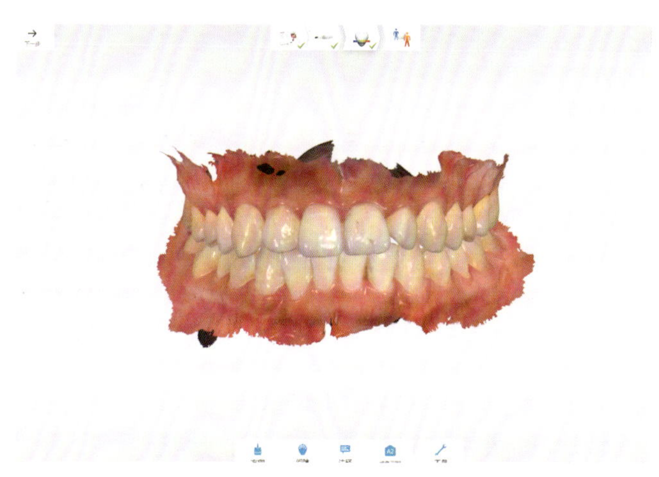

◎图 7-3-16　正面咬合数字影像

构图时以上颌中切牙为中心，前牙切端、牙尖的连线为水平面，相机于被摄物正前方，垂直于中切牙的牙面进行拍摄。拍摄的范围包含全牙列的牙齿、软组织。

**2. 侧面咬合像**　侧面咬合像拍摄范围根据病例实际情况决定，一般分为正侧面与斜侧面两组影像。拍摄方法与正面咬合影像的拍摄方法相同，拍摄时移动模型使拍摄面正对相机。构图时，正侧面以前磨牙区为画面中心点，斜侧面以尖牙为画面中心点，后牙颊尖的连线为水平面，相机垂直于牙面进行拍摄（图 7-3-17～图 7-3-21）。

通过本影像可以清楚地看到后牙的形态、排列以及咬合情况。对于牙列缺损患者，还可以观察对颌牙的过长、邻牙的倾斜、缺牙区近远中距离和颌间距离大小等问题，还可间接评价骨吸收等情况。

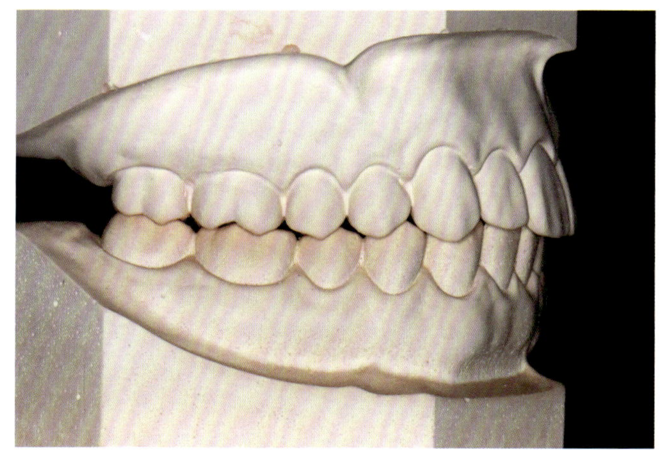

◎图 7-3-17　模型右侧面咬合影像

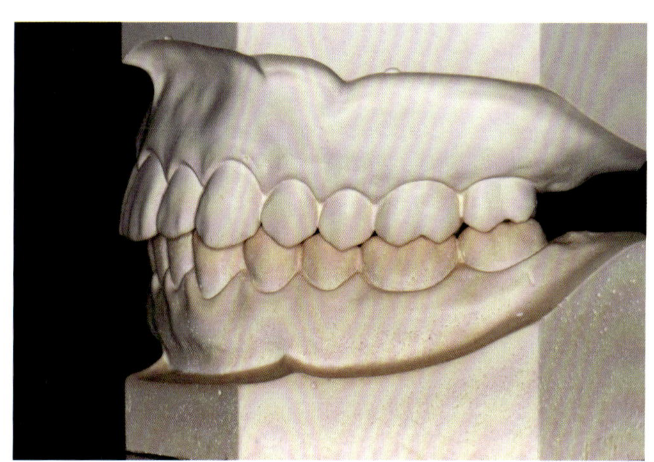

◎图 7-3-18　模型左侧面咬合影像

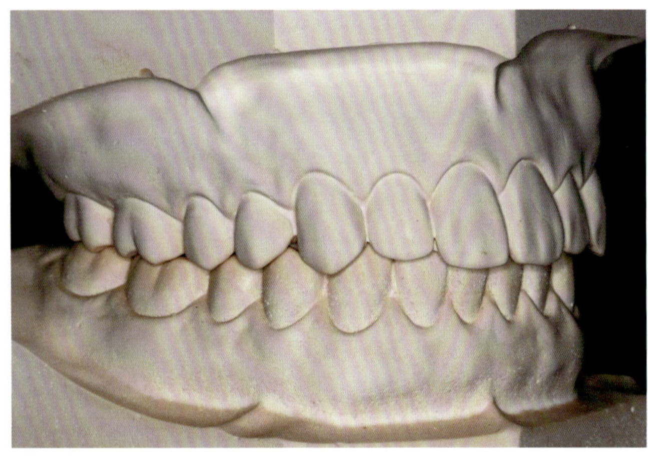
◎图 7-3-19　模型右侧斜侧面咬合影像

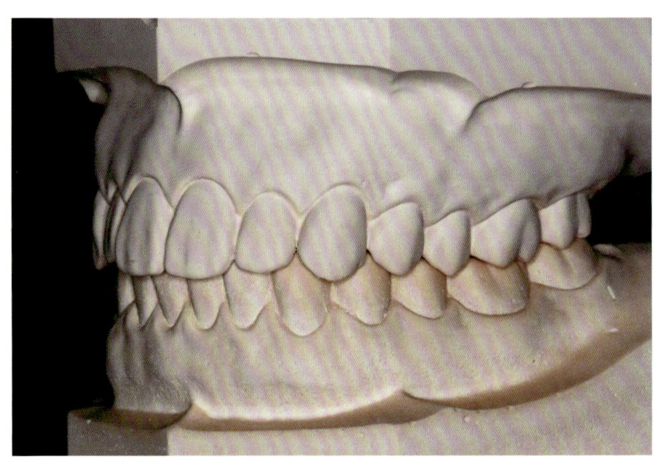
◎图 7-3-20　模型左侧斜侧面咬合影像

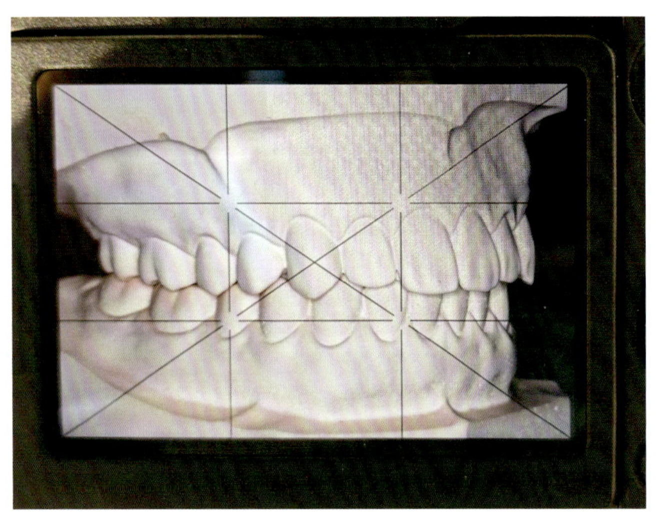
◎图 7-3-21　相机显示屏构图参考

**3. 覆𬌗覆盖影像**　与口腔内拍摄相似，模型覆𬌗覆盖影像也有两种拍摄方法，一种是从侧面拍摄，一种是从前牙切端仰视视角拍摄。

从侧方拍摄的覆𬌗覆盖影像可以直接拍摄，也可放置在静物拍摄灯箱内拍摄，从模型的正侧方拍摄，构图仅包括前牙区，将上颌前牙切端位于画面中部。拍摄画面仅可见对侧的上颌中切牙，主要应用于对于患者覆𬌗覆盖进行改变的病例的术前术后对比。

从前牙切端仰视视角拍摄覆𬌗覆盖情况，可以用来记录、评估患者预期的治疗效果。拍摄这张影像不需要使用静物箱进行拍摄。把模型放置在一个较高的位置上，模型下方放置黑色的背景卡纸，从模型的下方约 45°仰视视角进行拍摄。也可将固定后的模型倒置放置，从上方 45°俯视视角进行拍摄（图 7-3-22，图 7-3-23）。

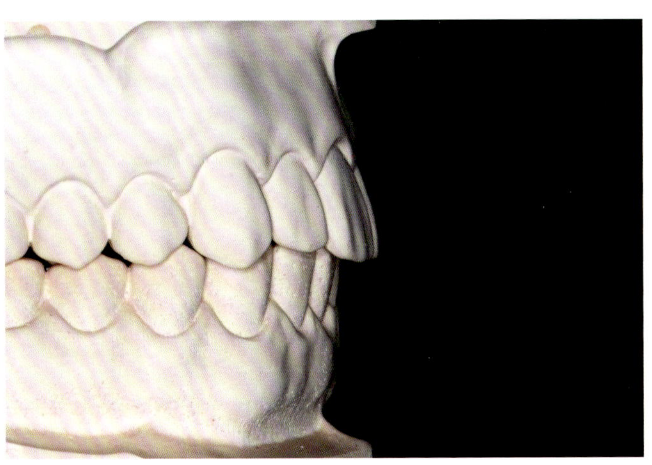

◎图 7-3-22　侧面拍摄覆殆覆盖影像

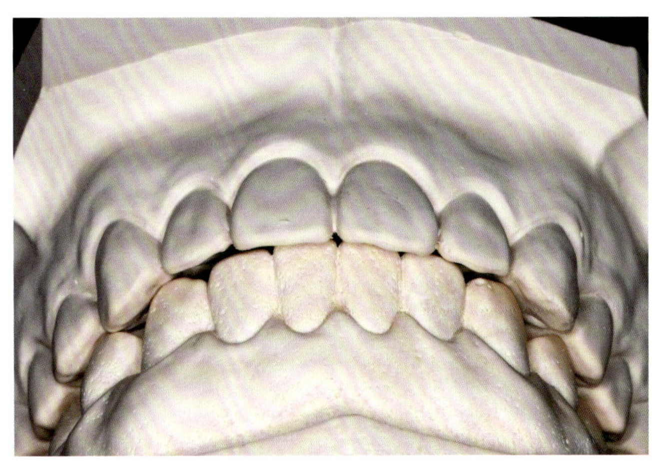

◎图 7-3-23　前牙仰视角度拍摄覆殆覆盖影像

**4. 模型舌腭侧咬合影像**　口外拍摄模型的咬合影像，可以通过调整拍摄角度获得更多的咬合相关信息。

从口内视角可以更直接地观察后牙舌腭侧的咬合细节，这个视角是口内拍摄时无法实现的，这张影像对于术前的咬合分析和诊断、修复体的咬合检查都具有比较重要的临床意义。拍摄该影像时，需要把上下颌模型稳定在准确的咬合位置上，从模型后侧直接拍摄（图 7-3-24～图 7-3-26）。

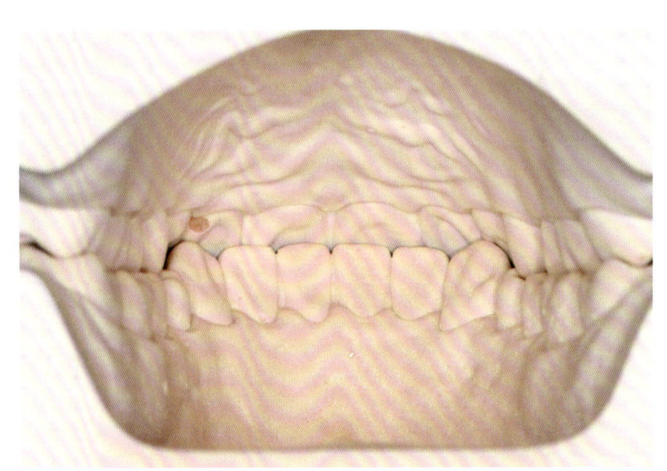

◎图 7-3-24　前牙舌侧咬合区覆殆关系

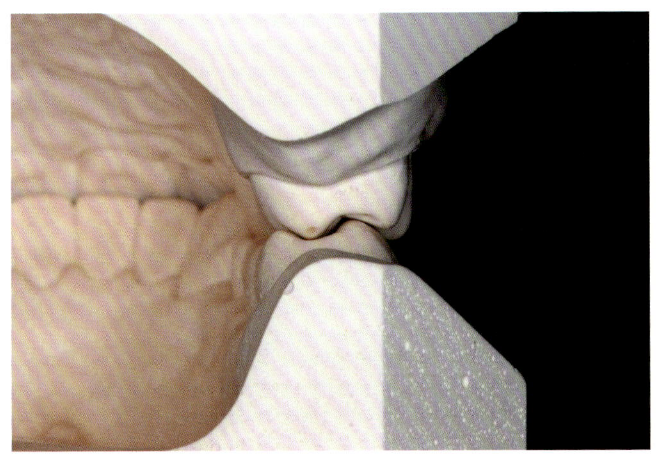

◎图 7-3-25　后牙远中面咬合细节影像

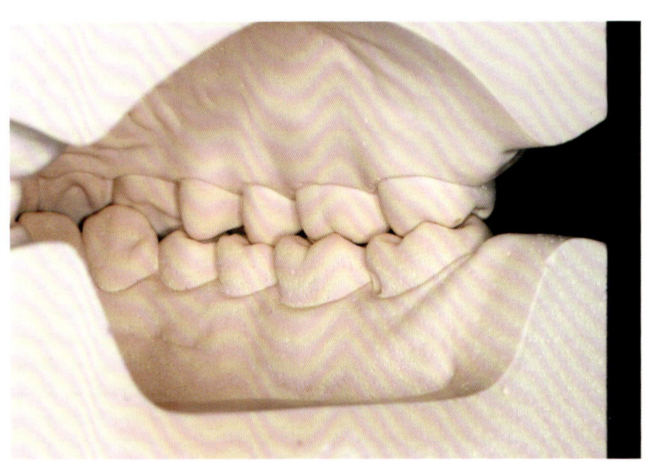

◎图 7-3-26　后牙舌侧咬合细节影像

**5. 咬合面影像**　拍摄该影像时，模型放置在背景卡上，相机与模型垂直进行拍摄。需要观测前牙的排列、骨弓轮廓等情况，可以调整相机的拍摄方向，如平行于前牙牙冠长轴等。构图时将拍摄对象位于画面中心，左右上下对称。

拍摄的范围根据病例具体情况决定，有时需要包括牙列中所有的牙齿和牙槽嵴在内，有时仅需拍摄部分牙列。通过上、下颌牙弓咬合面影像可以观察牙弓的形态、牙齿排列、切端位置等，是进行美学修复前测量、计算及美学设计的重要影像资料。在局部义齿修复时，也可以用来观察牙齿的排列和牙槽嵴、系带、基牙及邻牙倒凹的情况等；如果采用数字印模，也可以很方便地截取相应的视图（图 7-3-27～图 7-3-34）。

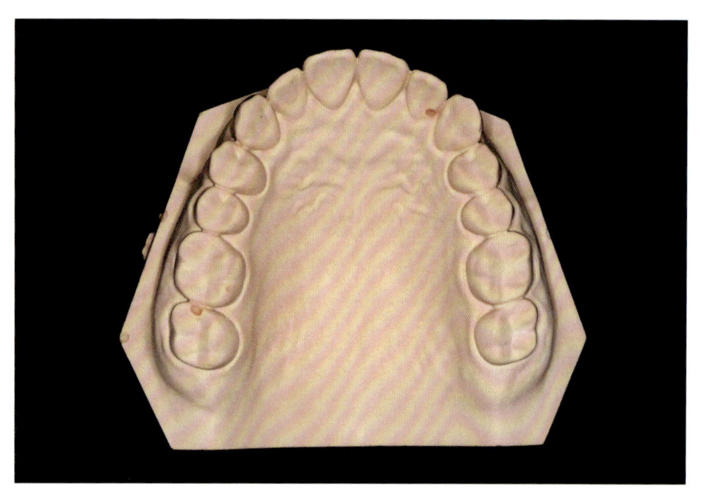

◎图 7-3-27　完整牙列咬合影像

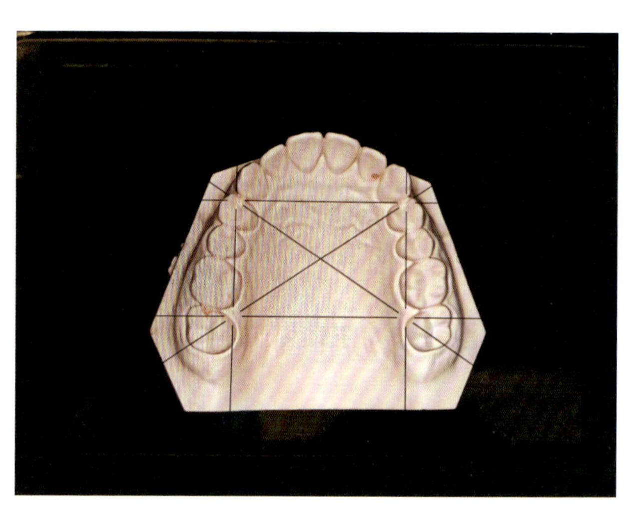

◎图 7-3-28　相机显示屏构图参考

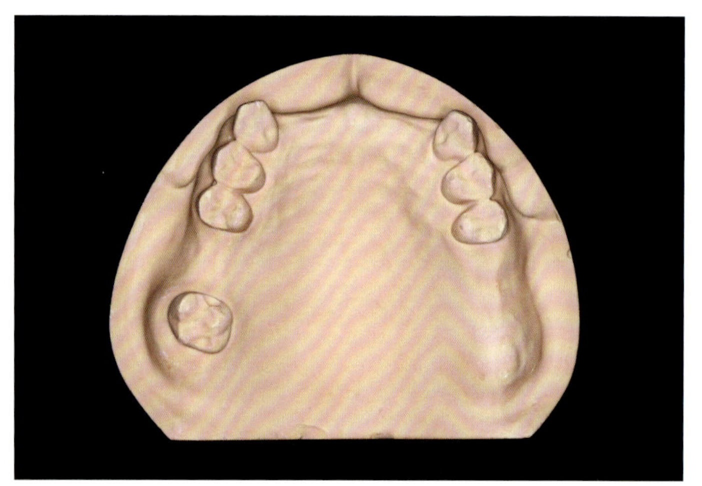

◎图 7-3-29　牙列缺损模型

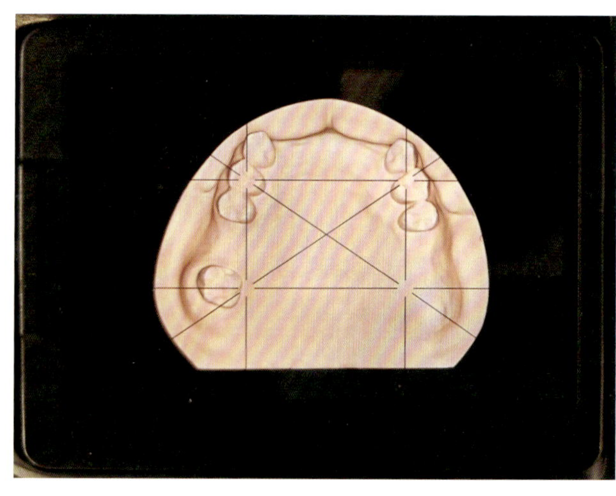

◎图 7-3-30　相机显示屏构图参考

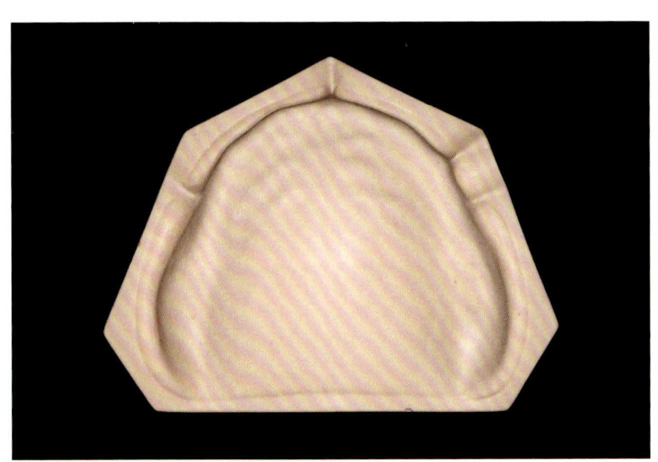

◎图 7-3-31　上颌无牙颌石膏模型咬合面影像

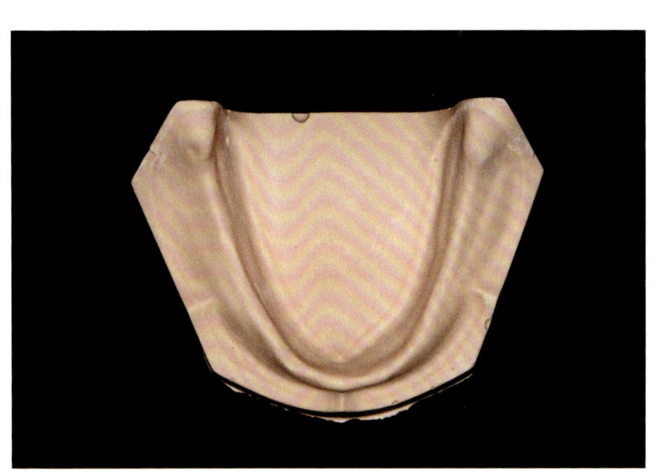

◎图 7-3-32　下颌无牙颌石膏模型咬合面影像

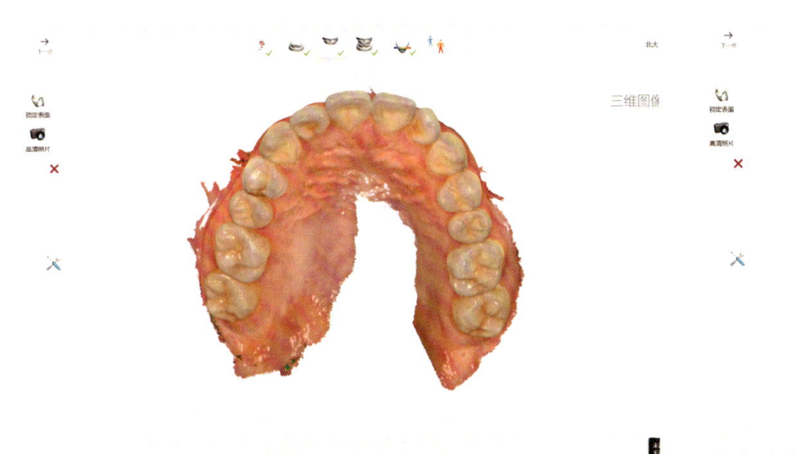

◎图 7-3-33　数字模型上颌牙弓咬合面影像

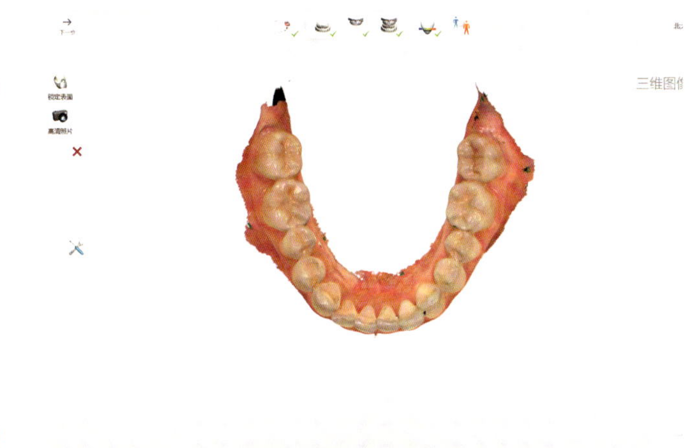

◎图 7-3-34　数字模型下颌牙弓咬合面影像

**6. 工作区影像** 拍摄该影像时，通常把模型放置在黑色背景卡上直接拍摄。本影像可反映工作区基牙唇、颊、舌侧及咬合面细节，基牙及邻牙邻接关系情况，基牙预备后影像还可体现基牙预备的质量，具体应根据需求从不同角度拍摄。构图时将工作区置于画面中部，上下左右对称即可（图 7-3-35～图 7-3-40）。

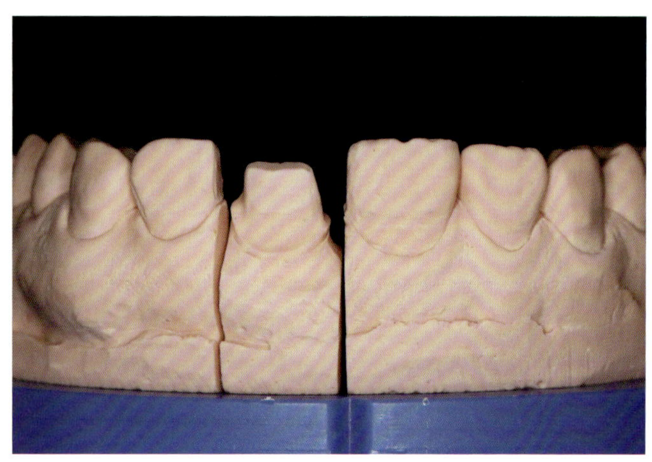

◎图 7-3-35 模型工作区唇侧影像

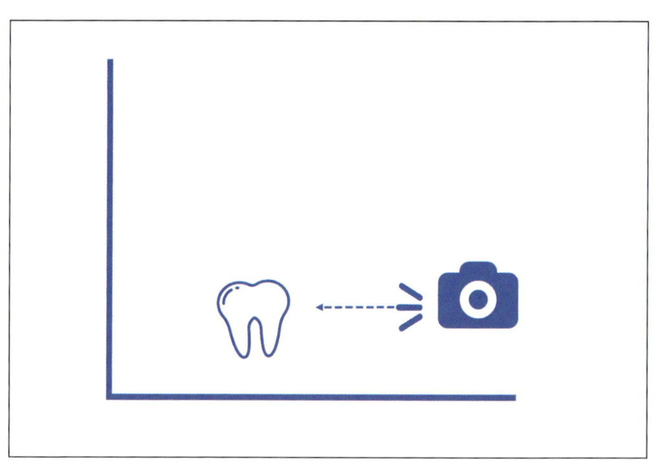

◎图 7-3-36 模型工作区唇侧影像拍摄模式图

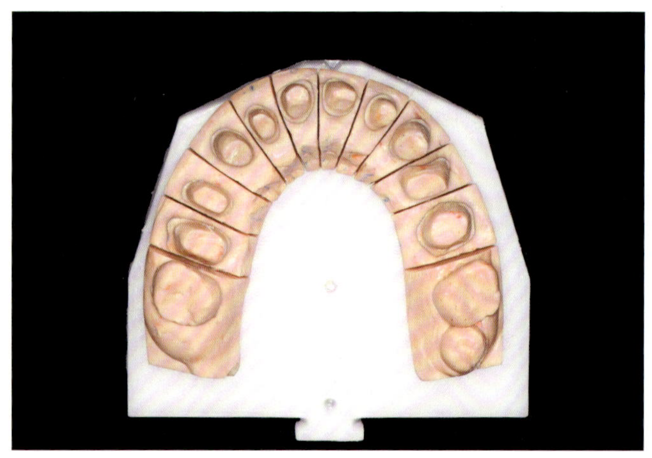

◎图 7-3-37 模型工作区咬合面影像

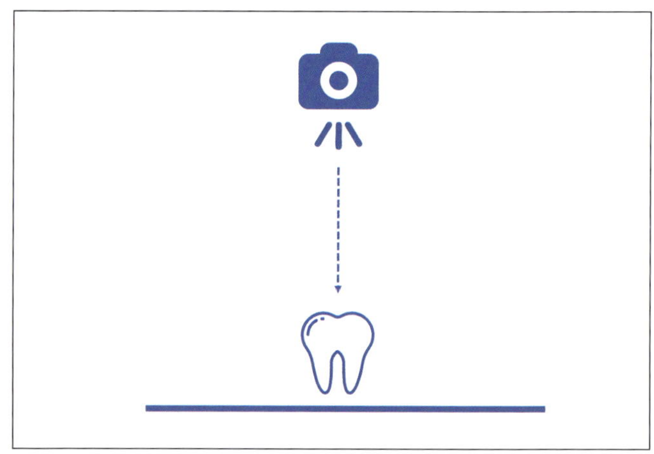

◎图 7-3-38 工作区咬合面影像拍摄模式图

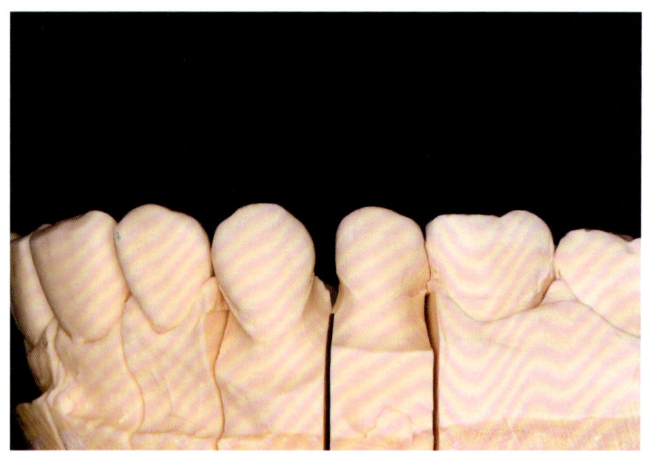

◎图 7-3-39 颊侧影像

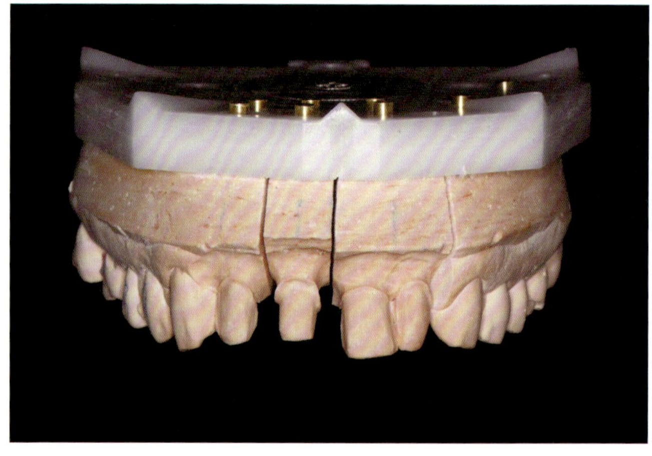

◎图 7-3-40 模型工作区正面影像

**7. 细节影像**　该影像拍摄时，拍摄基本方法同前，根据病例特点放大局部拍摄以观测细节。此类细节影像无固定拍摄模式，拍摄时移动模型被摄面与拍摄角度垂直，构图时将拟突出的重点细节位于画面中部（图7-3-41～图7-3-44）。

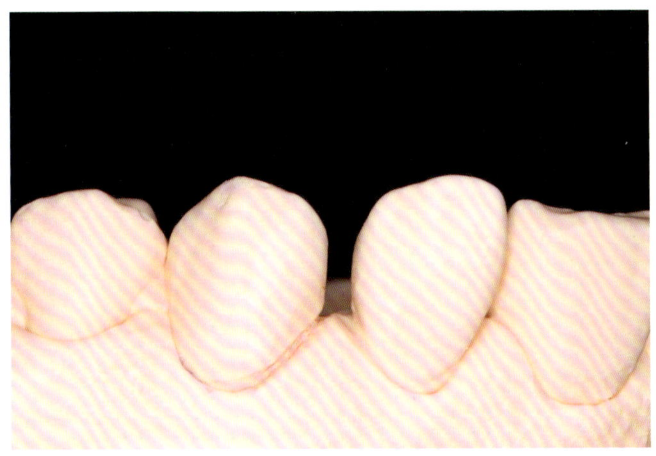

◎图7-3-41　基牙邻间隙细节影像

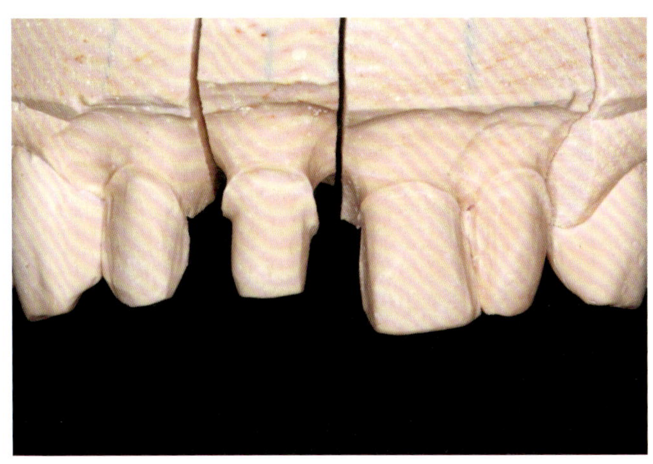

◎图7-3-42　基牙唇侧细节影像

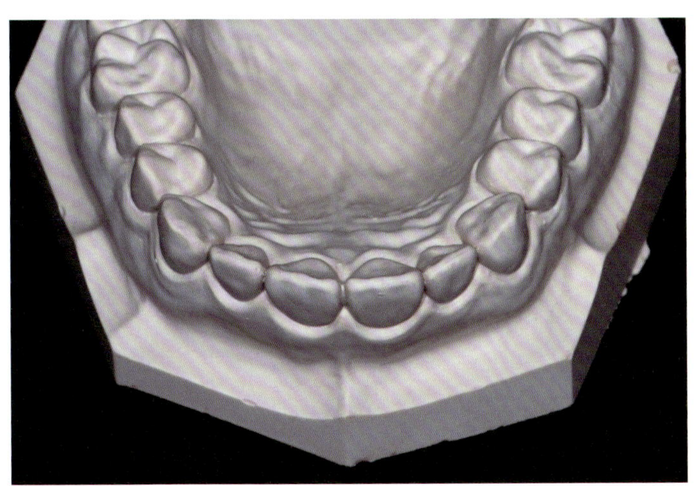

◎图7-3-43　上颌前牙区牙弓弧线细节影像

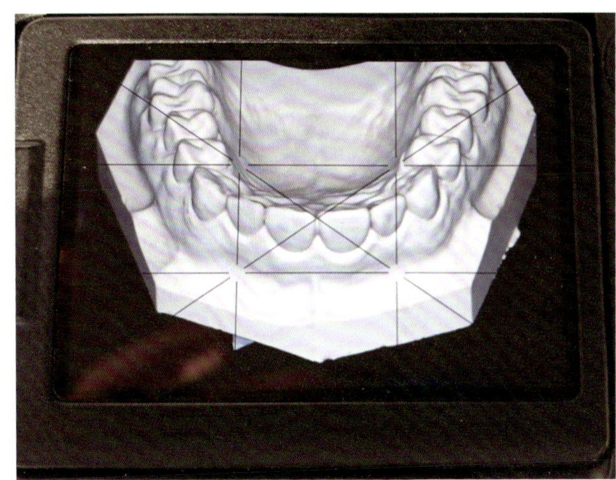

◎图7-3-44　相机显示屏构图参考

### 8. 拍摄场景模拟

（1）不同光源的对比（图 7-3-45 ~ 图 7-3-48）。

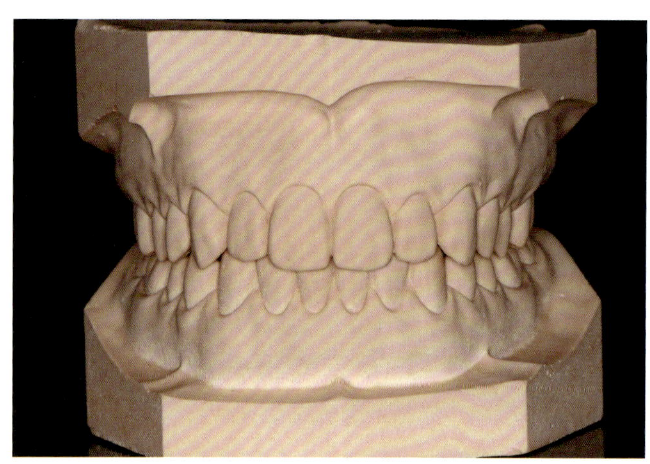

◎图 7-3-45 有辅助光源（静物箱顶部 LED 补光灯）
（相机参数：环形闪光灯 1/4、光圈 F/32、快门 1/125、ISO125）

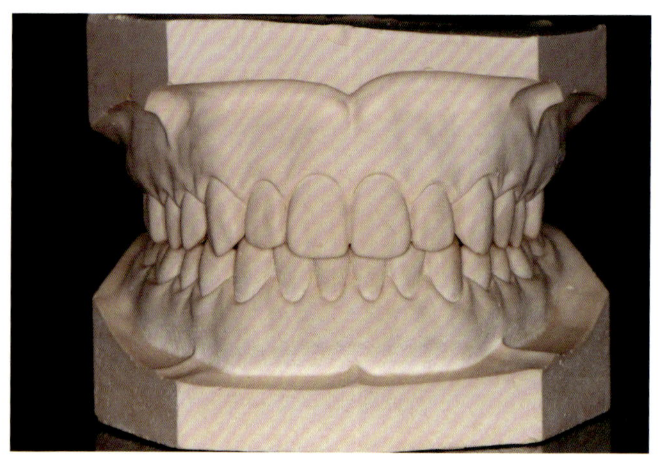

◎图 7-3-46 无辅助光源
（相机参数：环形闪光灯 1/4、光圈 F/32、快门 1/125、ISO125）

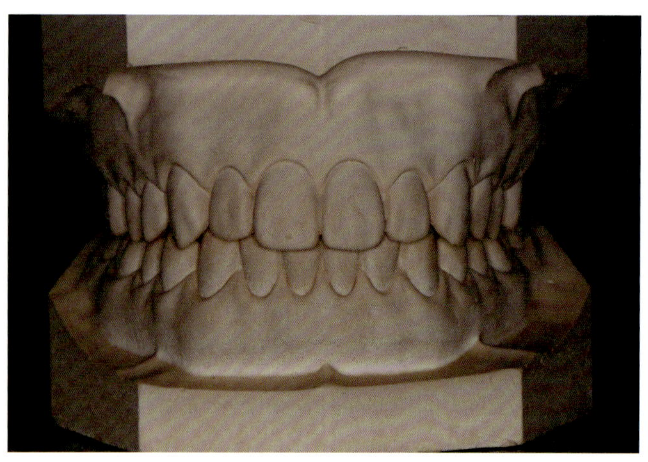

◎图 7-3-47 无辅助光源
（相机参数：环形闪光灯 1/8、光圈 F/32、快门 1/125、ISO125，呈现曝光不足效果）

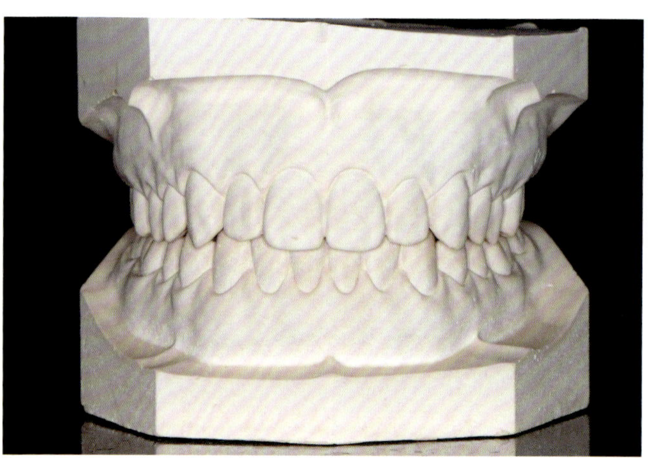

◎图 7-3-48 无辅助光源
（相机参数：环形闪光灯 1/3、光圈 F/32、快门 1/125、ISO125，呈现曝光过度效果）

（2）不同拍摄角度的对比（图7-3-49～图7-3-54）。

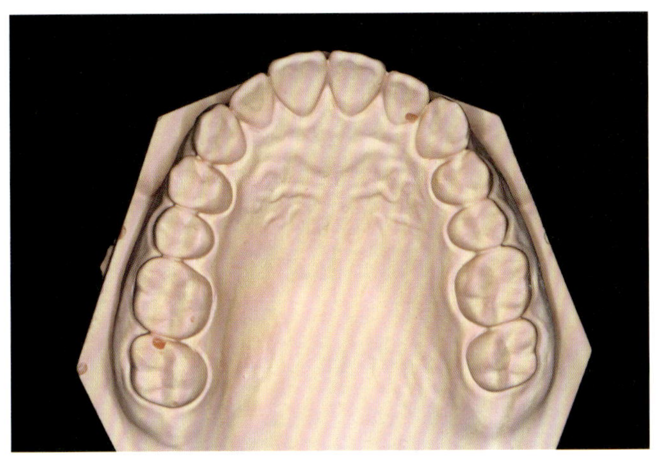

◎图7-3-49 牙列咬合面影像，后牙咬合面清晰

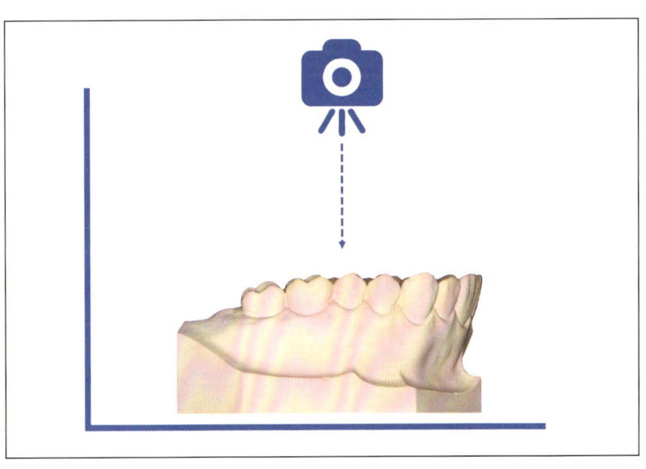

◎图7-3-50 拍摄模式图：相机位于模型正上方俯视角拍摄

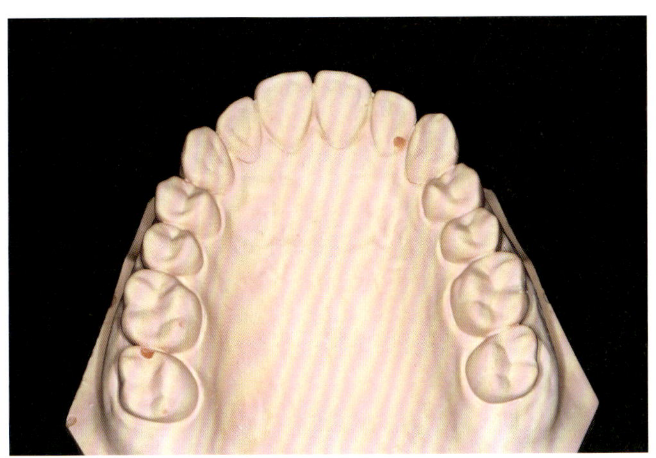

◎图7-3-51 牙列咬合面影像，前牙舌侧面清晰

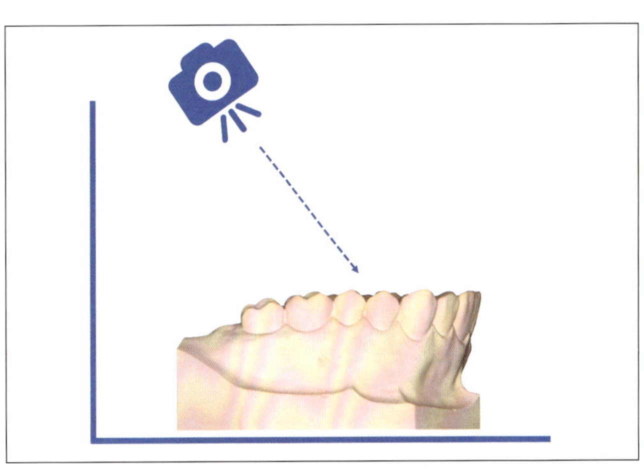

◎图7-3-52 拍摄模式图（相机位于模型斜后上方，垂直于上颌前牙舌面拍摄）

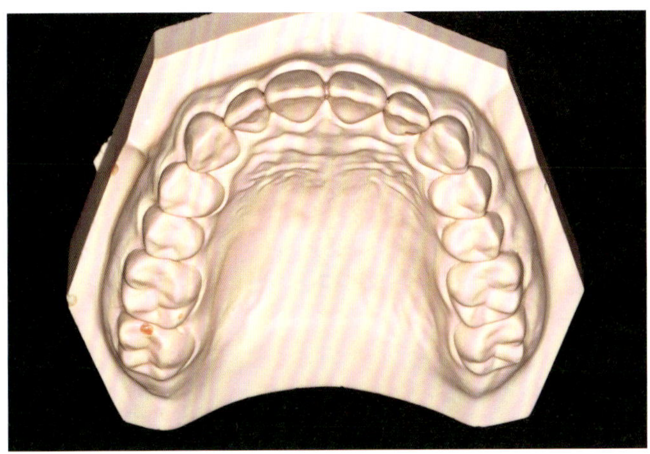

◎图7-3-53 牙列咬合面影像，切缘曲线清晰，唇侧软硬组织轮廓得以表现

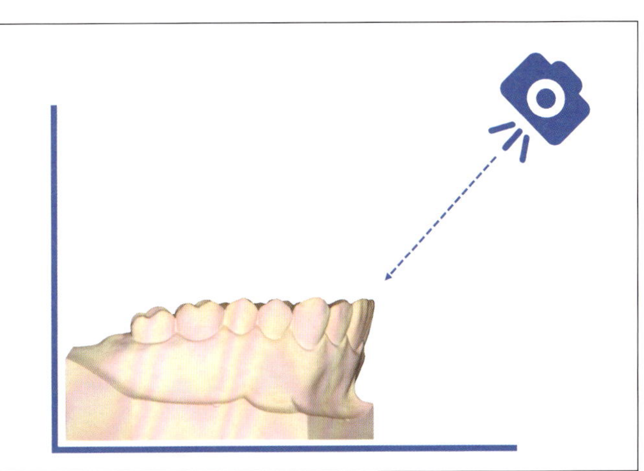

◎图7-3-54 拍摄模式图（相机位于模型斜前上方，垂直于上颌前牙切端拍摄）

## 三、修复体影像

**1．常规独立修复体影像** 常规修复体影像可以在背景卡上或借助粘接棒拍摄，拍摄对象包括所有类型的修复体，包括冠、桥、贴面等固定修复体、可摘局部义齿修复体、全口义齿修复体等等。

拍摄角度及布光条件根据修复体的种类及数量或大小，拍摄比例和其他各参数要做相应的调整。

如需拍摄修复体和倒影共存的影像，可以借助反光板拍摄，形成修复体和镜像两个影像。拍摄此影像时，需要注意相机与反光板要形成一定的角度拍摄，不能垂直拍摄，以避免反光板反光影响拍摄效果。构图时注意将主体与倒影于画面中心点处对称分布，此时画面更简洁美观。带有倒影的修复体影像可以同时观察到修复体的多个面，比直接拍摄的影像能够更生动地反映修复体的状态（图 7-3-55～图 7-3-71）。

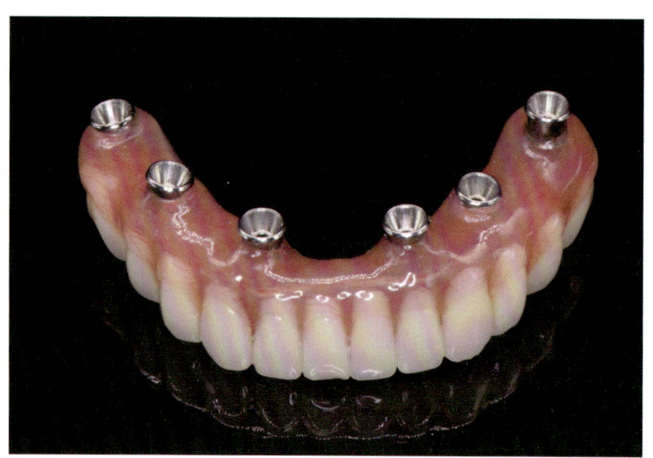
◎图 7-3-55 种植过渡义齿正面影像

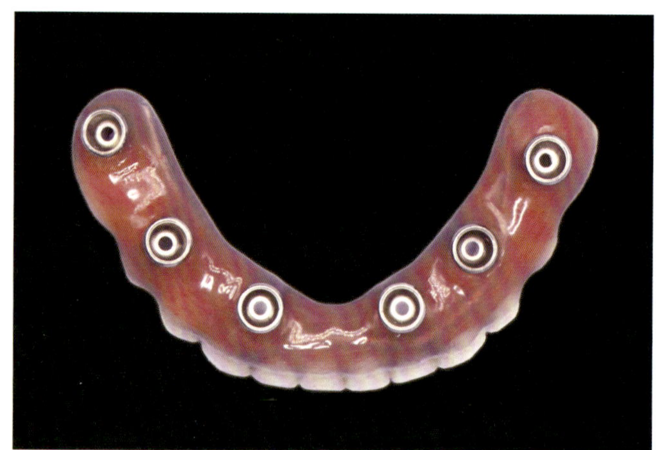
◎图 7-3-56 种植过渡义齿组织面影像

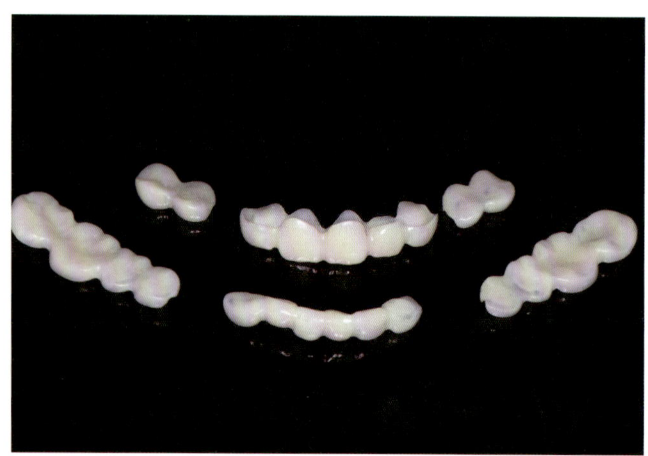
◎图 7-3-57 多个树脂修复体影像

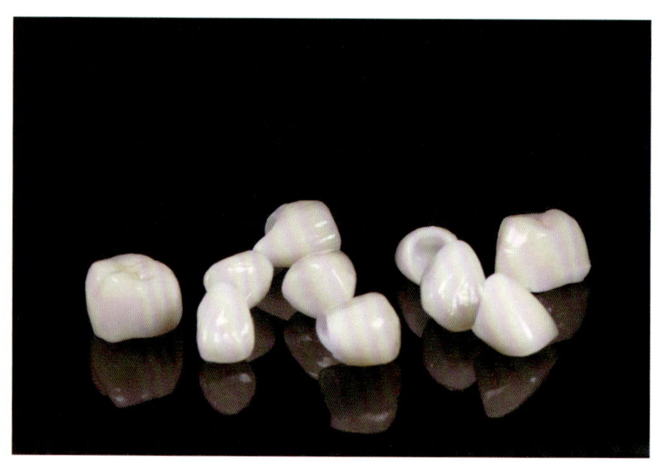
◎图 7-3-58 多个全冠修复体影像

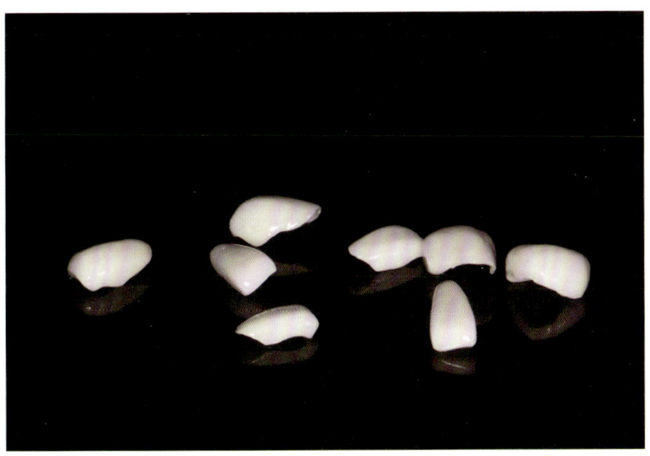

◎图 7-3-59　多个贴面修复体影像

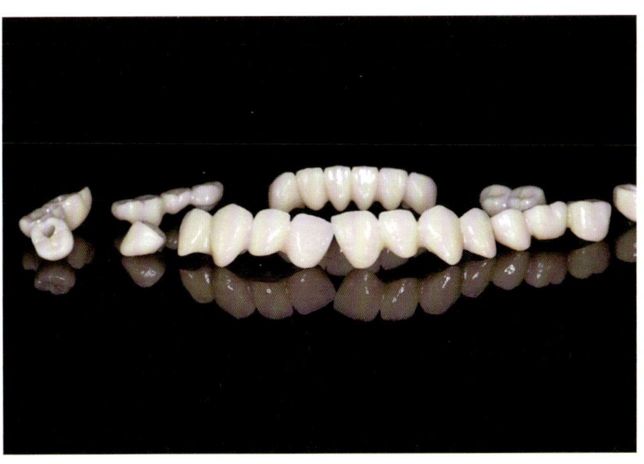

◎图 7-3-60　多种修复体影像

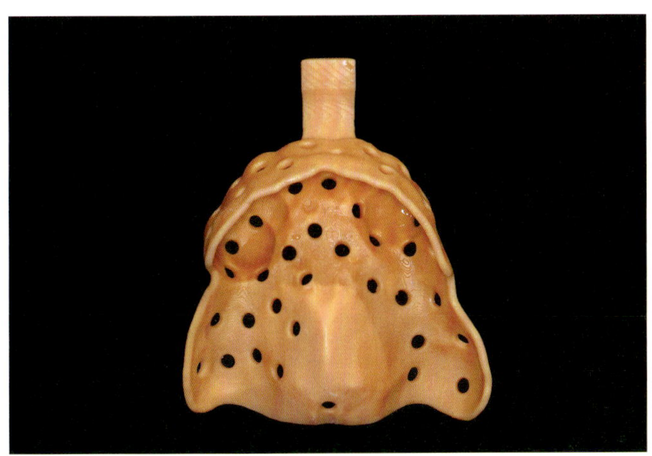

◎图 7-3-61　3D 打印上颌个别托盘

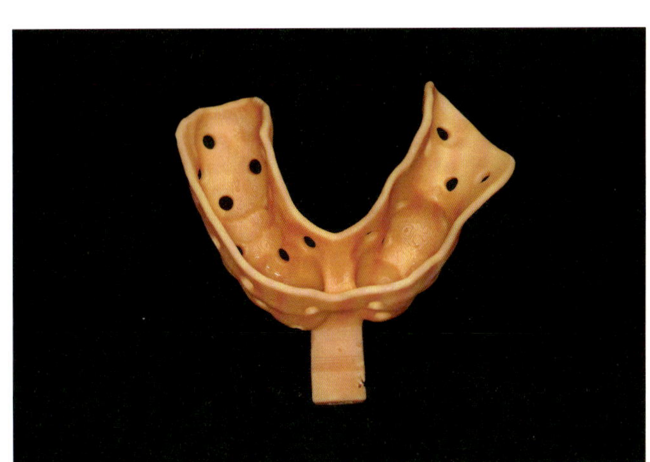

◎图 7-3-62　3D 打印下颌个别托盘

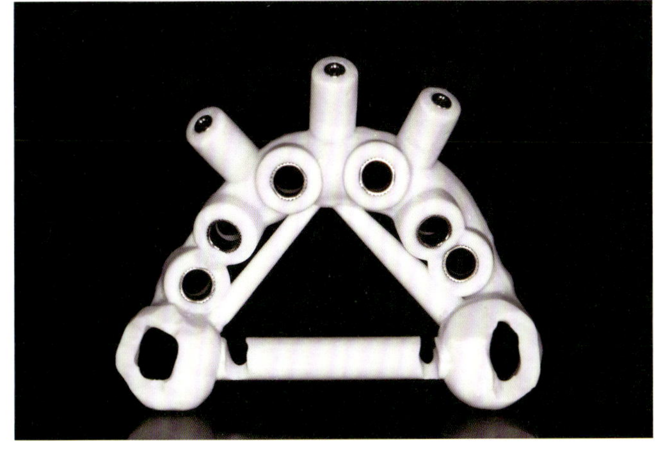

◎图 7-3-63　种植定位导板影像

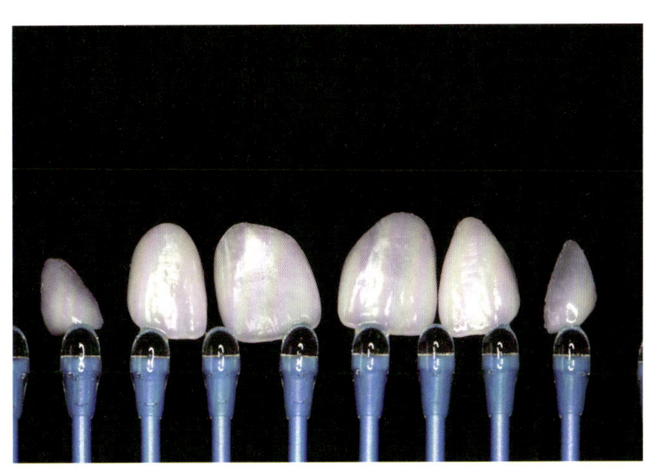

◎图 7-3-64　多个贴面修复体影像

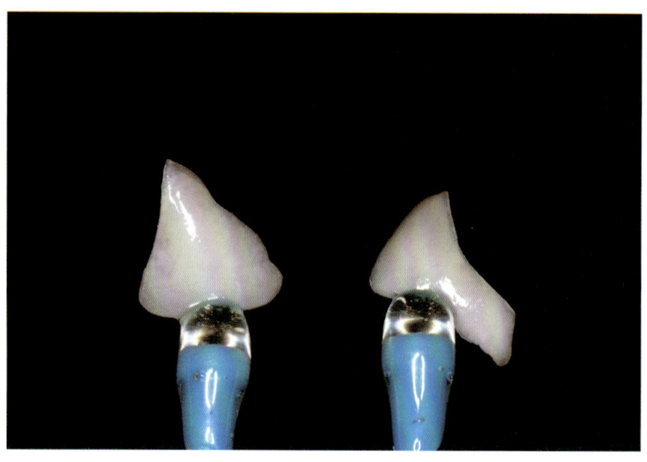

◎图 7-3-65　两个局部微创贴面修复体影像

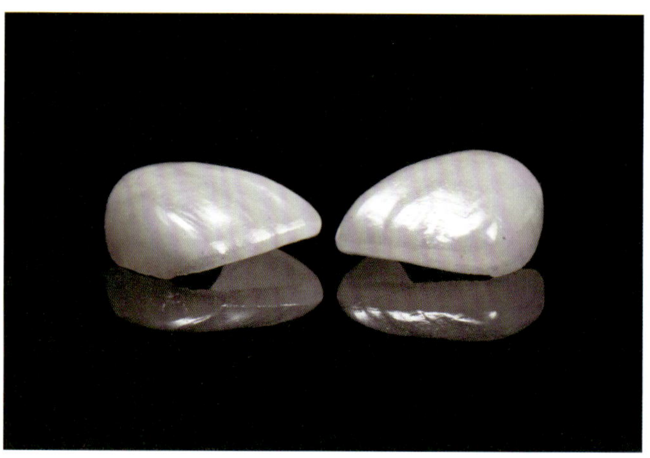

◎图 7-3-66　贴面修复体镜面效果

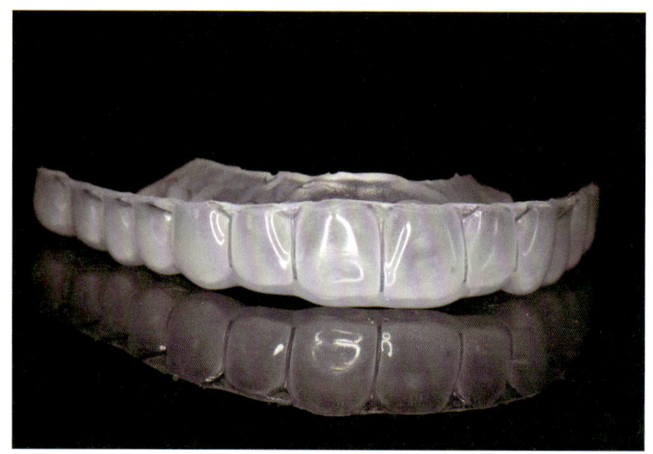

◎图 7-3-67　夜磨牙软殆垫镜面效果

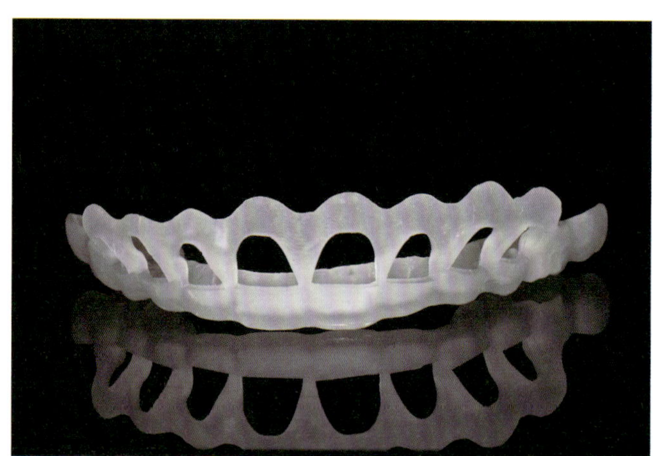

◎图 7-3-68　牙龈切除定位导板镜面效果

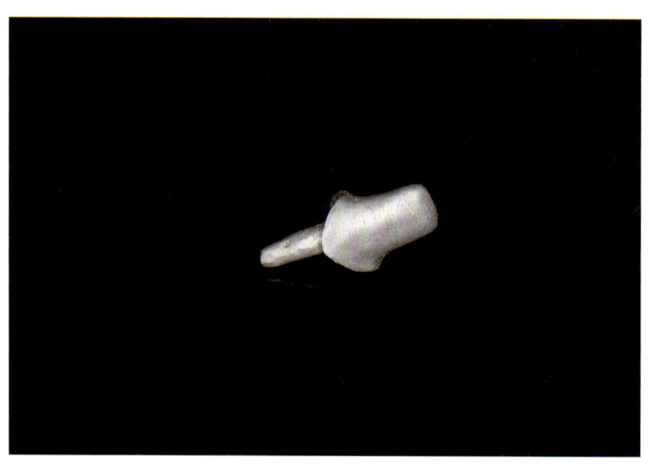

◎图 7-3-69　金属桩核模糊倒影（使用黑色镜面背景板拍摄）

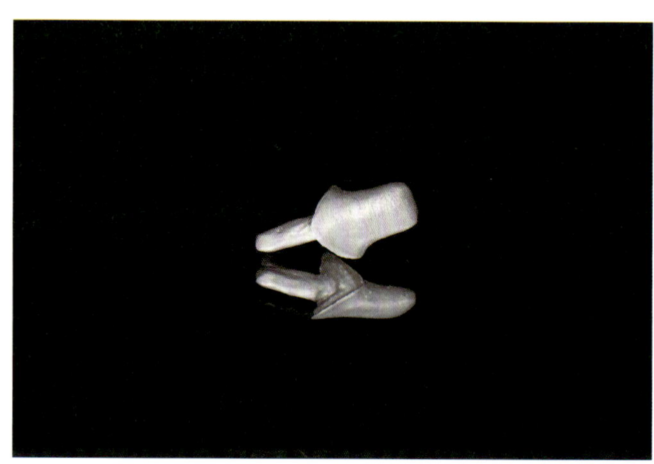

◎图 7-3-70　金属桩核清晰倒影

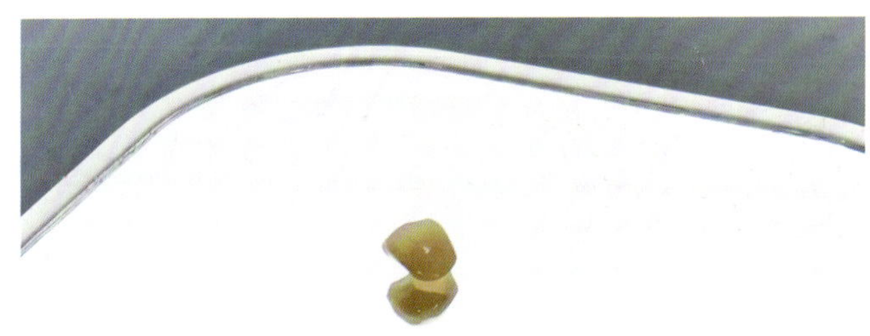

◎图 7-3-71
借助镜子拍摄倒影场景

**2. 修复体在模型上就位的组合影像** 修复体在模型上就位的组合影像主要用于反映修复体的修复效果、修复体制作的质量、咬合情况以及与牙龈软组织的关系等。

修复体在模型上就位的影像同模型影像一样，常规情况下包括全牙列正面咬合像、覆𬌗覆盖像、前牙正面咬合影像，上下颌前牙影像、上下颌牙弓影像、上下颌前牙牙弓影像，单颗前后牙影像等多种（图 7-3-72～图 7-3-92）。

修复体在模型上就位的影像拍摄的方法和条件与拍摄模型影像基本一致，根据想呈现的内容具体选择。

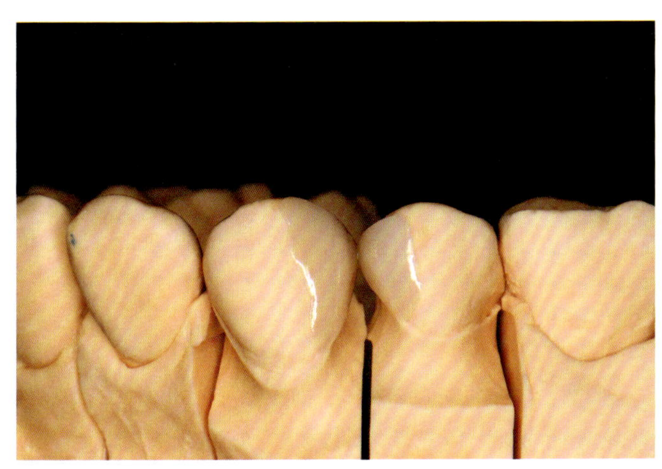

◎图 7-3-72 局部贴面颊侧面影像

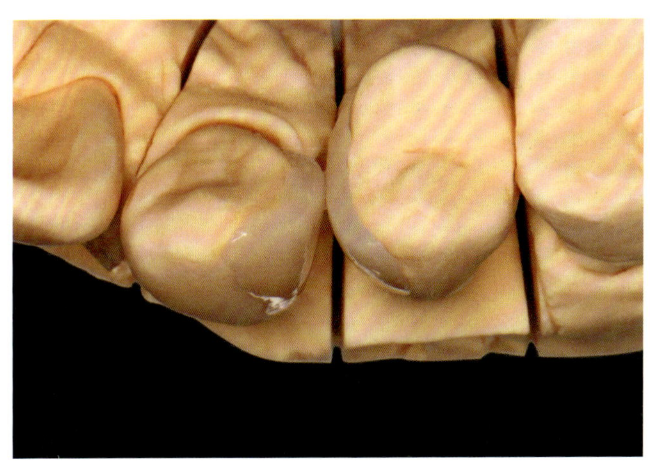

◎图 7-3-73 局部贴面咬合面影像

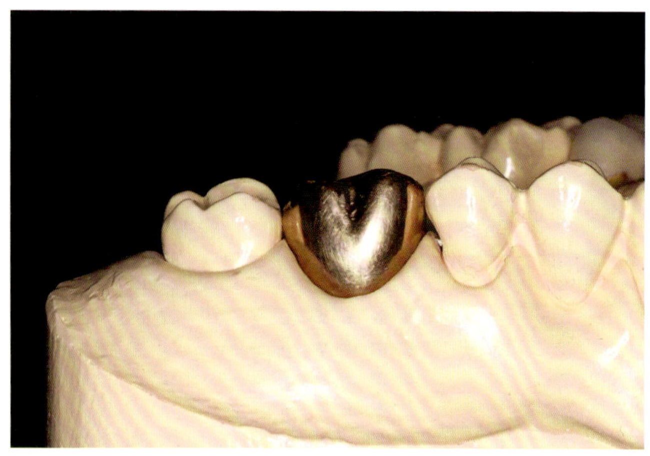

◎图 7-3-74 后牙金属冠颊侧面影像

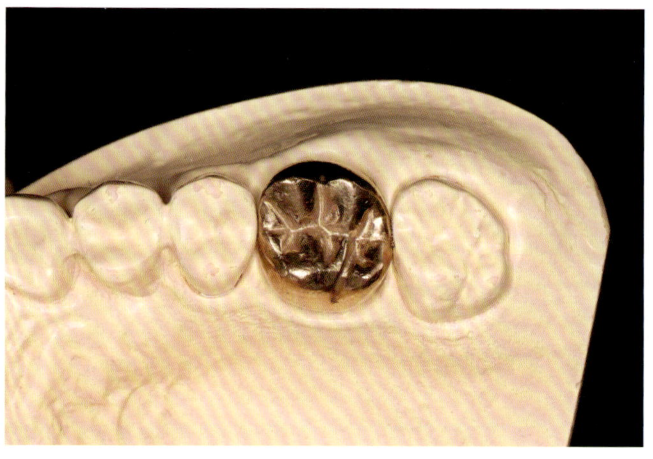

◎图 7-3-75 后牙金属冠咬合面影像

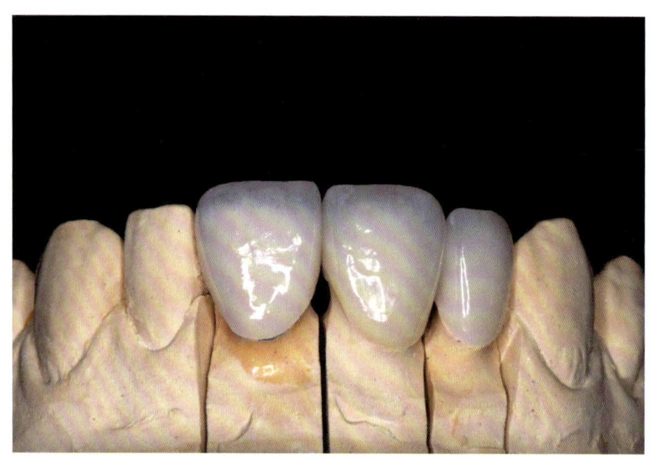

◎图 7-3-76 上颌前牙修复体唇侧面影像

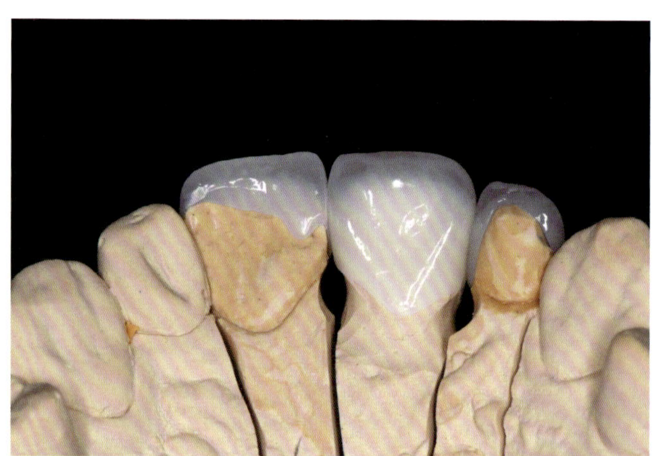

◎图 7-3-77 上颌前牙修复体舌侧面影像

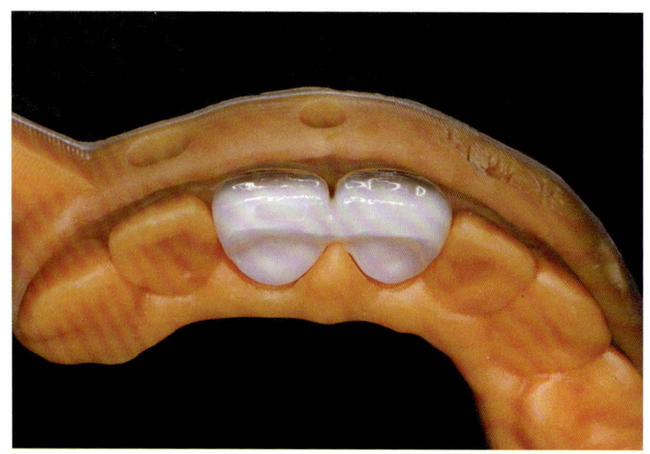

◎图 7-3-78 上颌前牙修复体切端影像

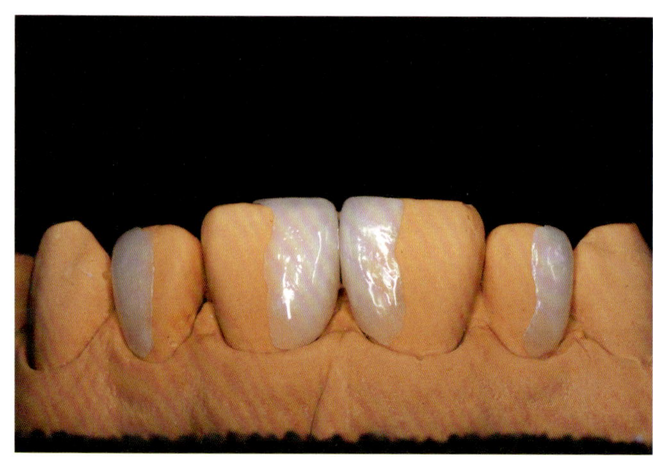

◎图 7-3-79 局部贴面唇侧影像

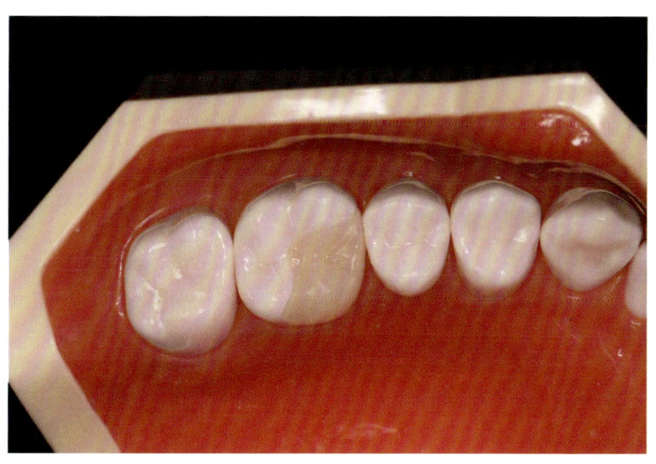
◎图 7-3-80　上颌后牙嵌体咬合面影像

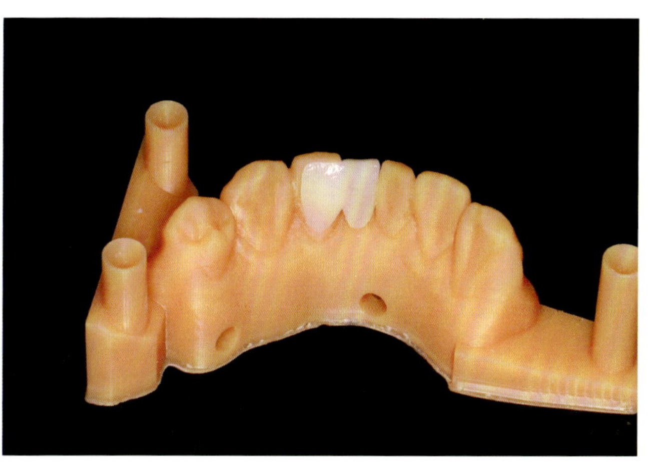
◎图 7-3-81　单端粘接桥舌侧面影像

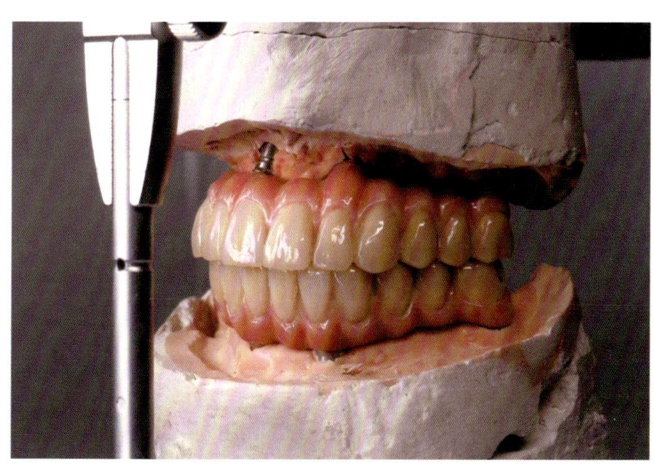
◎图 7-3-82　种植固定义齿左侧面咬合影像

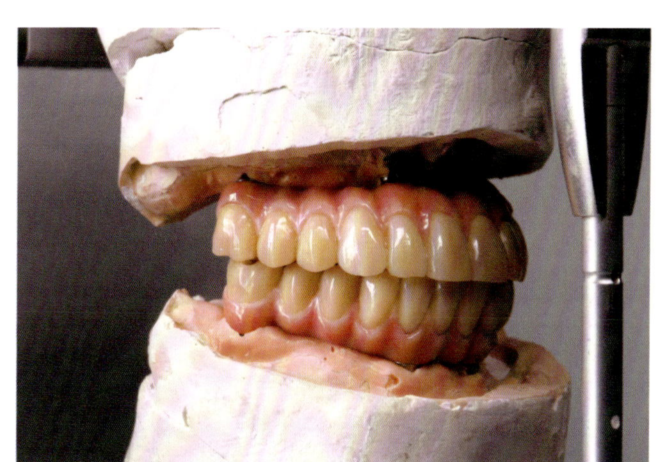
◎图 7-3-83　种植固定义齿右侧面咬合影像

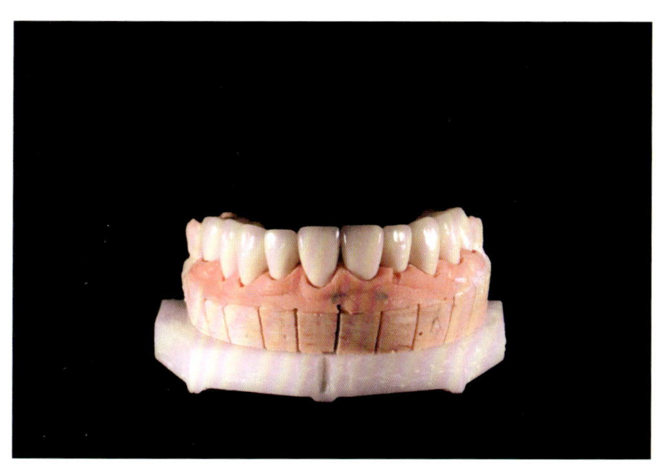
◎图 7-3-84　上颌修复体唇侧面试拍影像

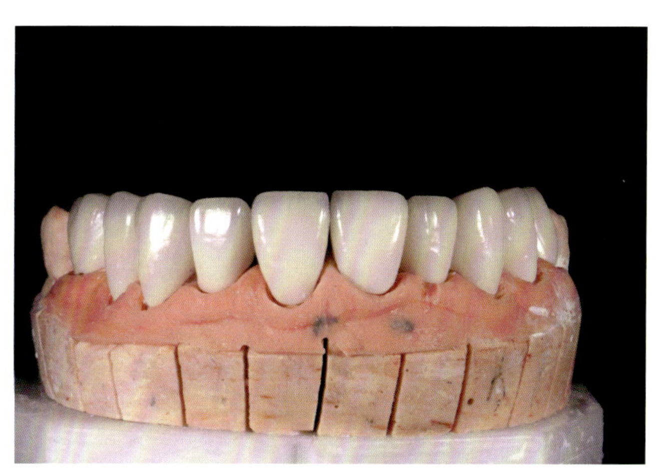
◎图 7-3-85　上颌修复体唇侧面终影像

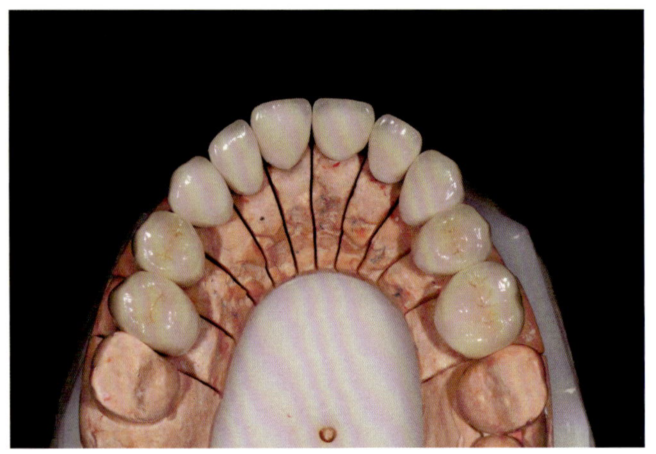

◎图 7-3-86　上颌修复体咬合面影像

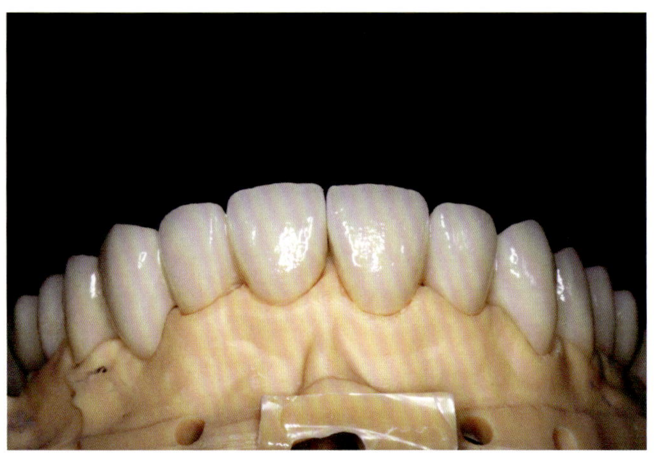

◎图 7-3-87　上颌修复体唇侧面影像

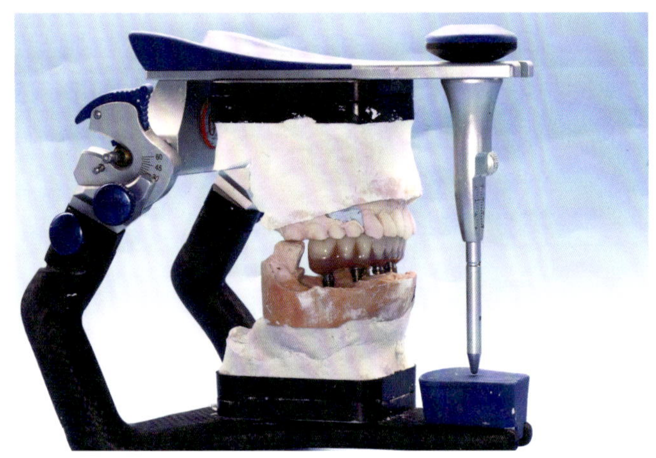

◎图 7-3-88　种植过渡义齿右侧面咬合影像

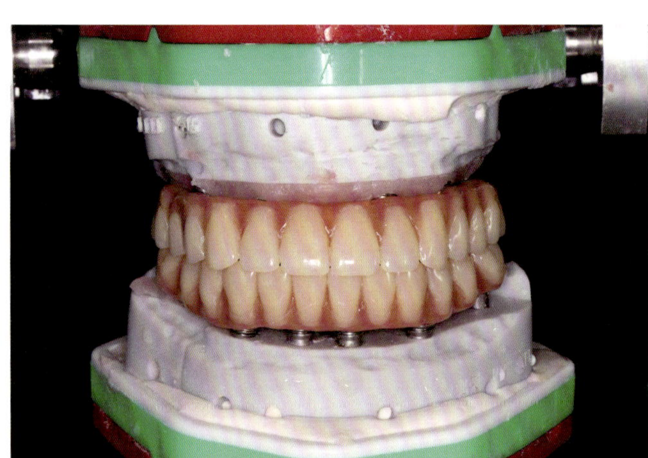

◎图 7-3-89　种植过渡义齿正面咬合影像

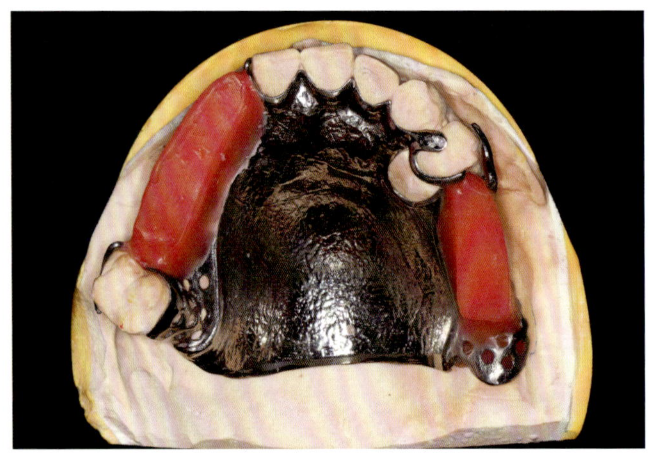

◎图 7-3-90　可摘局部义齿支架影像

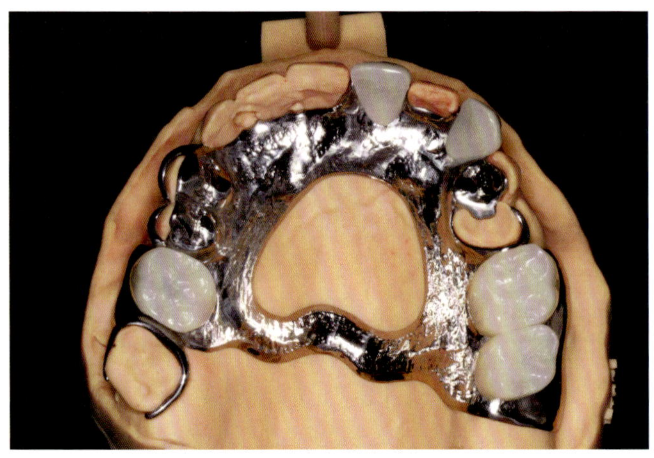

◎图 7-3-91　3D 打印可摘局部义齿黑色背景影像

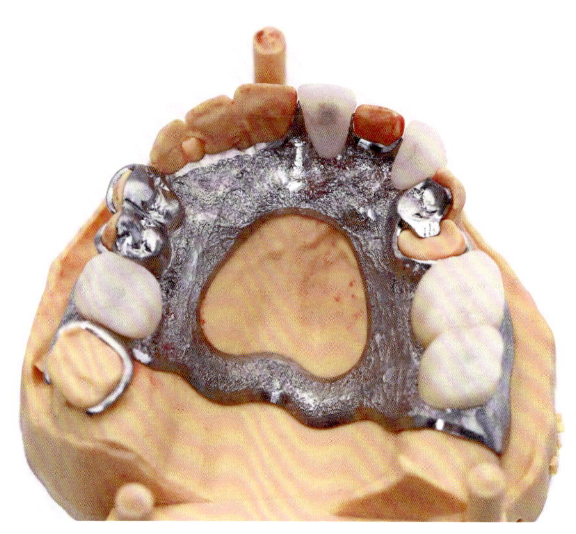

◎图 7-3-92
3D 打印可摘局部义齿
白色背景影像

**3. 修复体美学影像** 修复体制作完成后，拍摄其美学影像，可以反映修复体的透光性、表面纹理等艺术效果，留存修复体美学资料。

拍摄表现修复体透光性的影像，采用逆光拍摄，重点表现修复体的内部结构。拍摄时把修复体放置在模型上或借助粘接棒，切端向上；将闪光灯灯头放置在修复体的后面，光源距离越近光圈越大，透光效果越明显，光源距离越远，画面中光圈明暗过渡自然。相机在修复体的前方拍摄，注意相机侧的闪光灯需要关闭或降低亮度（图 7-3-93～图 7-3-100）。

修复体表面纹理拍摄时，可以从模型侧面采用逆光拍摄，可以拍摄出修复体表面的纹理细节，增加质感（图 7-3-101，图 7-3-102）。

为增加修复体表面光感可以采用更多灵活的布光方法。比如可以利用 LED 闪光灯，安放在修复体的侧方或侧后方，并借助镜面反光背景板作为补充光源，形成双侧逆光 / 半逆光效果；为了强化拍摄效果，还可以增加各种颜色的滤镜。这样拍摄的效果可以很好地展现修复体的内部层次。补充光源在反光板上的不同倒影也可以增加修复体影像的艺术效果（图 7-3-103～图 7-3-112）。

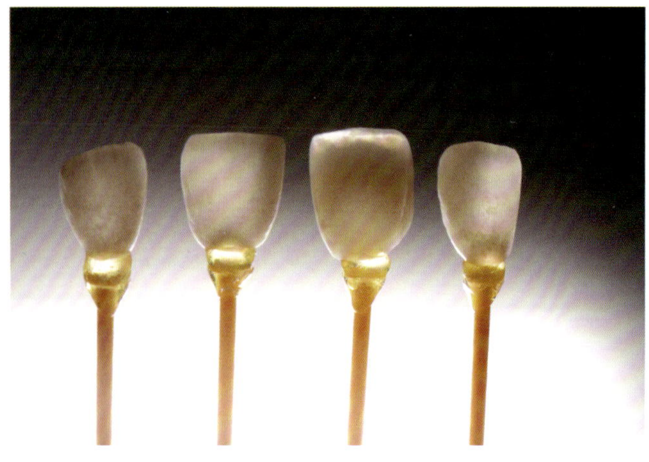
◎图 7-3-93　常规贴面及全瓷冠借助粘接棒拍摄的透光效果

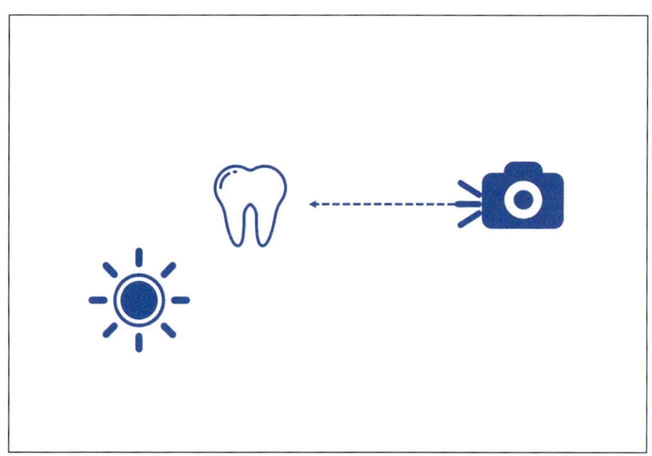
◎图 7-3-94　辅助光源位于正后下方（逆光）

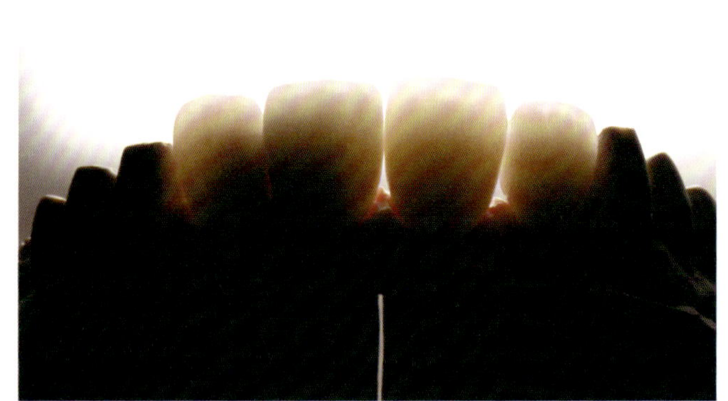
◎图 7-3-95　全瓷冠放置在模型上拍摄的透光效果

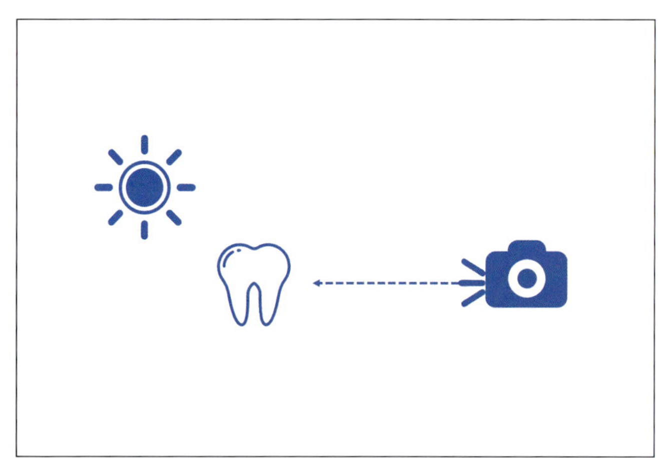
◎图 7-3-96　辅助光源位于正后上方（逆光），主光源亮度降低

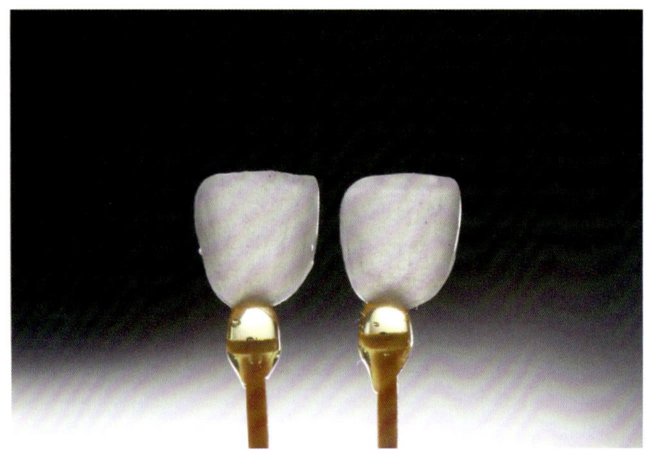
◎图 7-3-97　超薄贴面借助粘接棒拍摄的透光效果

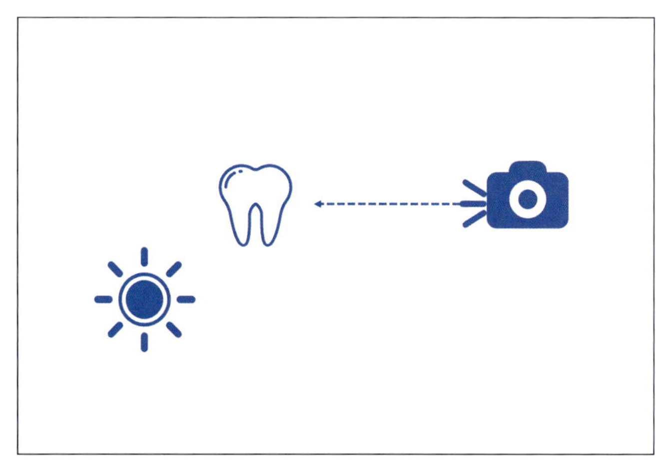
◎图 7-3-98　辅助光源位于正后下方（逆光）

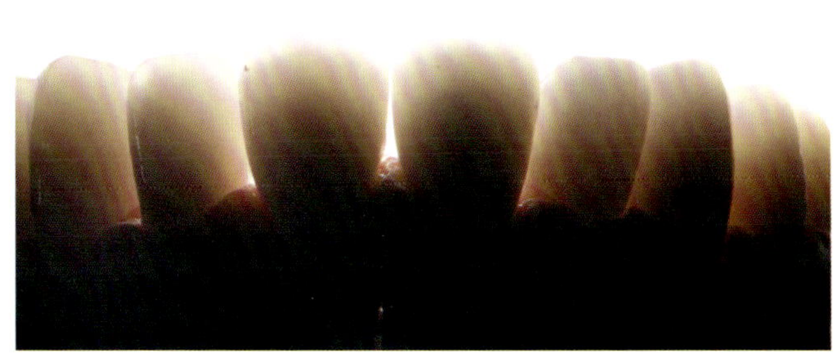

◎图 7-3-99　全瓷冠放置在模型上拍摄的透光效果

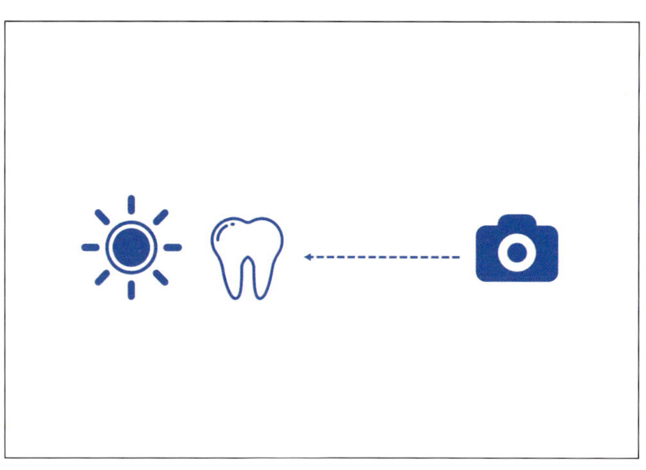

◎图 7-3-100　辅助光源位于正后方，关闭主光源闪光灯

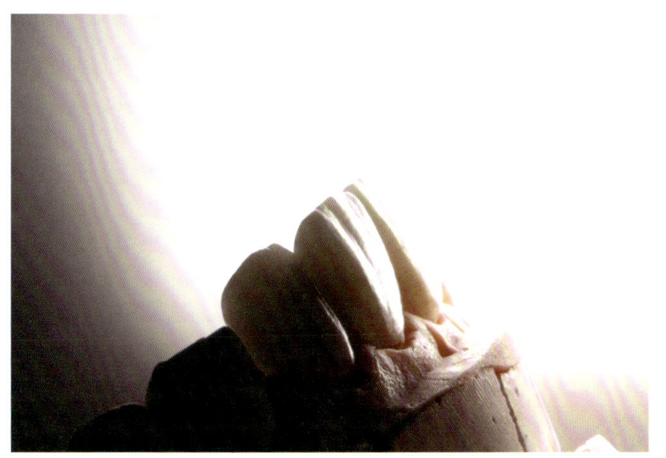

◎图 7-3-101　逆光拍摄修复体表面纹理

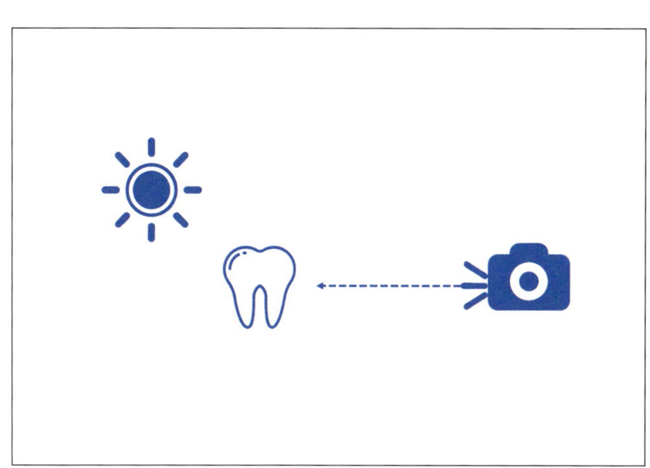

◎图 7-3-102　模型侧放，辅助光源位于正后上方（逆光），主光源亮度降低

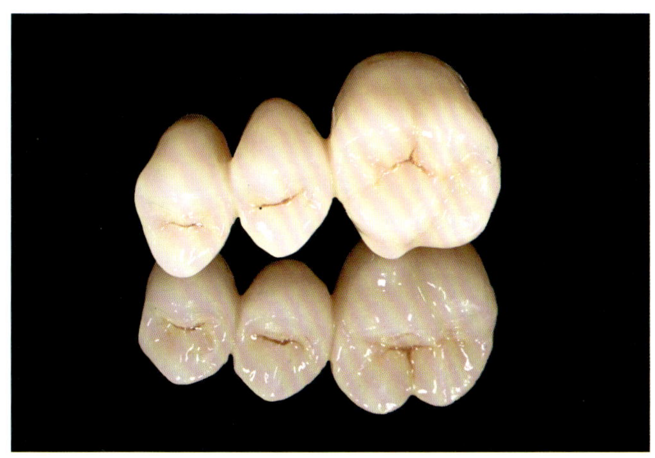

◎图 7-3-103　无辅助灯效果

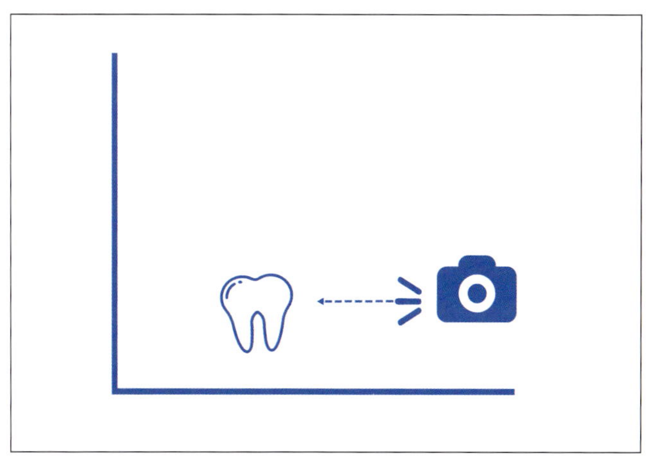

◎图 7-3-104　底板 + 背板 + 正面主相机光源布光模式图

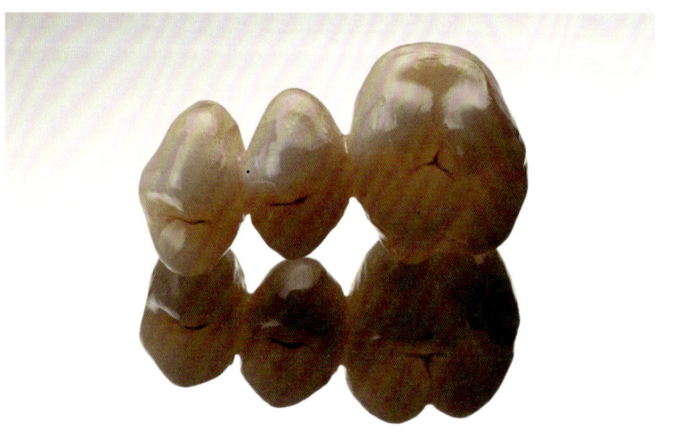

◎图 7-3-105　单侧半逆光辅助灯 + 反光板效果

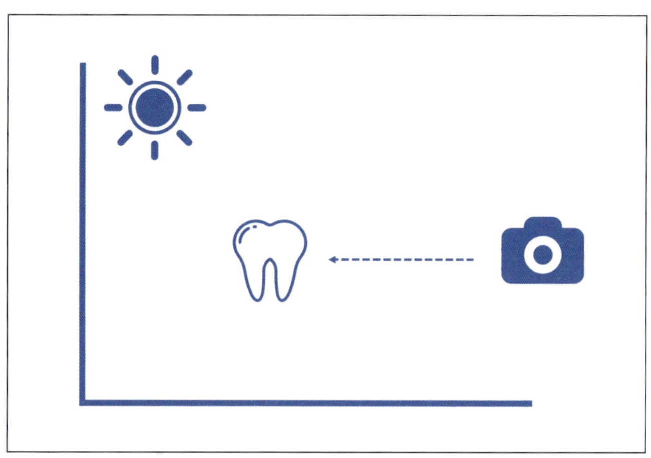

◎图 7-3-106　单侧半逆光辅助灯（后上方）+ 反光背景板布光模式图

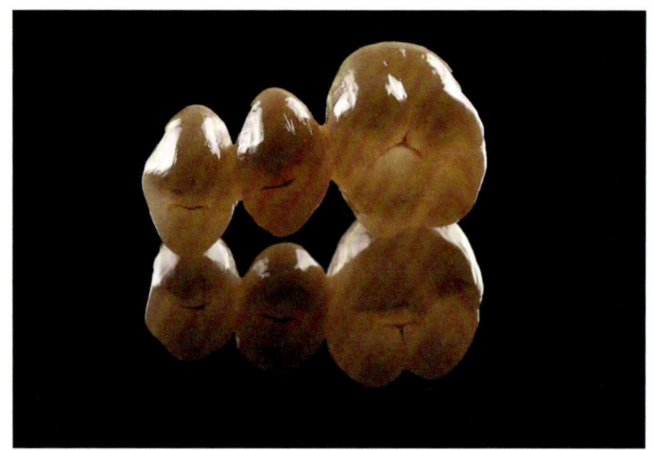

◎图 7-3-107　双侧半逆光辅助灯 + 反光板效果

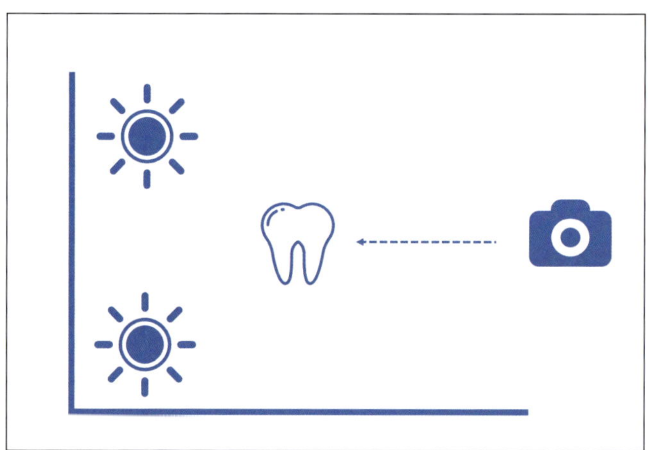

◎图 7-3-108　双侧半逆光辅助灯（后上方）+ 反光背景板布光模式图

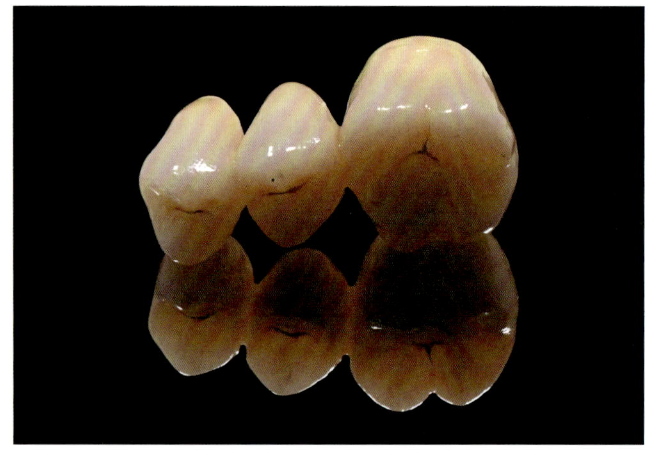

◎图 7-3-109　顶光辅助光 + 反光板效果

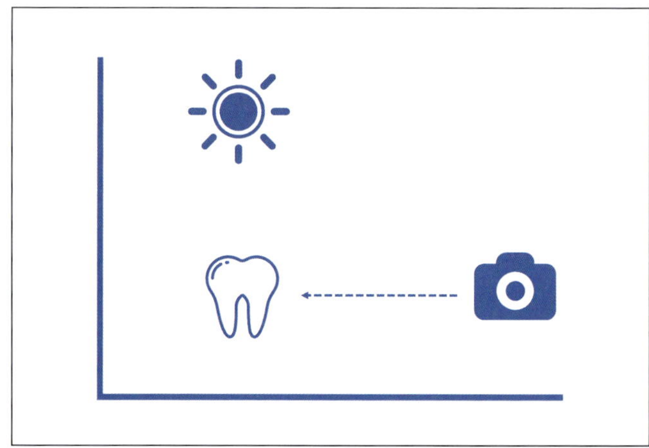

◎图 7-3-110　顶光辅助光 + 反光板布光模式图

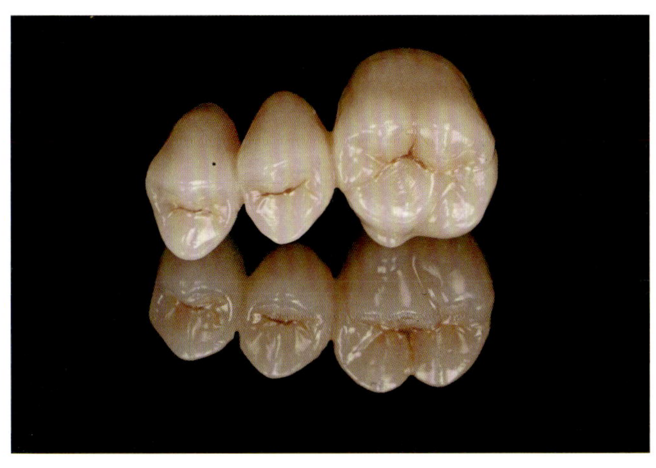

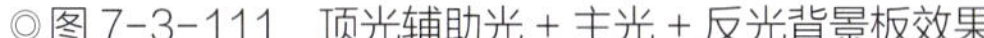

◎图 7-3-111　顶光辅助光 + 主光 + 反光背景板效果

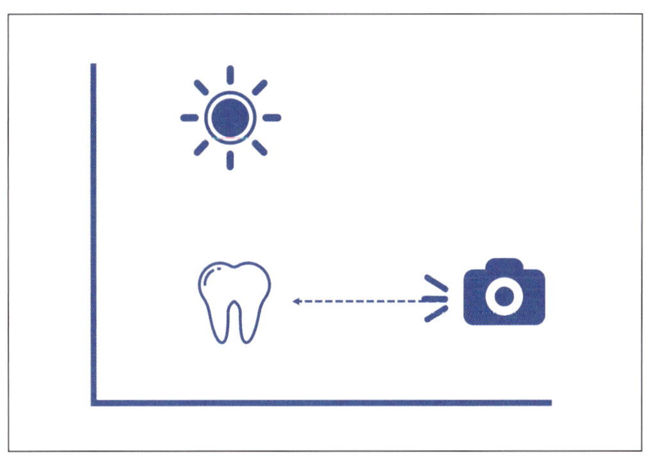

◎图 7-3-112　顶光辅助光 + 主光 + 反光背景板布光模式图

（张 凌　仇碧莹）

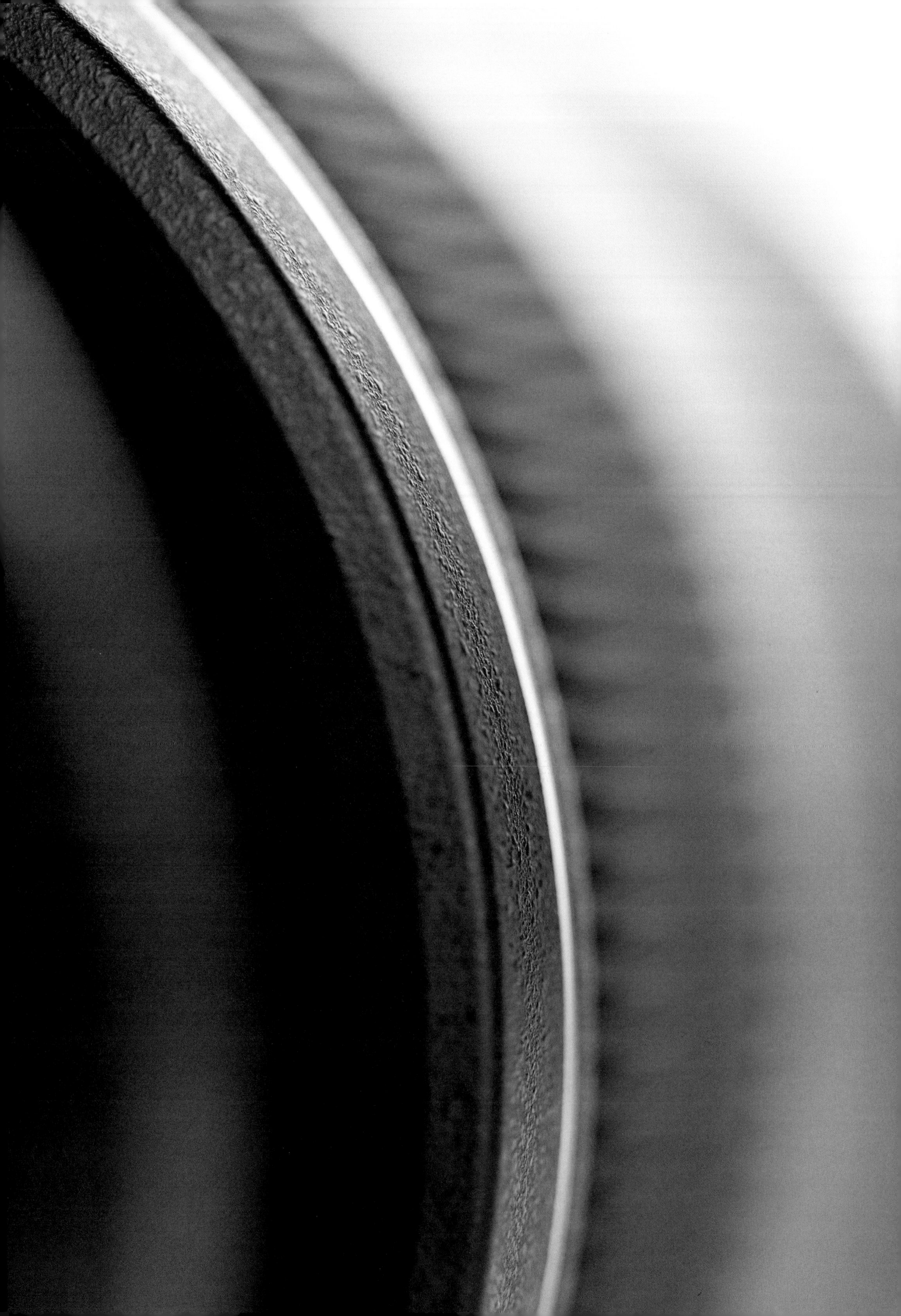

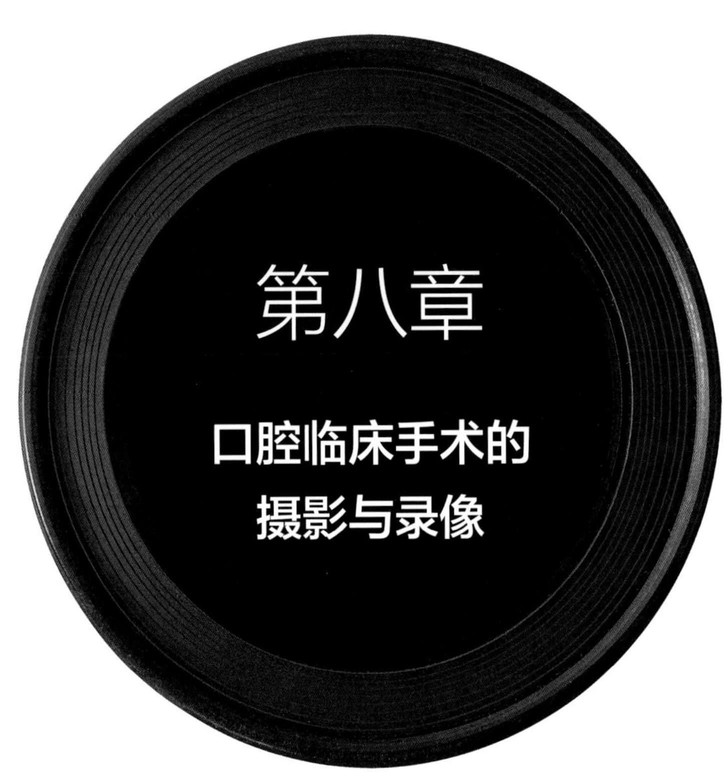

# 第八章

## 口腔临床手术的摄影与录像

口腔手术摄影与录像的目的在于记录和展示口腔手术的过程和效果，为患者、医师、研究人员和教育机构提供参考和借鉴。本章节旨在介绍口腔临床手术摄影和录像过程中需要注意的问题。

# 第一节
# 口腔临床手术拍摄的准备及要求

在口腔临床手术摄影领域，为确保手术摄影的准确性和可用性，可以遵循一系列统一的准备和要求。这些准备和要求不仅关乎摄影技术本身，更涉及医疗操作的规范性和患者安全的保障。

## 一、严格遵守手术环境中的无菌原则

**1. 摄影器材消毒** 对所有会接触到手术区域的摄影辅助器材，如拉钩、反光板等，进行彻底的消毒处理，以防对手术区域造成污染。不直接接触手术区域、但会进入手术室的摄影器材，可采用紫外线辐照或专业消毒湿巾进行表面消毒。

**2. 拍摄人员严格遵守无菌操作规范** 手术直接操作人员进入手术室前必须佩戴专业的手术帽和口罩，非手术直接操作人员需穿着专用的防护服装，如洗手服、白大衣。所有参与人员在进入手术室前后都需进行彻底的手部清洁。在手术室内，非无菌人员必须避免接触已消毒的区域，非消毒设备和器材不得触碰任何已消毒的器材、包布和术区。接触手术区域的操作必须由穿戴全套无菌装备并佩戴无菌外科手套的专业人员来执行。

## 二、保持影像资料的可对比性

**1. 确保拍摄清晰和构图合理** 为实现这一目标，我们需要确保每次拍摄的画面都足够清晰，构图科学合理。拍摄手术照片时，前牙区可以采用双头闪光灯，后牙区则建议使用环形闪光灯，调整闪光灯强度保证手术区域曝光充足。在按快门前，应确保相机准确对焦，可使用镜头的防抖技术来降低动态模糊的影响。构图方面，力求简洁明了，突出手术区域，最大程度减少背景元素的干扰。

**2. 使用统一的拍摄参数和位置**　为了保持影像资料的一致性，建议使用与口内拍照时相同的相机配置参数进行拍摄，并在拍摄过程中尽可能减少相机的移动，避免干扰手术操作。例如前牙唇侧建议在头位 12 点垂直唇面进行拍摄，切端则建议在腰位 6 点位置垂直于切端拍摄。

**3. 保持拍摄角度的一致性**　应遵循统一的角度标准拍摄相同视角的照片，这样后续的影像资料才能进行有效的对比和分析。为了保持拍摄的一致性，通常采用参考邻牙尽量左右对称的方式进行拍摄。

## 三、完整记录手术过程与关键步骤

**1. 全程记录**　从手术开始到结束，应尽可能完整地记录整个手术过程，有助于后续对手术过程进行全面回顾和分析。

**2. 关键步骤特写**　对于手术中的关键步骤和重要技术节点的细节，应进行特写拍摄。这有助于突出重点和展示手术的精细操作。

## 四、术区准备充分

**1. 充分暴露术区**　利用拉钩等专业工具充分暴露手术区域，确保手术视野光线充足，这对手术区域的拍摄至关重要。

**2. 保持术野清晰**　在拍摄重要步骤的照片和视频资料时，助手应积极吸净唾液和血液，及时使用干湿纱布块进行压迫止血，擦拭干净邻牙，减少唾液、血液的干扰，保持术野的清晰。如果出血较多，可以先用 4℃冷却的无菌生理盐水冲干净术区，并用强吸吸干，拍摄时倒数三、二、一让助手知晓，在把吸管撤开的同时完成拍摄，以尽量减少术区血液的影响。

## 五、微创手术与高效拍摄

**1. 遵循微创原则**　为了遵循微创手术的原则，我们既要尽可能缩短手术时间，也要确保拍摄到所有必须的内容，并且避免手术拍摄对手术正常流程造成干扰。

**2. 摄影与录像并轨**　单反相机在拍摄照片和拍摄视频时的参数设置是不同的，因此应分别选择合适的录像相机和单反相机进行拍摄，并根据实际需求调整相机的参数设置。这样可以更加高效地分别获取动态和静态的图像信息（表 8-1-1）。

表 8-1-1 口腔临床手术单反相机拍摄与录像的参数设置

| 术中摄影的单反相机基本设置 | 术中录像的单反相机基本设置 |
|---|---|
| 相机基本设置<br>以佳能全画幅单反相机 6D mark II 为例<br>相机模式：①手动曝光模式 M（Manual）<br>光圈：F25-32（种植全口及后牙手术需要大景深可定 F32，前牙可选 F25）<br>快门：1/125s<br>感光度 ISO：100 画质最佳（环闪功率小，建议 200）<br>图片格式：RAW 或精细 JPG 或 RAW + JPG（L）<br>图片大小：大 LARGE<br>白平衡 WB：自定义（5 300K 或闪光灯）<br>照片风格：中性 Neutral<br>对焦模式：②手动模式 MF（Manual FOCUS）<br>其他选项：打开辅助网格线利于构图 | 相机基本设置<br>以佳能全画幅单反相机 6D mark II 为例<br>相机模式：①手动曝光模式 M（Manual）<br>光圈：F25-32（种植全口及后牙手术需要大景深可定 F32，前牙可选 F25）<br>快门：1/25s<br>帧频：25 FPS<br>感光度 ISO：400～600<br>录制文件格式：mp4<br>画面尺寸：4K（3 840×2 160）最佳<br>2K（1 920×1 080）最低<br>白平衡 WB：自定义（5 300K 或闪光灯）<br>画面风格：标准<br>对焦模式：②手动模式 MF（Manual FOCUS）<br>其他选项：打开辅助网格线利于构图 |
| 镜头基本设置<br>以佳能 Canon EF 100mm f/2.8L IS USM 微距镜头为例<br>镜头对焦模式：②手动模式 MF（Manual FOCUS）或自动模式 AF 选择中央单点单次对焦 AF-S<br>镜头对焦范围选择开关：③全范围 Full<br>镜头影像稳定器 STABILIZER 开关：④开启 ON | 镜头基本设置<br>以佳能 Canon EF 100mm f/2.8L IS USM 微距镜头为例<br>镜头对焦模式：②手动模式 MF（Manual FOCUS）<br>镜头对焦范围选择开关：③全范围 Full<br>镜头影像稳定器 STABILIZER 开关：④关闭 OFF |
| 环闪基本设置<br>以永诺环闪 YN14EX 为例<br>闪光灯模式：①手动曝光模式 M<br>闪光灯功率：1/4-1/2 十字盘左右键可增减输出功率<br>闪光灯左右比例：A∶B 为 1∶1 | 辅助灯基本设置<br>建议使用手术无影灯，恒亮灯搭配柔光罩，<br>或者柔光灯辅助照明 |
| 储存卡参数<br>SD 卡写速大于 80MB/s 支持连拍 | 储存卡参数<br>SD 卡写速大于 100MB/s 支持 4K 高清录像<br>储存容量要根据所需录制时长选择 |
| 使用方式<br>双手手持相机 | 使用方式<br>三脚架拍摄 |

## 六、保护患者隐私与遵守伦理规范

**1. 患者隐私保护** 在拍摄过程中，应尊重和保护患者的隐私，术前签署包含人像及口内拍摄内容的同意书。

**2. 遵守伦理规范** 在进行口腔临床手术摄影时，应遵守医学伦理规范和相关法律法规。确保拍摄内容的合法性和道德性。

# 第二节
# 口腔临床手术摄影准备用物和拍摄要点

## 一、口腔临床手术摄影的准备用物

单反相机与微距镜头的组合，已成为口腔临床手术摄影的标配工具。在选择相机时，我们必须遵循微创手术的原则，既要尽可能缩短手术时间，又要避免干扰手术的正常流程。因此，在挑选手术摄影相机时，应综合考虑相机的传感器性能、镜头质量、像素分辨率等关键因素，以确保其能满足手术摄影的严苛需求。一款具备高清画质、大传感器范围（例如全画幅相机）、快速对焦以及稳定性能的相机，能够高效地捕捉到手术过程中的每一个细微环节。同时，微距镜头因其极高的锐度，能够精准地还原真实色彩并呈现出清晰的画面。特别值得一提的是，在前牙区摄影中，由于一般的视频资料截图清晰度往往不足，因此强烈推荐使用单反相机与微距镜头的组合，以更好地捕捉前牙区的精细细节（图 8-2-1）。双闪及环闪与相机的同轴光线投射设计，确保了前牙区和后牙区域能够获得充足且均匀的曝光。

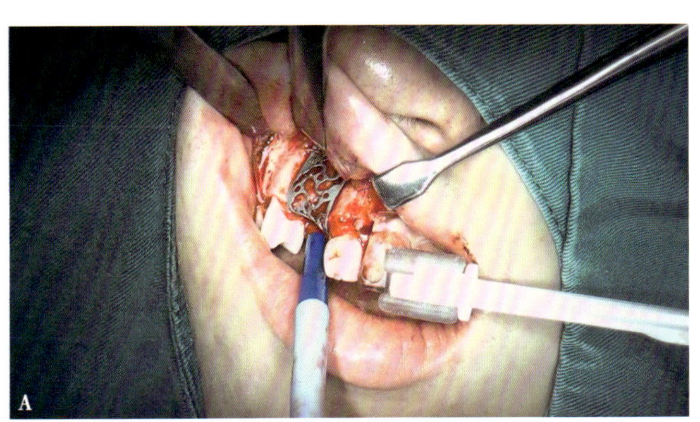

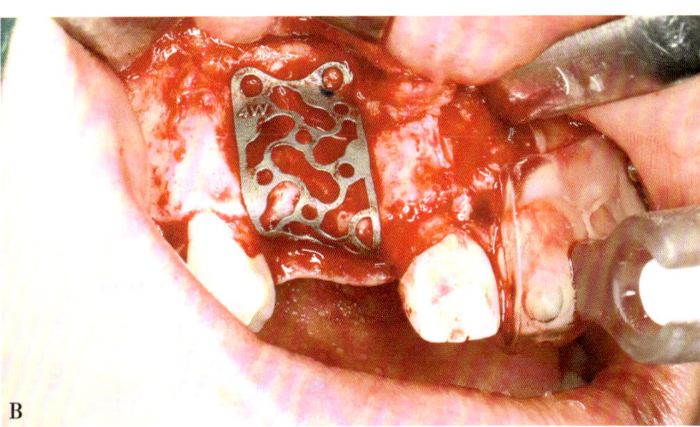

◎图 8-2-1　前牙区术中拍摄照片建议选择单反相机微距镜头拍摄
A. 一般的视频资料截图清晰度欠佳　B. 单反相机微距镜头拍照捕捉前牙区的细节

除此之外，牵拉器与反光板在口腔临床手术摄影中也十分重要。牵拉器主要用于暴露手术视野，帮助拍摄者更好地捕捉到手术的关键步骤，进而有效地拓宽拍摄范围。口腔临床手术拍摄与录像时牵拉器及辅助器械牵拉正确，可以更好地暴露术区捕捉手术细节（图 8-2-2～图 8-2-4）。反光板则主要起到调节拍摄角度的作用，通过反射手术区域，使拍摄者更容易捕捉到𬌗面等特定角度的画面。

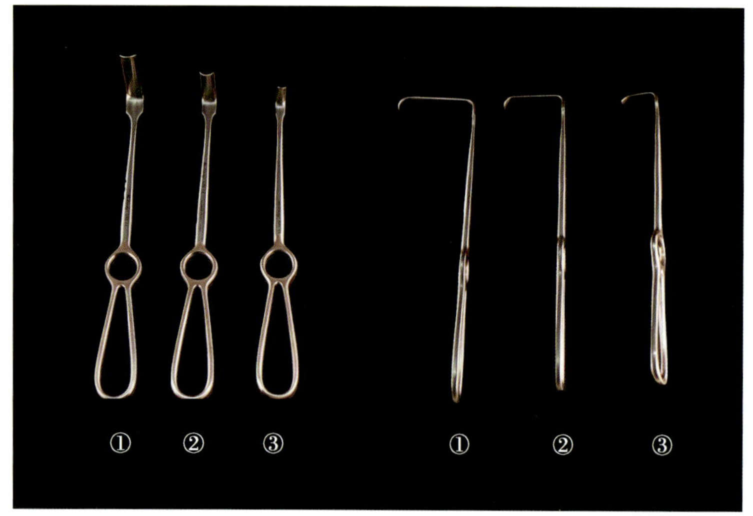


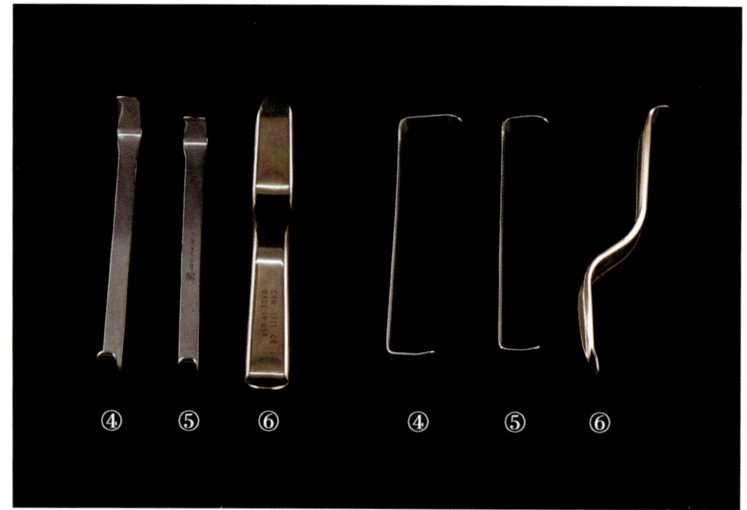


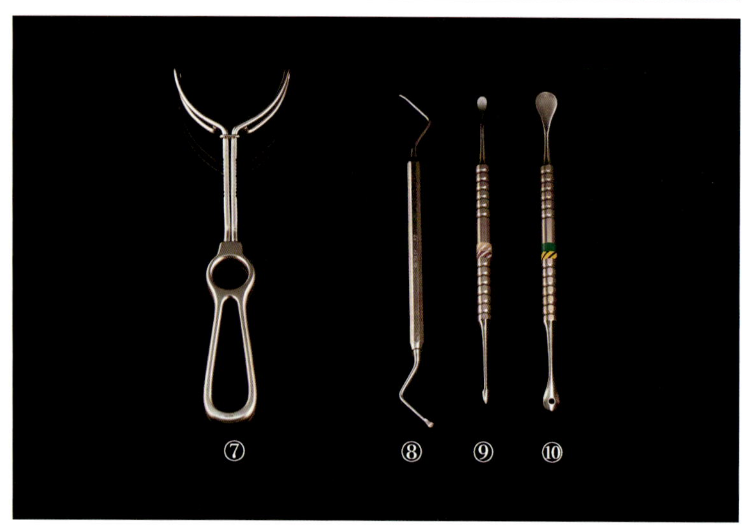


◎图 8-2-2　常用手术牵拉器与牵拉器械
①、②、③分别为大、中、小长柄牵拉器，长且带中空的手柄设计方便助手在远离术区的位置握持牵拉器，为术者及助手预留足够的操作空间，也有利于暴露术区和方便拍照，常用于上颌前牙及上下颌后牙区；④、⑤分别为大、小双头牵拉器，短柄设计使牵拉器不易被胸廓、肩部等阻挡，移动范围广，常用于下颌前牙区；⑥为颊牵拉器，宽大的牵拉器头部可以深入并大范围拉开颊黏膜，常用于下颌后牙区、下颌支前缘的手术；⑦为长柄半口牵拉器，常用于上半口手术的牵拉；⑧、⑨、⑩是手术用牵拉器械，分别为外科挖匙、Buser 剥离子、带孔剥离子，常用于微创手术展示小范围，突出精细特写，剥开软组织暴露术区

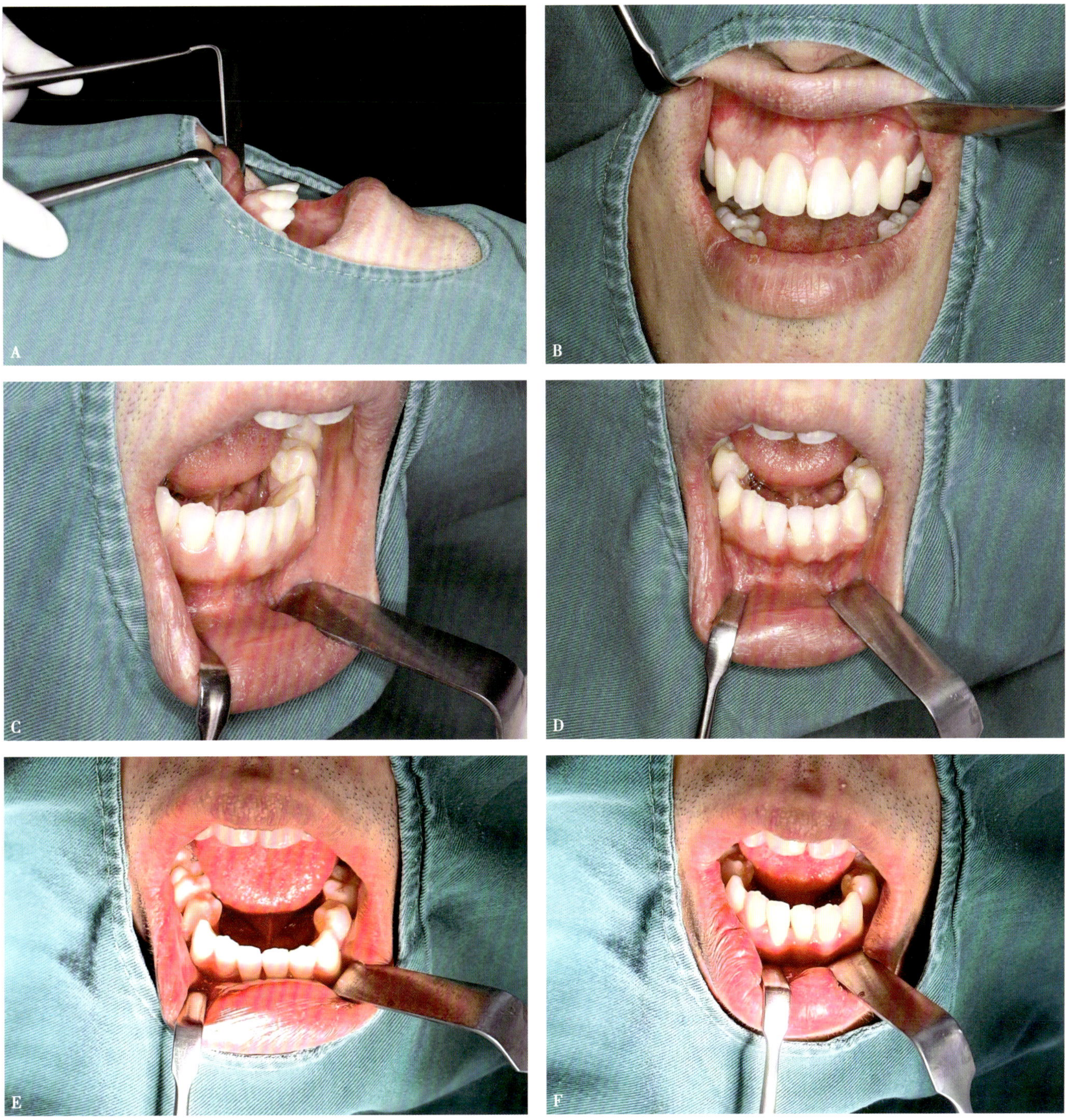

◎图 8-2-3　正确使用手术用直牵拉器辅助拍照

A. 牵拉器平面与𬌗面平行，垂直于牙面　B. 右侧小牵拉器垂直于牙弓切线可以暴露术区范围比未垂直牙弓切线的左侧中拉钩更大　C. 充分暴露前庭沟可以观察到膜龈联合位置，附着龈宽度的变化　D. 正确拉开后两个牵拉器之间的唇黏膜平整　E. 未正确拉开暴露前庭沟　F. 两个牵拉器之间未拉开，术区暴露不足

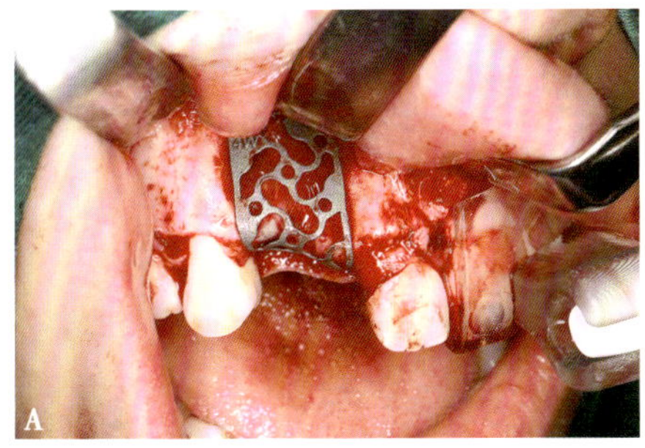

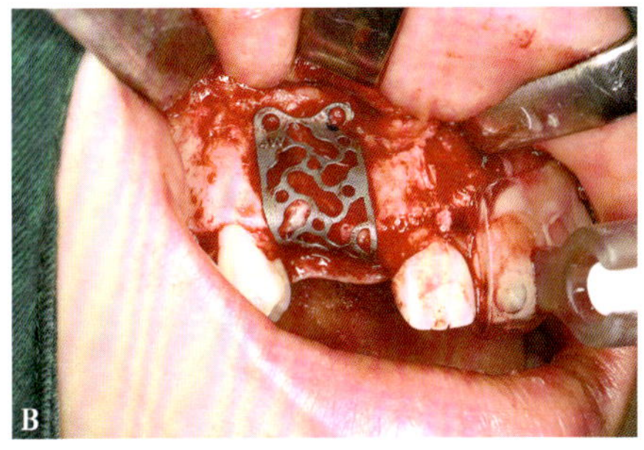

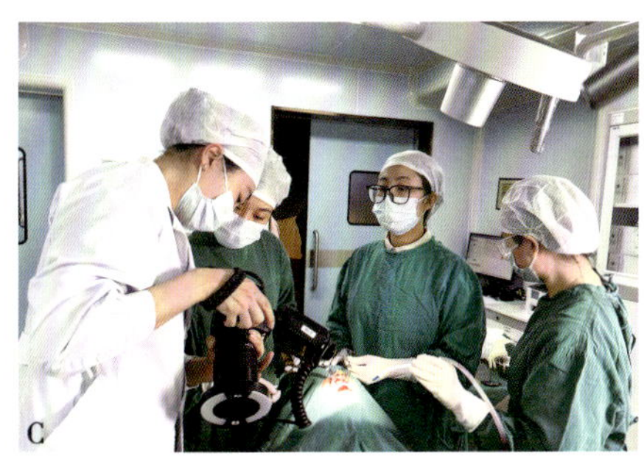

◎图 8-2-4　拍摄者需要指导助手牵拉暴露范围

A. 牵拉范围不足，未充分暴露细节　B. 牵拉充分，充分暴露钛网范围　C. 拍摄者通过分享拍照效果指导助手牵拉暴露范围

## 二、前牙区手术摄影要点

**1. 术者操作椅位与拍摄者位置** 在前牙手术过程中，拍摄者可以选择在 12 点或 6 点的位置进行拍摄。应将患者调整为平躺椅位，高度根据术者的操作习惯来确定。通常情况下，术者在需要拍摄时，离开最适合观察的视角，将该视角留给拍摄者。通常来讲，在不使用反光板的情况下，拍摄者位于患者头部位置（12 点位）时，可以拍摄上下颌前牙的唇侧以及下颌前牙的切端；位于患者腰部位置（6 点位）时，则可以拍摄上颌的切端（图 8-2-5）。

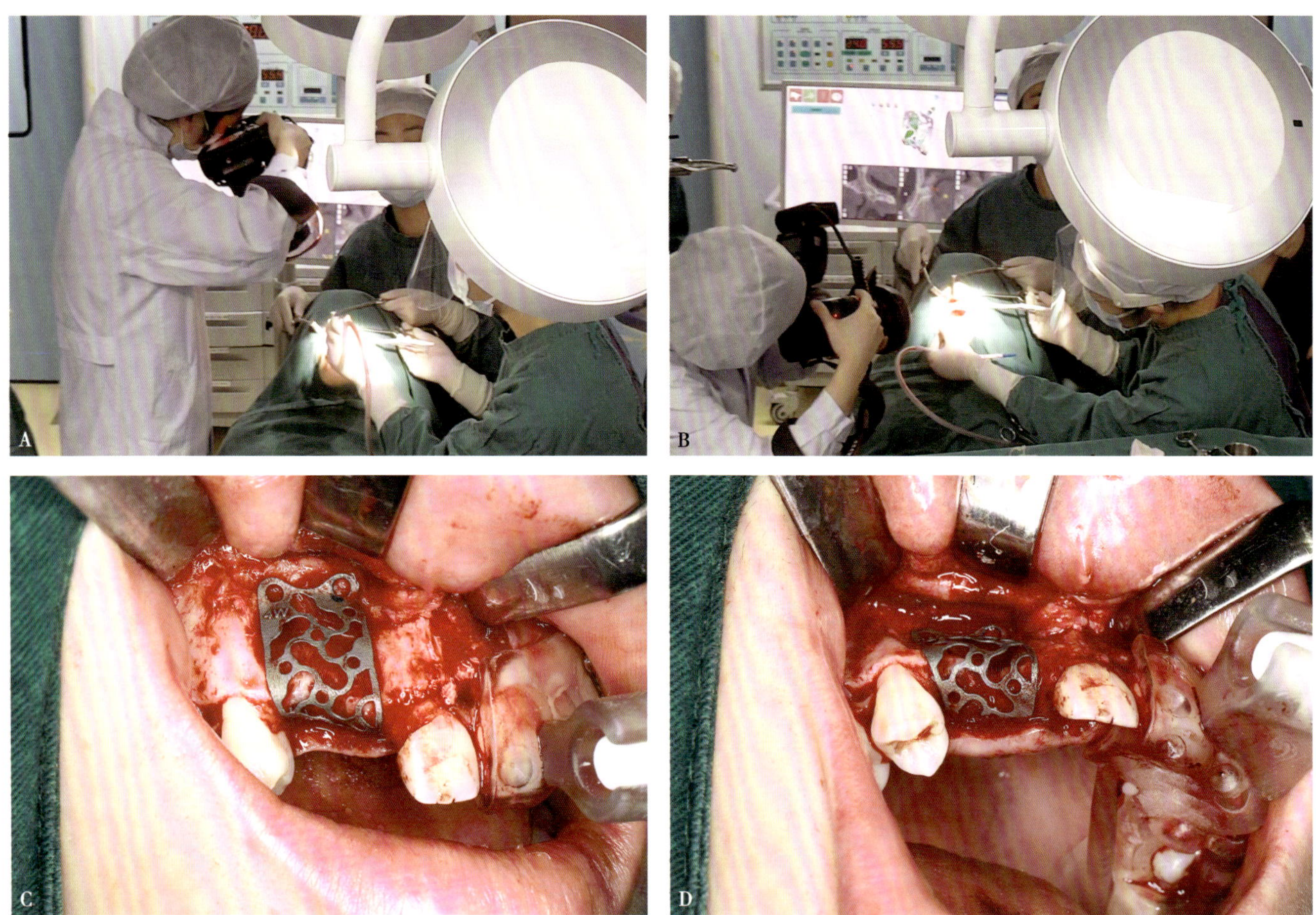

◎图 8-2-5 上颌前牙区术中拍摄角度
A. 上颌前牙唇侧拍摄角度 B. 上颌前牙切端拍摄角度 C. 上颌前牙唇侧术中拍摄原片 D. 上颌前牙切端术中拍摄原片（相机参数：光圈 f25 快门 1/125 ISO160）

**2. 上颌前牙区唇侧影像拍摄方法** 上颌前牙唇侧影像是口腔种植手术中非常常见的拍摄角度，一般用于体现唇侧切口的方向、唇侧的骨缺损情况、唇侧的骨增量、软组织增量等处理的影像。拍摄时，拍摄者站在患者的头后部或者嘱患者低头从患者正面进行拍摄，参考邻牙，保证唇面的拍摄角度。

种植手术中的牵拉一般采用种植手术的牵拉器械，拍摄时使用相机直接进行拍摄。在拍摄时，以手术的关键部位为中心进行拍摄，此时影像的对焦中心在手术的关键部位。在某些情况下，比如需要进行软组织处理、与对侧同名牙进行对比时，则需要同标准拍摄影像一样，按照左右对称的拍摄构图来进行（图 8-2-6）。

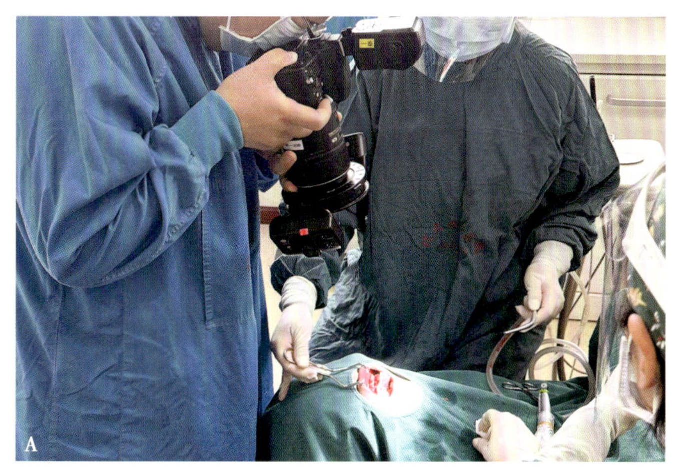

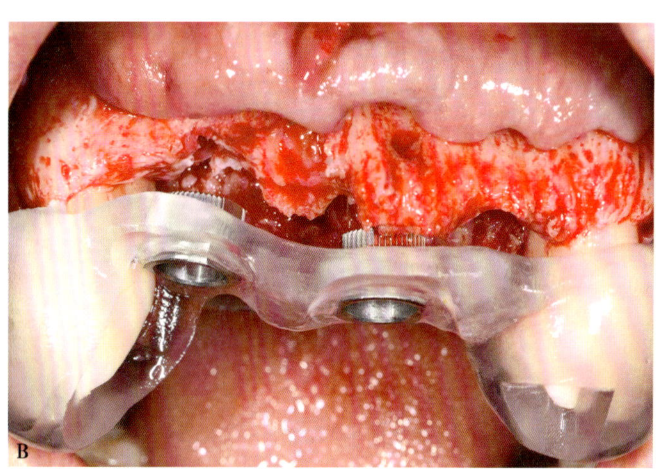

◎图 8-2-6　上颌前牙区唇侧手术影像拍摄方法
A. 上颌前牙影像拍摄时可以选择在患者头后的位置进行拍摄（拍摄位置与角度） B. 上颌前牙区术中影像

**3. 上颌前牙切端（咬合面）影像的拍摄要点**　上颌前牙切端（咬合面）影像是口腔前牙种植手术拍摄的重点影像，在临床中使用率很高。一般用于反映手术区域的切口方向、唇侧的骨缺损情况、种植位点的选择和种植体植入方向等情况。

拍摄时，拍摄者站在患者前方进行拍摄，一般采用参考邻牙尽量左右对称的方式拍摄。也可以在患者的头后进行拍摄，使用反光镜辅助拍摄。拍摄时，使用尽量小的牵拉器械进行牵拉，尽量暴露前牙区域，嘱患者尽量大张口，减少下颌口唇牙列对于术区的遮挡。如果使用反光镜拍摄，则需要术者手持反光板并调整反光板的角度，保证拍摄角度，这需要术者和拍摄者的密切配合。拍摄时需要预先加热反光板，以避免形成水汽（图 8-2-7）。

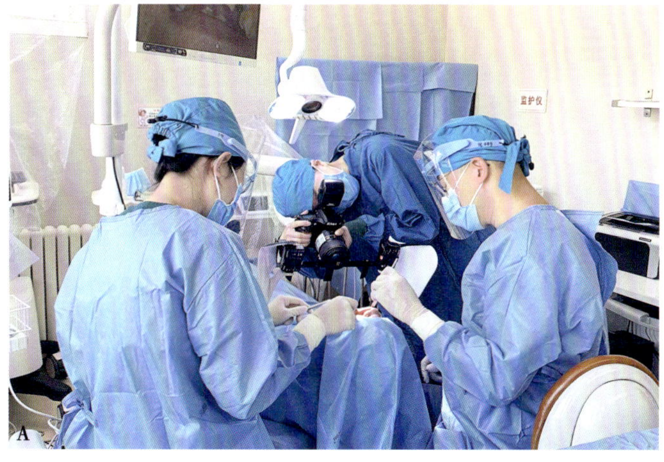


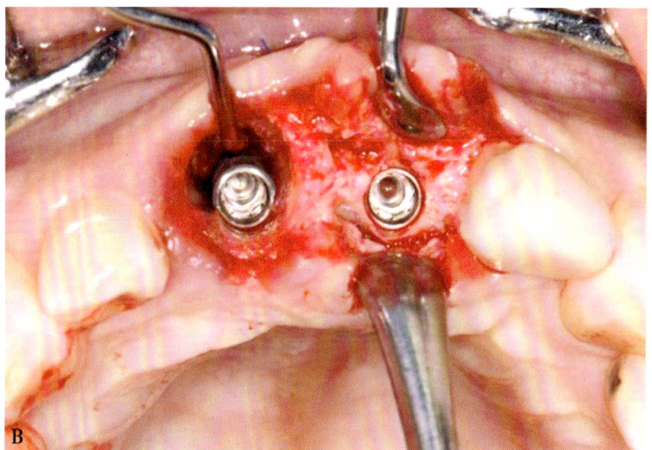

◎图 8-2-7　上颌前牙切端（咬合面）手术影像的拍摄方法
A. 上颌前牙切端影像的拍摄位置一般选择在患者前方拍摄（拍摄位置与角度，直视） B. 上颌前牙切端影像

上颌前牙切端（咬合面）照片也可以在反光板下拍摄。拍摄者站在头位 12 点，助手使用两个拉钩拉开口唇，冲洗干净术区，止血暴露，吸管吸净唾液、血液和雾气，纱布擦干术区；出于无菌要求，拍摄者不能手持反光板，可以请巡回手术助手戴无菌手套拿反光板，手术反光板应该比牙弓宽 5mm；反光板与咬合面成 45°，末端离开待拍最末牙骀面 1cm，镜头应该以垂直反光板的拍摄角度拍摄。

下颌前牙切端（咬合面）拍照时相机垂直反光板，嘱患者舌头尽量后卷放置在反光板后方；若患者咽反射敏感，也可嘱患者舌头后缩，使舌头不贴近下颌前牙舌面即可，其他同上颌。当只有一个助手且需要使用反光板时，也可使用消毒后的一次性开口器代替牵拉器辅助拍摄（图 8-2-8）。

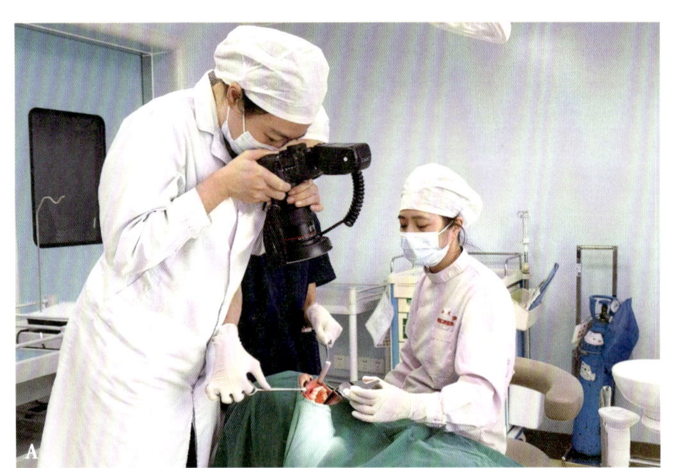

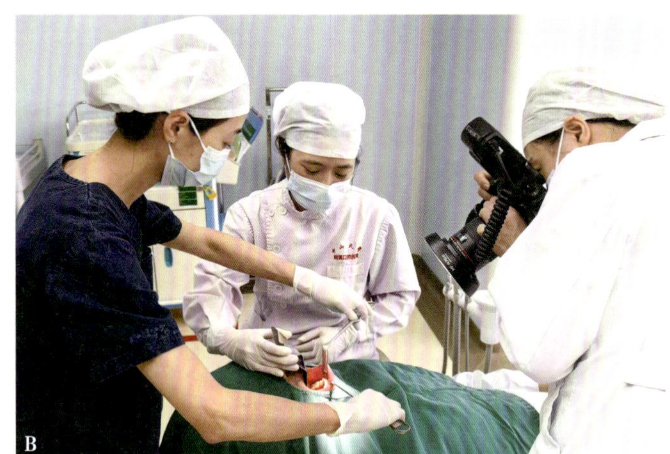

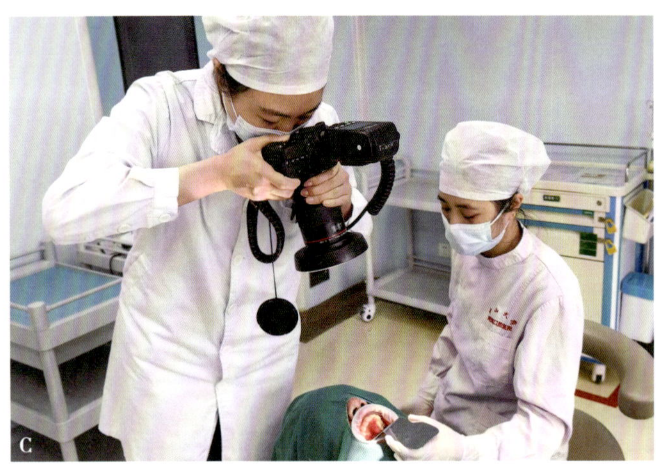

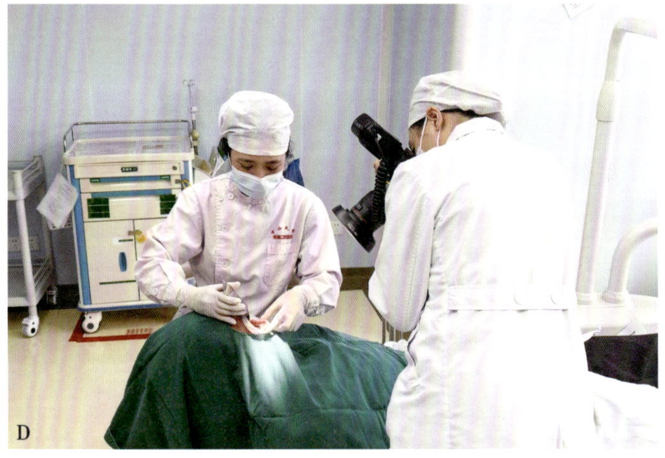

◎图 8-2-8 上下颌前牙切端反光板照片的拍摄位置与角度

A. 上颌前牙切端 / 上颌骀面照，摄影者在 12 点位，巡回助手牵拉，手术助手持反光板 B. 下颌前牙切端 / 下颌骀面照，摄影者在 6 点位，巡回助手牵拉，手术助手持反光板 C. 上颌前牙切端 / 上颌骀面照，摄影者在 12 点位，一次性开口器牵拉开口唇，手术助手持反光板 D. 下颌前牙切端 / 下颌骀面照，摄影者在 6 点位，一次性开口器牵拉开口唇，手术助手持反光板

**4. 前牙区手术术中拍摄内容**（图 8-2-9）

（1）术前准备部分：记录前牙区手术的术前准备过程，包括口内情况、手术用物（如预先制作的导板、临时牙）、手术器械、试戴导板过程等。

（2）手术过程部分：为了捕捉手术过程中的关键步骤和细节，拍摄者需要密切关注手术进程，抓住关键步骤的瞬间进行拍摄。

前牙区典型手术拍摄流程包括切口、翻瓣、导板放置、定点、备洞、种植体植入、植骨、盖膜、软组织减张、缝合等等，通常会拍摄唇侧与切端两个角度的照片。

（3）术后效果部分：记录手术后前牙区的外观和效果，如出血情况、肿胀程度、创口愈合情况、创口是否开裂、胶原膜 / 钛网是否暴露等。需要认真观察术区的细节和变化，记录术后效果。

（4）捕捉细节：注意捕捉术前、术中、术后的细节，如显微缝线使伤口精准对位等微细情况、软组织移植物缝合和固定的位置、植骨骨块和钛网固定的位置、种植体平台位置与邻牙釉牙骨质界的位置关系、种植体轴向与邻牙轴向相对位置关系等。可以通过唇侧与腭侧等多个角度体现组织变化，但要注意各个时间点拍摄角度的统一，增加可比性。

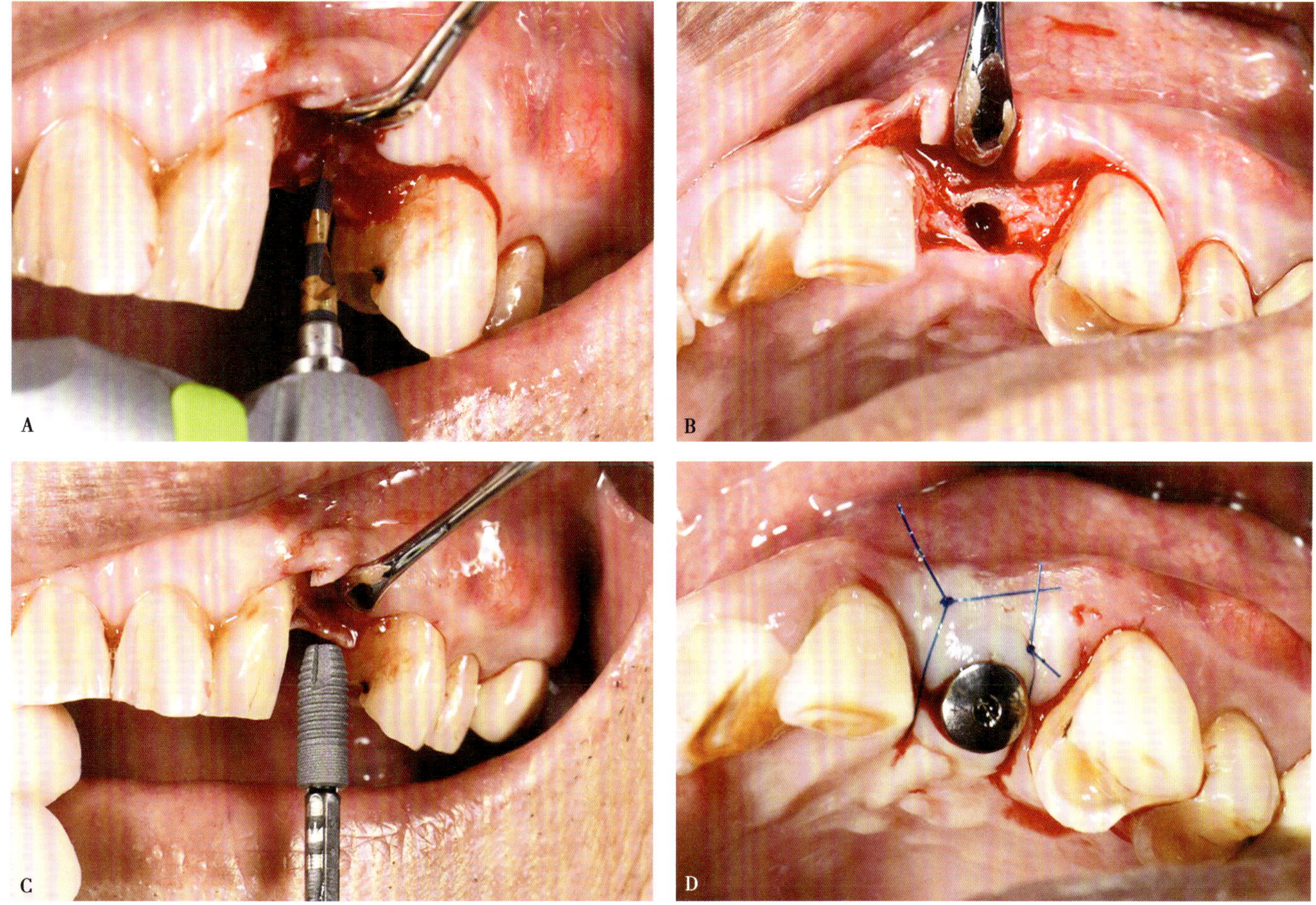


◎图 8-2-9　前牙区典型手术拍摄内容
A. 种植备洞　B. 种植备洞后　C. 植入种植体　D. 缝合（刘峰主编供图）

## 三、后牙区手术摄影要点

### 1. 术者操作椅位与拍摄者位置

（1）拍摄者位置：拍摄者一般位于患者头位（12 点位）拍摄上颌后牙颊侧及下颌后牙骀面照片，位于患者腰位（6 点位）拍摄上颌后牙骀面和下颌后牙颊侧。患者在咬合面拍摄时大张口，颊侧拍摄时微张口，头偏向对侧。拍摄角度为垂直于待拍牙面 / 骀面，以拍摄牙为画面中心，颊侧照以骀平面为水平中线，骀面照以骀面中线为水平中线（图 8-2-10）。

（2）角度选择：通过相机环形闪光灯的使用和调整无影灯或牙椅灯的入射角度，捕捉到后牙区的清晰画面，同时要避免出现阴影或反光。在后牙术中拍摄时，使用环闪可以避免口唇对闪光灯光线的遮挡，减少画面过暗。

（3）反光板使用：在张口度欠佳口唇难以牵拉的情况下，使用反光板可以帮助拍摄者更好地捕捉到后牙骀面，使用角度同前牙区切端（图 8-2-8）。

（4）拍摄参数：选择与常规口内摄影一致的拍摄参数，可使用环闪、增加闪光灯功率，必要时调高感光度，以获得充足的曝光、选择合理的拍摄角度以体现手术的细节。

### 2. 后牙区手术拍摄内容

（1）术前准备：后牙区手术的术前准备过程，口内牙列与软组织情况、所用的特殊手术器械等。

（2）手术过程：捕捉手术过程中的关键步骤和细节，例如切口、软组织减张处理、神经保护 / 处理、取骨 / 骨劈开、种植窝洞预备、种植体植入过程与植入后相对邻牙的位置和轴向关系、植骨、骨固定钉固定骨块、盖膜、胶原膜固定（膜钉、缝线）、缝合关闭切口等。

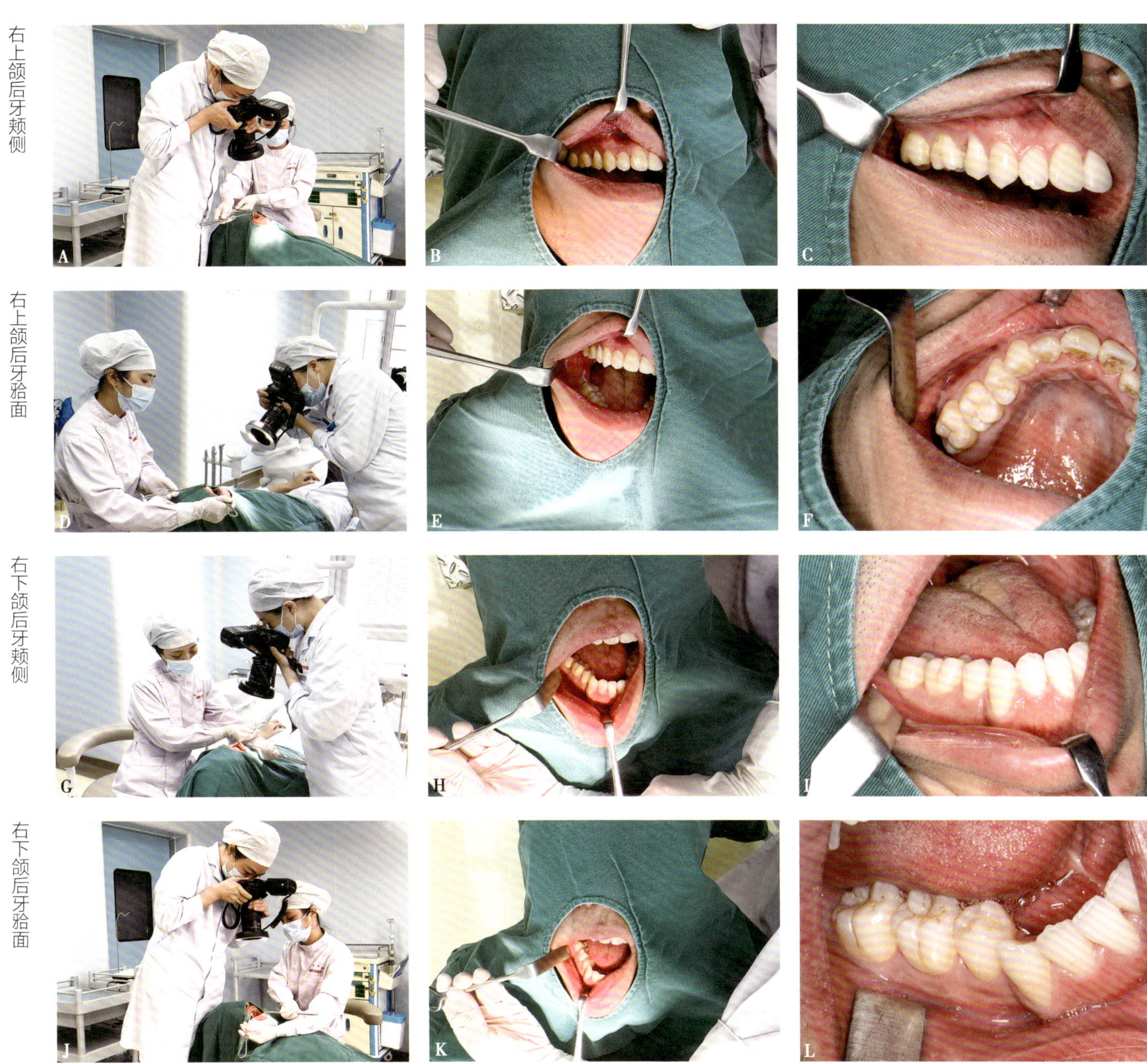


◎图 8-2-10　后牙区不同象限的拍摄位置与牵拉器牵拉（以右侧为例）

A. 右上颌后牙颊侧：摄影者在患者头位，嘱患者头偏向对侧，微微张口　B. 右上颌后牙颊侧牵拉：中牵拉器拉开口角，小牵拉器拉开上唇　C. 右上颌后牙颊侧示意图　D. 右上颌后牙𬌗面：摄影者在患者腰位（6 点）嘱患者大张口　E. 右上颌后牙𬌗面牵拉：基本同颊侧，中牵拉器拉开口角，小牵拉器拉开上唇　F. 右上颌后牙𬌗面示意图　G. 右下颌后牙颊侧：摄影者在患者腰位（6 点）嘱患者头偏向对侧，微微张口　H. 右下颌后牙颊侧牵拉：中牵拉器拉开口角，小牵拉器拉开下唇　I. 右下颌后牙颊侧示意图　J. 右下颌后牙𬌗面：摄影者在患者头位，嘱患者头偏向对侧，大张口　K. 右下颌后牙𬌗面牵拉：基本同颊侧，中牵拉器拉开口角，小牵拉器拉开下唇　L. 右下颌后牙𬌗面示意图

# 第三节
# 口腔临床手术录像仪器的选择和拍摄剪辑

## 一、口腔临床手术录像的仪器选择

在口腔临床手术录像中，单反相机搭配微距镜头与无影灯录像系统经常被应用。同时，专业摄像机、显微镜录像系统、高分辨率手机等设备也常被用于手术拍摄（表 8-3-1）。为了确保所录制的影像清晰且细节丰富，这些设备最好能够具备 4K 高清录制功能。表 8-3-2 重点比较了单反相机与手术灯同轴摄影系统的优缺点。

单反相机因其高精度光学和灵活镜头系统，加之画质锐利，成为非常重要的手术记录工具，为口腔临床手术拍摄录制提供了极大的拍摄自由度。单反相机的高分辨率和微距镜头能够捕捉到手术的细节，为医师提供精准的手术记录建议；配备稳定的三脚架和云台，这样可以确保拍摄的稳定性和画面的清晰度。当然单反相机也存在体积较大、操作较复杂的问题。

相对而言，手术灯同轴摄影系统则以其持续稳定的照明以及高清录像功能，为手术全程提供了连贯且详尽的记录。这种第二视角手术灯同轴摄影系统不仅能够提供高质量的光照，确保手术视野的清晰度，同时还能利用其录像功能，为后续的医学研究和教学积累珍贵的资料，不耽误手术进程（表 8-3-2）。

此外，根管显微镜或手术显微镜录像系统，通过高精度的光学放大技术，能够精准捕捉到手术部位的微观细节，为口腔临床医师提供了更为精准的手术视野。这种系统在复杂手术如根管治疗、精细牙周膜龈手术中发挥着重要作用，它不仅提升了手术的精准度，还为后续的教学和科研工作提供了高清、细腻的影像资料（表 8-3-1）。

为了进一步全面记录手术过程，可以采用多机位拍摄方式。这种方式不仅能够捕捉到手术的远景，全面展示手术的整体过程，还可以精准捕捉手术的近景和特写，细致展现手术的每一个关键环节。这种全方位、多角度的拍摄方法，无疑能为医学研究、手术教学以及患者教育提供更加详尽且深入的视觉素材（图 8-3-1）。

表 8-3-1　不同视角的摄影系统的特点

| 视角 | 设备 | 拍摄操作复杂度 | 移动灵活性 | 拍摄效果 | 例图 |
|---|---|---|---|---|---|
| 第一视角 | 口腔用手术显微镜 | 显微镜内的视野比较小，对术者操作技术要求较高；搭配监视器可同步视野让助手配合用物传递等 | 能提供手术者第一人称手术视角，可与术者的视角同步移动。视角受限时，可使用显微口镜寻找合适角度调整视角。移动范围较小 | 高度还原手术细节，但景深较差，非对焦范围的术野会失焦模糊。适用于精细手术记录和技术展示 | |
| 第二视角 | 手术灯同轴摄影系统 | 操作简单，实时拍摄和传输，可连接监视设备，巡回助手负责调整倍速、曝光和对焦。与手术灯集成，节省空间 | 灵活性高，移动和调整角度灵活方便。可拍摄到前牙唇侧和骀面等多个角度，不受手术室地面设备影响，便于手术室布局 | 画质相比单反相机稍逊色。景深比显微镜大。适用于实时监控 / 记录手术过程，便于手术直播教学和病例分析，以及远程手术指导 | |
| 第三视角 | 独立 / 旁轴摄像机，单反 / 无反相机 | 操作相对复杂，对摄影师技术要求较高，需要根据手术灯光等调整参数，可连接监视器，在监视器中实时检查拍摄效果 | 灵活性不佳，视角相对固定和受限。若手术室没有专业悬挂和搭配的监视器，设备需要搭配三脚架在地面放置，位置和移动都受手术床、牙椅等地面设备及无菌区的限制，有些角度无法拍摄（如切牙唇面），拍摄视野或受术者和助手阻挡 | 相机能获得高分辨率画质，精细细节捕捉能力最强。旁轴摄像机相比单反相机画质可能稍逊一筹。单反相机适用于对画质要求极高的口腔手术录像，尤其是需要捕捉精细细节的场景 | |
| 第四视角 | 手机 /Go-pro 等手持拍摄设备 | 操作简单，对摄影师技术要求最低，可以在手持设备屏幕中实时检查拍摄视野是否被遮挡，拍摄范围可调整空间最大，景深一般较大，光学和数码变焦灵活，对焦范围最大 | 手持手机拍摄虽然可以灵活调整地面位置，减少遮挡，但移动的过程可能会带来画面抖动，同时也是受拍摄者身高限制，有些角度无法拍摄完整。可搭配固定支架以及稳定器增加画面的稳定性和视频流畅度 | 手机拍摄画质一般，颜色失真，可以用于日常记录 | 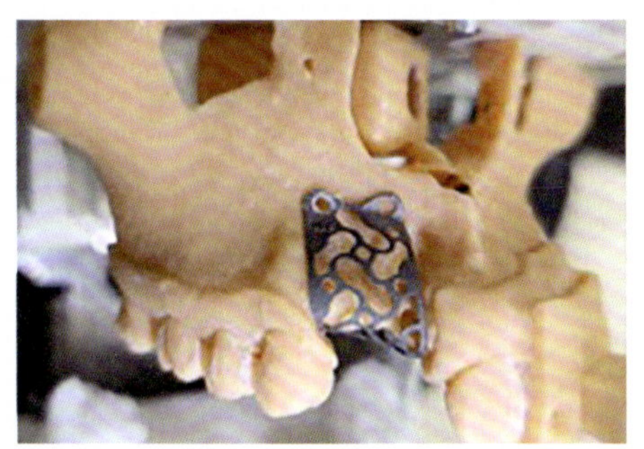 |

表 8-3-2　单反相机与手术灯同轴摄影系统在口腔临床手术录像中的优缺点

| 单反相机 | 手术灯同轴摄影系统 |
|---|---|
| **优点：**光圈、快门、感光度等参数可调整，手动对焦更加准确清晰，可获得锐度高、适当景深的精美画面，颗粒度低，画面更加清晰。可拍摄 4k 甚至是 8k 高分辨率的视频，有利于超采样及后期编辑，适合与 ppt/keynote 结合呈现出更精美的病例 | **缺点：**无影灯内置摄像系统，一般分辨率较低，无法拍摄 4k 高清录像。由于搭载镜头为变焦镜头，光圈、快门、感光度等参数不可调整，在拍摄微距局部的时候，颗粒感强，锐度较低 |
| **缺点：**角度调整范围有限，由于需要三脚架维持相机稳定，摆放只能设置在无菌区域外，画面不一定在中线。<br>搭配的镜头为微距定焦镜头时，适合拍摄局部细节录像，一般不适合拍远景全景 | **优点：**光线与录像同轴，投射光线无阴影。拍摄角度可调整范围较大。调整前后距离或者放大倍率可以获得近景和远景。不需要三脚架，拍摄位置不受手术床和手术台限制 |
| **缺点：**视频文件储存方式有限，一般储存在 sd 储存卡中。术时比较长的手术，需要容量较大的存储卡或者选择有双卡的单反 / 无反相机，双卡存储增加储存空间，增加可录制时间 | **优点：**摄像系统手术无影灯一般多媒体计算机数字监控系统可连接数字硬盘或者计算机实时写入存储录像，容量可达 2T，比相机 sd 卡容量大，适合需要录制时间较长的手术录制 |
| **缺点：**需要外接监视设备以便于术中沟通检查拍摄画面与内容。单反相机可通过数据线实时直播，而更专业的直播演示或者远程会诊需要专业图传设备或者搭建线缆，传输流畅性可预测性不佳 | **优点：**摄像系统可实时监控术野区域，将高清的手术画面高速传输到院内网络，录制的影像可用于远程会诊、远程示教、大屏会议直播教学、专家讨论等，有效保证手术室秩序和洁净度 |

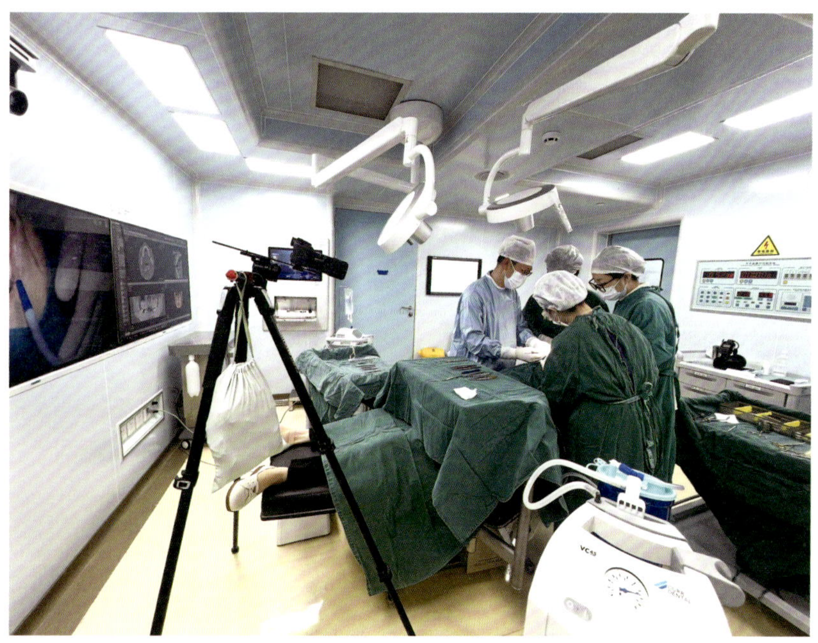

◎图 8-3-1　多机位拍摄（手术灯同轴摄影系统与单反相机联合运用可以兼顾远景与近景，特写与全景画面切换的叙述，体现术中全局与细节的效果）

## 二、单反相机手术录像的拍摄参数

在使用单反相机进行手术录像时，为确保录像效果，需适当调整相机的各项参数。首先，根据图 8-3-2 的提示将单反相机切换至录像模式。在设定参数过程中，要综合考虑快门速度、光圈大小、ISO 感光度、白平衡及风格设置等关键因素。此外，选择合适的帧频和画面尺寸也非常重要，它们将直接影响到录像的流畅度和清晰度（具体参数设置详见表 8-1-1）。

对于口腔临床手术而言，单反相机录像的拍摄参数需关注以下几个方面。

**1. 画面尺寸和帧率**　常见的拍摄画面尺寸被设置为 4K，而帧率则通常选定为 25fps。这样的配置不仅能够捕捉到手术的每一个清晰瞬间，还可以有效避免频闪现象，确保画面的流畅性。帧率，简单来说，就是每秒所记录的静止画面数，其单位表示为帧秒（framesper second，FPS）。高帧率能够带来更为流畅、逼真的动画效果。人眼一般无法分辨超过 24FPS 的动画，正因如此，多数电影会选择 24FPS 进行拍摄。对于 PAL 区域（例如中国等国家），25FPS 或 50FPS 的帧率设置被视为最佳，这不仅与交流电光源的刷新频率相吻合，还能有效规避视频拍摄时的屏幕闪烁问题。相较于 50FPS，选择 25FPS 的帧率不仅可以满足画面连贯性的要求，还能获得相对较小的录像文件，从而减轻电脑显卡的处理负担，提高剪辑效率，因此被视为术中视频拍摄的首选。然而，有一点需要特别注意，由于录像时快门速度通常设定为 1/25，相对较慢，因此手持相机拍摄可能会导致画面模糊。为了避免这种情况，再次强调使用三脚架或者稳定的固定架进行术中视频拍摄以保持相机的稳定性。

一般来说，为了让视频在各种设备上（如手机、电脑屏幕以及大型学术会议主屏幕）全屏播放时都能保持高清的画面清晰度，推荐成品视频的画面尺寸不低于全高清（full high definition，简称 FHD）的 1 080p（1 920x1 080）标准。目前主流的、口腔临床常用的单反相机都已配备了录像功能，并支持选择 4K 高清视频录制。推荐使用超高清（ultra high definition，简称 UHD），即 4K（3 840x2 160）的画面尺寸进行录制，这样可以进行超采样，为后续的画面裁剪、构图调整和剪辑提供更多的灵活性，从而更好地突出和展示细节部分。

**2. 焦距和光圈**　使用等效焦距通常在 80～100mm 的微距镜头，光圈设置为 F/25 或 F/32，可获得足够的景深、锐利的对焦和清晰的画质。

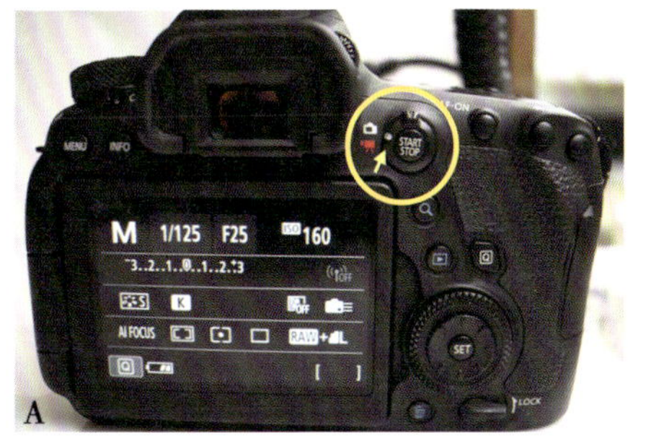

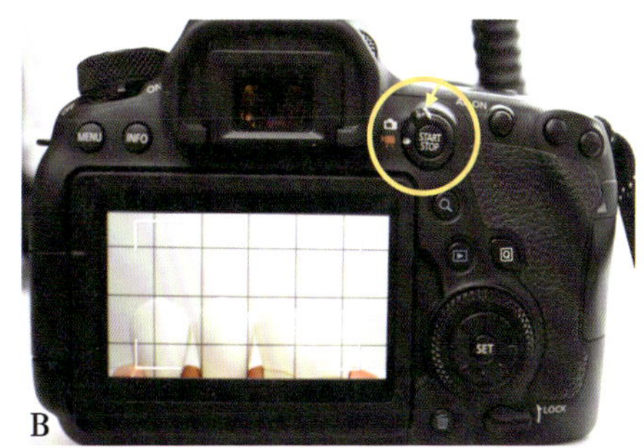

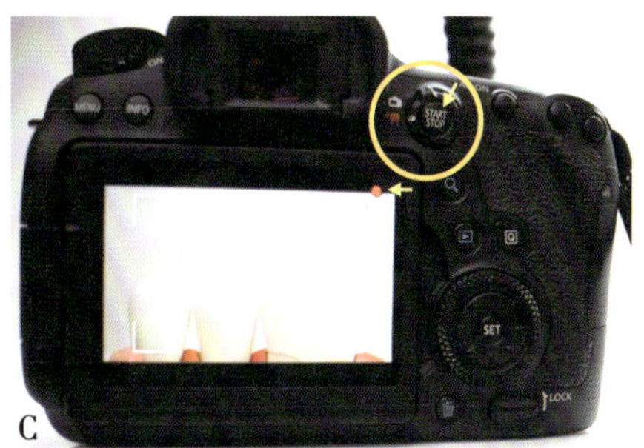


◎图 8-3-2　单反相机录像设置操作提示（以佳能 6D 相机为例）
A. 黄圈的轮盘白点在白色相机图标指示相机处于拍照模式　B. 旋转黄圈中轮盘突起，使轮盘白点从“实时显示拍摄”转到红色“短片拍摄开关”图标指示相机处于录像模式　C. 拍摄短片之前，请手动对被摄体对焦，点按黄圈中 START/STOP 为开始 / 停止按钮键可开启或停止录像，红色圆点显示在屏幕的右上方指示相机正在录像

**3. 快门速度** 快门速度设置为 1/25 秒，以获得充分的曝光。

**4. ISO 调节** 调节 ISO 值以控制相机的感光度。在拍摄口腔临床手术时，建议使用中等较低的 ISO 值，保证画面清晰度并减少噪点，通常在 400～800 之间进行调整。

**5. 灯光布置** 手术需要足够的照明来捕捉手术细节。应使用足够亮度的灯光来照亮手术区域，一般使用无影灯或补光灯。需要根据监视器显示调整无影灯的灯头角度和位置，避免反光影响画面细节。当光线不足时，可以考虑使用恒亮柔光灯来填充阴影区域（图 8-3-3）。

**6. 拍摄角度和位置** 相机应放置在患者头部的侧面或斜下方，以便捕捉手术区域的清晰画面。相机的高度也应适当调整，根据患者体位、操作牙位和术者椅位调节，减少术中遮挡拍摄区域。

**7. 反光板使用** 使用反光板帮助获取合适的拍摄角度和目标画面。反光板的角度调整参考口内拍摄章节。考虑到无菌原则，反光板在术中使用的时候无法使用喷枪加热防雾或者气吹吹散雾气，可预先加热或适当使用强吸吸走雾气。

**8. 稳定性和防抖** 使用三脚架或固定装置以减少相机抖动，确保拍摄画面清晰。在拍摄术中录像时，应关闭相机的防抖功能，因为防抖功能不能有效减少术者或患者带来的画面抖动，反而可能导致模糊。

**9. 存储和备份** 为确保数据安全，建议使用大容量存储卡或多个存储卡进行数据备份。同时，可以利用相机内置的录像备份功能，或者及时将所拍摄的内容转移并保存到外部存储设备上，从而有效防止数据丢失。在拍摄 4K 视频时，应选用写速度超过 100MB/s 的大容量、高标准存储卡，并确保存储卡的剩余空间足够记录整个手术过程。例如，对于 4K 25fps 的视频，每分钟的文件大小约为 30MB，因此一个 8GB 的存储卡大约可以录制 250 分钟的内容。此外，推荐使用 MP4 格式（文件扩展名为“.MP4”）进行录制，因为这种文件格式相较于 MOV 格式，具有更广泛的回放兼容性。

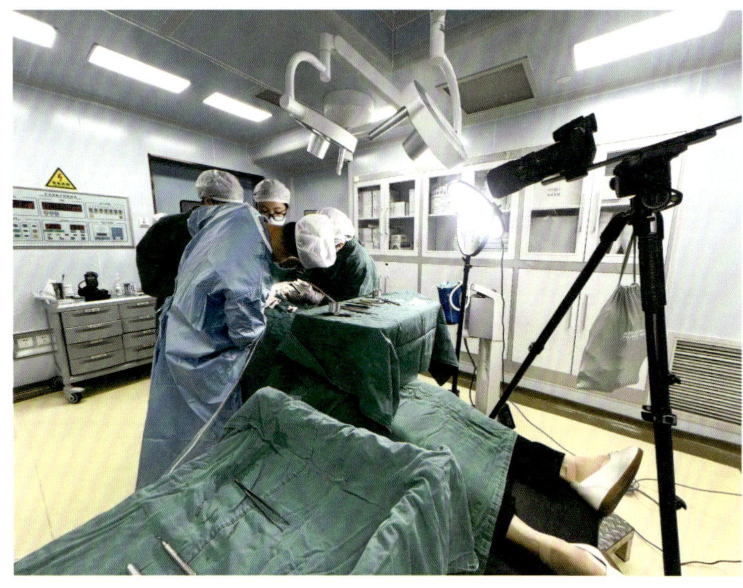

◎图 8-3-3
口腔临床手术录像辅助照明设备：常亮的照明设备包括手术无影灯及常亮柔光灯

## 三、无影灯同轴录像系统手术录像的拍摄参数

**1. 灯光调节**　根据手术需要和拍摄要求，调节无影灯的灯光亮度、曝光等参数。例如，在拍摄深部组织时，可以增加灯光亮度以提供足够的照明。

**2. 录像模式**　手术灯同轴录像系统可根据需要点击录像功能，选择手动对焦模式可以实现实时精确对焦；具有很强自动对焦功能的系统也可以采用自动对焦功能，但有时会存在拍摄主体判断失误带来的失焦问题。

**3. 拍摄角度和位置**　根据颌位与牙位角度进行选择，助手可以实时观察拍摄术野，暴露术区及调整无影灯拍摄位置，画面可控性更强（图 8-3-4）。

**4. 变焦功能**　可选择数码变焦的大小，一般可放大 2～8 倍，实现画面放大展示。应该注意的是，数码变焦倍数过大也会增加噪点，影响画面的锐利度和清晰度。一般情况下，不建议选择大于 8 倍变焦。

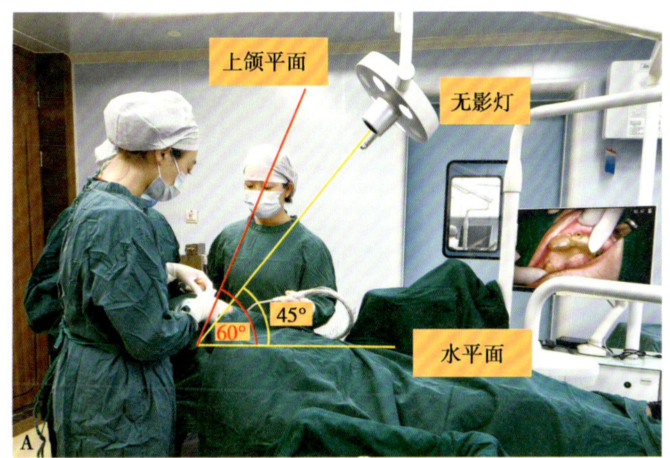


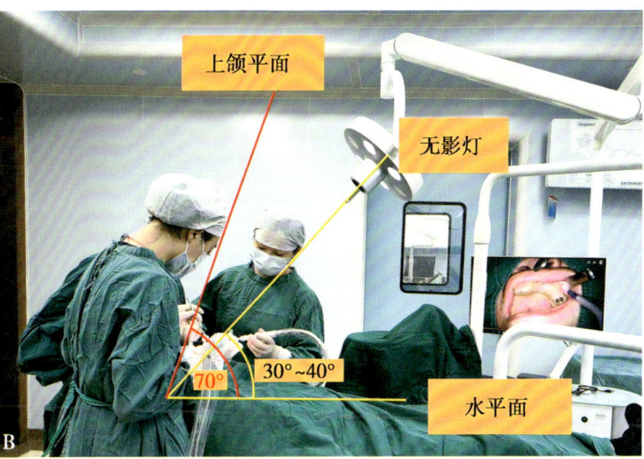


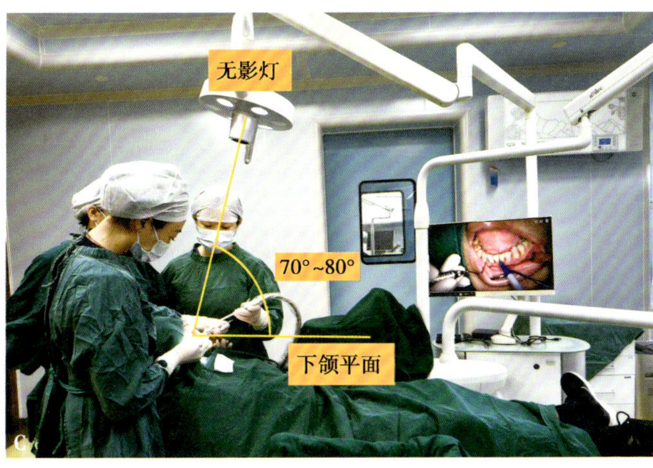


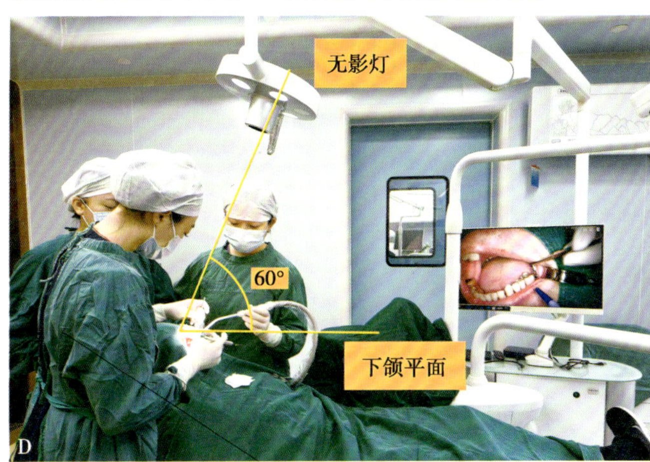


◎图 8-3-4　手术灯同轴拍摄系统拍摄角度根据颌位与牙位角度调整（示意图）
A. 上颌前牙　B. 上颌后牙　C. 下颌前牙　D. 下颌后牙

## 四、口腔临床手术录像的剪辑与存储

随着科技的不断发展，越来越多的口腔临床医师开始利用入门级视频剪辑软件，如剪映、绘声绘影以及苹果 MAC 系统的 iMovie 等，进行手术录像的后期处理。这些软件因其简单易用、界面清晰、用户友好以及功能可升级的特点，逐渐受到广泛欢迎。

在进行手术录像的剪辑时，应当遵循科学且高效的基本程序。首先，剪辑者需要对拍摄的内容进行整理和筛选，从中挑选出最具剪辑价值的素材。接下来，根据手术的实际流程和内容，按照时间顺序进行精准剪辑，确保画面的连贯性和故事的完整性。最后，为了进一步提升视频的质量，剪辑者还需对已完成剪辑的视频进行精细的后期处理，例如添加字幕、音效以及各种特效，从而增强视频的表现力，提升观众的观看体验。

手术录像视频剪辑的基本程序（视频 8-3-1）详细步骤如下。

**1. 视频导入** 首先，将拍摄完成的视频素材导入到选定的视频编辑软件中，为后续剪辑工作做好准备。

**2. 剪辑处理** 在此阶段，剪辑者需要仔细区分术程的各个阶段，并对视频进行精细剪辑，去除不必要的部分，如速挡废片、拍摄失误或重复内容。同时，还可以根据实际需求对视频进行裁剪、缩放等操作，以调整构图，达到更好的视觉效果。

**3. 音频处理** 通过分离音轨去除术中录制的原音，添加背景音乐或者解说词。可以后期录制或添加由字幕、解说词自动生成的配音解说，提升手术录像的演示效果。

**4. 特效应用** 为了提升视频的流畅性和表现力，可以根据实际需求在视频中加入过渡效果、字幕等特效。多数专业的剪辑软件都配备了丰富的转场效果，这些工具能够显著提升视频的连贯性和观感，使其更显专业。

例如，在两个不同的镜头间，可以加入淡入淡出效果，或者运用交叉溶解技巧，以实现镜头间的自然过渡。但在运用特效时必须谨慎，避免过度使用而导致视频内容被淹没或显得过于花哨，从而分散观众的注意力。应该恰到好处地在视频中添加格式统一、动态或静态的标题、解说文字和指示图标等元素，这样不仅可以使手术视频更加直观易懂，还能增加其教育价值。

在不影响整体画面的前提下，建议在手术剪辑的结尾部分，加入一个浮动在画面顶层的、带有动画效果的半透明术者单位或手术团队图标。这样的设计既能帮助观众轻松识别手术团队，便于进一步地联系与交流，也是对知识产权的一种有效保护。

根据视频应用场景，剪辑后的视频长度不一。针对某一个技术细节的微视频，可以是 15～30 秒；针对某一项技术的概略性介绍，或者某一个手术的概略性展示，可以是 3～4 分钟；针对某一项技术的较为详细的介绍，或者针对某一个手术的比较详细的展示，可以是 12～18 分钟，等等。

**5. 导出分享**　最后，利用剪辑软件将成品视频保存为 FHD1080p 的 .mp4 格式文件。随后，可以将其插入 ppt/keynote 进行展示，或直接上传到各种视频平台或社交媒体上进行分享。

（吴夏怡　王妙贞）

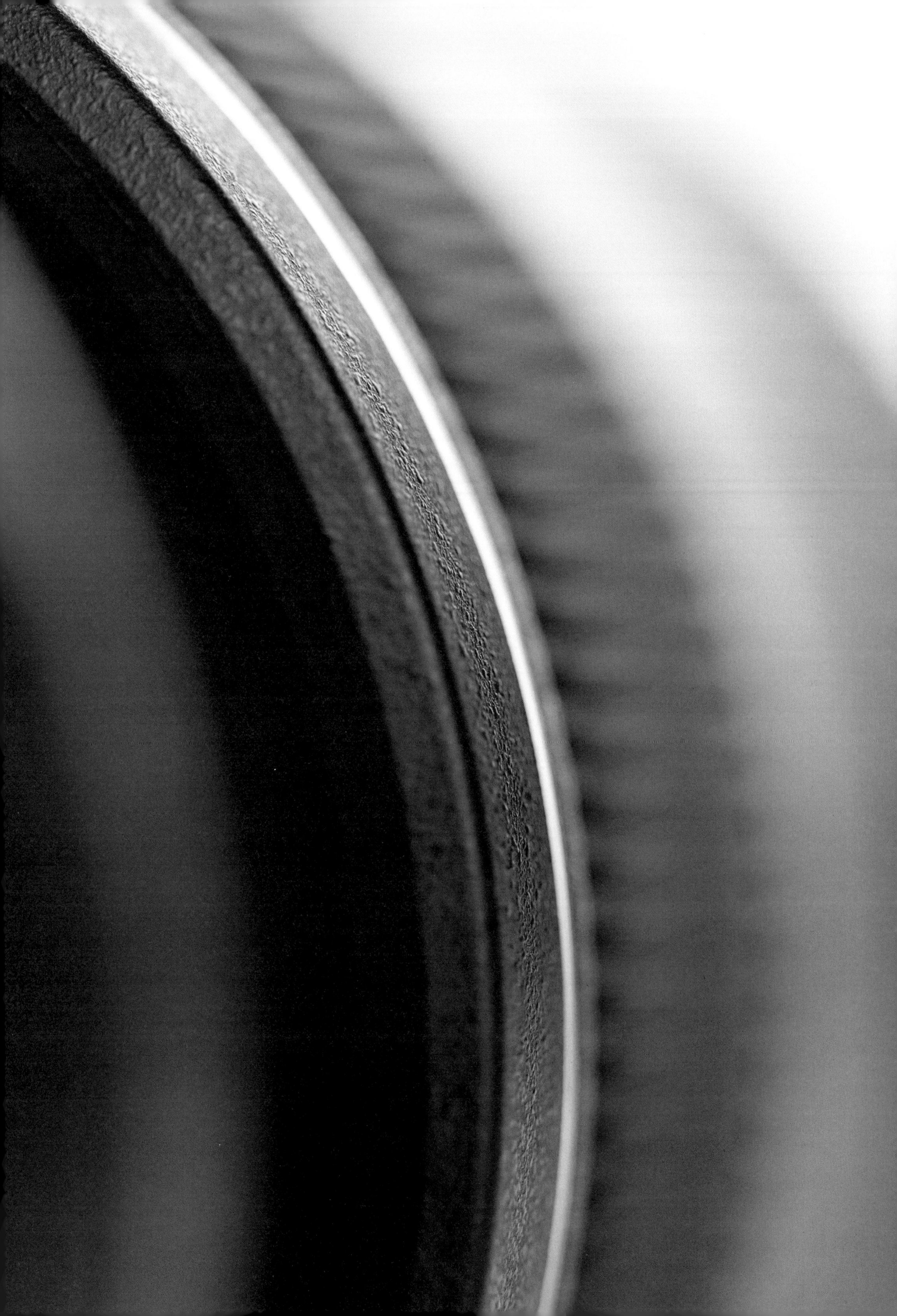

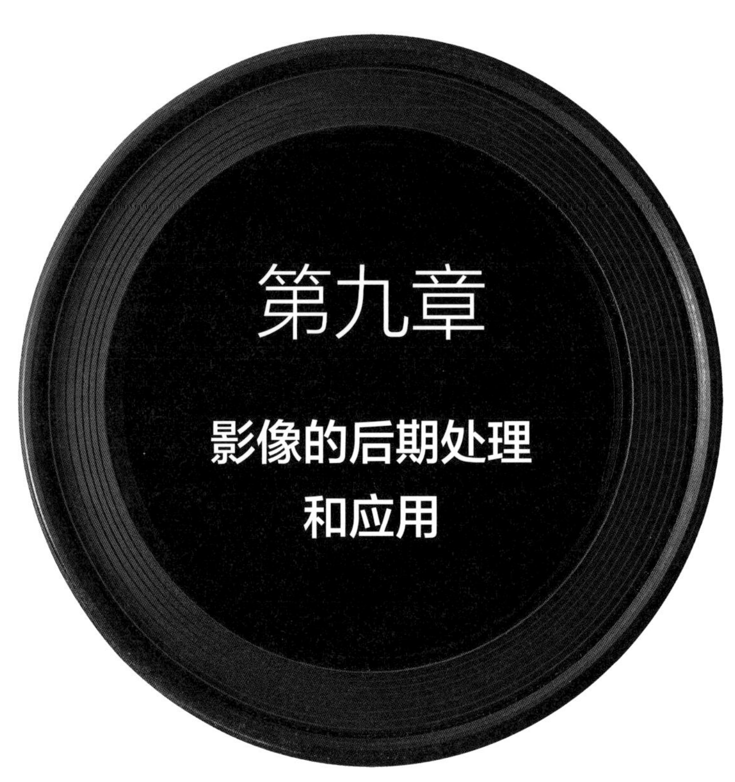

# 第九章 影像的后期处理和应用

前面的章节已经系统介绍了口腔临床影像的拍摄方法，本章主要介绍如何使用 Photoshop 进行简单的后期处理，以及将临床影像应用在数字化微笑设计（DSD）中的基本流程。在第三版的基础上，本章增加了使用口腔 CAD 软件完成三维 DSD 的基本流程及面部扫描软件应用的相关内容，并将软件操作视频以二维码的形式附在章节内容中，以便读者们能够更好地理解、应用。

在拍摄完成后，首先需要将相机里的图片存储到电脑上，数码相机都有配套的数据线可以与电脑相连接、将存储介质上的图片拷贝到电脑里面，更方便的办法是通过读卡器将存储卡中的照片直接拷贝到电脑中。目前存储卡的容量越来越大、价格越来越低，通常建议拍摄者选用大容量存储卡，并及时将数据拷贝到电脑中。

各种电脑操作系统中一般都带有浏览图片的软件，Windows 系统中最基本的是“图片查看器”或者“画图”程序，Mac 系统中最基本的是“预览”程序。另外“ACDSee”“IE”“Safari”“Media Player”等上网、视频播放软件等也都可以打开和浏览图片。拍摄者需要对自己大量的专业图像有系统的管理，以方便今后的查询和应用。

拍摄中有时我们直接拍摄得到最规范的影像有一定困难，需要后期进行一些微调处理，这就需要借助专业的图像处理软件，Photoshop 是其中使用最广泛的软件。

需要强调的是，后期的图像处理方法只是临床影像应用的一个补充，拍摄者必须要注重拍摄好影像，这样既可以减小后期处理的工作量，同时也可以避免后期处理对原始影像的真实性造成影响。同时，坚决反对利用图像处理软件弄虚作假的不科学做法。

# 第一节
# Photoshop 软件的基本应用

Photoshop 是通用的平面美术设计软件，有 Windows 和 Mac 两个版本，在 PC 电脑和苹果电脑上均可使用，功能完善、性能稳定、使用方便，在广告、出版、软件等行业中，Photoshop 都是非常常用的工具。

Photoshop 功能非常强大，大量的书籍以及教程介绍该软件的使用，以本书的篇幅无法将 Photoshop 处理图像的功能做详尽的介绍，下面仅简单介绍口腔临床照片后期处理中可能应用到的几种最基本的、简单的功能。

前面已经提到过，为了获得更准确的构图效果，可以考虑在确定拍摄规范时略微缩小拍摄比例，使拍摄范围略微扩大，给在后期对影像进行微调留出空间；另一方面，当一些非常重要、不能再次拍摄的影像存在某些问题时，我们可以利用图像处理软件进行亡羊补牢式的调整。但需要再次强调的是，我们还是要努力在拍摄时将各种条件、环境、构图等掌握好，不能过分依赖后期处理来获得满意的图像，很多拍摄期间的问题是不能通过后期处理弥补的。

需要提醒的是，在对图片进行处理以前，一定要对图片进行备份，保留原始图片资料。简单的办法是打开图片后，首先在菜单栏的“文件”工具栏中选择将目前处理的图片“另存为”一个新的图片，这样才可以放心地对图片进行处理。

## 一、选择适当的图像存储格式

为了让后期处理发挥更精准、有效的作用，建议在拍摄阶段就根据拍摄的目标和要求，选择适当的图像存储格式。目前数码相机存储图像主要分为 JPEG 和 RAW 两种不同的文件格式，其中 JPEG 格式更常见，它占用空间较小，但后期过程的可调整性较低；RAW 格式占用空间比 JPEG 格式大得多，但其保留了最为丰富的图像信息，为后期处理提供了最大的余地，能够重新调整照片的曝光、色温等参数。JPEG 文件的后缀名为“.jpg”；RAW 文件的后缀名根据不同相机品牌有所不同，佳能的后缀名为“.CR2”或“.CR3”，尼康的后缀名为“.NEF”。

一般来说，如果拍摄者在拍摄阶段能够按照本书前面的章节描述，对相机、闪光灯参数进行标准的设置，确保“原图直出”就可以获得满意的图像，选择 JPEG 格式即可，更加节约存储空间。但如果拍摄者希望能够通过后期处理对照片进行更精细的调整；或未雨绸缪，为一些曝光、色温不尽如人意但无法补拍的照片提供补救的机会，建议选择 RAW 格式或者 RAW + JPEG 双格式。

## 二、Camera Raw 的功能与应用

Camera Raw 是 Photoshop 的一个滤镜插件，可以对 RAW 格式文件和 JPEG 文件进行后期处理。对口腔摄影来说，对照片进行后期处理最重要的原则是保持真实性，不需要进行过多的艺术化加工，一般来说仅需视情况对图片进行构图、曝光、色温等调整。Camera Raw 在这方面比 Photoshop 主界面工作效率更高，非常适合口腔摄影者学习掌握。以笔者的经验，大部分后期处理工作在 Camera Raw 中就可以完成，只有少部分工作需要进入 Photoshop 主界面进行处理，因此本节对 Camera Raw 的功能进行单独的介绍。

### （一）Camera Raw 工作界面

Camera Raw 的工作界面非常简洁，最常用的操作区包括工具栏、直方图、面板区和存储设置（图 9-1-1）。

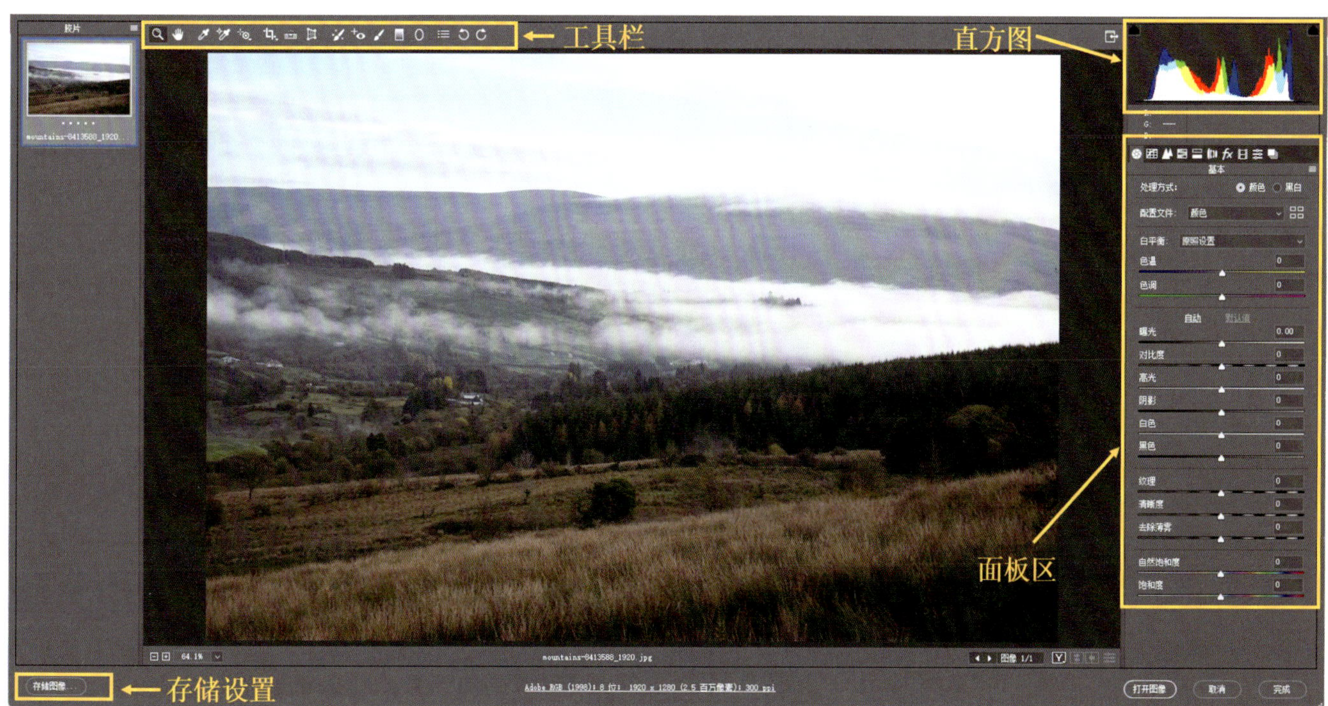


◎图 9-1-1　Camera Raw 工作界面

那么如何进入 Camera Raw 工作界面呢？ 如果拟处理的照片文件为 RAW 格式，可在 Photoshop 工具栏的“文件”—“打开”选中文件，或直接将文件拖入 Photoshop 中，就可以自动进入 Camera Raw 界面。如果希望每次使用 Photoshop 打开 JPEG 文件时，也先自动进入 Camera Raw 界面，则需要在首选项中进行设置。具体的设置方法是依次点击“编辑”—“首选项”—“Camera Raw”—“文件处理”，选择“自动打开所有受支持的 JPEG”，这样每次打开 JPEG 文件时，就也会自动进入 Camera Raw 窗口（图 9-1-2）。

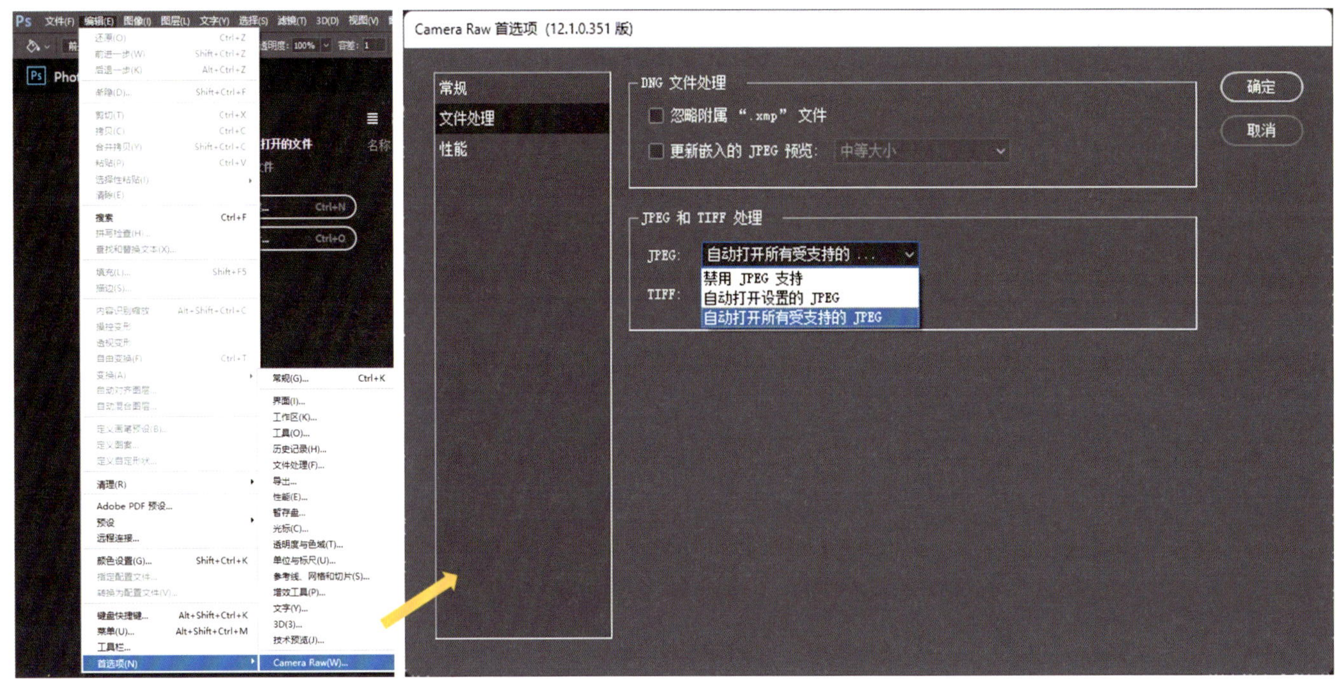


◎图 9-1-2　使用 Camera Raw 打开 JPEG 文件的设置方法

### （二）使用 Camera Raw 完成构图调整

**1. 利用“拉直”工具完成水平线校正**　在口腔临床摄影构图中最重要的原则就是平、直、对称，也就是主体居中、上下均衡、左右对称。在拍摄中我们需要选择适宜的体位、正确的拍摄角度来达到良好的构图。有时由于拍摄体位所限，容易造成影像的轻微扭转，我们需要在拍摄后认真检查，从多张影像中选择最接近真实的影像。

如果照片构图存在角度偏斜，可以利用“拉直”工具完成水平线校正。单击工具栏中的拉直工具，按住鼠标左键，移动鼠标沿着真实的水平线拖拽出一条直线（图 9-1-3），松开鼠标后画面中会出现一个裁切框（图 9-1-4），单击回车键，画面则自动完成水平线校正（图 9-1-5，视频 9-1-1）。如果对校正后的角度不满意，可以再次使用拉直工具重复上述步骤进行调整。

需要注意的是，对水平线的判断需要建立在医师对患者口腔内实际情况的判断与掌握之上，如果口腔内确实存在着扭转、不对称等问题，在影像中就需要直观地反映出来，而不能依靠拍摄角度调整或者后期处理而掩盖。

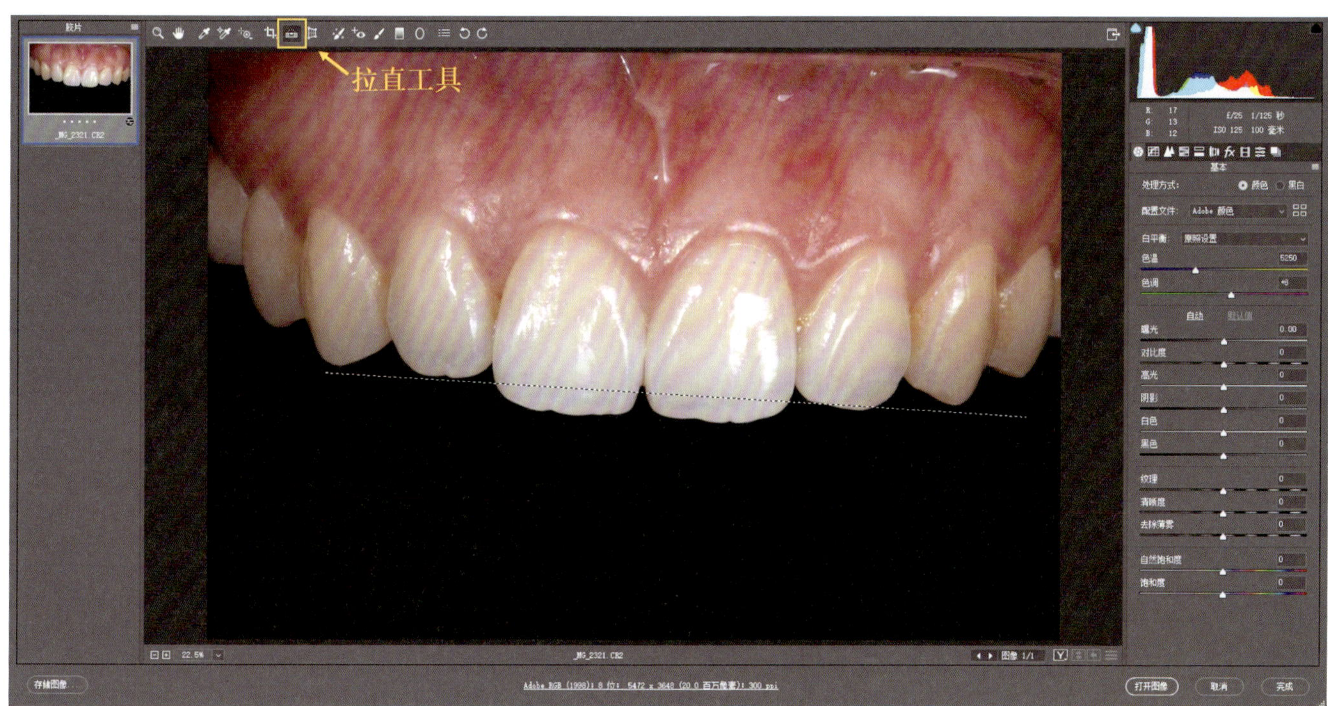


◎图 9-1-3　根据图片正确的水平方向拉直水平线

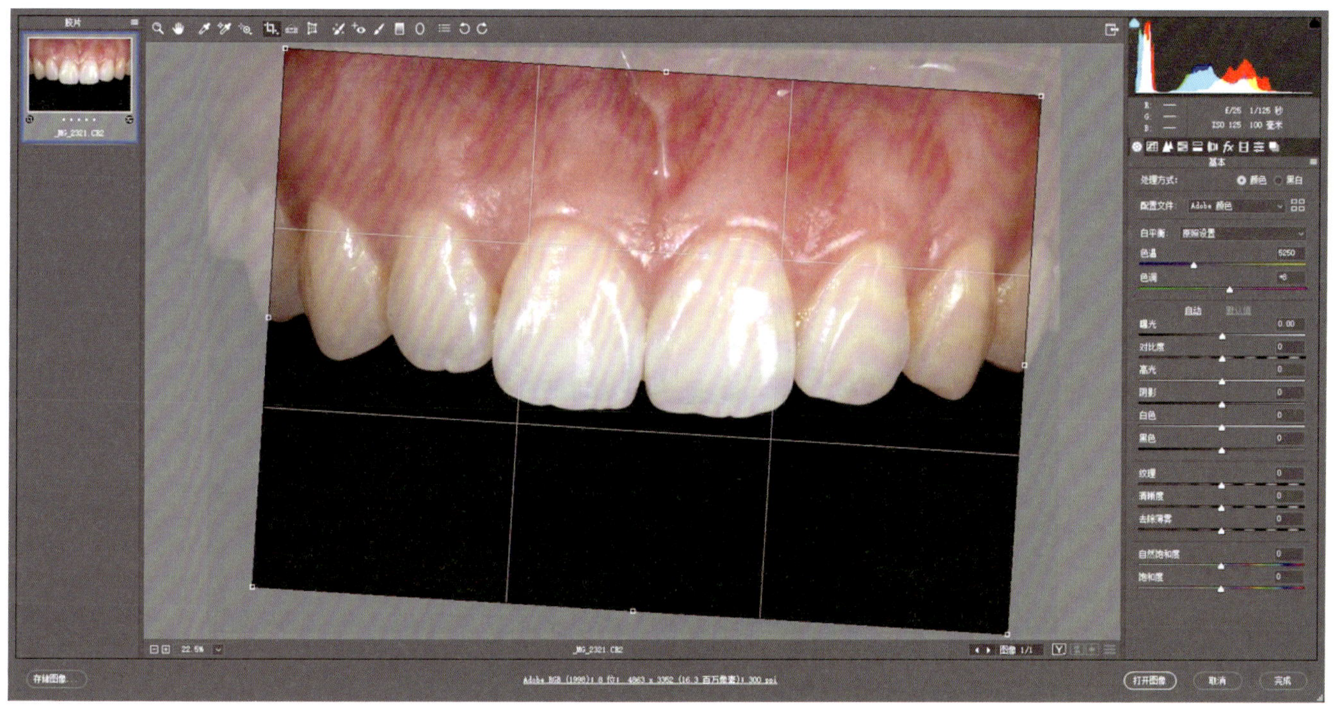

◎图 9-1-4　出现裁切框

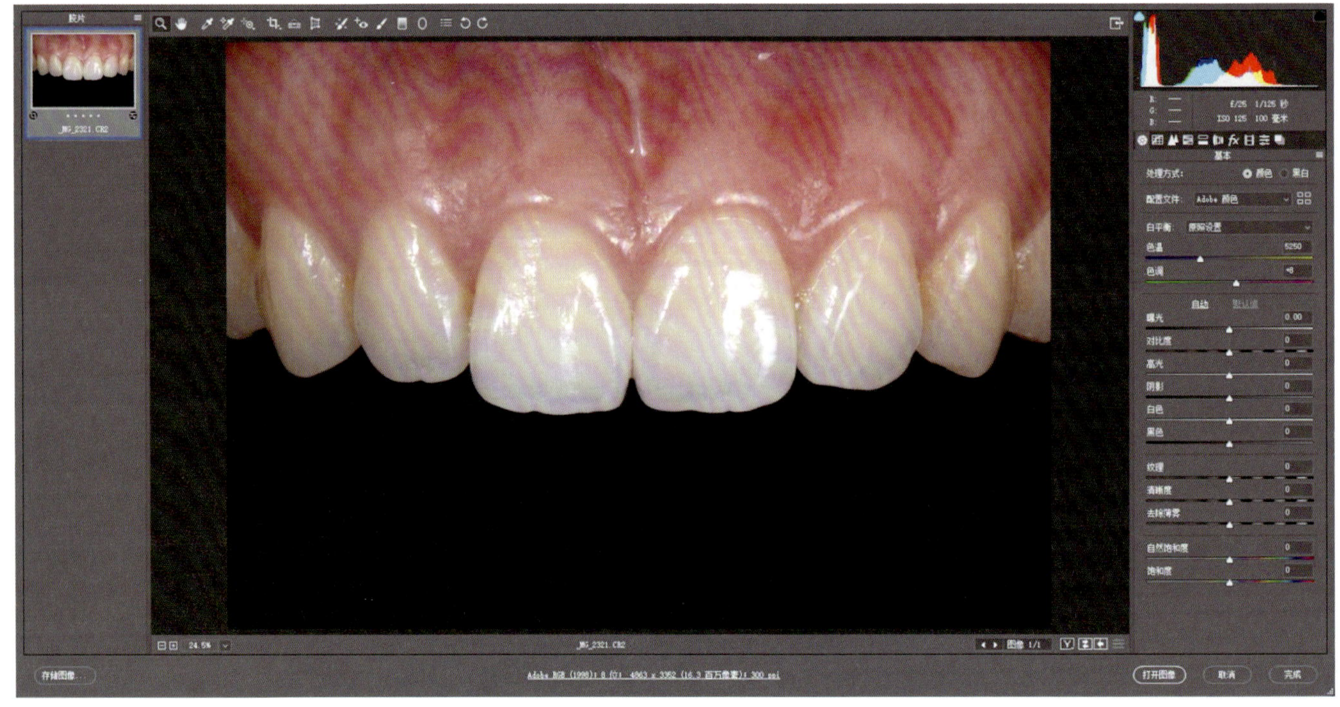


◎图 9-1-5 完成图像水平校正

**2. 裁剪与翻转图像**

（1）裁剪图像（视频 9-1-2）：前面章节讲过，为了给后期调整留下空间，可以在摸索适合自己的器材的拍摄参数时将拍摄范围略为扩大，这样在拍摄后可以通过小范围裁剪来保证影像的中心对称效果。因此，裁剪功能是一个非常常用的工具。需要再次提醒的是，拍摄时的范围扩大必须控制得很小，裁剪范围必须很小，否则会影响图像质量。

裁剪的具体操作步骤为：单击工具栏中的“裁剪工具”（图 9-1-6），使用鼠标框选住需要的画面范围，框选后点击四条边及四个角上的小方块对裁切框进行调整（图 9-1-7）。如果希望按照固定比例（如 16∶9）进行裁剪，可以长按“裁剪工具”，在下拉框中选择固定的比例，也可以通过“自定”输入其他比例完成裁剪（图 9-1-8）。如果单击“显示叠加”，裁切框中会出现九宫格线辅助裁剪（图 9-1-9）。完成裁切框调整后单击回车键，画面自动完成裁剪（图 9-1-10）。如果对裁剪的效果不满意，可以单击“清除裁剪”，就可以将画面恢复到裁剪前的原始状态。

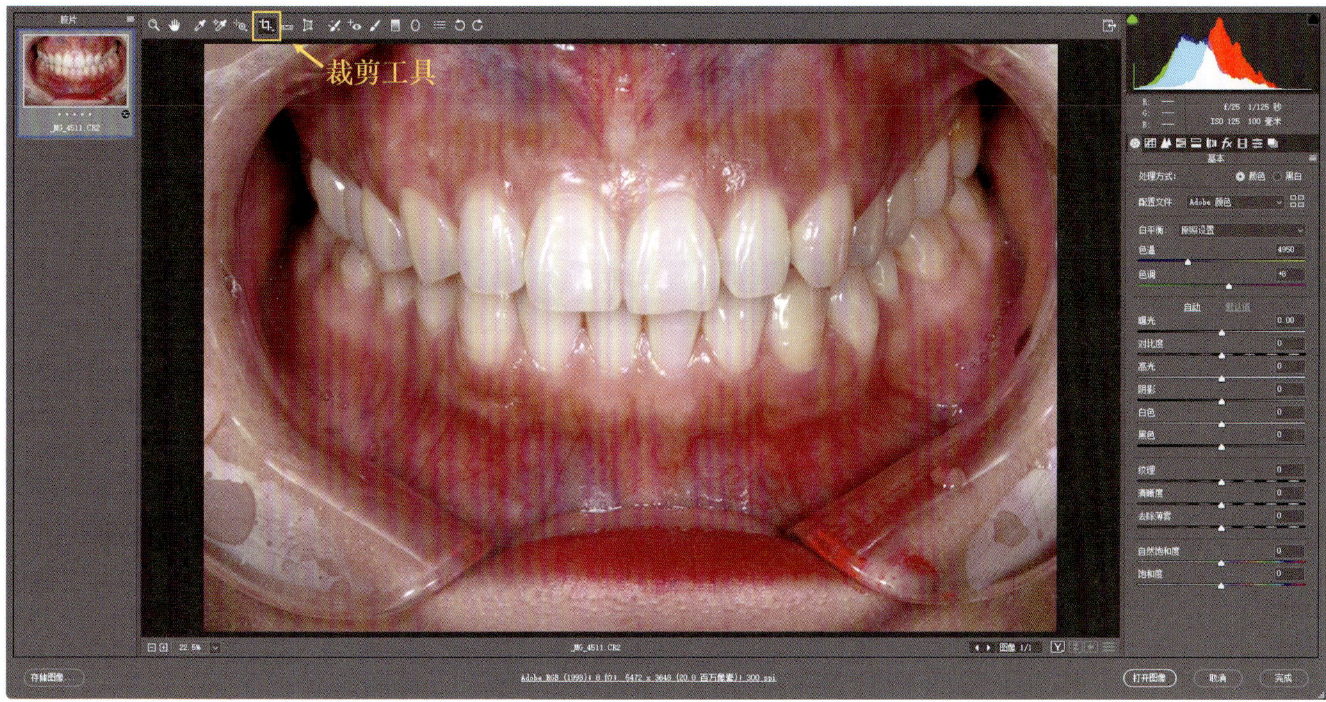


◎图 9-1-6　裁剪工具

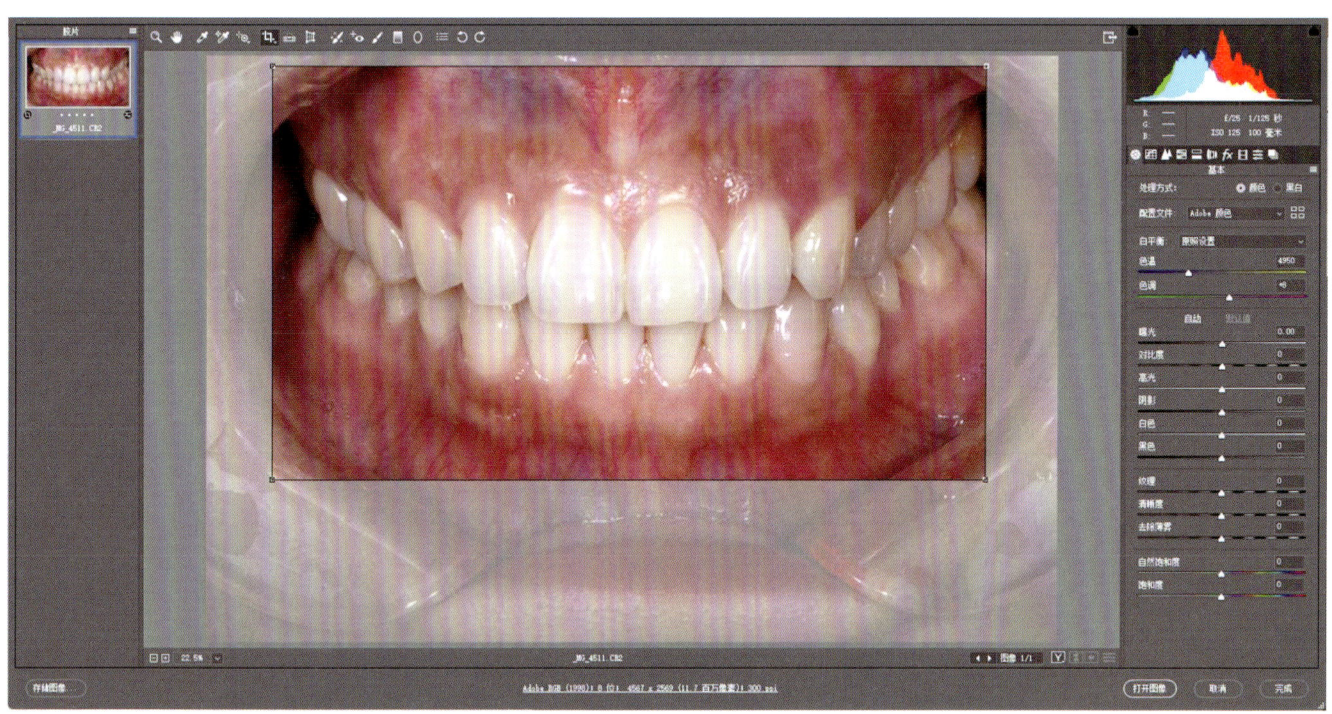

◎图 9-1-7　调整裁切框

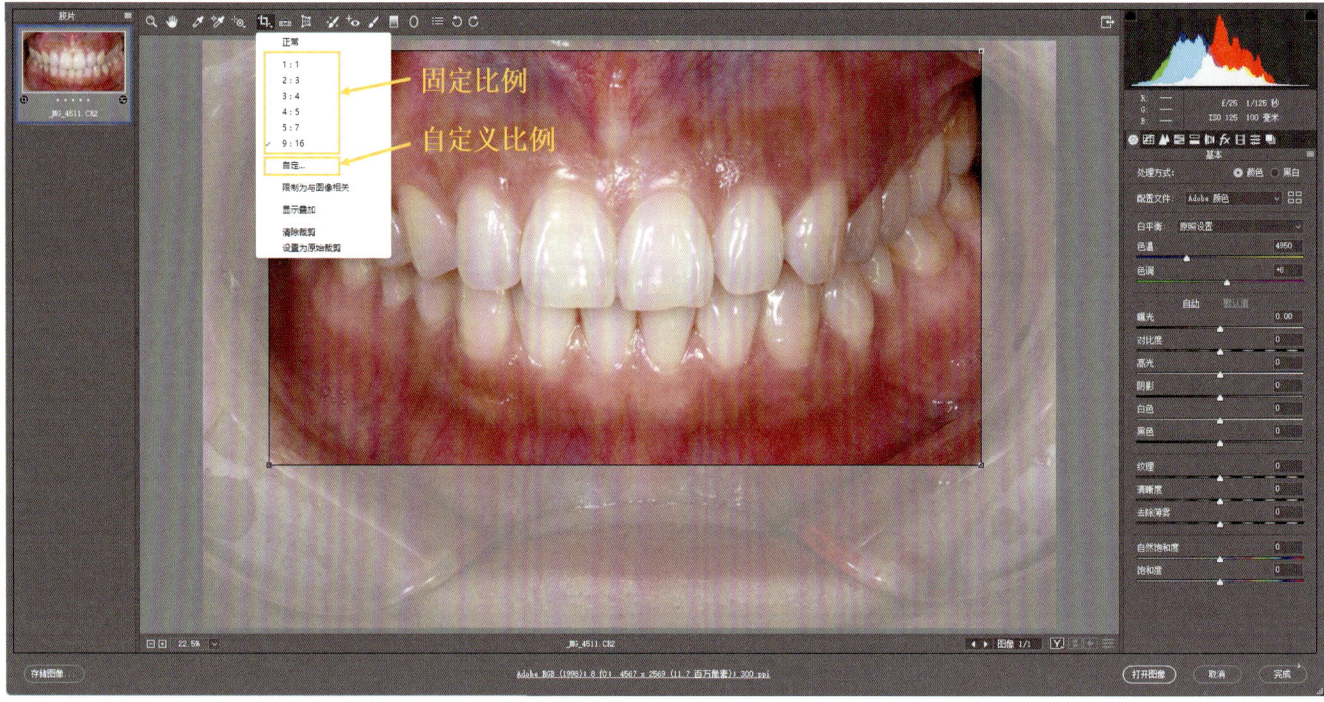


◎图 9-1-8　可对裁剪的比例进行设定

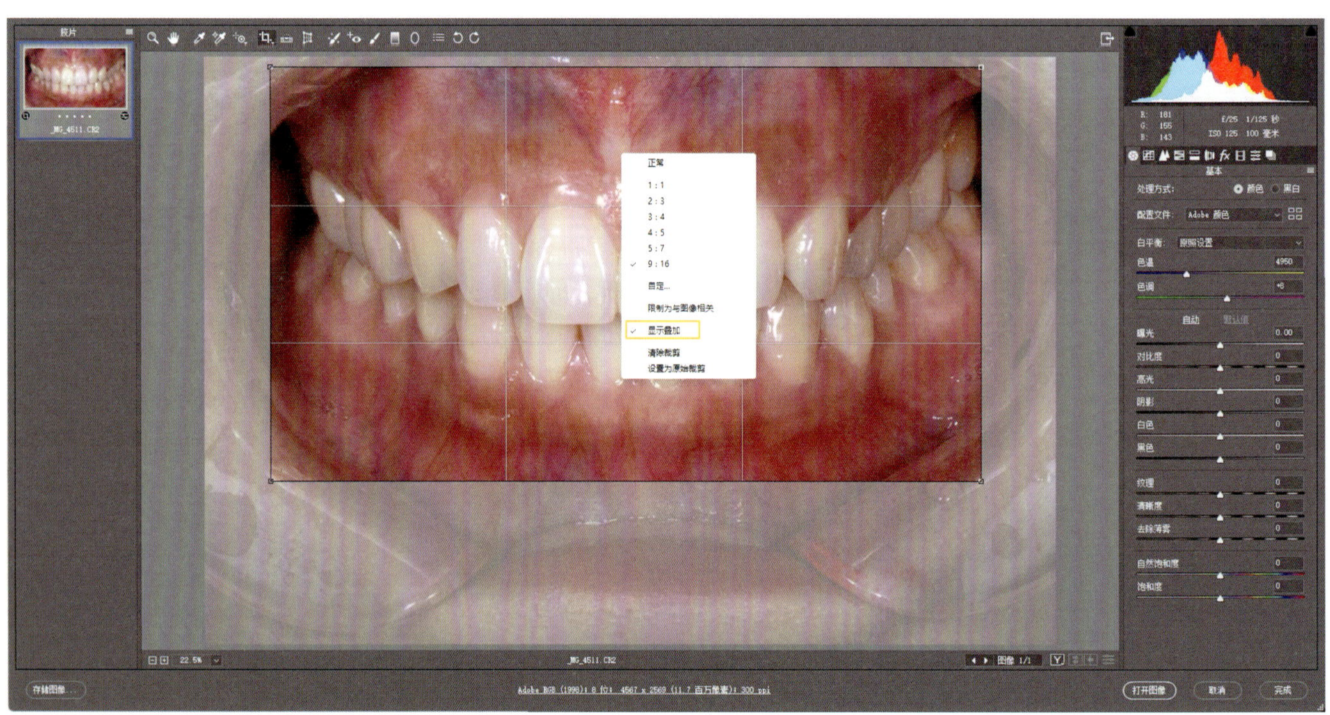

◎图 9-1-9　单击“显示叠加”，裁切框中会出现九宫格线

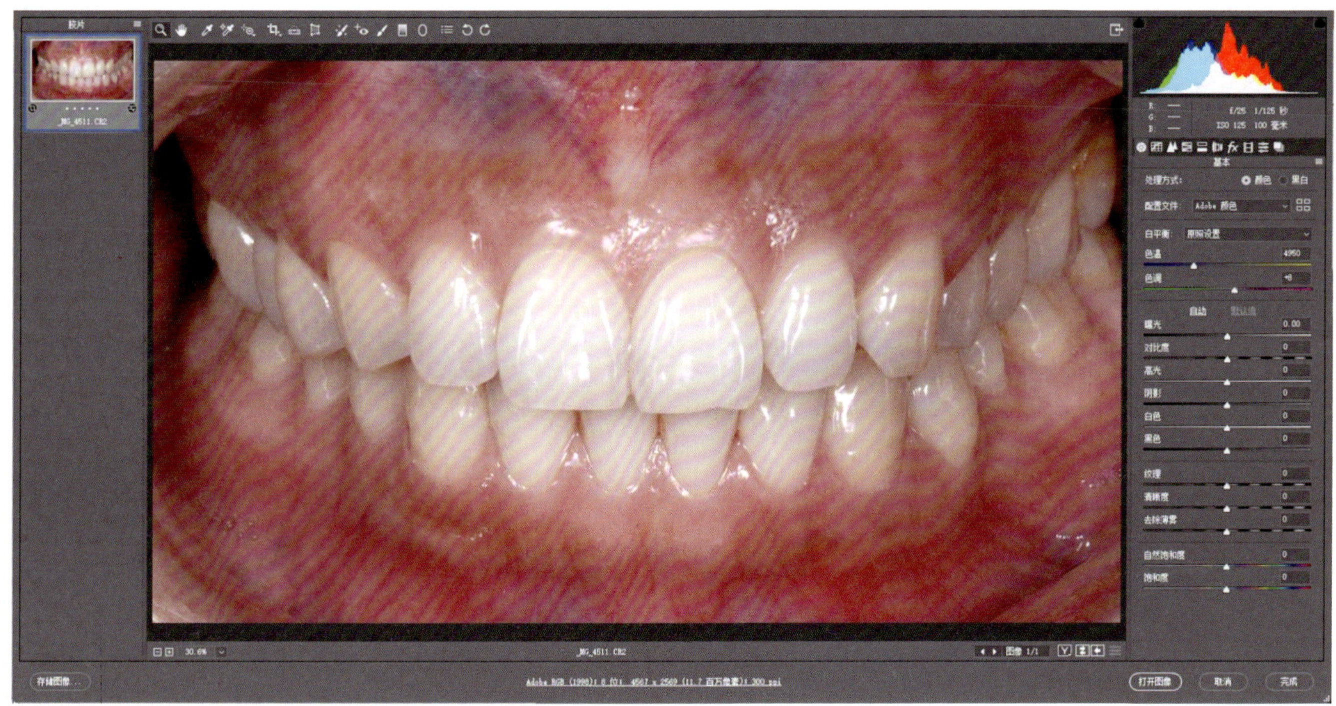

◎图 9-1-10　完成画面裁剪

（2）旋转与翻转图像：工具栏的右上角有两个按钮，分别为“逆时针（向左）旋转图像 90°”和“顺时针（向右）旋转图像 90°”（图 9-1-11）。如果画面需要进行 90° 旋转，可以单击以上按钮进行旋转（图 9-1-12，视频 9-1-3）。

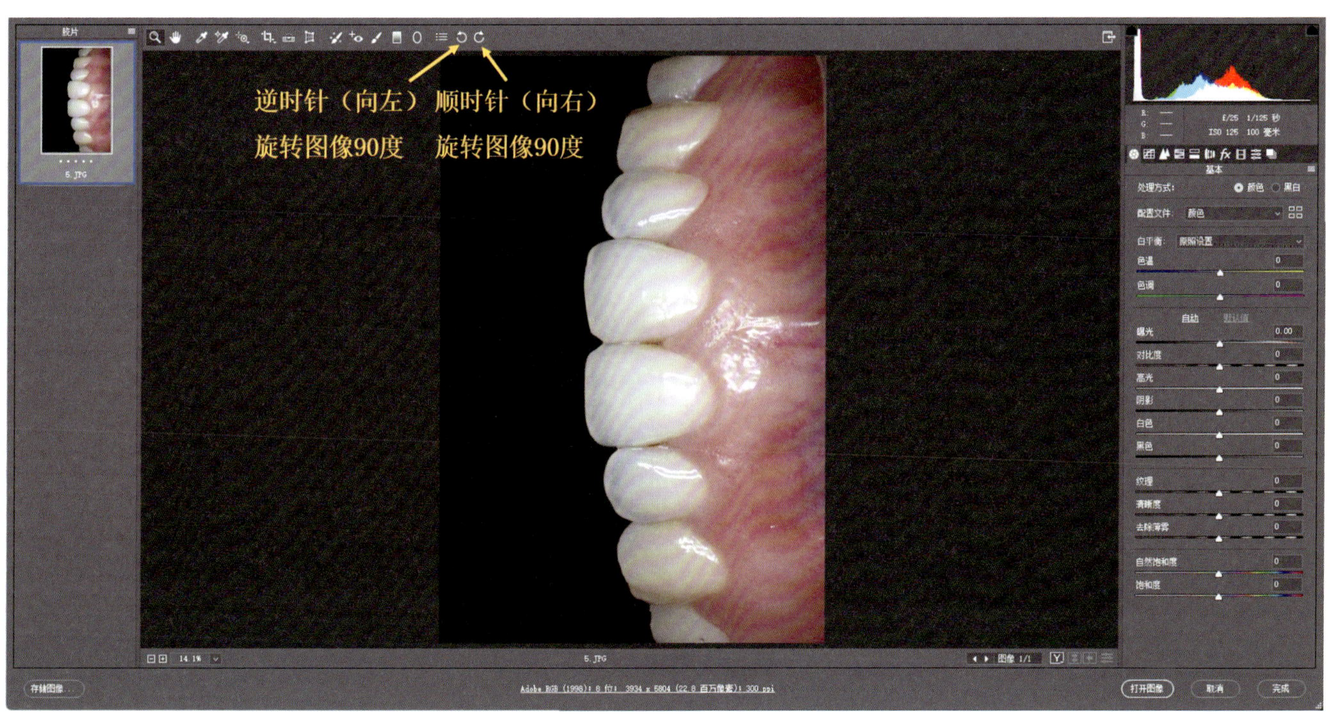


◎图 9-1-11　逆时针 / 顺时针旋转图像 90°

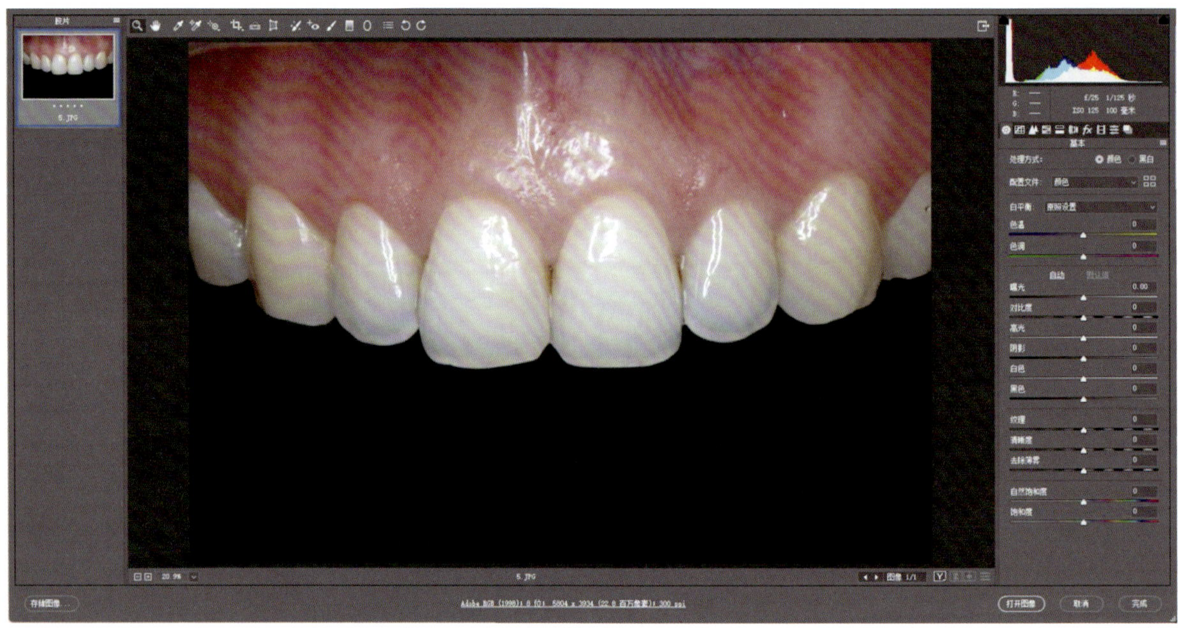

◎图 9-1-12　单击“逆时针旋转图像 90°”后的画面

另外，采用反光板拍摄的各种影像都会存在左右翻转、上下翻转的问题，需要进行水平或垂直翻转。如果图像需要水平翻转，按住“Alt”键，此时“逆时针（向左）旋转图像 90°”按钮自动变为“水平翻转图像”（图 9-1-13），单击该按钮，画面自动水平翻转（图 9-1-14）。如果图像需要垂直翻转，则按下“Alt”键，“顺时针（向右）旋转图像 90°”按钮自动变为“垂直翻转图像”，按照同样流程可完成画面垂直翻转（视频 9-1-4）。

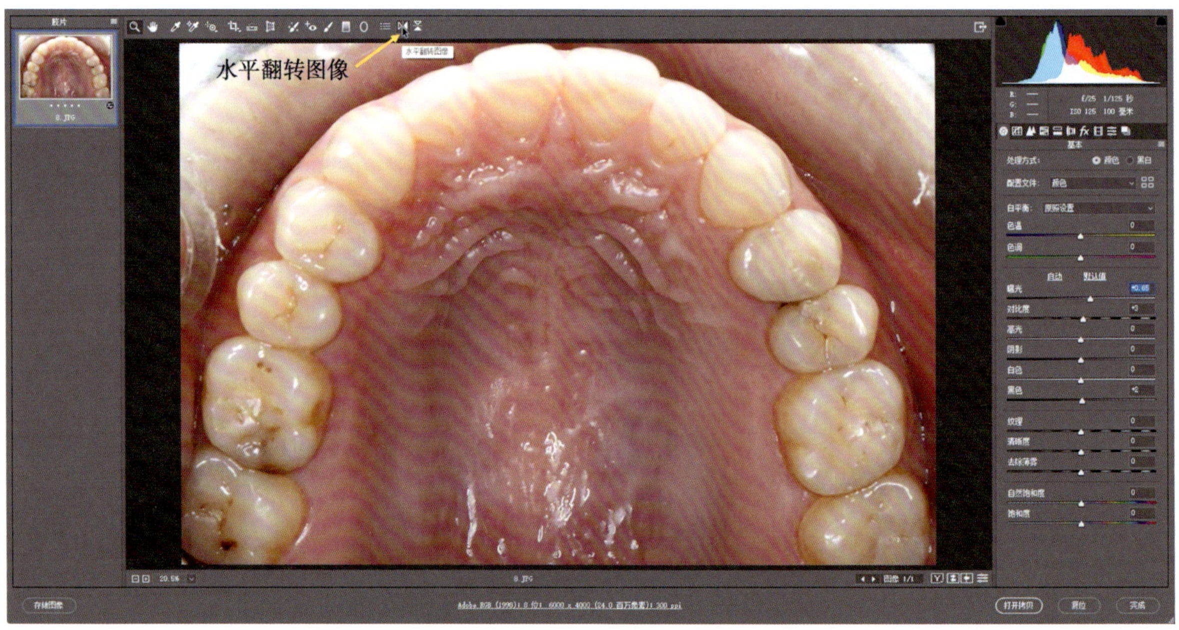


◎图 9-1-13　按住“Alt”键后，“逆时针（向左）旋转图像 90°”按钮变为“水平翻转图像”

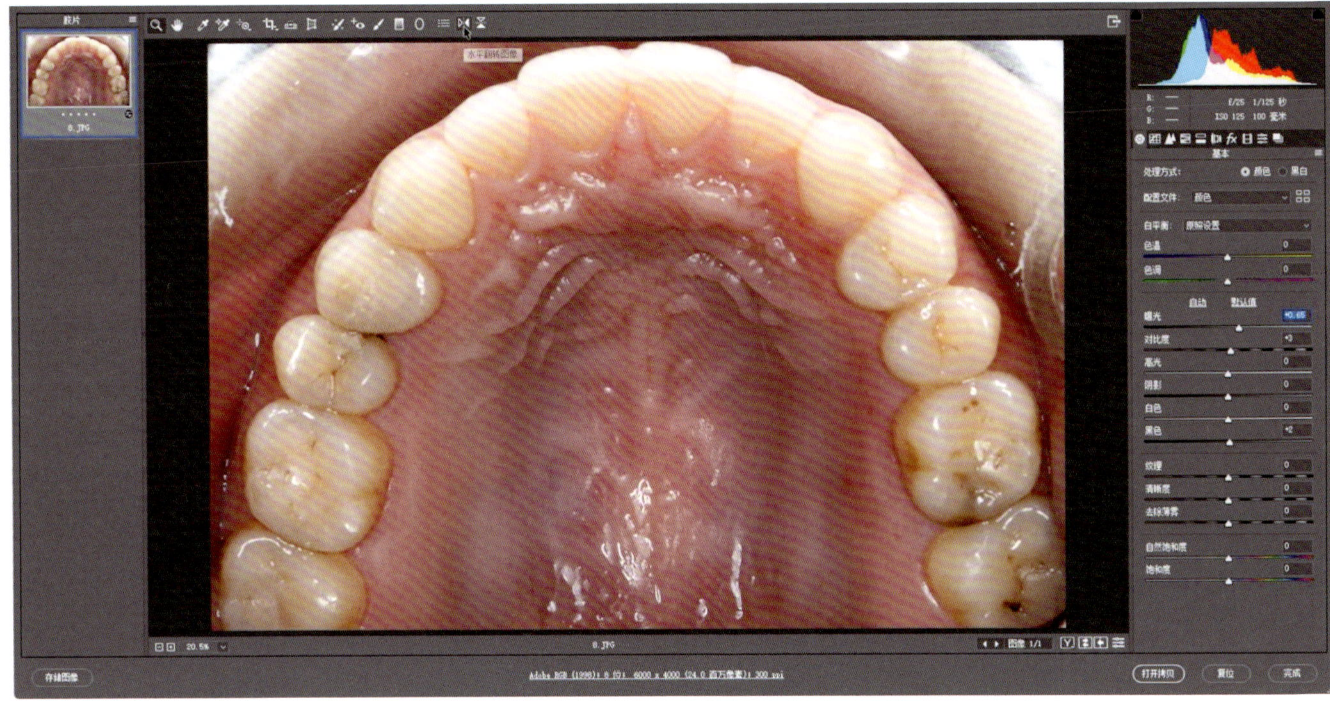

◎图 9-1-14　图像水平翻转后

（三）使用 Camera Raw 完成曝光、色温参数的调整

使用 Camera Raw 工具可对照片的曝光、色温等参数进行调整。当一些非常重要、不能再次拍摄的影像存在某些问题（如轻微过曝、欠曝或白平衡设置不正确）时，我们可以在不影响真实性的前提下，对其进行亡羊补牢式的调整。

**1. 画面曝光的调整**　当照片轻微过曝或欠曝时，可以通过在 Camera Raw 中的曝光调整拉回。但如果画面严重欠曝，暗部细节会丢失，强行提亮照片会导致画面出现大量噪点，降低画质效果；如果画面严重过曝，高光细节会丢失，这种情况是无法通过后期来恢复照片中的细节。因此在拍摄环节就要保证曝光在正常范围内，不要过度依赖后期调整。

具体的曝光调整操作过程为：在“曝光”栏中拖动滑杆进行调整，向右拖动为增加亮度，向左拖动为降低亮度（图 9-1-15）。通过目测结合右上角的直方图判断曝光是否调节到位（图 9-1-16，视频 9-1-5）。

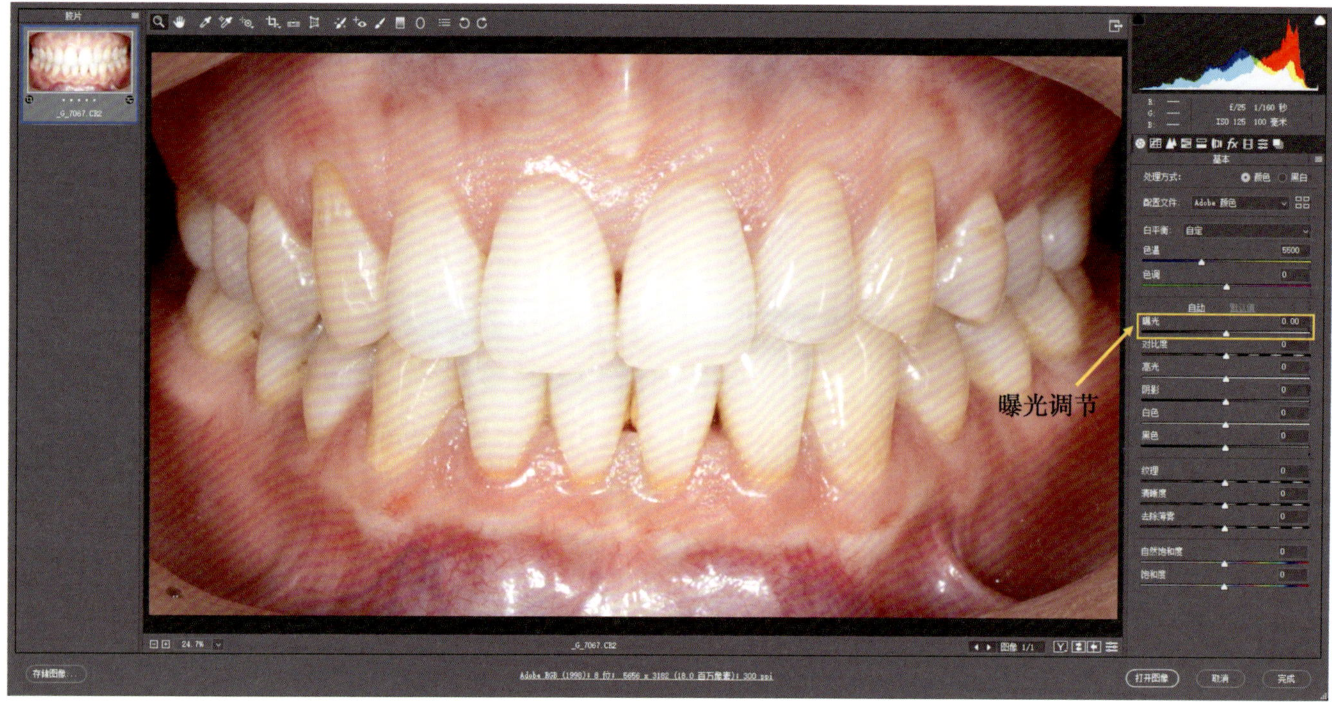


◎图 9-1-15　拖动滑杆，对过曝图像的曝光进行调节

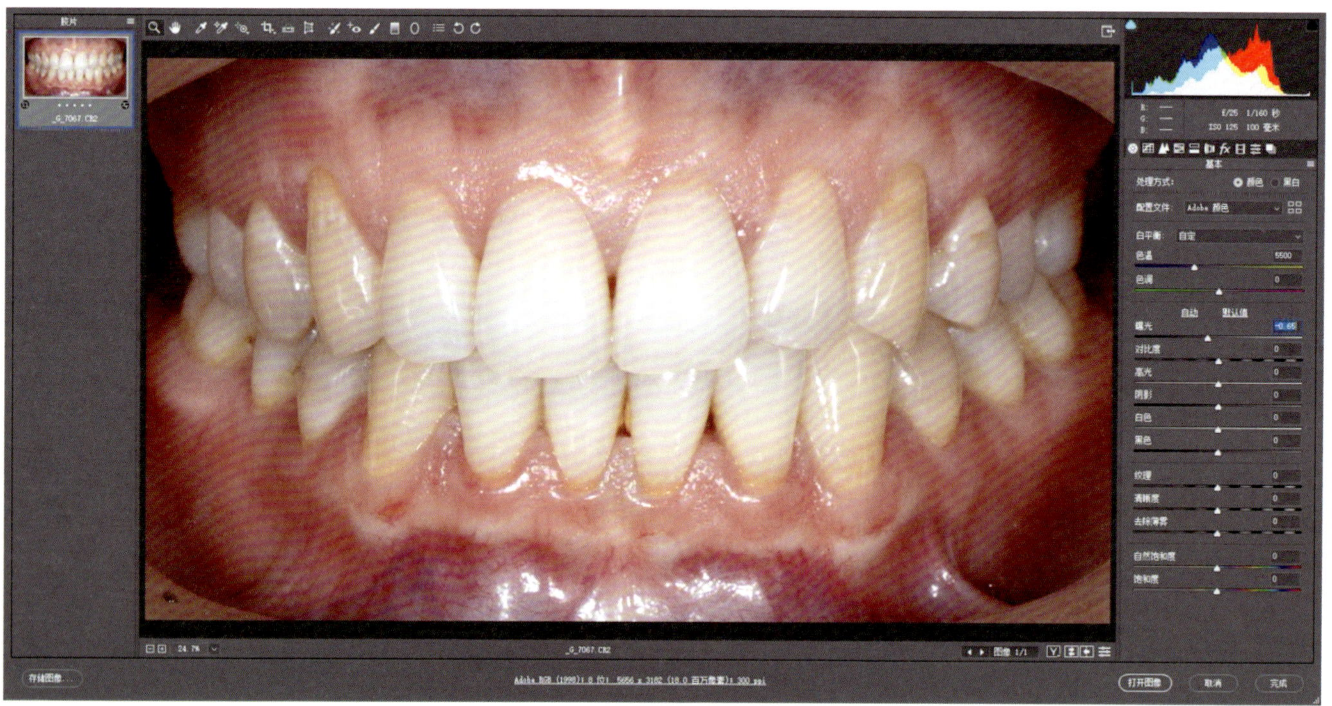

◎图 9-1-16　图像曝光调节后

**2. 画面色温的调整**　如果拍摄时白平衡设置不正确，照片呈现的色温与实际情况差异较大（图 9-1-17），可以通过“色温”进行调整。如果照片存储格式为 RAW 格式，对其进行色温调整等同于拍摄前在相机中直接设置的效果；如果照片为 JPEG 格式，重新设置的调整空间就极为有限了。

调整 RAW 文件的色温时，可以在白平衡旁的下拉框中，选择合适的白平衡模式，通常选择“闪光灯白平衡”即可（图 9-1-18），画面即可恢复为正常色温状态（图 9-1-19）。也可以拖动色温滑杆来调整色温，向右拖动可使色温偏暖，向左拖动可使色温偏冷，通常口内摄影的白平衡设置在 5 500K 左右，使用者可根据具体情况进行细微调整（视频 9-1-6）。

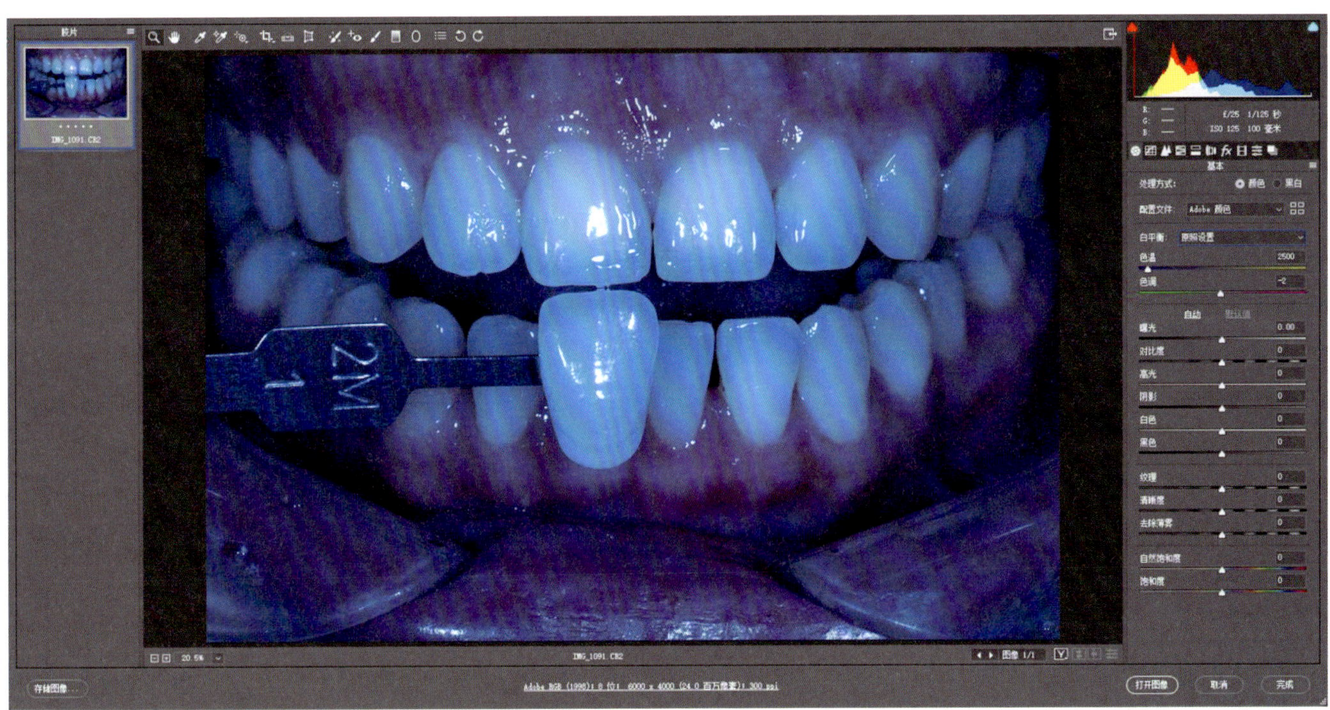


◎图 9-1-17　拍摄时白平衡设置不正确，导致画面过于偏冷

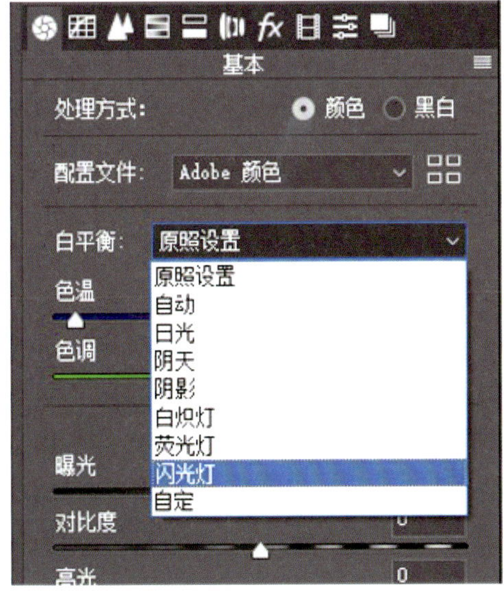


◎图 9-1-18
在白平衡旁的下拉框中，选择“闪光灯白平衡”

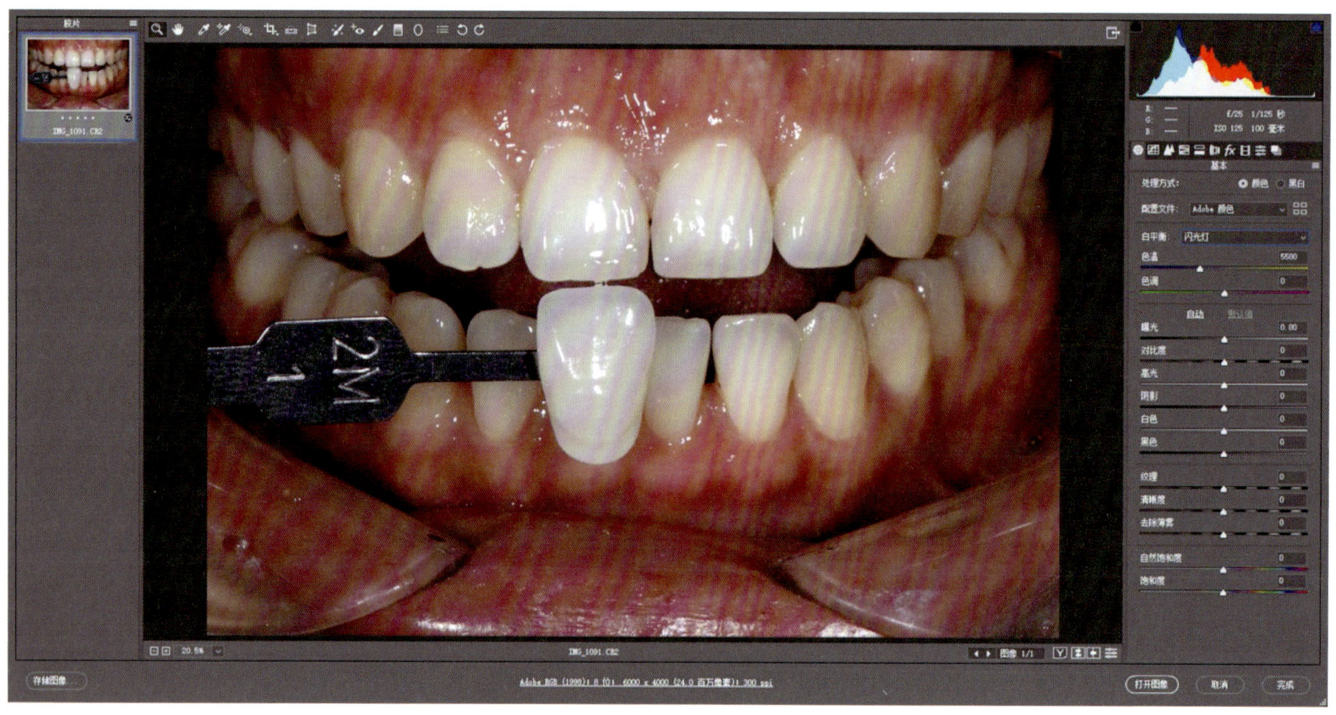


◎图 9-1-19 设置为“闪光灯白平衡”后，色温恢复正常

调整 JPEG 文件的色温时，白平衡旁的下拉框中就只有“自动”和“自定”两种选项，调整色温滑杆时，也没有明确的 K 值，只能依据肉眼判断来进行白平衡的调整。

（四）图像中污点的去除

当我们更换镜头时，空气中的灰尘和污垢有可能进入相机内部，并在传感器上留下痕迹。传感器中的灰尘会在图像中造成小污点，影响画面效果。在不影响医学图像记录的真实、准确性的前提下，可以使用“污点去除”工具，对微小的污点进行去除。当然，如果图像中存在大量污点，应及时请专业维修人员清理相机传感器。

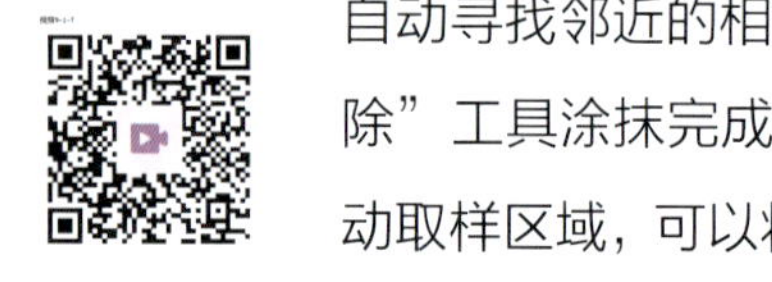

污点的去除方法为：单击“污点去除”按钮（图 9-1-20），在画面中的污点处进行涂抹，软件会自动寻找邻近的相近颜色区域进行填充。如果自动取样的点不理想，可以手动改变。当用“污点去除”工具涂抹完成后，画面中会出现一个红圈和一个绿圈（图 9-1-21）。红圈是原始区域，绿圈是自动取样区域，可以将绿圈进行拖动，来改变取样区域，以达到去除污点的效果（图 9-1-22，视频 9-1-7）。

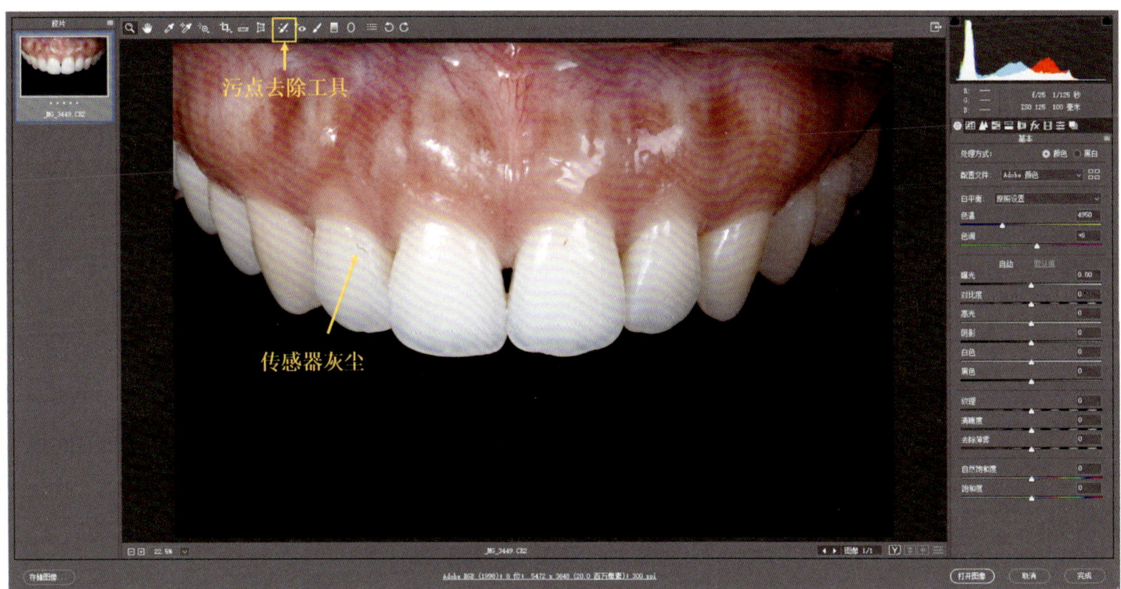


◎图 9-1-20
使用“污点去除”工具去除画面中的污点

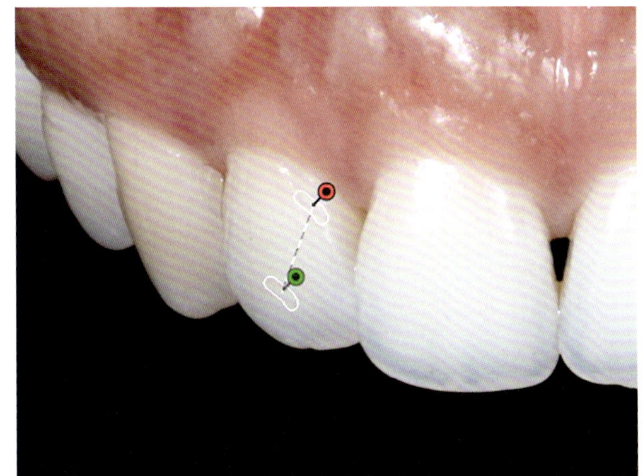

◎图 9-1-21
用“污点去除”涂抹后，软件会寻找相近颜色进行填充

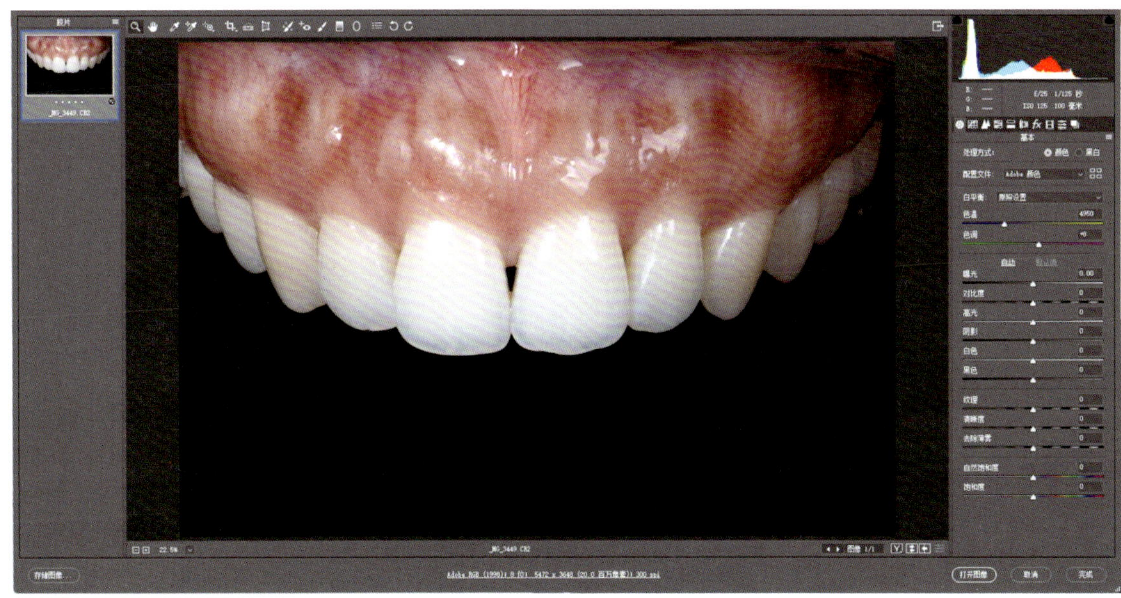

◎图 9-1-22
去除污点后

### （五）用于医技沟通的特殊图像处理

医师在进行美学区间接修复时，在医技沟通的过程中常需要通过拍摄比色照片，把天然牙的明度、色调、饱和度、半透明度等颜色信息准确地传递给技师。为了帮助技师更好的分析色彩，可在后期过程中对照片进行色彩调整。

比色照片通常为彩色照片，为了便于技师分析牙齿的明度信息，排除饱和度、色调的影响，可在后期过程中将照片转为单色。具体操作流程为：在“基本”面板中，在配置文件的下拉菜单中选择单色（图 9-1-23），就可以将照片一键转换为黑白效果（图 9-1-24，视频 9-1-8）。

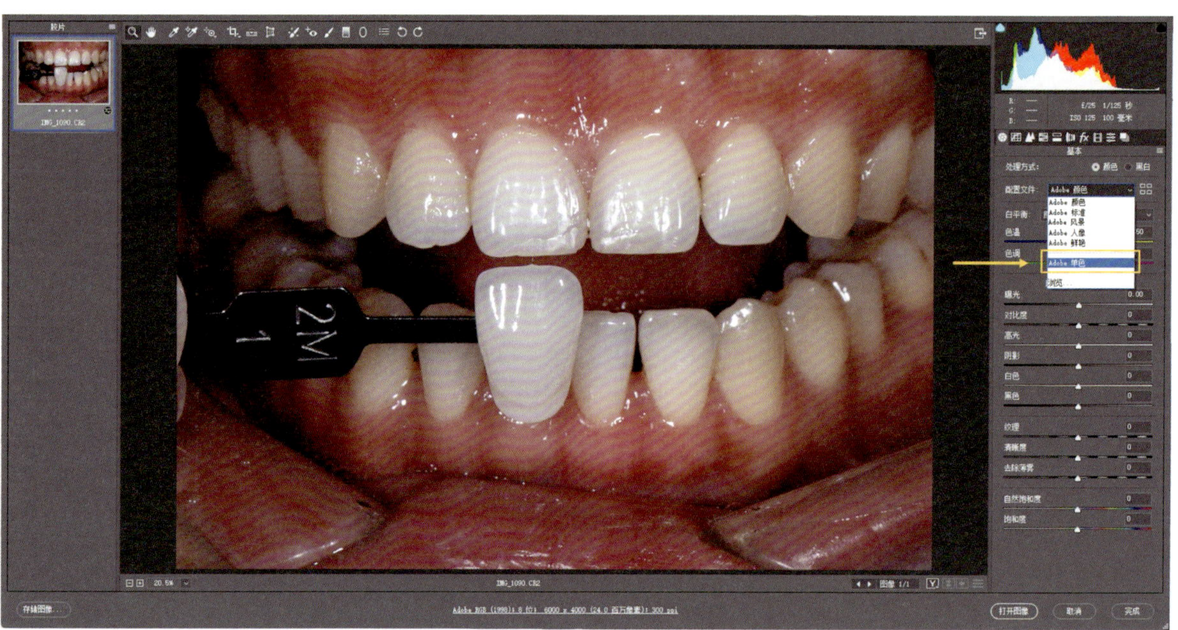

◎图 9-1-23　在“基本”面板中，在配置文件的下拉菜单中选择单色

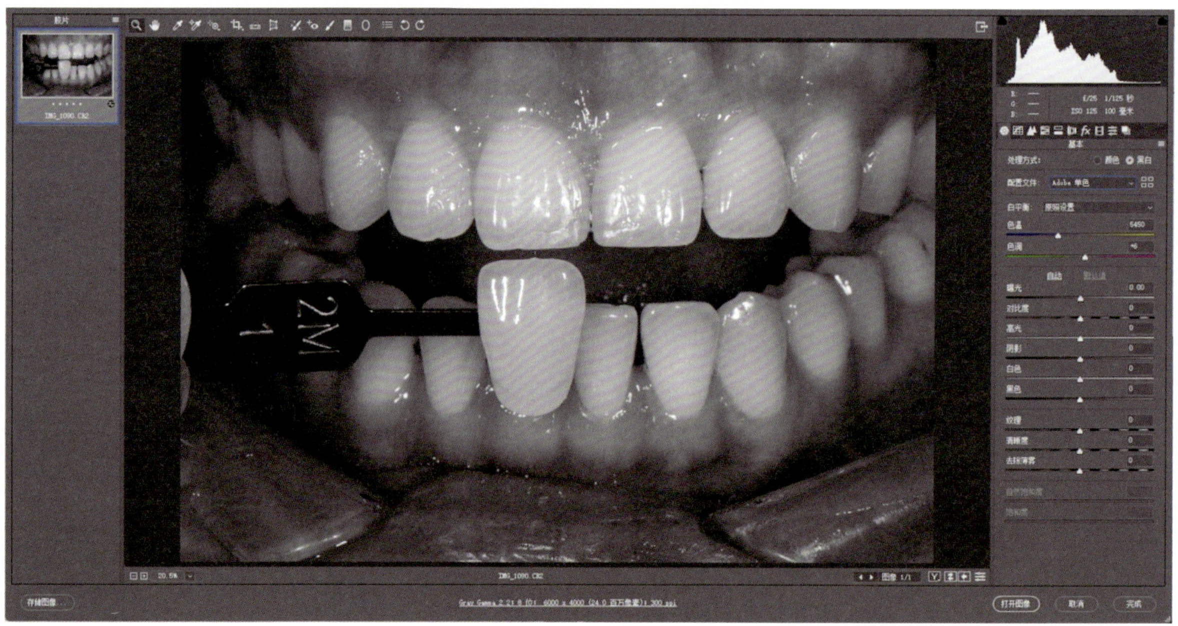

◎图 9-1-24　照片转为单色，有利于观察明度

为了便于技师分析牙齿的色调、饱和度、半透明性与牙齿表面纹理，可在后期过程中调整照片的对比度、清晰度、纹理等信息。具体操作流程为：在“基本”面板中，对图片的自然饱和度、清晰度、纹理等进行调整，能够将肉眼容易忽略的信息呈现得更为鲜明（图 9-1-25，图 9-1-26，视频 9-1-9）。

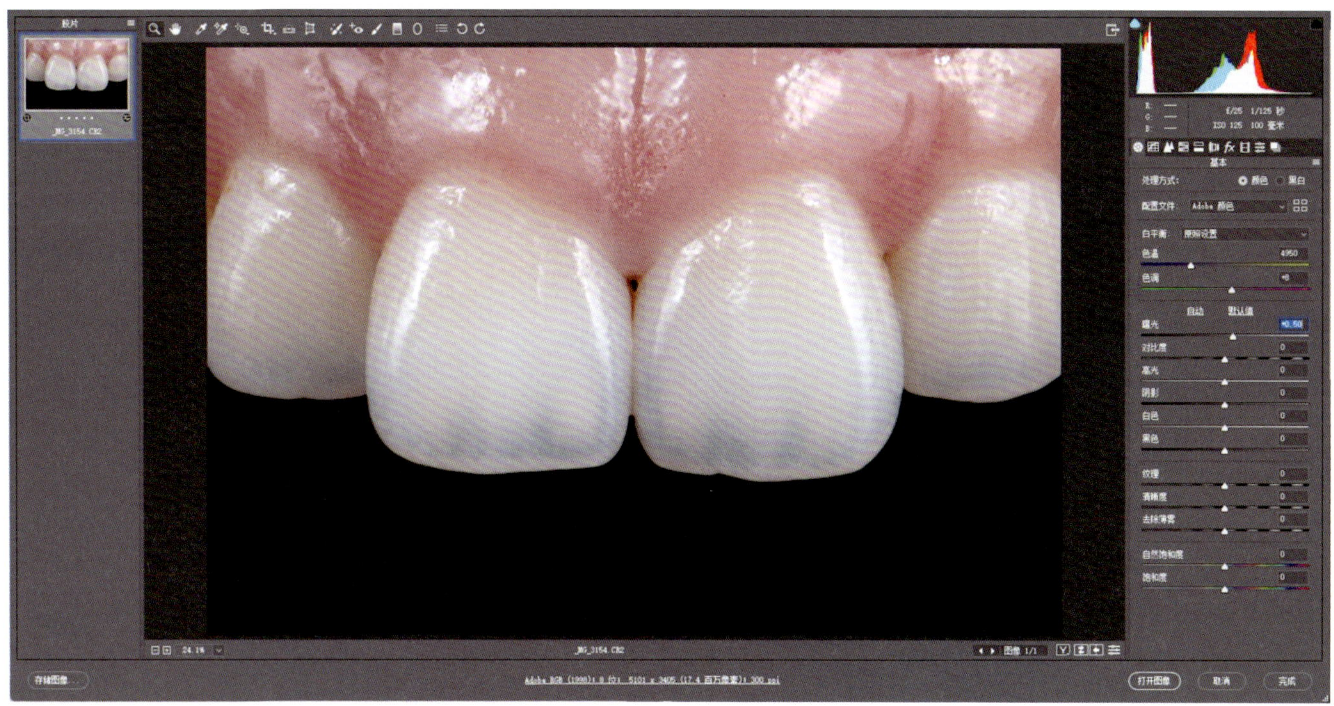

◎图 9-1-25　原图中可以观察到牙齿的半透明性

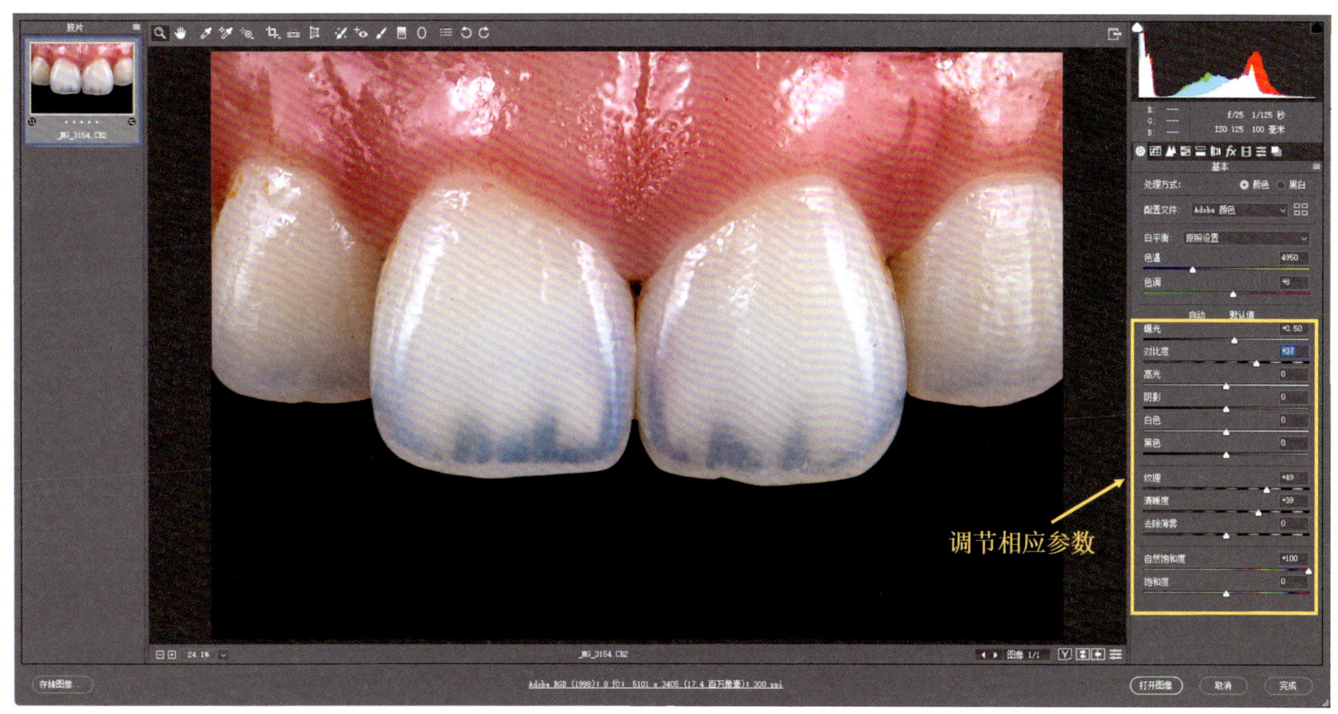


◎图 9-1-26　调节相应参数，使牙齿的半透明性更加鲜明

### （六）多幅图像批量处理及保存

Camera Raw 的一大优势在于可以批量处理和存储多幅图像。在拍摄口腔照片时，经常会拍摄多张照片，如果存在某些共性问题（如曝光、白平衡问题），一张一张地进行后期处理，会耗费很多时间。借助 Camera Raw 的批量处理功能，可以对同期拍摄、相同参数的照片进行批量处理和批量保存，大大提高工作效率。

在处理多幅图片时，首先点击 Photoshop 工作栏的文件 - 打开，选中需要处理的所有图片，在 Camera Raw 中批量打开所有照片（图 9-1-27）。完成对其中一张图片的调整后，按 Ctrl + A 组合键全选所有照片，然后单击右键，选择“同步设置”，则能够对其他图片进行同样的处理，非常高效（图 9-1-28）。

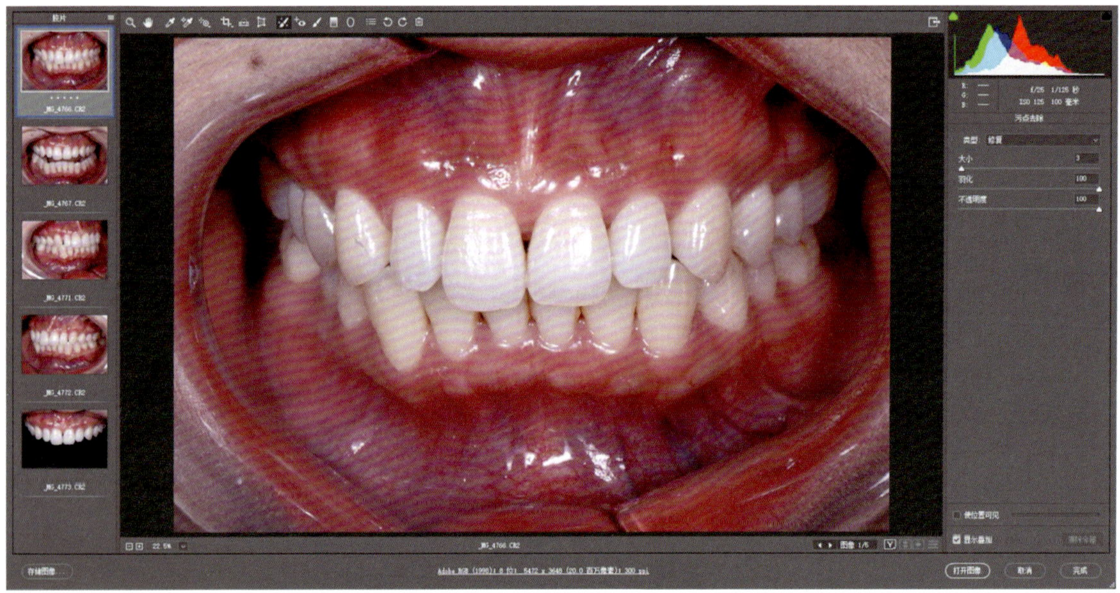

◎图 9-1-27 同期拍摄的一组照片，均存在色温、色调的偏差

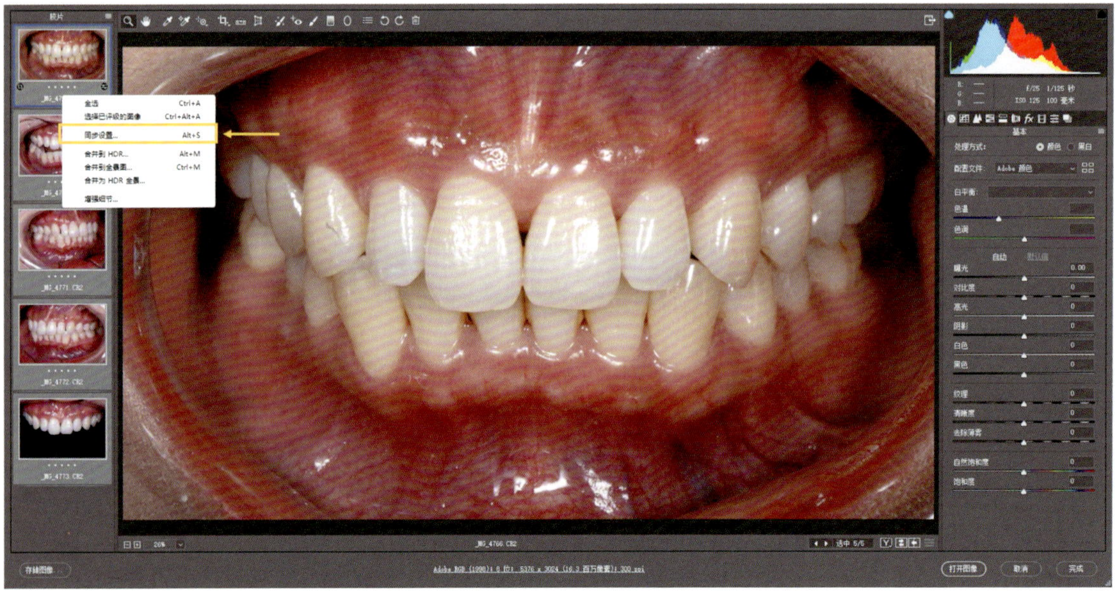

◎图 9-1-28 完成对其中一张图片的调整后，对其他照片进行“同步设置”

使用 Camera Raw 存储处理后的图像也非常方便，且不会覆盖初始的图像。如果处理的是单幅图像，在处理结束后，可点击“存储图像”完成存储。如果处理的是多幅图像，可在完成所有处理后全选所有图像，点击界面左下角的“存储图像”，批量保存处理后的图像（图 9-1-29）。对文件进行命名，点击“存储”后软件会对所有照片以“文件名 _ 编号”的形式自动编码排序，无需一张一张进行保存，非常高效（图 9-1-30，视频 9-1-10）。

如果使用 Camera Raw 完成后期处理后，还需要在 Photoshop 主界面中对画面进行调整，可暂不保存图像，点击界面右下角的“进入图像”，就可以在 Photoshop 主界面中打开图像。

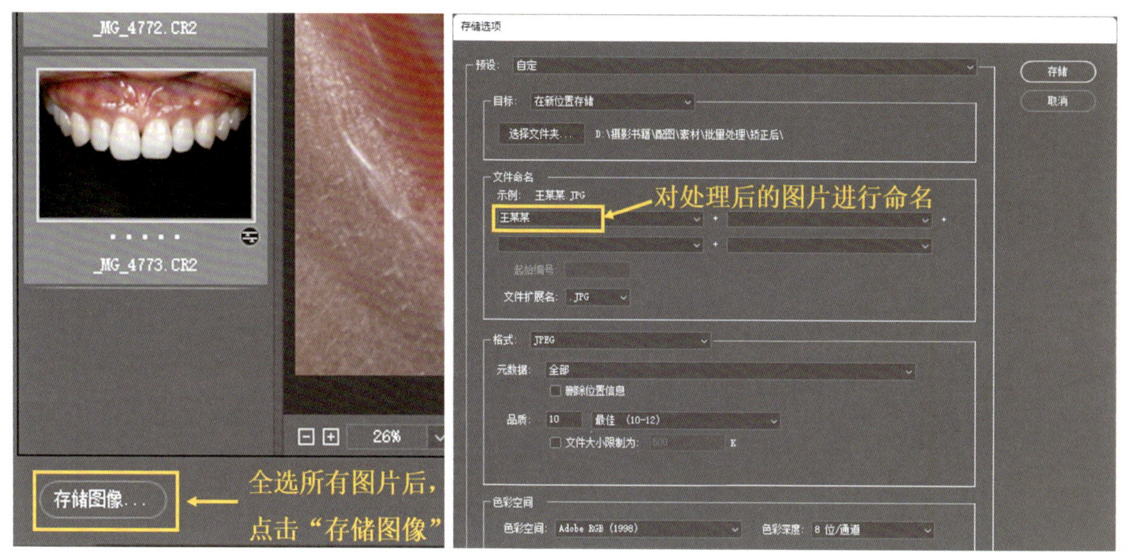


◎图 9-1-29　批量保存所有图片

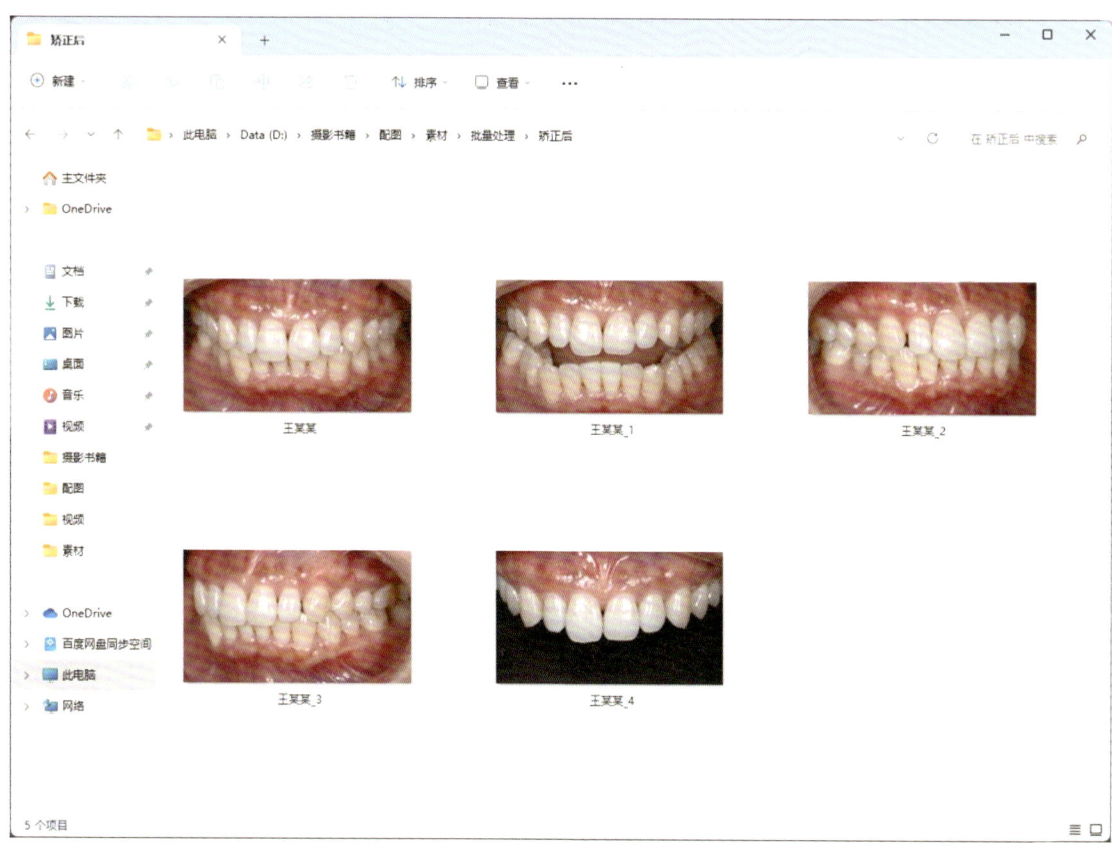


◎图 9-1-30　软件对所有照片以“文件名 _ 编号”的形式自动编码排序

## 三、Photoshop 主界面功能与应用

Photoshop 的主界面分为 3 个部分，上面为主菜单栏，左边为常用工具箱，右边为功能区域（图 9-1-31）。由于大部分后期工作可在 Camera Raw 中完成，在 Photoshop 主界面中需要进行的处理并不多，下文将对最常用的口内照片黑背景、人像照片白背景的处理方式进行介绍。

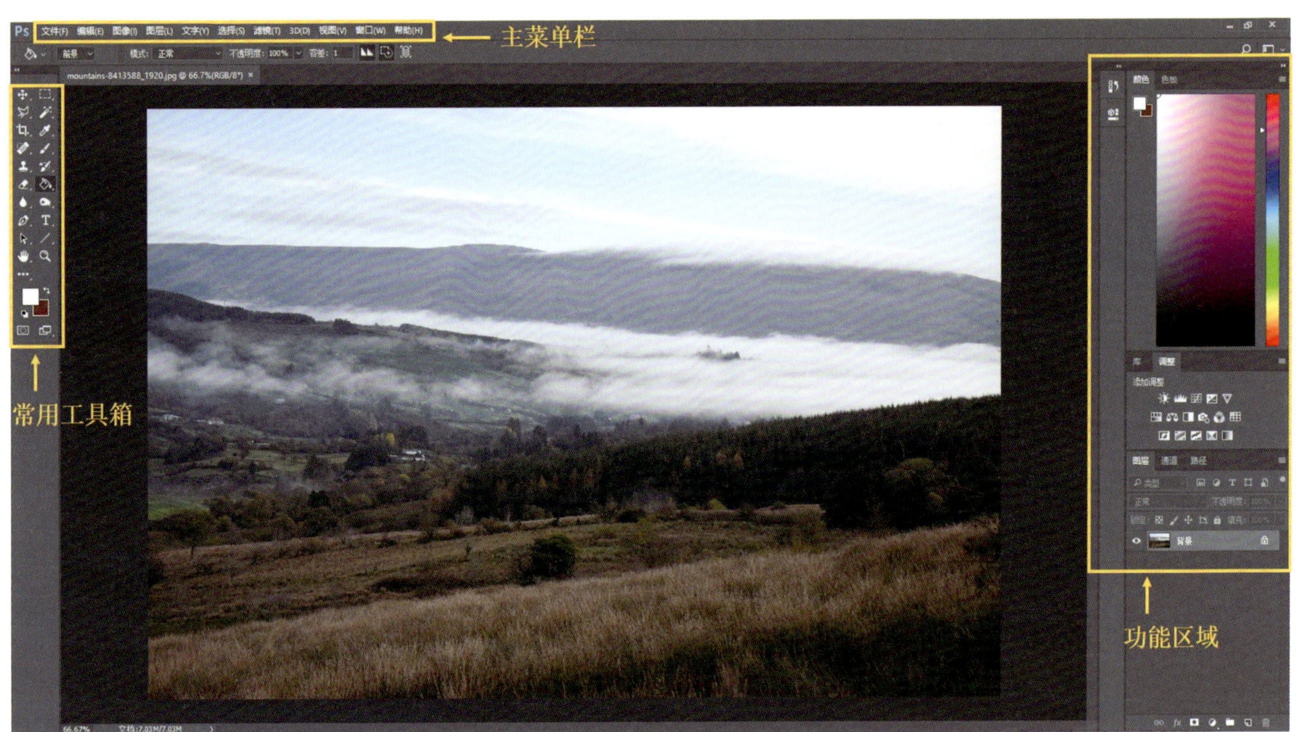


◎图 9-1-31　Photoshop 主界面

### （一）对口内照片黑背景颜色的处理

在口腔美学治疗中，黑色背景板影像是反映美学效果的重要影像，应用黑色背景板可以遮挡不必要的部分，使画面简洁明了。应用良好的黑色背景板，在适当的角度下拍摄，可以直接获得理想的接近纯黑色的背景效果。

但是当黑色背景板反复消毒后，颜色又可能已经逐渐变成深灰色，影像背景的明度就会有所升高；或者由于患者张口度等问题造成背景板角度不十分理想，可能会造成背景板有少量反光（图 9-1-32）。在这些情况下，可以在 Photoshop 软件中对背景颜色进行简单处理，在不影响影像真实性、科学性的前提下改善影像的效果。

由于采用黑色背景板拍摄的照片通常具有背景和主体反差比较大的特点，因此最简单的方法就是采用“魔棒”工具、“油漆桶”工具和“画笔”工具来进行处理；使用“魔棒”工具对黑色背景

进行选取，然后新建图层，点击打开拾色器后选择前景色为纯黑色；在选区应用“油漆桶工具”，可以将大部分区域变成纯黑色（图 9-1-33）；然后取消选择，应用“画笔”工具将少量遗留色块涂染成为黑色，就可以获得纯黑色背景的影像（图 9-1-34，视频 9-1-11）。

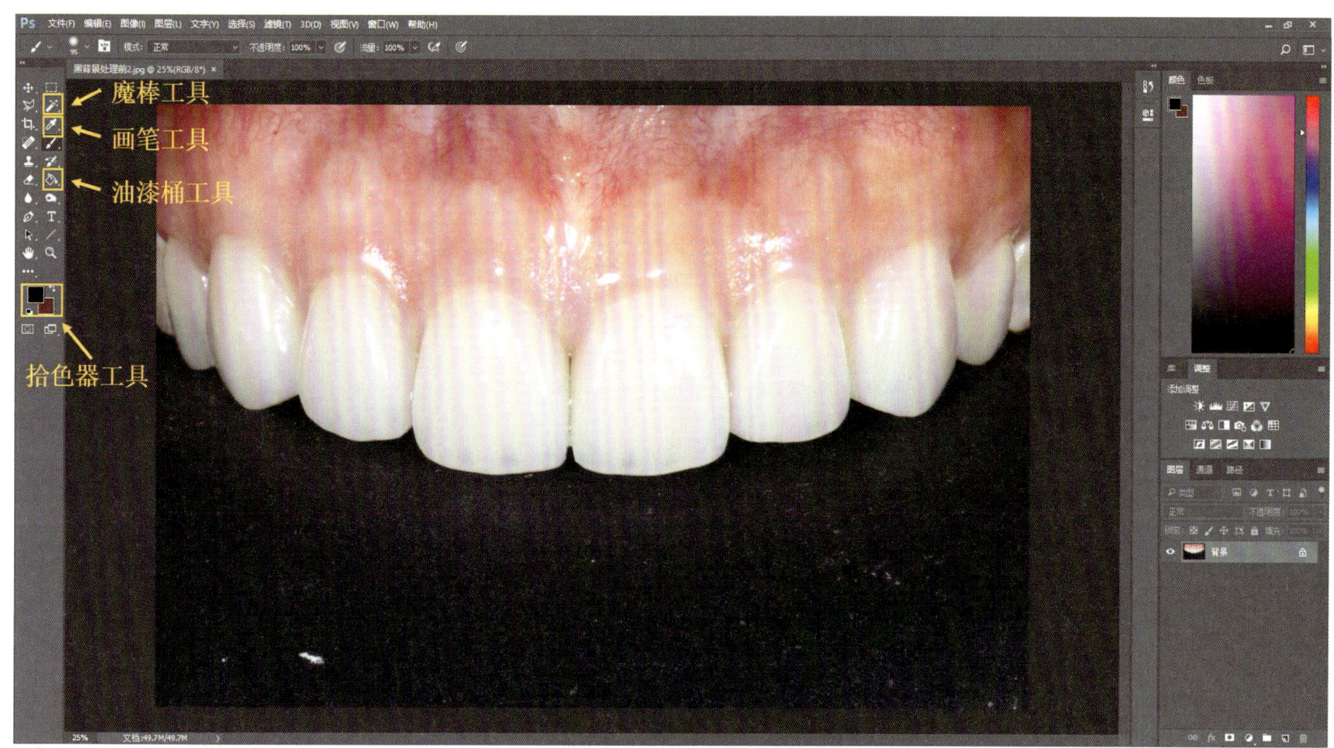


◎图 9-1-32 黑色背景存在一定缺陷的影像，工具栏中为油漆桶、画笔、魔棒及拾色器工具

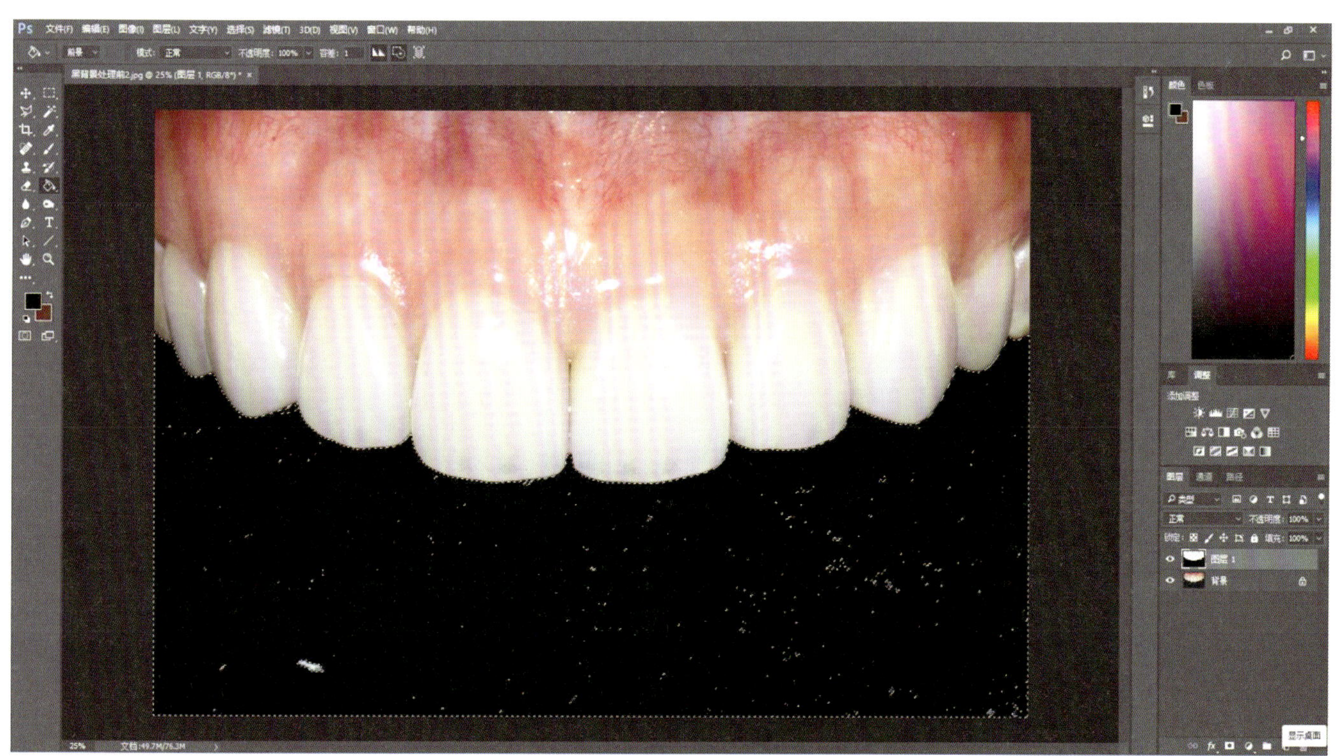

◎图 9-1-33 在黑色背景区域应用魔棒和油漆桶工具后，大部分背景已经调整为纯黑色，仅遗留部分灰色斑点

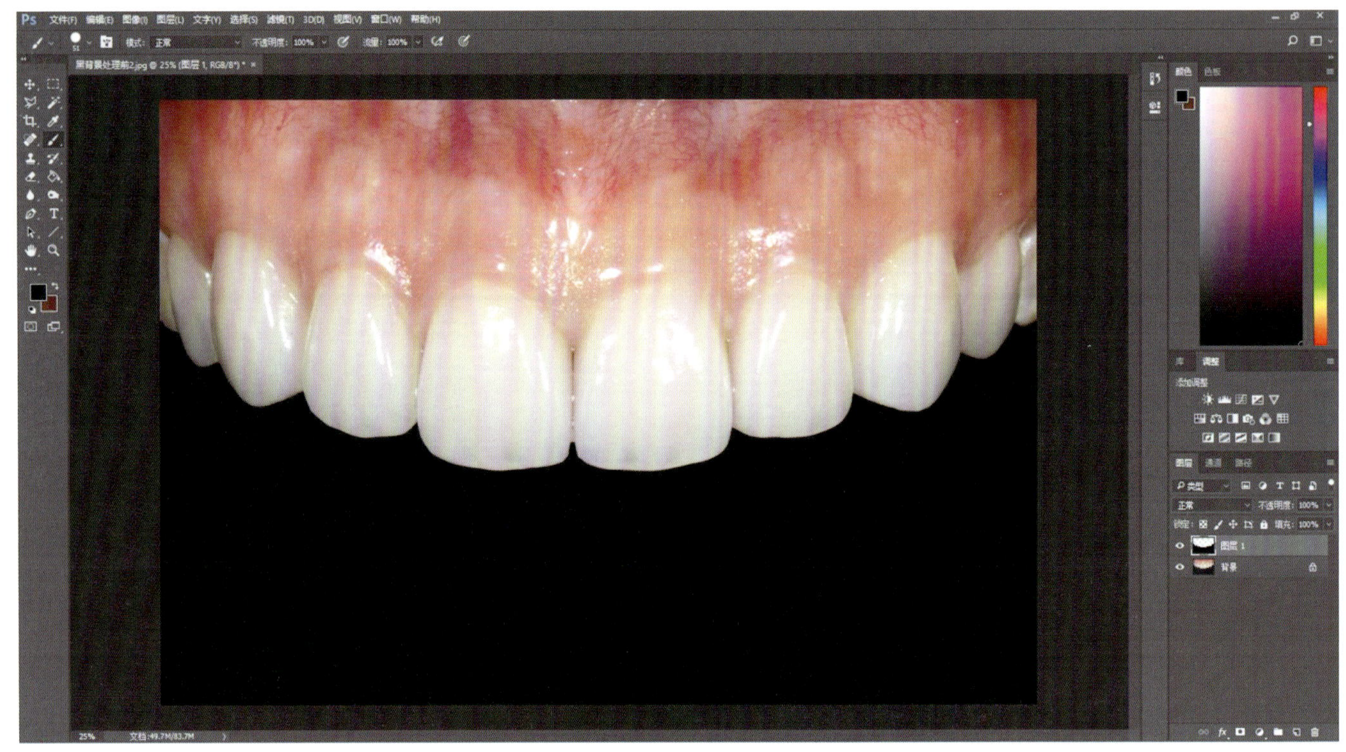

◎图 9-1-34 使用画笔工具调整后，获得了更好的背景效果的影像

### （二）对人像照片白背景的处理

在人像摄影中，纯白的背景干净、通透，不会分散观看者的注意力，且具有美感。但如果人像后方没有布置背景光，就很难获得纯白的背景，即使在一面白墙前进行拍摄，背景也会呈现浅灰的效果（图 9-1-35）。

这种情况下，可以在 Photoshop 软件中对背景颜色进行简单处理。使用“魔棒”工具点击人像背后的浅灰色背景，并结合“套索”工具进行精细调整，以确保精确地选中人像之外的区域（图 9-1-36）。为了避免选区的边缘过度生硬，在“选择”工具栏中，选择“修改”—“羽化”，使选区边缘更柔和（图 9-1-37）。点击打开拾色器后选择前景色为纯白色，使用“油漆桶”工具，将背景变成纯白色（图 9-1-38，视频 9-1-12）。

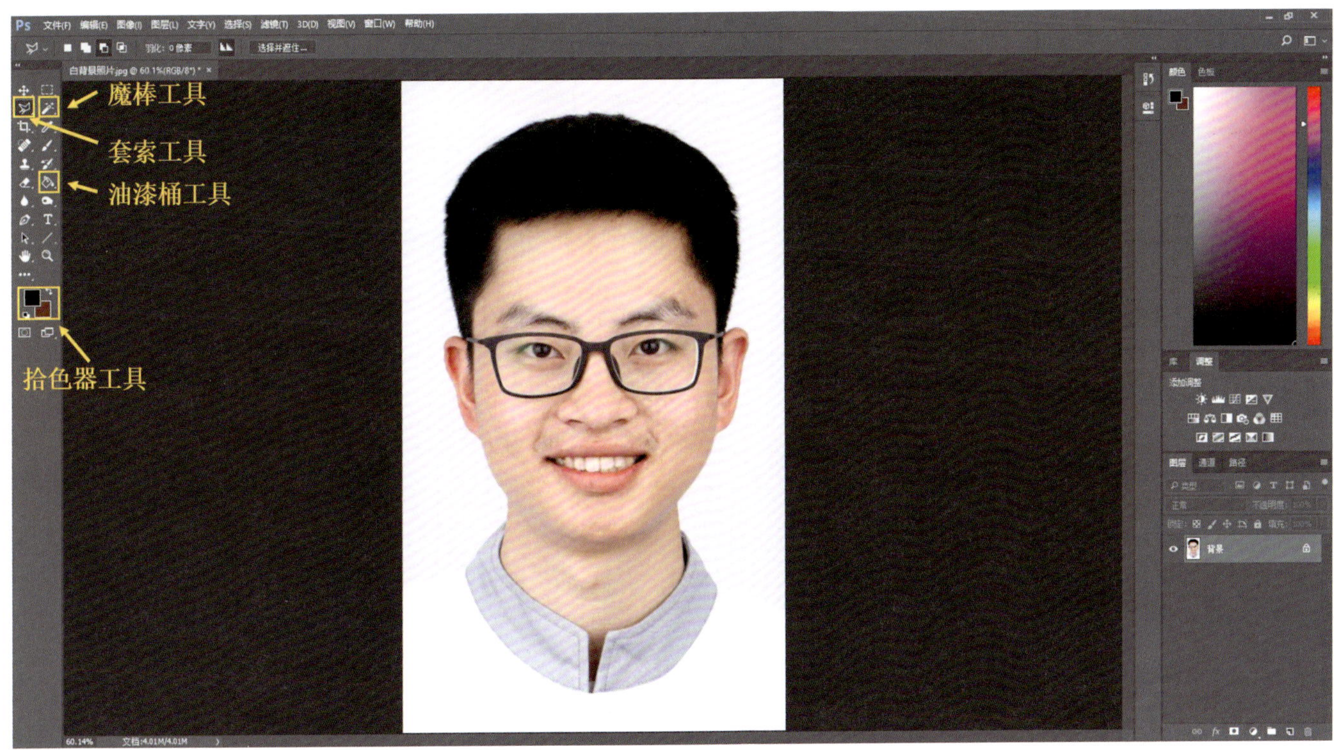


◎图 9-1-35　人像的白背景呈现出浅灰色的效果，工具栏中为油漆桶、套索、魔棒及拾色器工具

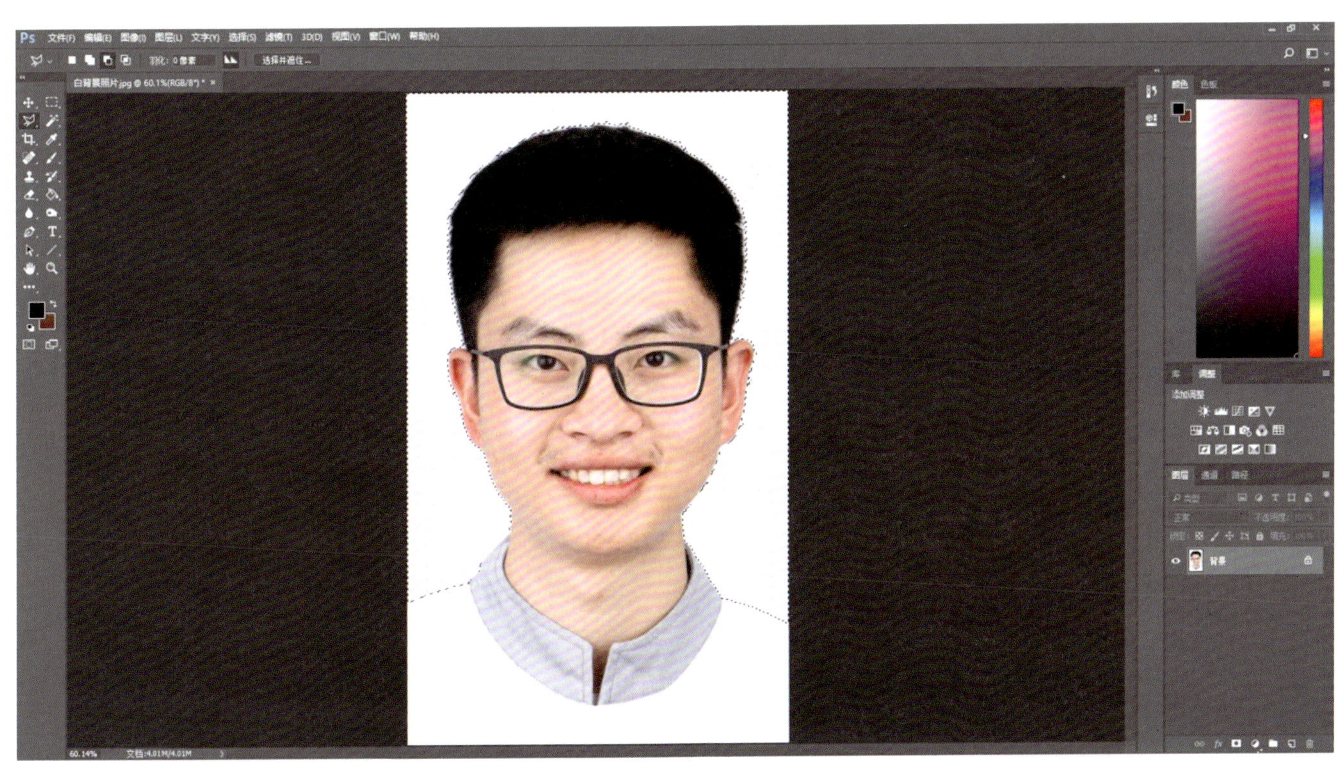

◎图 9-1-36　在浅灰色背景区域应用魔棒和套索工具后，大部分背景已经被选中

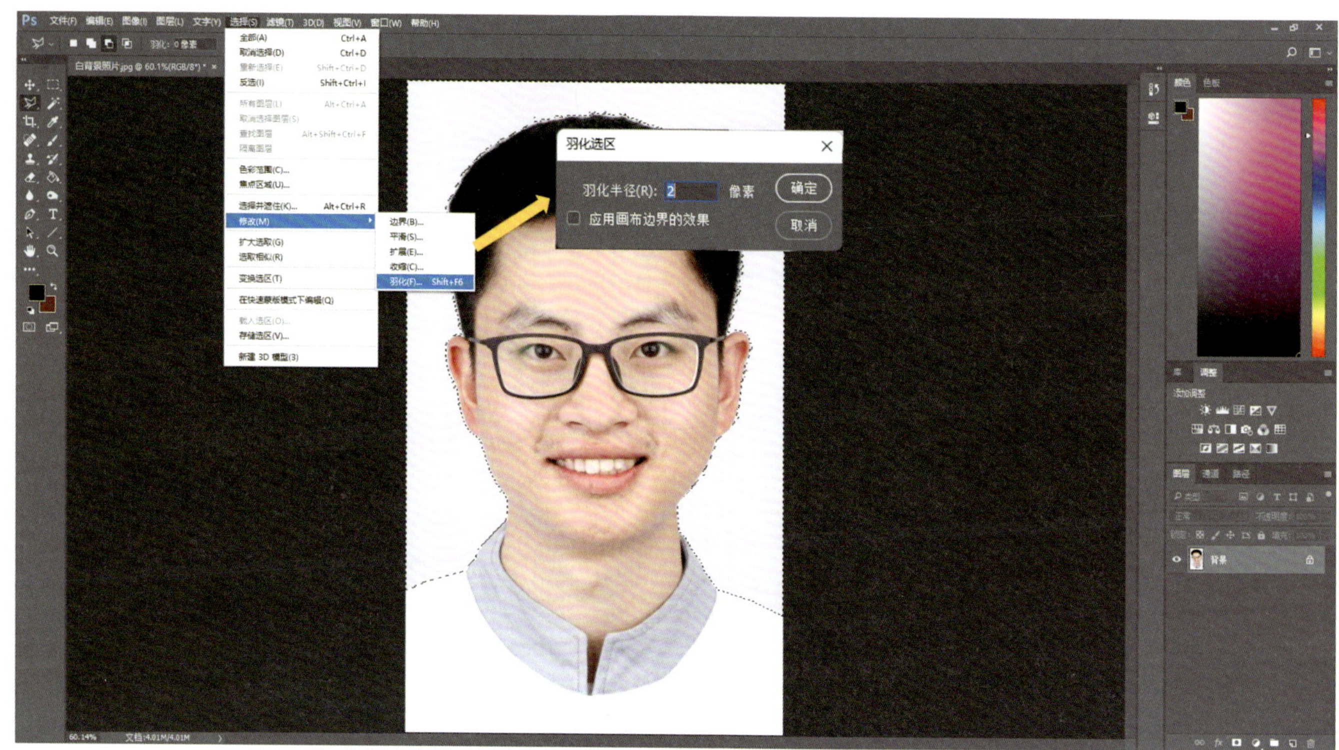

◎图 9-1-37　在“选择”工具栏中，选择“修改”—“羽化”，使选区边缘更柔和

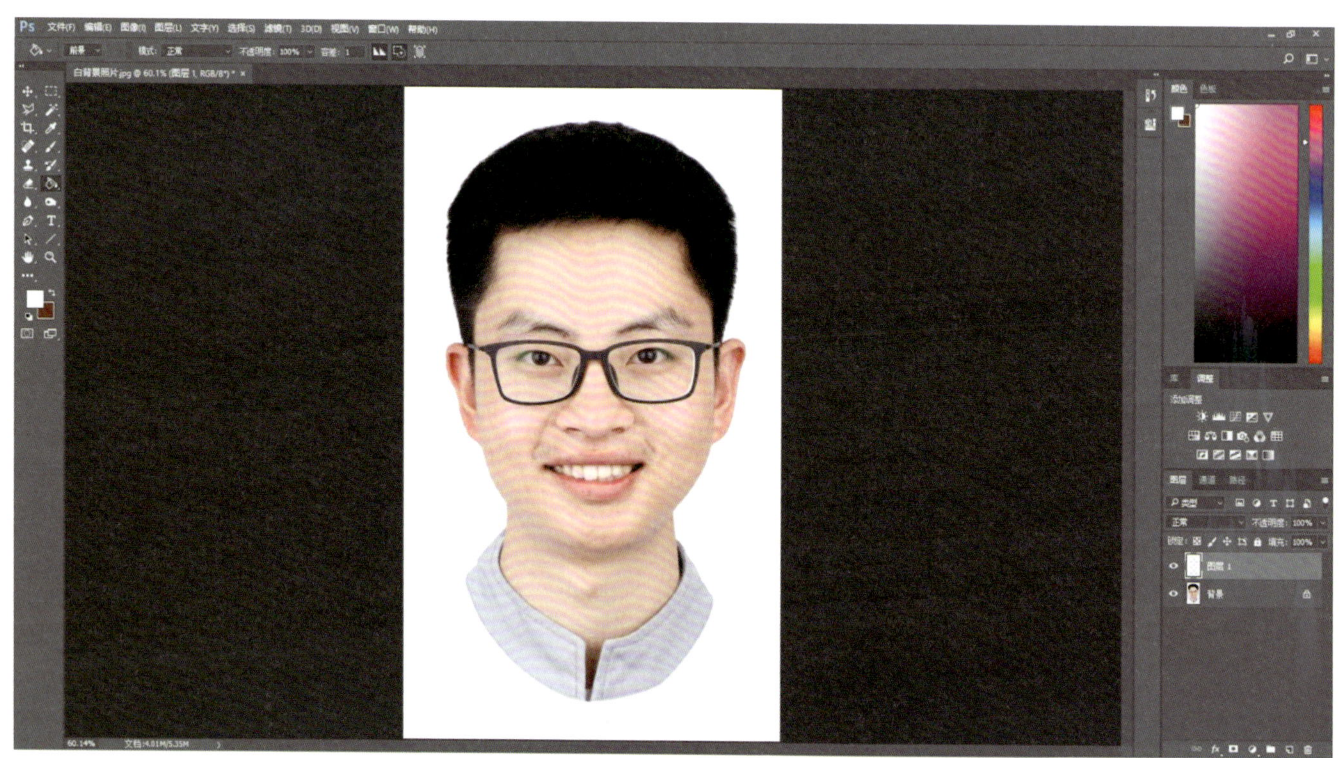
◎图 9-1-38　使用油漆桶工具调整后，获得了更好的背景效果的影像

# 第二节
# 数字化微笑设计（DSD）

数字化微笑设计（Digital Smile Design，DSD）是近年来非常流行的美学沟通和美学设计方式。2012 年在美国华盛顿，Dr.Christian Coachman 在美国美容牙医学会 AACD 年会上的开场激情演讲，成为引燃 DSD 近年来风靡世界的起点。

近年来，国内外投身于口腔美学数字化浪潮的学者们不断深入开发、研究 DSD 美学设计，从二维、三维甚至到四维，从平面到立体，从纯美观到美观与功能结合，不断发掘数字化美学设计蕴含的魅力。DSD 始终是近年来口腔美学领域最具活力的发展方向（图 9-2-1）。

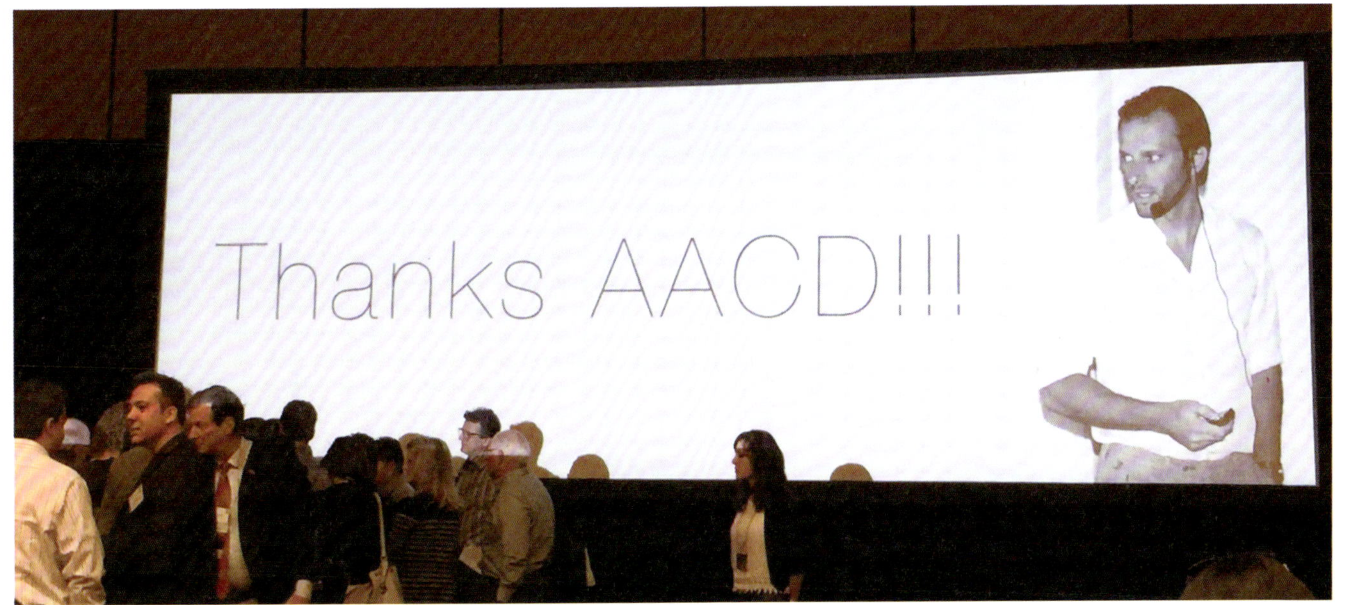


◎图 9-2-1　巴西的 Christian Coachman 医师是现代口腔数字化微笑设计 DSD 的创始人，2012 年美国 AACD 年会上的激情四射的发言让世界范围的口腔美学医师开始认识、接触 DSD；此后，DSD 一直是国内外各类口腔美学会议中的重点内容。与十余年前相比较，DSD 本身的内涵也获得了更多的延伸。（照片为 AACD 2015 年会，美国旧金山）

Dr.Christian Coachman 是现代 Digital Smile Design（DSD）的创始人，但实际上在很多年前，就已经有不少口腔美学的前辈们考虑应用数字化技术进行美学设计，但由于当时的软硬件条件所限，并未获得大范围的推广，但那仍不失为有益的探索。

## 一、数字化微笑设计的历史和发展方向

从世界的范围看，口腔美学领域被越来越多的患者所重视已经有几十年的历史。首先是在发达国家，有一部分患者就是出于追求美的目的而寻求牙科治疗，近年来在我国这一类患者数量也越来越多。即使是由于健康、功能等问题而来就诊，很多患者也会对治疗后的美学效果更重视，希望在治疗前能够对治疗后的美学效果有一个明确的预判。

在口腔美学治疗的初始阶段，医师需要在对患者实施有创操作前，对患者的美学问题进行详细分析，使医、技、患三者在现存美学问题、治疗方案设计、未来修复目标上都达成共识，使得之后的临床实施阶段有据可依。

数字化微笑设计的技术核心为借助摄影技术及计算机图形处理技术，综合运用口腔美学原则进行可视化美学设计。通过对患者面部和口腔软硬组织的美学分析，运用美学原则进行尽量准确的设计，通过对比、测量，对治疗结果进行可量化的数字化模拟，可以有效地进行医师和患者间的美学信息交流，也可用以指导技师进行数字化诊断蜡型设计、诊断性临时修复体及最终修复体的制作。

**1. Edward McLaren 和 PSD** 美国纽约大学的 Edward McLaren 医师在 2001 年即提出过口腔美学修复数字化设计。他当时是利用 Photoshop 软件，将临床上通过数码相机获取的患者口内外照片进行处理，并基于口腔美学修复原则，联合应用 Microsoft PowerPoint 软件进行设计并展示最终修复后形貌，该技术被简称为 PSD（Photoshop Smile Design）。

进行数字化微笑设计需要学习 Photoshop 软件的一些设置和功能，照片导入和调整的基本技术以及利用微笑设计库中的牙形模板进行微笑设计是 PSD 技术的核心；通过对患者目前微笑特征的测量，基于微笑设计的基本原则创建并应用牙齿比例框，再利用 Photoshop 软件对牙齿进行调整，重新设计牙齿，可以创造出理想的美学效果，以此为依据可以进行医患美学沟通、医技美学沟通，达到数字化设计的目的。

McLaren 医师在 PSD 技术中，着重强调了口腔摄影在数字化微笑设计过程中所起到的基石般的作用。相机、镜头及闪光灯的合理选择和设置，以及拍摄好每一张必要的影像，是进行 PSD 设计的重要条件。没有明显的透视变形，利用固定比例校准拍摄的照片，是进行精准诊断、数字设计并最终提高医患交流可信程度的关键。

McLaren 医师当时就提出，常规的消费型袖珍数码相机、手机等简易的拍照设备不适宜应用于数字化微笑设计，原因在于其影像易于出现扭曲失真以及景深问题，最理想还是需要采用单反相机进行拍摄。

镜头选择也是非常重要的，除了考虑前文所讲的布光等因素以外，进行数字化设计的影像还需要更多地考虑透视变形问题。短焦距（广角）镜头会在很大程度上产生透视变形，导致距离镜头较近的拍摄对象被放大、较远的拍摄对象被缩小；长焦镜头则会使所有拍摄到的物体看起来变得扁平、缺乏立体感，并且使距离较远的对象放大。按照口腔临床摄影的常识，焦距为 80 ~ 105mm 的微距镜头，可以在最大程度上减小变形失真，是拍摄数字化微笑设计素材影像的首选。

PSD 所需要的影像资料包括摄影和摄像两部分，临床摄影包括：正面放松面部影像、正面微笑面部影像、牵拉暴露全牙弓状态下的面部影像、全牙弓正面咬合影像、正面微笑影像及上颌前牙正面影像（图 9-2-2）；摄像部分为一段患者面部的自然交谈、微笑状态的录像（图 9-2-3）。

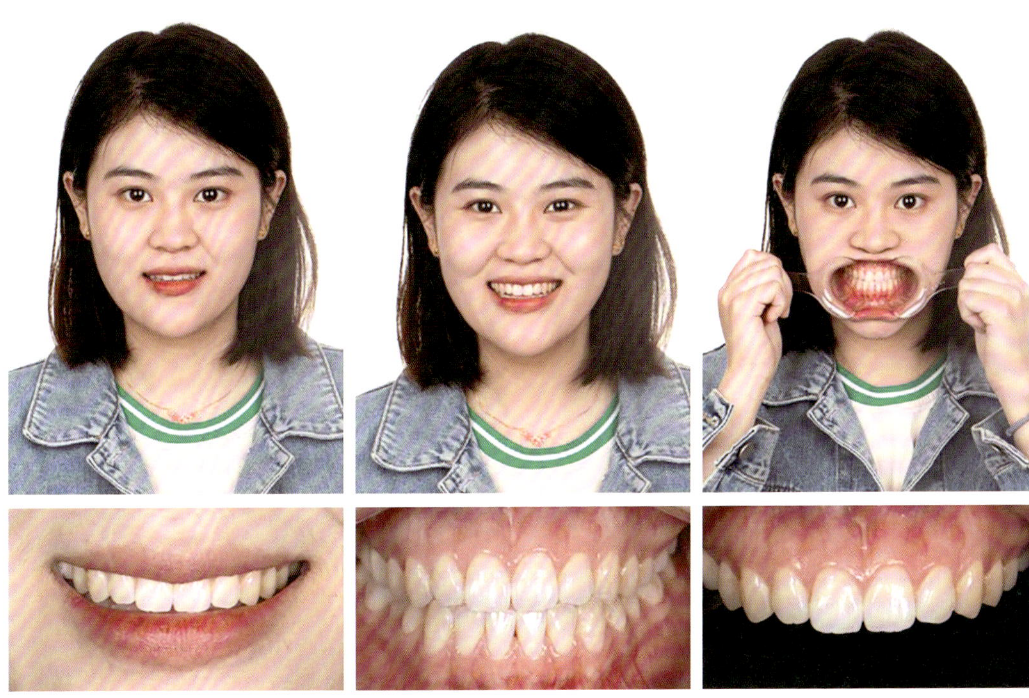

◎图 9-2-2　PSD 所需要的影像资料（摄影）

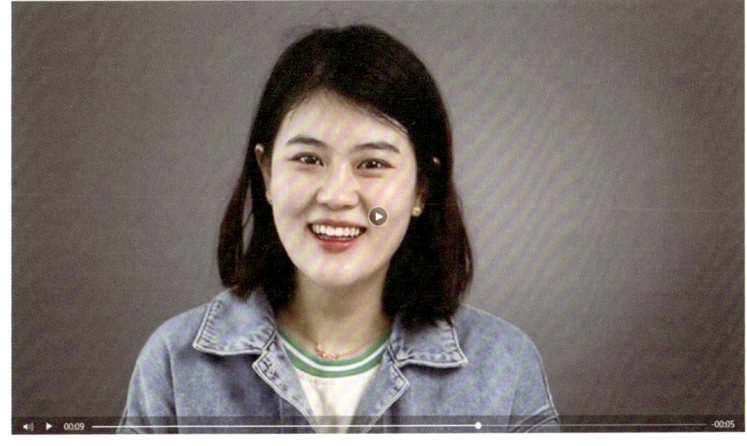

◎图 9-2-3　PSD 所需要的影像资料（摄像）

在获得了可用的照片后，将照片导入 Photoshop 软件中，即可进行 PSD，其原理和近年来被广大医师所了解和接受的 DSD 基本一致，只是所用软件工具不同。

由于该理念出现较早，Photoshop 软件操作相对复杂程度比较高，在当时并未被临床医师广泛接受，未能引起较大反响。

**2. Dr. Christian Coachman 和 DSD** 时隔数年，来自巴西的口腔医师兼技师 Christian Coachman 及其团队创造了 DSD 技术。DSD 是利用 Keynote（iWork，Apple）或者 Microsoft PowerPoint（Microsoft Office，Microsoft）软件，对临床获取的患者面部和口内照片进行处理，主要是画设参考线、外形轮廓线、测量计算，从而辅助进行美学修复设计。

通过 DSD 设计，可以评估美学病例的限制条件及风险因素，主要包括不对称、不协调以及与美学基本原则相悖的各种形态特征。可利用上述两个软件进行演示和调整，建立 DSD 设计图；由于这些软件的操作性明显高于 Photoshop，从而降低了数字化处理难度。

Coachman 团队给出了明确的 DSD 设计技术路线，提高了可操作性，在 2012 年的 AACD 年会上横空出世，并广泛流行于美国、部分欧洲和亚洲地区，影响了一大批对口腔美学充满兴趣的新锐医师和技师，成为目前最为流行的数字化微笑设计方式。

但当时的二维数字化美学设计是基于二维数码照片进行设计，设计图很难准确转移至最终修复体，且设计角度较为局限，最终的修复体与预测的美观效果往往存在偏差；二维设计中也无法体现下颌功能运动及牙齿的立体形态。

随着数字化技术的飞速发展，很多研发团队对三维 DSD 进行探索，通过将二维影像与三维牙列扫描数据进行对接，使 DSD 不再仅停留在使用效果图进行沟通的层面，而是能够真正对接后续的诊断蜡型、修复体制作过程，有了里程碑式的进步。

目前，在全世界不同地区已经有许多可以提供 DSD 全流程服务的机构：临床上由医师获取数字影像信息和三维牙列扫描数据、三维面部扫描数据等；DSD 设计工作可由医师自行完成，或者通过使用相应的软件（如 DSD、Smile Design Clinic、Smile Design Center 等等）上传所需的数字信息，由专业的 DSD 设计团队完成二维图像设计、三维数字化诊断模型或诊断饰面的设计与打印；将设计图像通过互联网发回给医师和患者，将数字化模型或诊断饰面返回临床进行试戴或戴牙。DSD 专业服务机构与临床医师合作紧密高效，运作机制成熟，逐渐成为 DSD 技术的一种主流运行模式。

**3. DSD 技术的意义** DSD 技术的意义体现在美学诊断、交流、反馈、患者管理和教育等几个方面。

（1）美学诊断：数字影像和数字分析的方法可以帮助医师快速、直观地发现较为隐蔽的美学问题，从而在诊断时更加切中要害，设计出更加适合于患者的修复方案。

（2）美学信息交流

①医师可以借助影像资料和软件向患者解释治疗前存在的问题、治疗方案中具体要实施的治疗

内容、治疗后预期的修复效果，摆脱了以往医师向患者解释病情、治疗方法和预期疗效时“空口无凭”的尴尬情形，易于与患者建立起良好的信任关系，从而提高患者依从性，更顺利完善地依计划实施修复。

②传统修复过程中，医师和技师之间的沟通方式较为单调且不易进行，往往需要进行复杂的设计简图绘制和文字及电话说明，如若两者交流不充分，则可能导致加工出的修复体不理想甚至完全无法使用。而有了二维、三维 DSD 的辅助，医师和技师之间的沟通可以更加便捷、可视化，技师在设计数字化诊断蜡型、临时修复体及最终修复体时可以做到胸有成竹，得心应手。DSD 可以使医技合作实现精确制导，贯彻口腔修复美学原则、满足患者的诉求和预期。

③对于跨学科治疗的病例，医师可以将 DSD 设计方案与其他专科医师进行交流，共同探讨最佳解决方案，从而提高治疗效率，减轻患者的医疗负担。

（3）美学信息反馈：DSD 技术可以在治疗的每一个阶段对已取得的治疗结果进行准确的评估，根据治疗推进的过程中遇见的问题随机应变，如果未能按照预期达到治疗目标，则可以及时增加或调整治疗手段来促进目标达成，进而最终按计划完成修复治疗。

（4）患者管理：利用 DSD，医师可以建立起患者资料库。每一个患者的影像资料对医师来说都是宝贵的经验和财富，既可以向新患者展示以往病例的术前术后情况和施治过程，同时也能够在同一患者的不同治疗阶段向患者展示治疗实施的情况和后续的治疗措施。

（5）同行交流：由于 DSD 技术建立在完备的影像资料的基础上，无论是成功的抑或是失败的病例，都可以在同行交流时一步一步地回顾和展示。DSD 本身的过程就可以用于讲演和分析，从而提高自身及听者的医疗水平。

因此，DSD 技术的出现无论是对医疗工作者，还是对患者而言都将产生深远的影响。

**4. DSD 未来的发展方向**　目前，医师 / 技师进行二维或三维 DSD 设计，主要是依靠自身的美学理论素养、软件操作水平和对细节的掌控能力。美学设计软件对操作者的计算机操作水平有一定要求，需要大量的学习和练习，方能完成良好的设计。对于同一患者，不同设计者设计出的效果不尽相同，难以达到规范化、同质化，虽然美有较强的主观性，不能千篇一律。但对于口腔美学，仍有一些共性的客观原则是需要遵循的。目前各种 DSD 软件的智能化程度不高，即便是专门针对 DSD 开发的软件，使用过程中仍需要医师依照口腔美学原则，对牙齿比例、轮廓、颜色等进行大量手工调整。随着科学技术的不断进步，未来人工智能有望能够帮助医师完成大部分 DSD 的过程，使美学分析设计工作更加便捷和标准化，从而促进其在临床中的广泛应用，提高美学治疗的可预期性，使更多患者得到高质量、标准化的美学分析设计，获得更加美观的治疗效果。

另外，目前市面上最主流的可对接修复体设计与制作的 DSD 软件多数是由国外制造商开发的，软件中内置的牙齿形态数据主要为欧美人数据，和国人的牙齿形态有较大差别，在最终的修复体外形美学效果呈现上有一定限制。因此，我们国内的口腔美学从业者们有必要建立国人牙齿形态的数据库，并应用于 DSD 设计工作中，以使 DSD 设计的效果更加符合国人审美。

## 二、DSD 软件的分类与特点

根据能否对接三维牙列扫描数据、进行数字化三维诊断蜡型设计，用于 DSD 设计的软件可分为二维 DSD 软件和三维 DSD 软件。

二维 DSD 软件主要包括二维图像处理软件（如 Photoshop）、演示文稿软件（如 Keynote、PowerPoint）及专为 DSD 流程开发的设计软件（如 DSD app、美齿助手、ezDSD 等）。二维图像处理软件、演示文稿软件功能更全面，但对医师的软件操作能力要求较高，医师需要投入较多时间精力去学习软件的使用方法。专为 DSD 流程开发的设计软件界面设计遵循临床流程，内置大量美学牙齿图片数据库，可提高工作效率，使普通的口腔临床医师迅速掌握，这对 DSD 技术的普及、口腔美学治疗普遍水平的提高具有着十分积极的意义。

三维数字化美学设计软件包括专业的口腔 CAD 软件或通用的三维设计软件。口腔 CAD 软件（如 3Shape Dental System、Exocad）通常会内置牙齿三维形态数据库，设计流程易于掌握，但也存在一些功能局限性。通用的三维设计软件包括逆向工程软件（Geomagic）、开源三维图形图像软件（blender、Meshmixer）等，需要术者自行准备牙齿形态数据库并导入软件中。相较于二维设计，三维数字化设计可从多个角度检查设计后的美学效果，可提高医师的美学诊断能力。部分软件具备自主设计功能，即参考其数据库中的模板完成数字化设计，医师可根据需要对设计结果进行调整。若对侧同名牙形态完好，则可使用镜像功能，最大程度实现个性化协调对称设计。已有研究显示，患者对三维数字化设计效果的仿真度及与实际修复效果相似度的评分显著高于二维数字化设计。

下文将以 Keynote 作为二维 DSD 软件的代表，以 3Shape Smile Design、Dental System 作为三维 DSD 软件的代表，介绍相关的 DSD 工作流程。

## 三、利用 Keynote 软件完成二维 DSD 的基本方法和流程

Keynote 软件操作简便，易于上手，因此最经典的 DSD 是指利用 Keynote 软件完成的 DSD 设计。其过程包括 3 个部分：临床照片及影像资料采集、Keynote 照片处理及美学设计和借助 DSD 虚拟设计完成修复（包括牙周、正畸、种植等学科的治疗）。

常言道："万事开头难"，DSD 技术同样如此，由于 DSD 是以照片为基础进行设计的，因此照片采集是重中之重。口腔临床摄影本身对于图像资料的真实性，准确性就有较高的要求，而 DSD 将这种要求更进一步，如果照片质量和准确度存在问题，往往在后续 DSD 设计过程中出现困难导致事倍功半，设计失准，甚至无法设计。

下面将基于 Coachman 团队的 DSD 基本方法和流程进行讲解。Coachman 团队推荐的 DSD 设计基本资料包括 6 张影像和一系列视频。

最基本的6张DSD所需拍摄的临床影像包括：牵拉口唇暴露牙列及部分牙龈的正面面部影像，正面微笑面部影像，放松状态侧面影像，微笑侧面影像，上牙弓殆面影像及俯视视角拍摄的微笑影像（图9-2-4）。

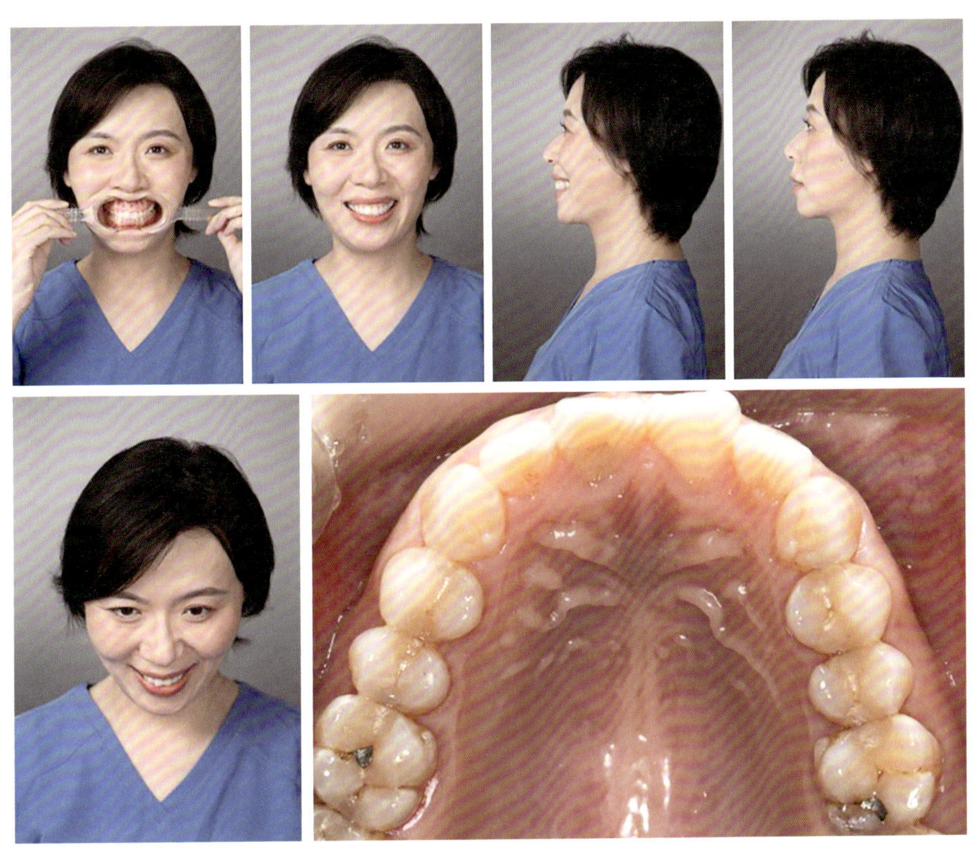

◎图9-2-4　DSD所需拍摄的临床影像

拍摄视频的主要目的，是为了获得患者在自然交流活动中的动态面型和微笑信息，并且可以避免拍照时由于紧张等因素导致的不自然和失真。最基本的视频包括4段：面部正常情况录像，闭口、数数、微笑及发音视频，口内功能运动视频以及殆面运动功能视频。更完整的DSD资料包括8段视频，较之前的4段视频增加了正面视频、侧面视频、殆面视频、12点俯视视频。

将临床影像和视频导入Keynote中，开始进入DSD过程，其主要流程如下（图9-2-5～图9-2-18）。

1. 十字参考线　将两条相互垂直的参考线置于演示页面中央，插入正面微笑像，旋转调整照片使水平线通过两瞳孔，垂直线通过面部中央。

2. 数字面弓　将面像的十字参考线，转移至面下1/3，但需要注意的是，要根据患者的具体情况调整水平线，大多数情况下该水平线与瞳孔连线平行，但在某些特殊情况下，需要进一步分析面型，调整水平线角度至面部和口腔均相互协调。

3. 微笑分析　通过调整水平线上下位置，初步评估面部参考线与微笑的关系。将参考线与面部照片成组，用于缩放时观察其相互关系，如此可以观察到中线与殆平面的偏移情况。

4. 将十字参考线移至口内照　为了在进行口内照分析设计时与面部特征相协调，十字参考线应转移至口内。

线 1：两侧尖牙尖端连线，其作用为显示牙齿大小和倾斜角度。

线 2：两侧中切牙切端中点连线，其作用为显示切端位置。

线 3：两中切牙牙间乳头定点与中切牙间隙连线，其作用为指引中线位置。

5. 测量牙齿比例　插入方形线框，使各边与中切牙各边缘相切，测量中切牙长宽比并标明；在同一牙位插入文献报道的理想前牙比例的方形线框，并进行比较。

6. 牙形轮廓　根据十字参考线和牙形比例框，设计并画出目标牙型轮廓线。该轮廓线基于患者期望、面型特征和美学预期。

7. 红白美学评估　这个阶段画出的参考线，需要医师对美学相关的问题有正确的认识，包括：牙齿长宽比、各牙齿间相互关系、牙齿与笑线的关系、面中线与牙列中线的差异、中线与殆平面的倾斜角度、软组织的协调性、牙齿与软组织的关系、龈乳头高度、龈缘水平、切端设计和牙体长轴。

8. 数字标尺标定　测量模型的中切牙长度，在照片内插入数字标尺，缩放使之测量同一牙位时与模型测得长度一致。标定后，用该数字标尺测量图像各牙形轮廓设计线，计算其与原始口内软硬组织的变化数值。

9. 美学模拟　导入美学牙齿数据库图片，按照牙型轮廓设计线调整切端位置、倾斜角度、牙齿比例和软组织轮廓。

10. 微笑模拟　将设计转移至微笑照片中，并将美学牙齿数据库图片与微笑照片成组，以便对照片进行统一的缩放调整。

11. 将设计后的图像恢复原始大小，并与设计前图像并列放置，进行对比。

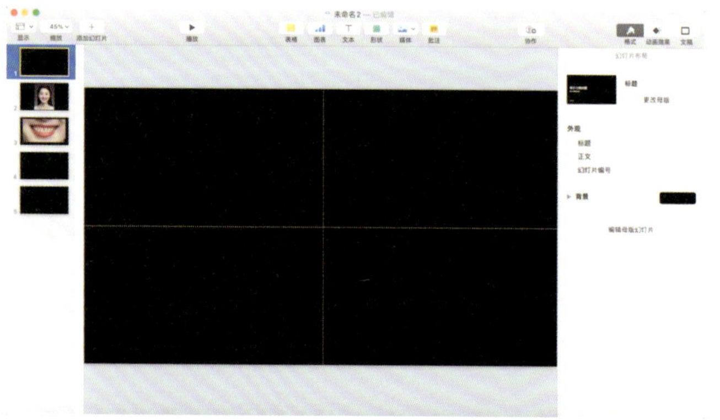

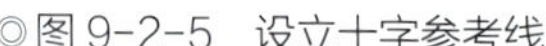
◎图 9-2-5　设立十字参考线

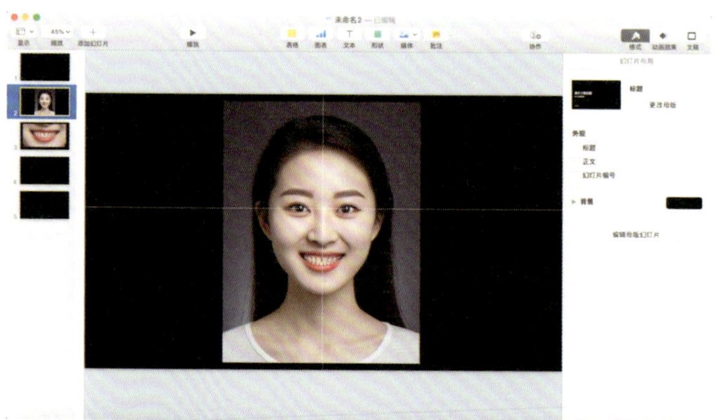

◎图 9-2-6　导入正面影像，建立数字面弓

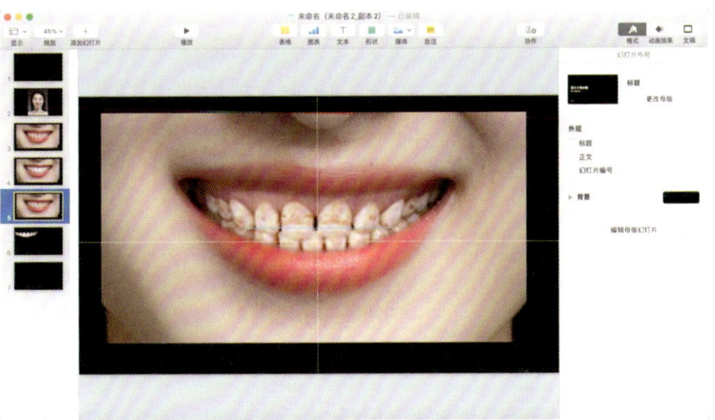

◎图 9-2-7　放大至口唇部位，开始微笑分析，描绘标志线

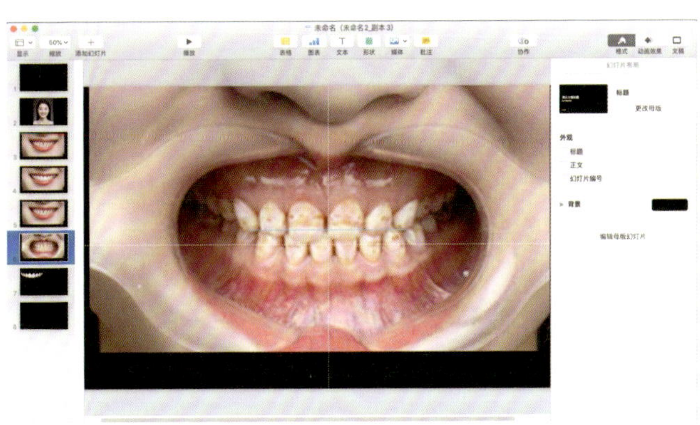

◎图 9-2-8　转移至牵拉口唇暴露牙列的影像

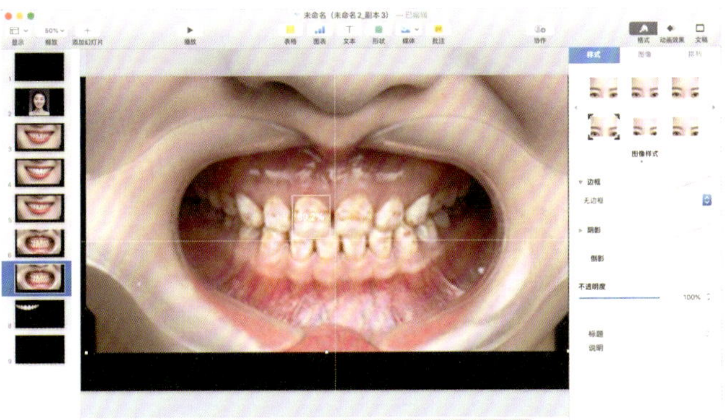

◎图 9-2-9　测量牙齿实际长宽比例

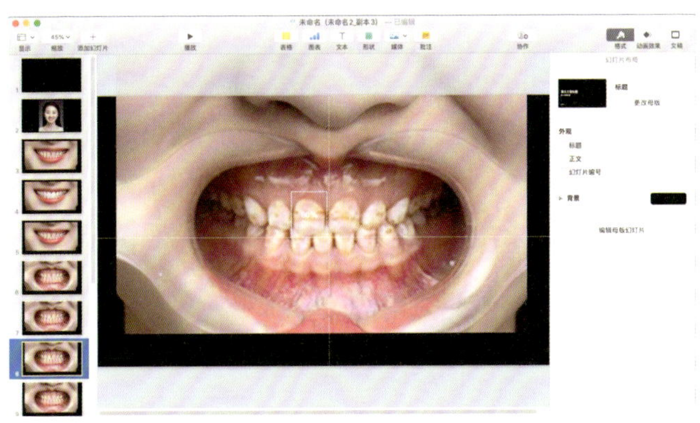

◎图 9-2-10　设计新的牙齿长宽比例

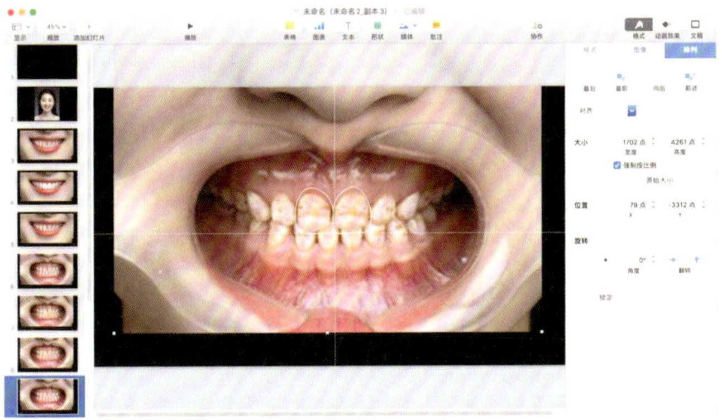

◎图 9-2-11　设计新的牙齿外形轮廓

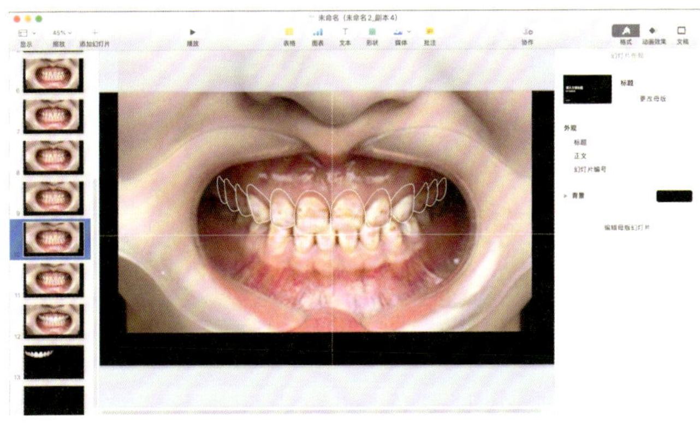

◎图 9-2-12　设计新的牙齿外形轮廓，根据唇齿关系确定龈缘顶点位置和前牙切缘位置

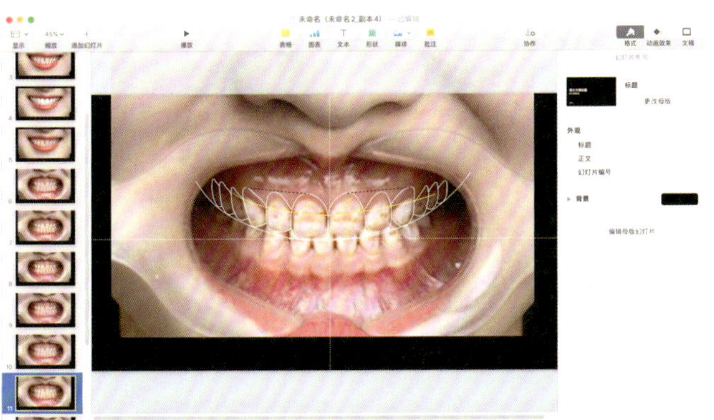

◎图 9-2-13　红白美学评估，此处黑虚线为新设计中切牙及尖牙牙形的龈缘顶点所在位置连线

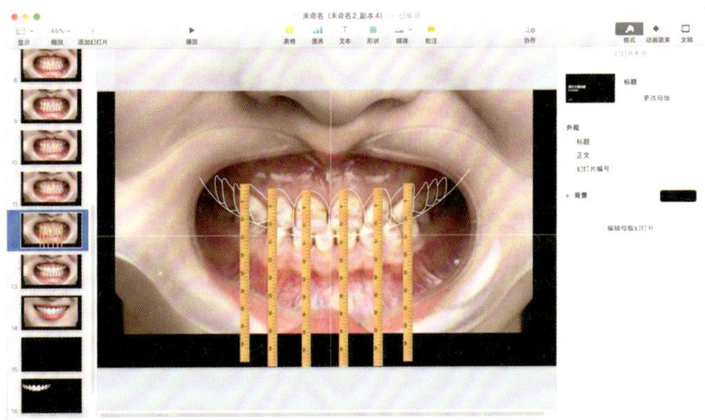

◎图 9-2-14　数字标尺标定，测量牙形轮廓设计线与原始口内软硬组织的变化数值

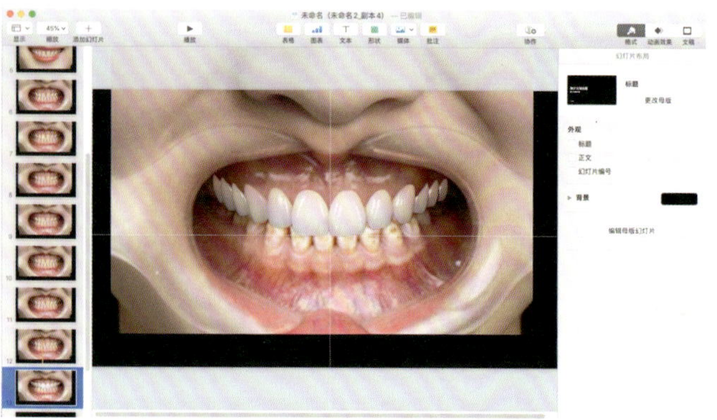
◎图 9-2-15　进行美学模拟

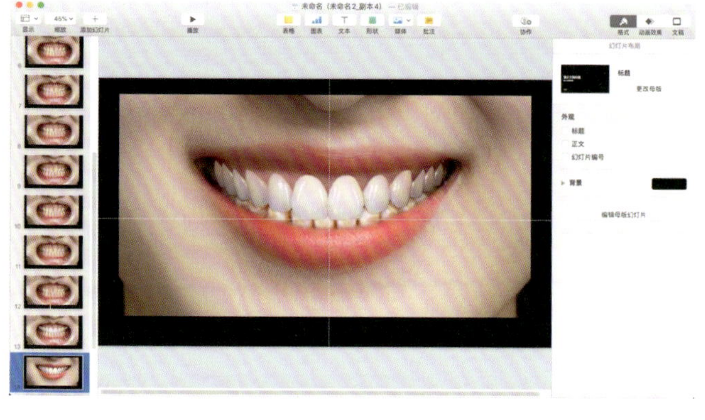
◎图 9-2-16　将设计转移至微笑照片中

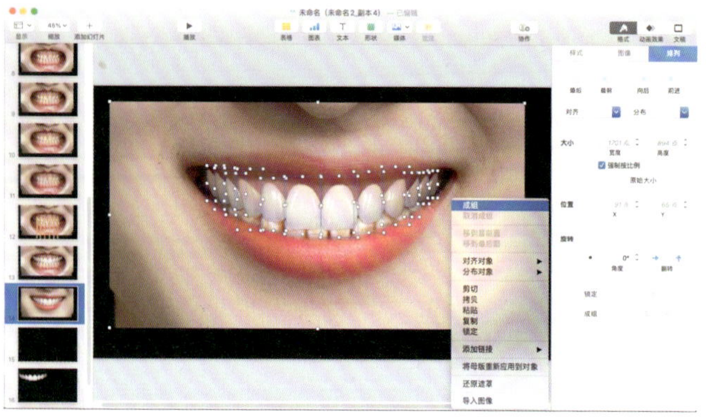
◎图 9-2-17　将微笑照片与设计数据成组

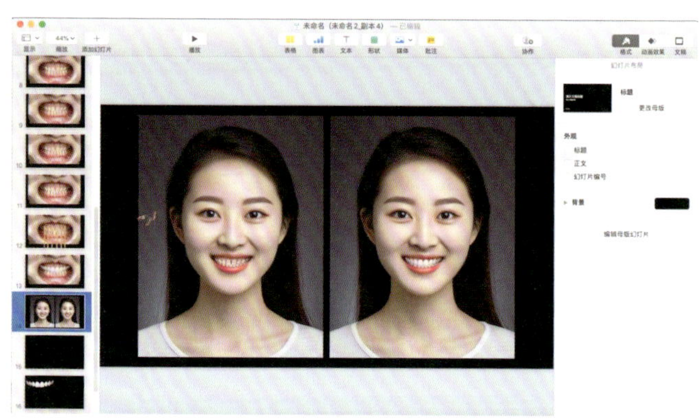
◎图 9-2-18　将图像恢复原始大小，并与设计前图像并列放置，进行对比

以上严格按照 Coachman 的方法完成了 Keynote 部分的 DSD 设计，将设计图转给技师，即可以根据 DSD 设计思路完成传统 / 数字化诊断蜡型、诊断饰面（mock up）以及修复体制作。

在此基础上，Coachman 团队经过长期 DSD 经验的积累，已经形成并制作了一套通用的设计模板，包括 Keynote 版和 PowerPoint 版。在上述设计过程中，可以根据需要选用对应的模板，提高工作效率。

在我国，一批对 DSD 具有高度热情的临床医师也在该领域有自己独到之处。他们不仅借助 DSD 技术完成了很多精美的美学修复病例，并且在国内多个城市和地区进行了讲演和教授，帮助我国的口腔医师认识并掌握这一技术；经过长期 DSD 工作经验的积累，他们中很多也都各自推出了自己的设计模板或者设计软件。

何畏医师团队推荐了 DSD 所需临床照片，包括 33 张照片及一段视频（图 9-2-19），其中最核心的影像包括 3 张：面部放松状态下的正面影像、自然最大微笑正面影像和上颌前牙列正面影像；推出的 DSD 设计模板与 Coachman 团队的模板有部分差异，增加了头影测量的内容，同时减去了部分影像学内容，该模板更专注于 DSD 的美学设计工作，也更加适宜于国内医疗环境的使用（图 9-2-20）。

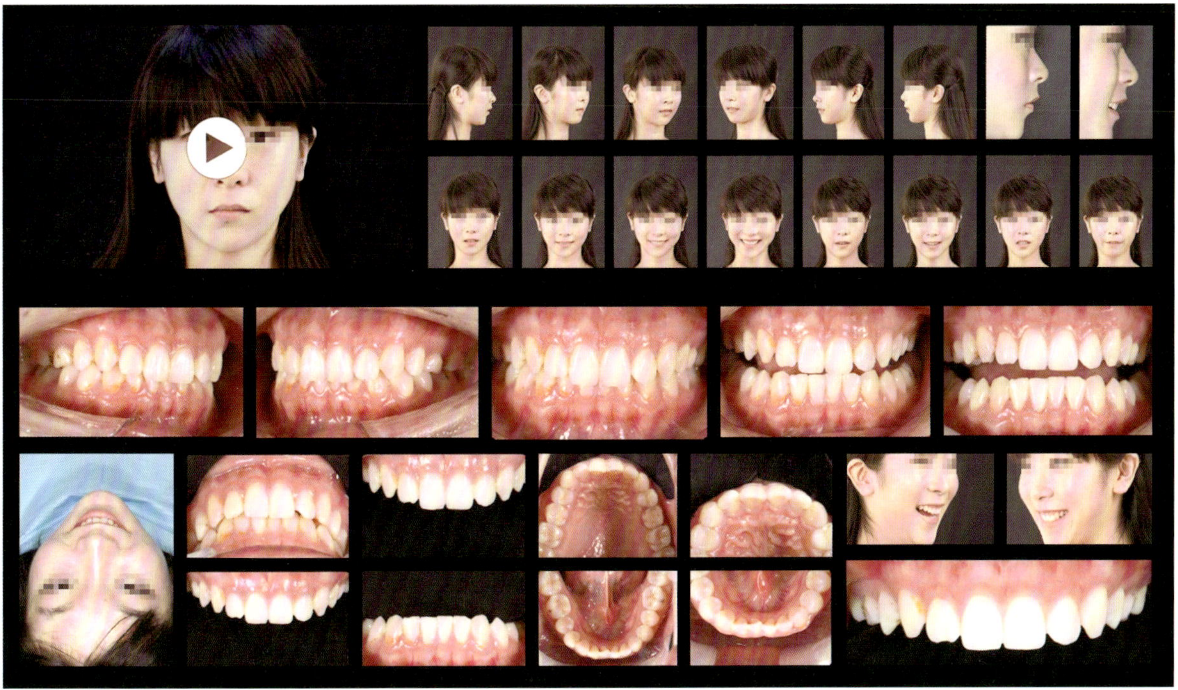

◎图 9-2-19　何畏医师团队推荐 DSD 所需拍摄的临床影像

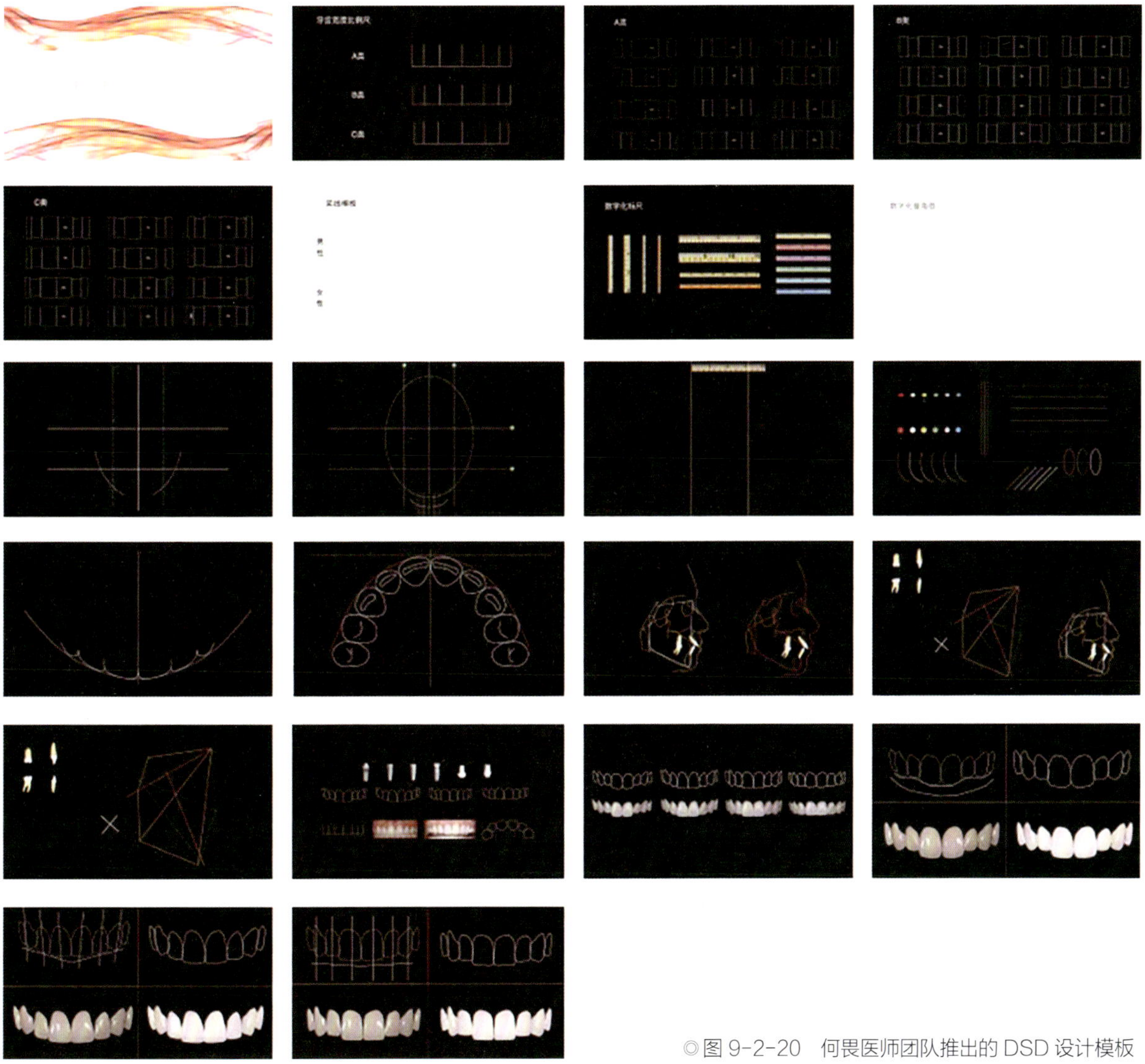

◎图 9-2-20　何畏医师团队推出的 DSD 设计模板

## 四、利用口腔 CAD 软件完成三维 DSD 的基本方法和流程

随着数字化印模技术的普及，口内扫描仪在口腔诊疗中的应用越来越广泛。3Shape Smile Design 是 3Shape Trios 口内扫描软件中附带的功能，能够辅助医师、技师方便、快捷地完成二维 DSD 设计。完成的二维美学设计图可导入 3Shape Dental System 软件中，辅助三维数字化诊断蜡型设计。下面就以 3Shape Smile Design、3Shape Dental System 作为口腔 CAD 软件的代表，介绍相关的 DSD 工作流程（图 9-2-21～图 9-2-38）。

### （一）使用 3Shape Smile Design 进行二维 DSD 设计

1. 新建订单，进入微笑设计模块。
2. 导入面部微笑照片及牵拉口唇的面部照片。
3. 按照软件的指示，完成瞳孔、鼻翼、口角的位置确认及唇部内缘线条的勾勒。
4. 在两张照片中分别点击两个对应的点，完成两张照片的对齐。
5. 根据唇齿关系、牙齿比例、龈缘位置，将牙齿外形设计轮廓调整至理想的形态和位置。
6. 完成牙齿外形轮廓设计后点击下一步，软件自动匹配美学牙齿数据库图片，完成美学设计渲染。
7. 查看面部整体图像，确认美学设计与面部是否和谐。
8. 该软件能够提供术前术后对比功能，可按住中央的蓝线左右拖动，查看 DSD 前后对比效果。
9. 完成二维设计后，保存面部与牙齿局部 DSD 设计效果图。

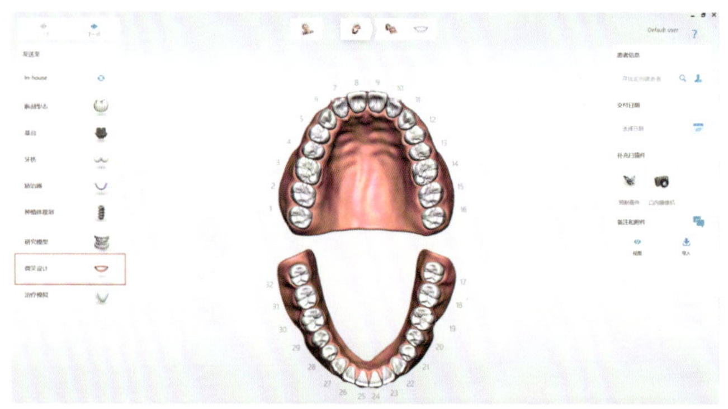

◎图 9-2-21 新建订单，进入微笑设计模块

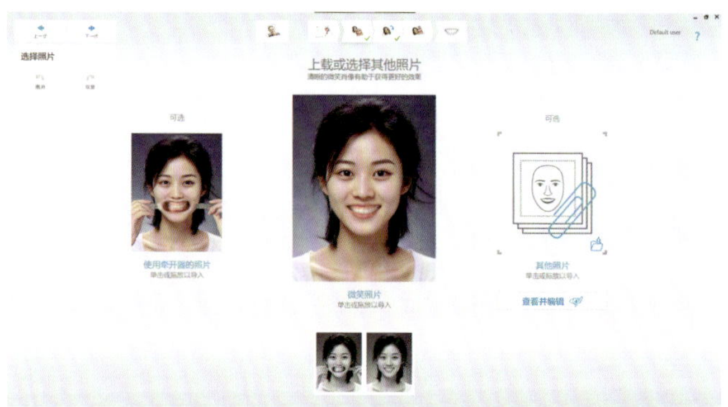


◎图 9-2-22 按照软件提示，导入面部微笑照片及牵拉口唇的面部照片

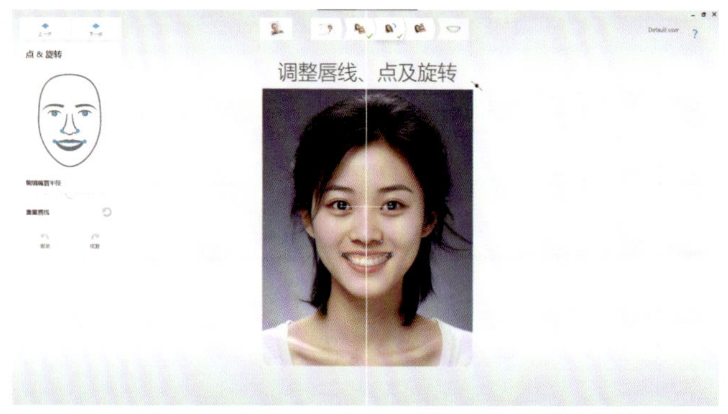


◎图 9-2-23 按照软件的指示，完成瞳孔、鼻翼、口角的位置确认

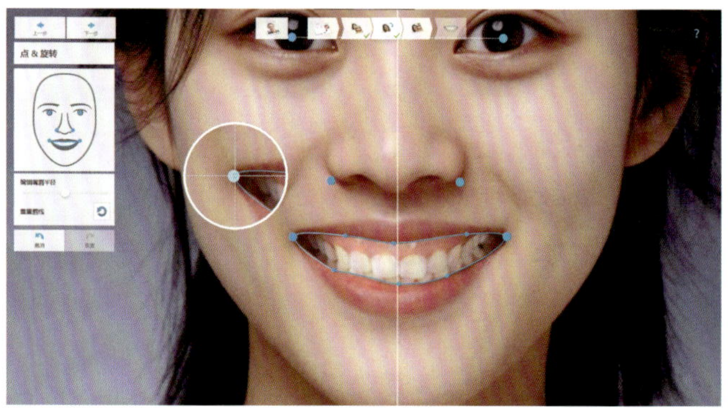

◎图 9-2-24 完成对唇部内缘线条的勾勒

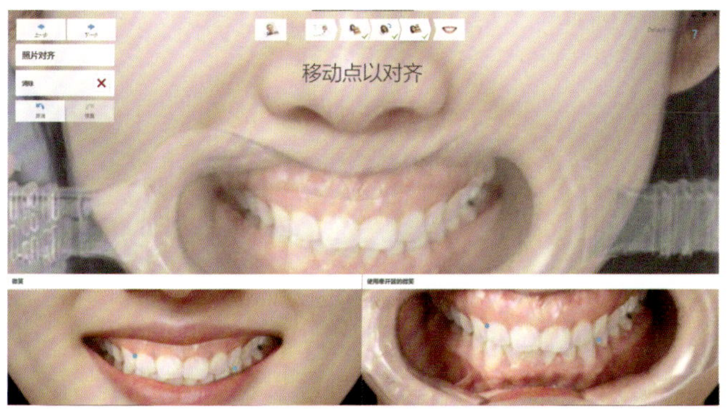


◎图 9-2-25　在两张照片中分别点击两个同样的点，完成对齐

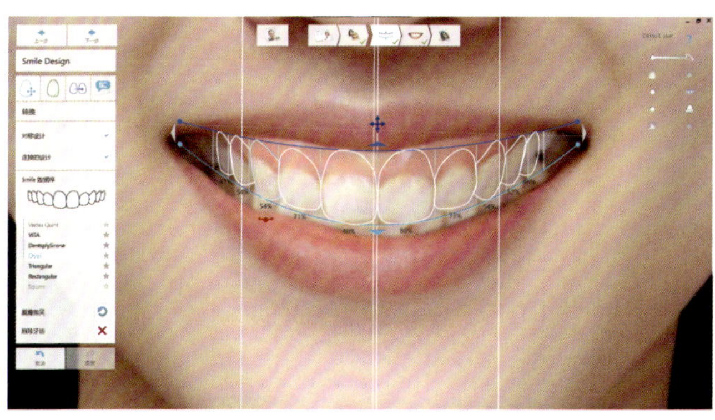

◎图 9-2-26　将牙齿外形设计轮廓调整至理想的形态和位置

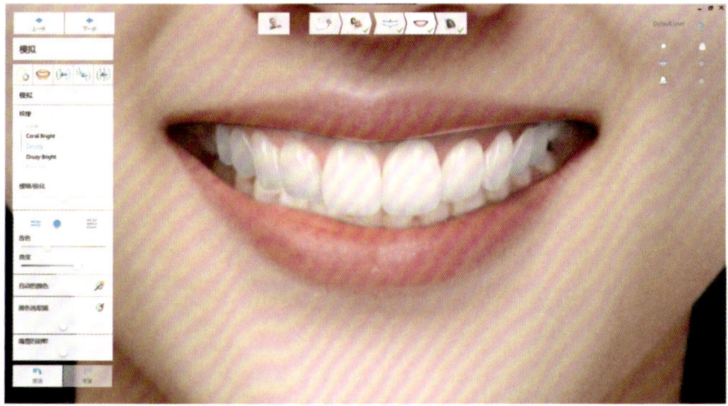

◎图 9-2-27　匹配美学牙齿数据库图片，完成美学设计渲染

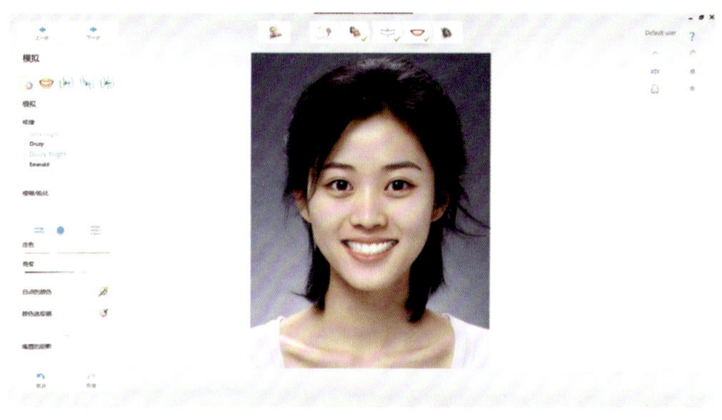

◎图 9-2-28　确认美学设计与面部是否和谐

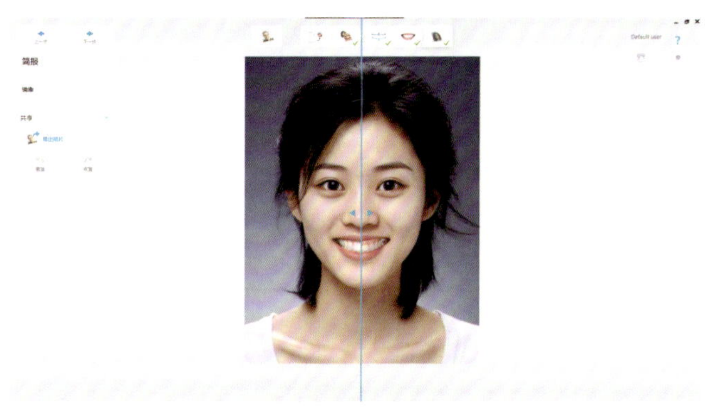

◎图 9-2-29　按住中央的蓝线左右拖动，可查看 DSD 前后对比效果

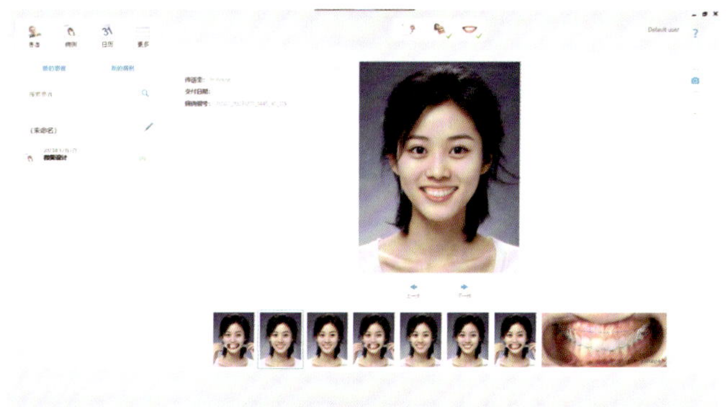

◎图 9-2-30　保存美学设计效果图

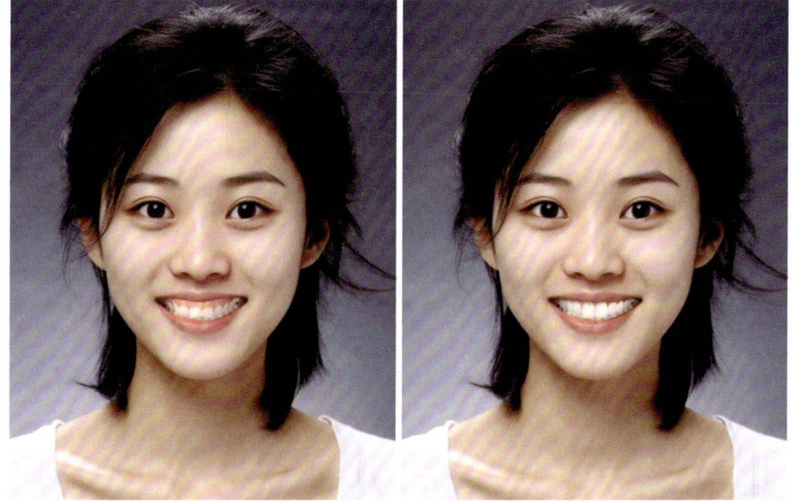

◎图 9-2-31
DSD 前后对比

### （二）使用 3Shape Dental System 进行三维数字化诊断蜡型设计

1. 在 3Shape Dental System 中新建订单，设计模式为“已制备模型上的临时冠”。

2. 导入牙列扫描数据，并完成对模型的方向设置。

3. 按照软件提示一步一步操作，进行到对临时冠进行解剖形态设计的阶段时，点击右侧工具栏中的人像图标，导入 DSD 设计照片。

4. 按照软件提示完成照片水平校正。

5. 单击照片和上颌扫描件中 4 对以上的匹配点，完成对齐。

6. 可让照片半透明显示，确认照片和扫描件完全对齐。

7. 按照二维 DSD 设计图中的牙齿外形轮廓，完成数字化诊断蜡型设计。

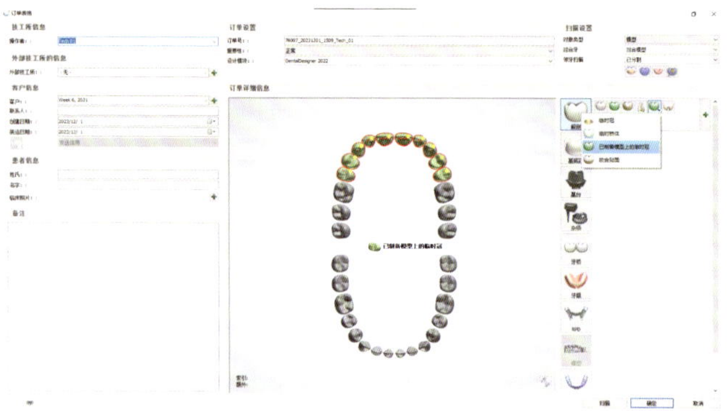

◎图 9-2-32　新建订单，设计模式为“已制备模型上的临时冠”

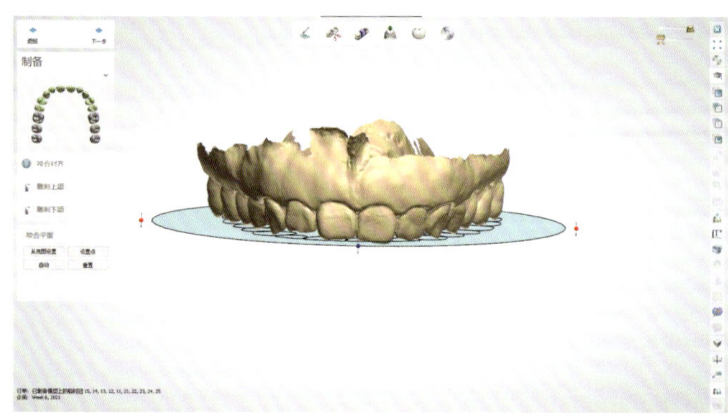


◎图 9-2-33　导入牙列扫描数据

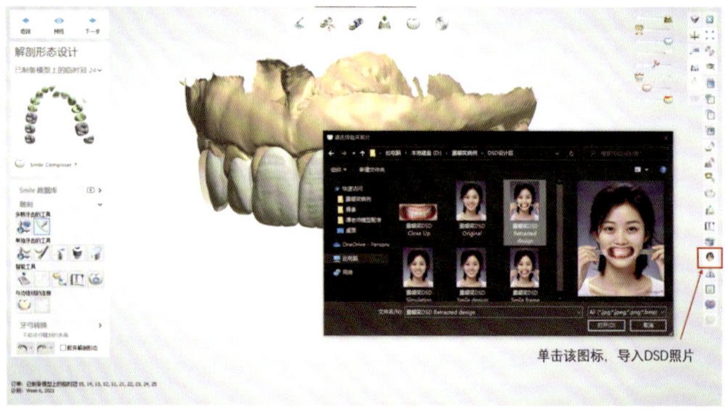


◎图 9-2-34　导入 DSD 设计照片

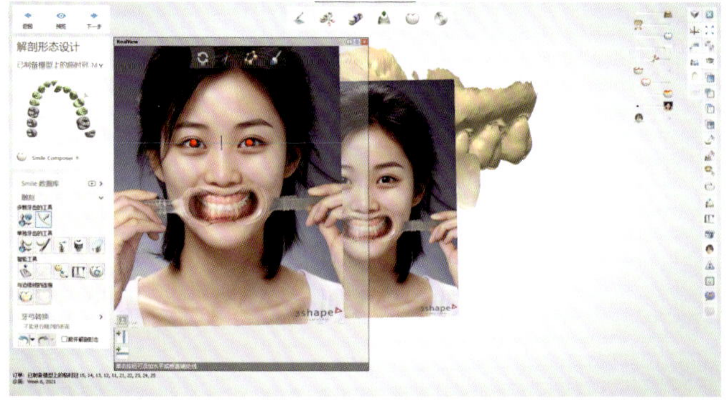


◎图 9-2-35　完成照片水平校正

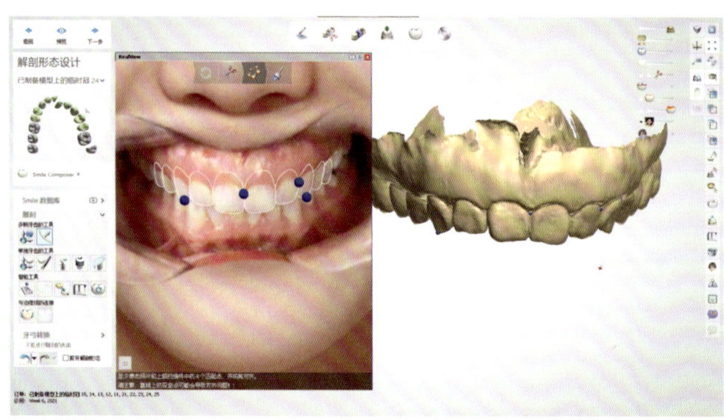


◎图 9-2-36　单击照片和上颌扫描件中 4 对以上的匹配点，完成对齐

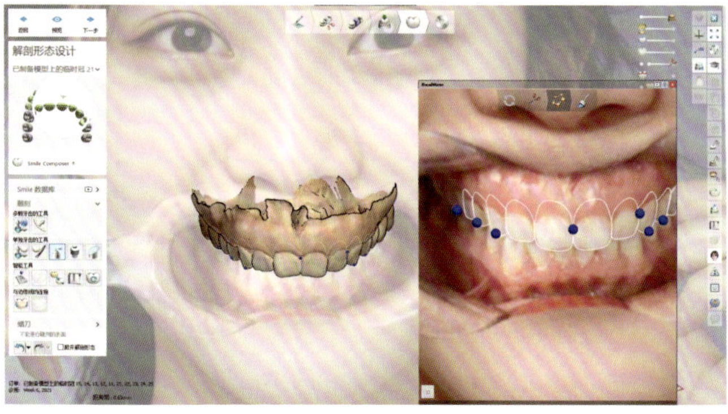


◎图 9-2-37　可将照片半透明处理，确认照片和扫描件完全对齐

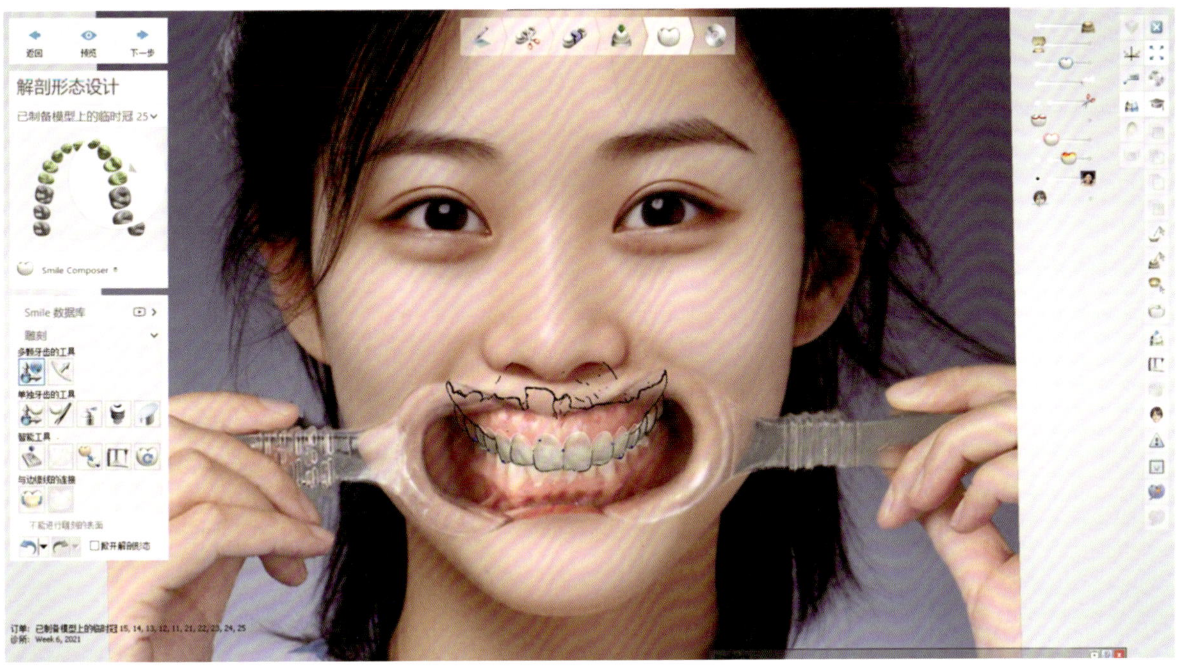


◎图 9-2-38　按照二维 DSD 设计图中的牙齿外形轮廓，完成对数字化诊断蜡型的设计

### （三）使用 exocad 软件进行三维数字化诊断蜡型的设计

很多数字化设计平台支持三维数字化设计功能，能够结合面扫、口扫、锥形束断层计算机扫描（CBCT）、下颌运动轨迹等数据信息进行，进行数字化设计，完成的设计结果支持导出、支持进行计算机制造等功能，下面就以 exocad 软件为例讲解结合面扫、口扫、CBCT 等数据进行的设计过程。

1. 新建设计信息，在 exocad 主界面输入患者信息，点击设计模块进行设计（图 9-2-39）。

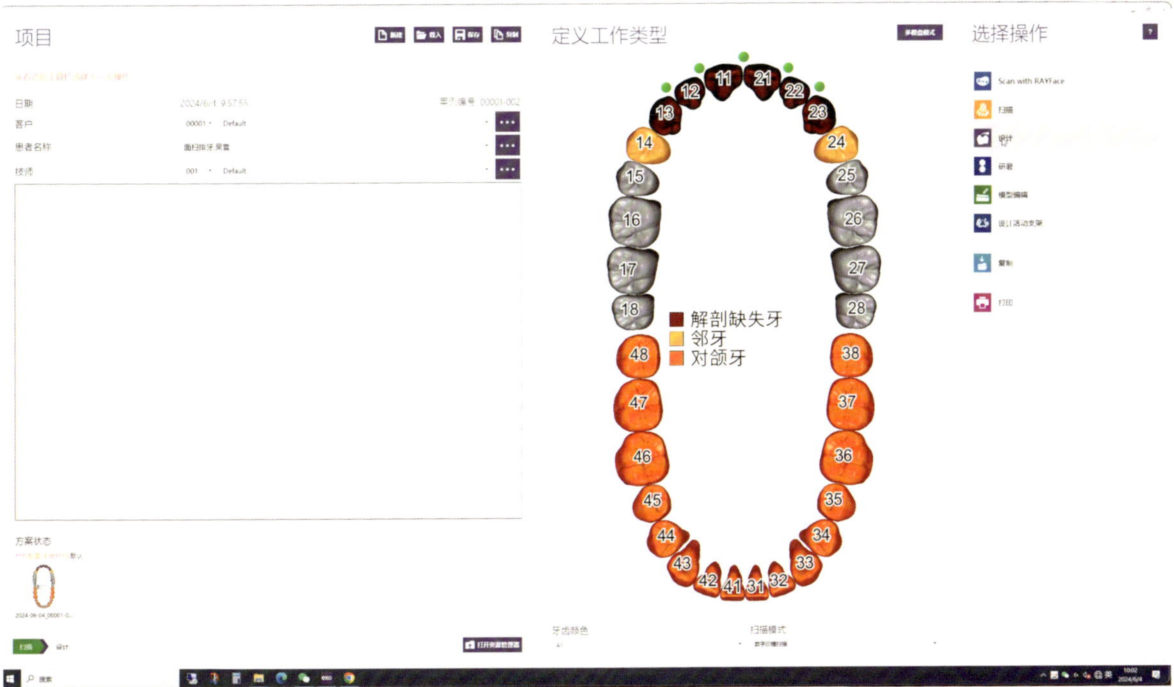


◎图 9-2-39　创建患者信息

2. 在设计界面中首先载入患者的口扫数据，并在软件中检查患者的口扫信息，选择需要设计的区域进行虚拟拔牙，利于后期的设计（图 9-2-40～图 9-2-43）。

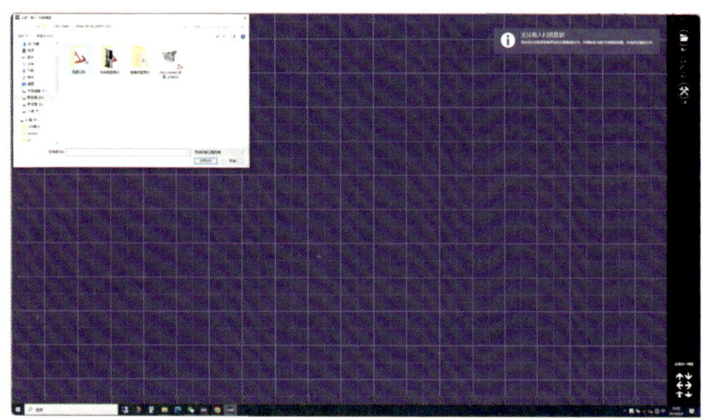

◎图 9-2-40　导入口扫信息

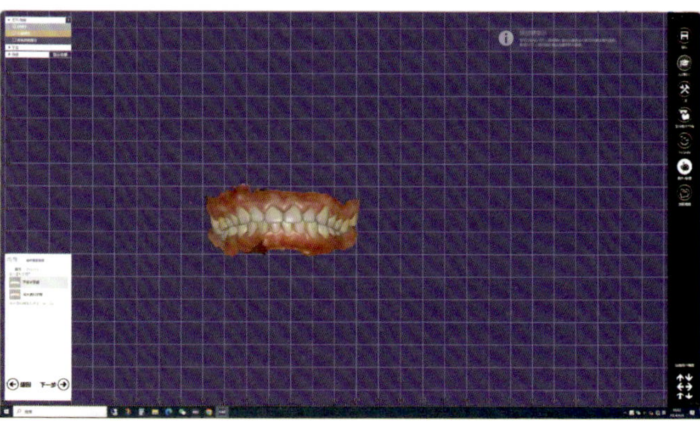

◎图 9-2-41　检查口扫信息

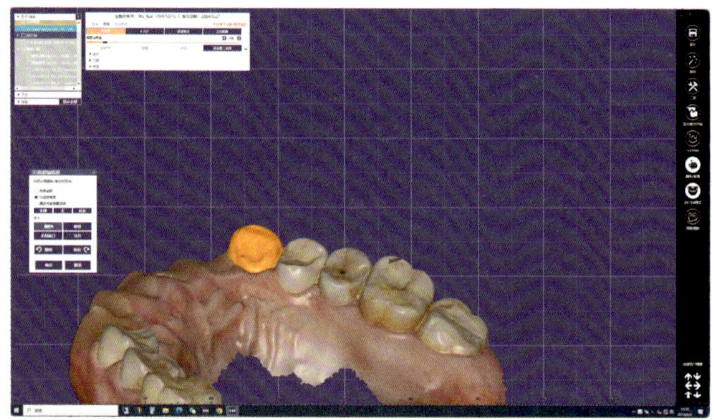

◎图 9-2-42　选择需要设计的区域，进行虚拟拔牙

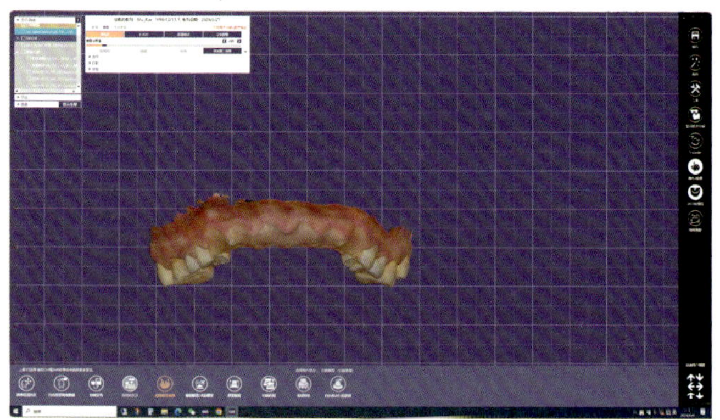

◎图 9-2-43　虚拟拔牙完成

3. 某些面扫软件支持面扫同口扫的结合，导入面扫数据可以直接同口扫数据相匹配。为了使口扫数据与面扫数据的匹配更加精确，需要使用开口器暴露更多牙齿的细节进行面扫，在某些软件中通过计算即可实现面扫数据和口扫数据的配准。本书介绍的是在软件中通过选择标志点进行二者匹配的方法（图 9-2-44～图 9-2-47），然后再结合面部标志点把不同位置的面扫数据进行重叠，得到口扫数据和面部微笑扫描数据的结合（图 9-2-48～图 9-2-50）。

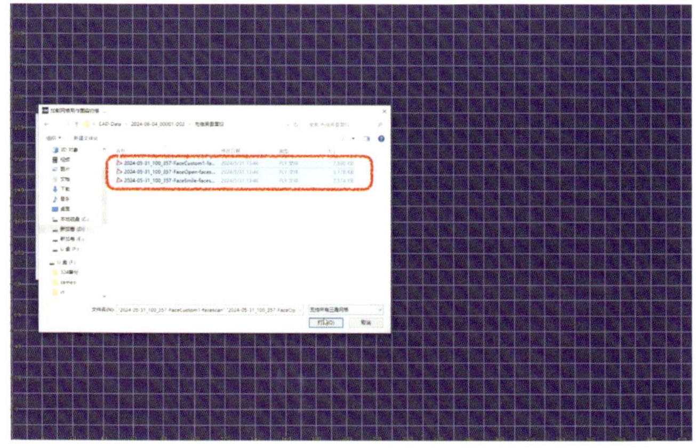

◎图 9-2-44　导入面扫数据（闭口、微笑、开口器 3 个面扫数据）

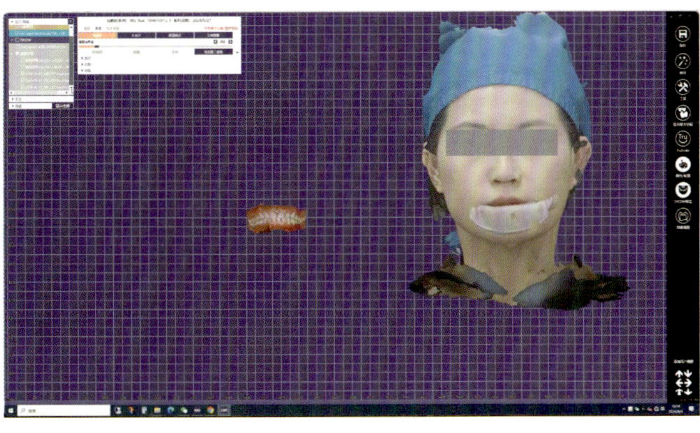
◎图 9-2-45　导入面扫数据（3 个数据）

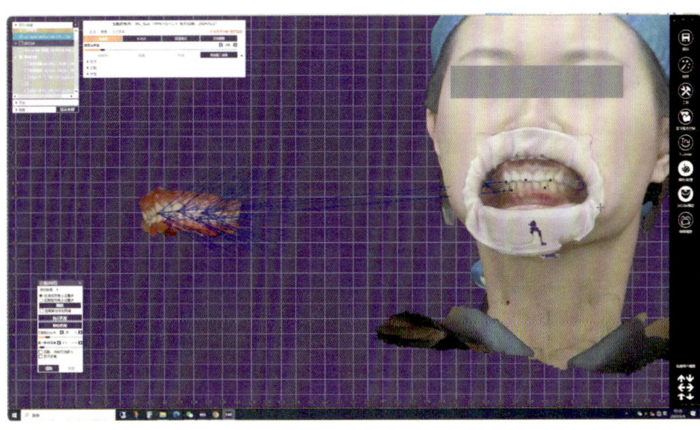
◎图 9-2-46　选择口扫数据同使用开口器的面扫数据进行选点匹配

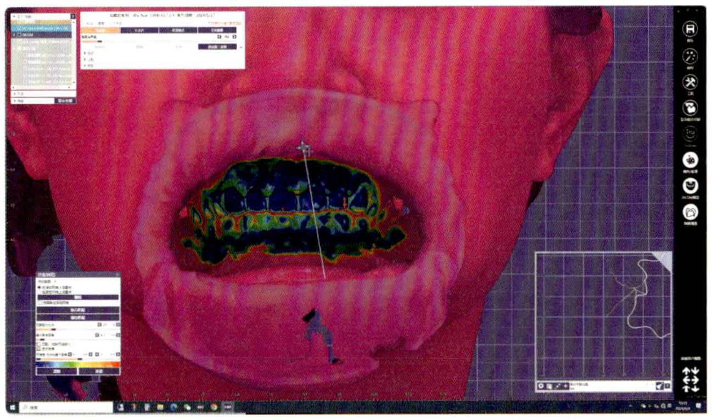
◎图 9-2-47　检查匹配程度

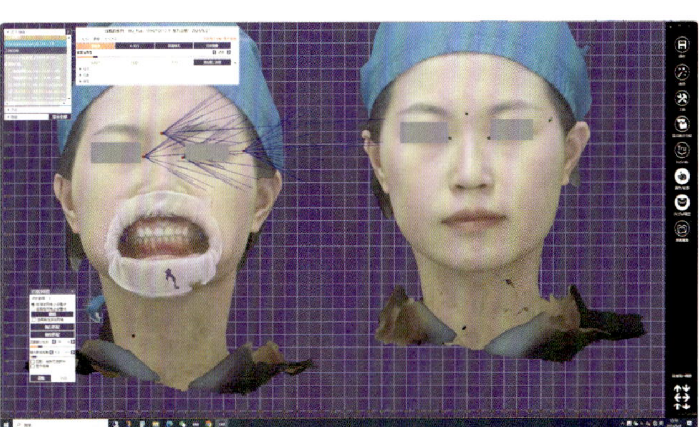
◎图 9-2-48　将口扫数据和面扫数据进行匹配

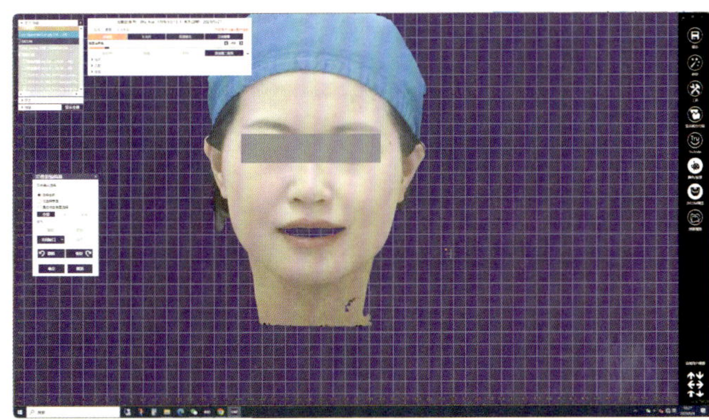
◎图 9-2-49　去除面扫中的牙齿数据

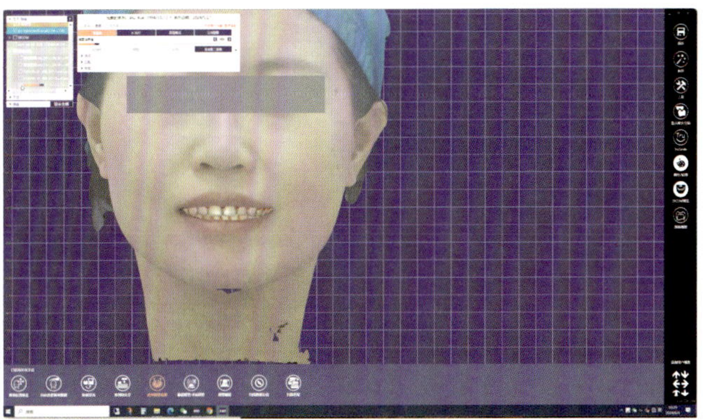
◎图 9-2-50　面扫和口扫数据匹配完成

4. 面扫数据同口扫数据的结合还可以通过 CBCT 作为中间媒介获得。此时不需要使用开口器进行面部信息的扫描，只需获得患者正常闭口位的 CBCT 和面扫数据，通过口扫数据同 CBCT 数据结合，面部数据同 CBCT 数据结合，即可获得口扫数据和面部数据的结合（图 9-2-51～图 9-2-63），完成 DSD 设计所需要的数据整合。

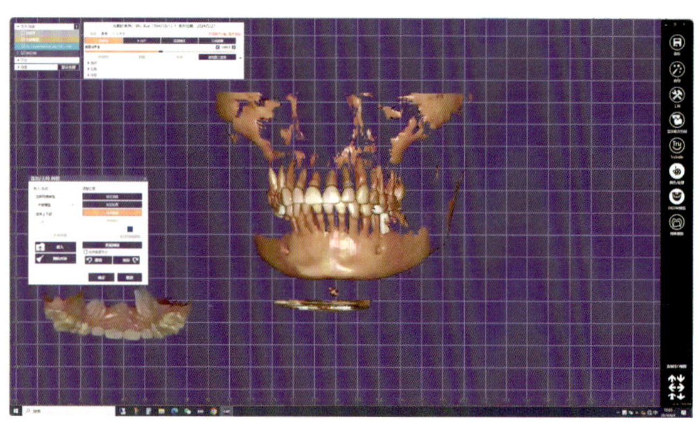

◎图 9-2-51　导入 CBCT 信息

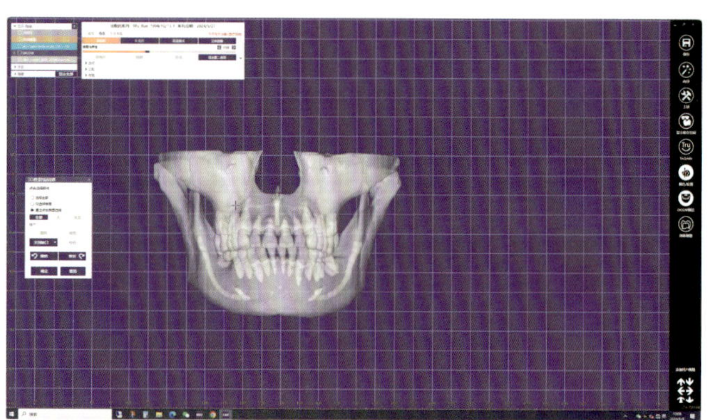

◎图 9-2-52　检查并修整 CBCT 资料

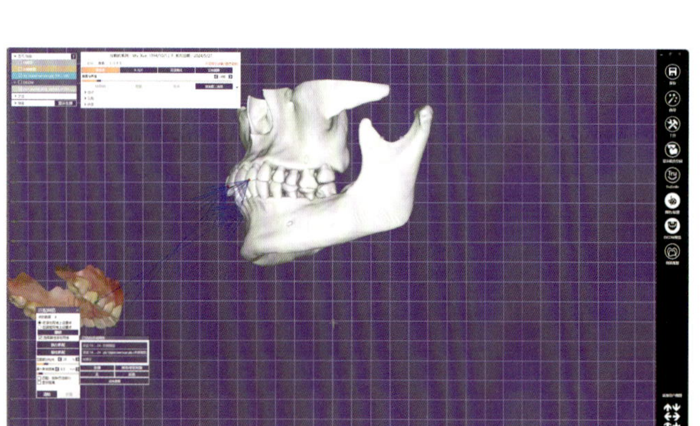

◎图 9-2-53　口扫与 CBCT 选点匹配

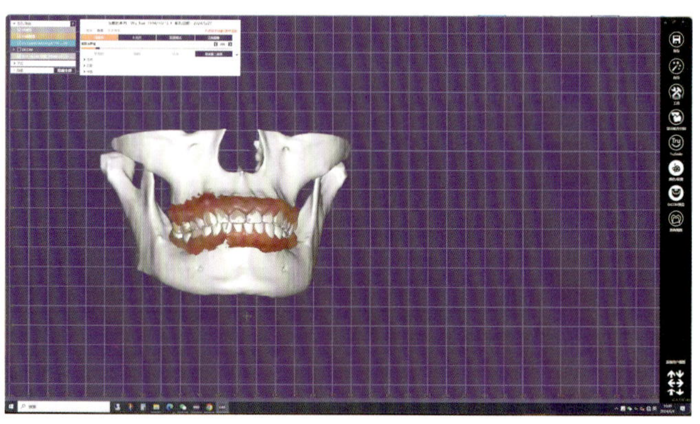

◎图 9-2-54　匹配完成

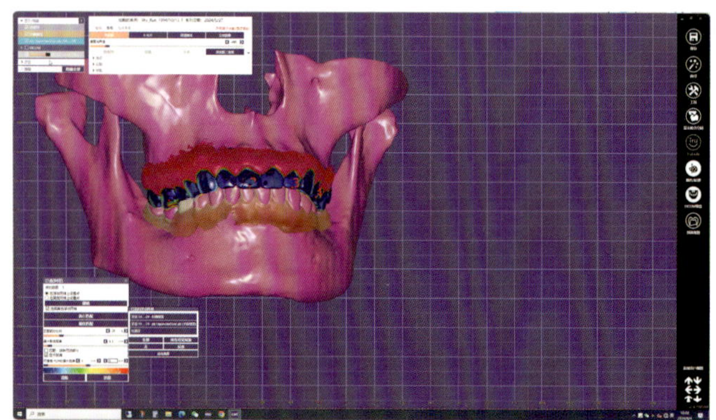

◎图 9-2-55　检查匹配度

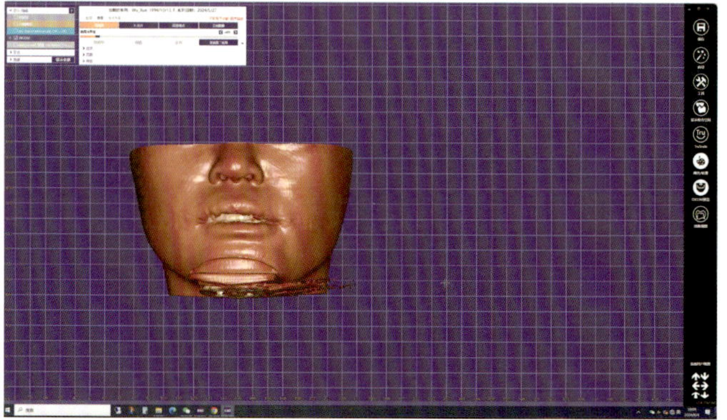

◎图 9-2-56　显示出 CBCT 的软组织情况

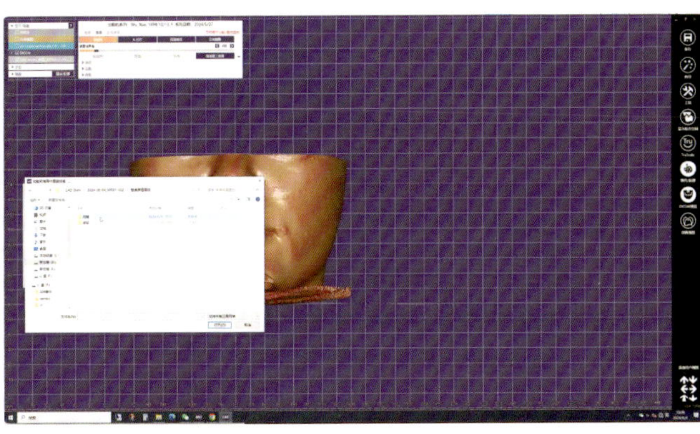
◎图 9-2-57　选择闭口状态的面扫资料

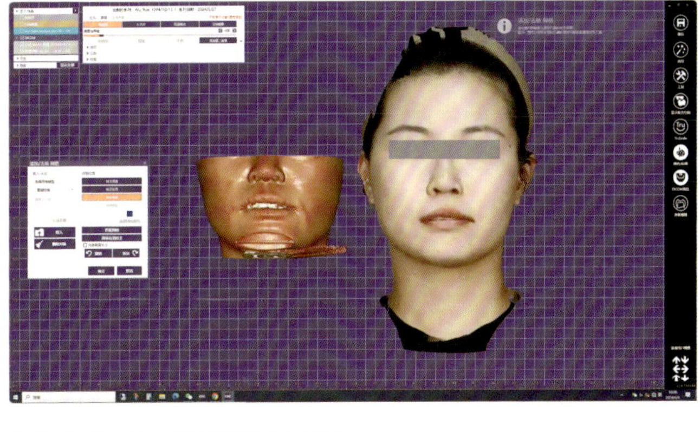
◎图 9-2-58　面扫资料导入完成

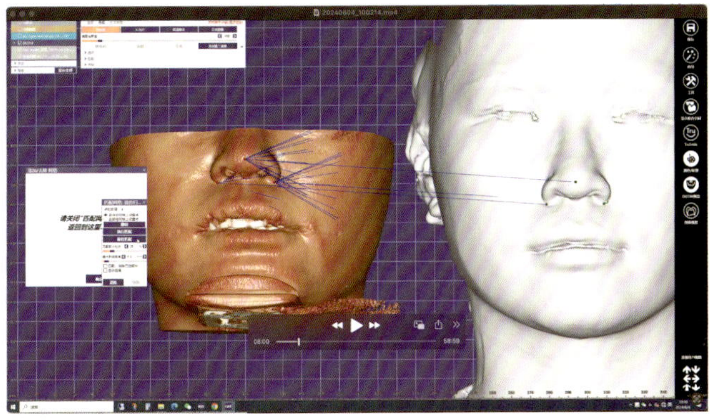
◎图 9-2-59　面扫资料与 CBCT 软组织选点匹配

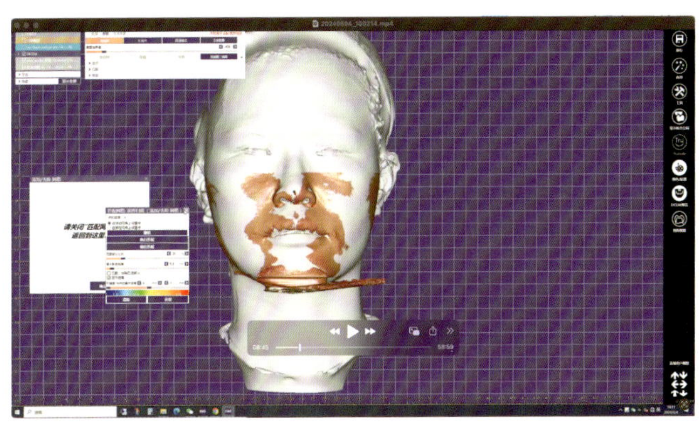
◎图 9-2-60　面扫资料与 CBCT 资料匹配完成

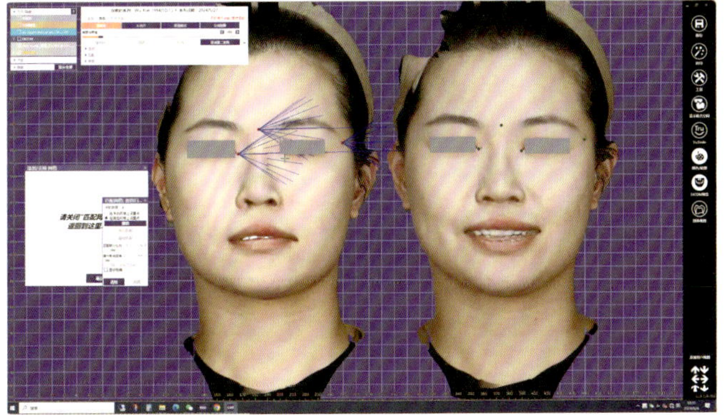
◎图 9-2-61　闭口状态的面扫资料与微笑状态的面扫资料选点匹配

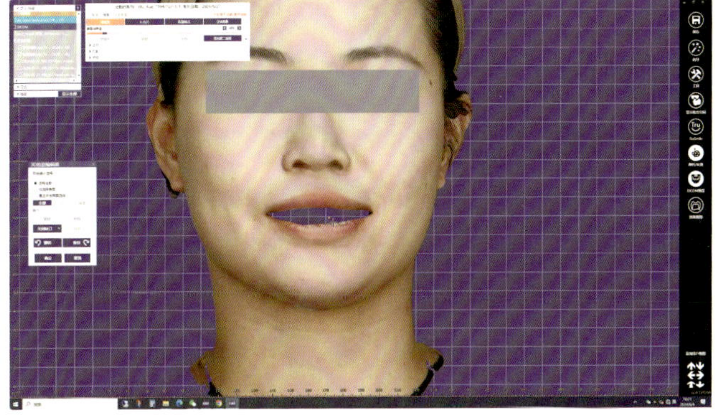
◎图 9-2-62　去除面扫资料中的牙齿部分

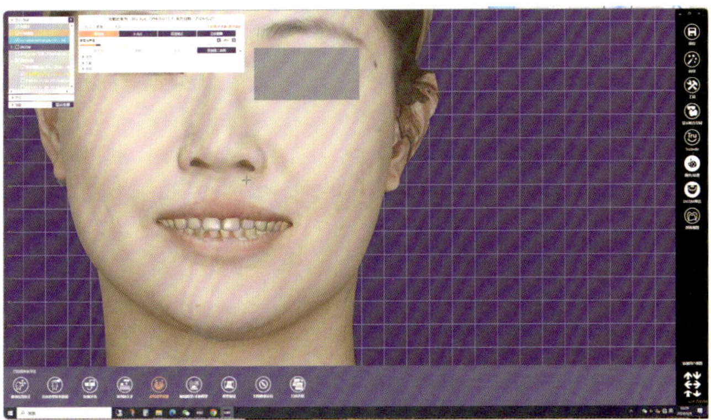
◎图 9-2-63　面扫资料与口扫资料通过 CBCT 进行匹配

5. 面扫和口扫数据进行匹配以后，开始DSD的设计过程，选择需要设计的区域，从素材库中选择合适的牙齿三维形状，根据牙齿的排列位置放置素材（图9-2-64，图9-2-65）。

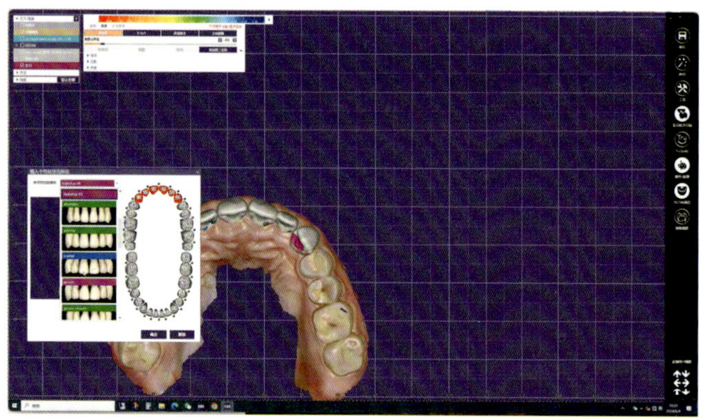

◎图9-2-64 在素材库中按照选择合适的牙的形态

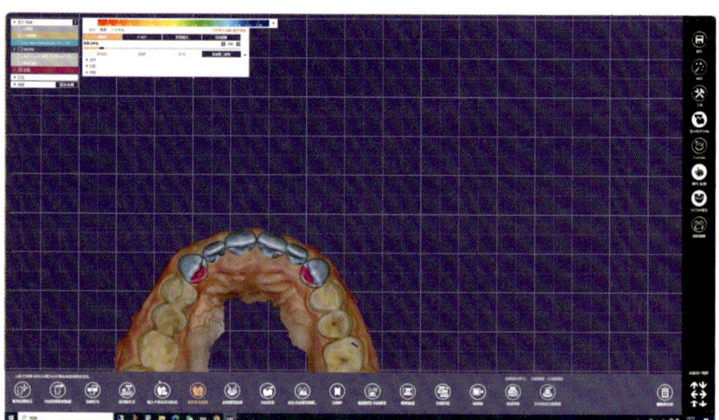

◎图9-2-65 牙齿插入牙弓内（也可以修改患者牙齿形态进行设计）

6. 根据自带的网格系统确定瞳孔连线、面中线同牙齿之间的关系，然后固定数据资料。放大面下部分，进行牙齿形态的调整（图9-2-66，图9-2-67）。

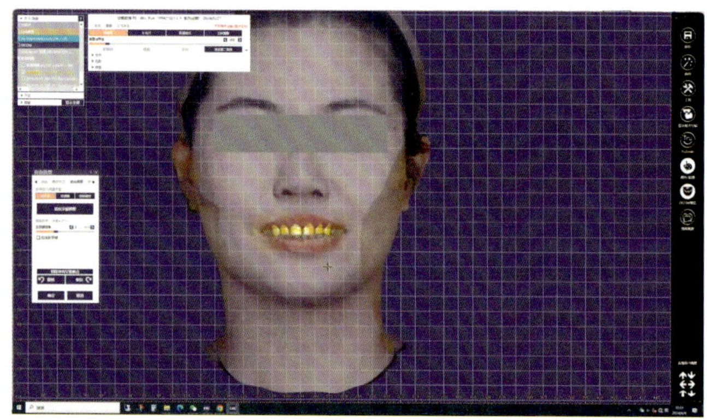

◎图9-2-66 确定患者的水平面的中线

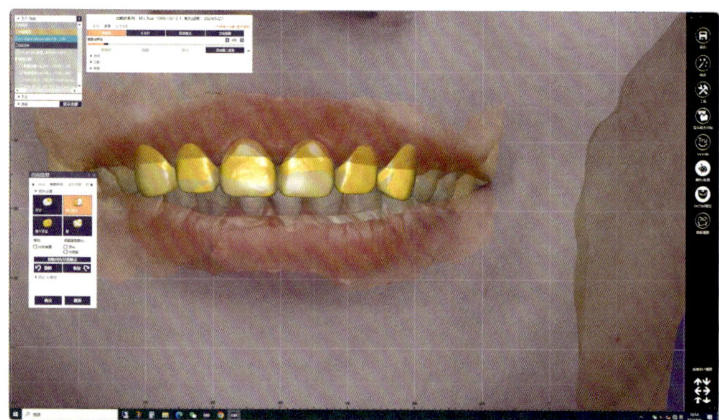

◎图9-2-67 放大面下部分进行牙齿细节的调整

7．完成设计（图 9-2-68～图 9-2-70）。

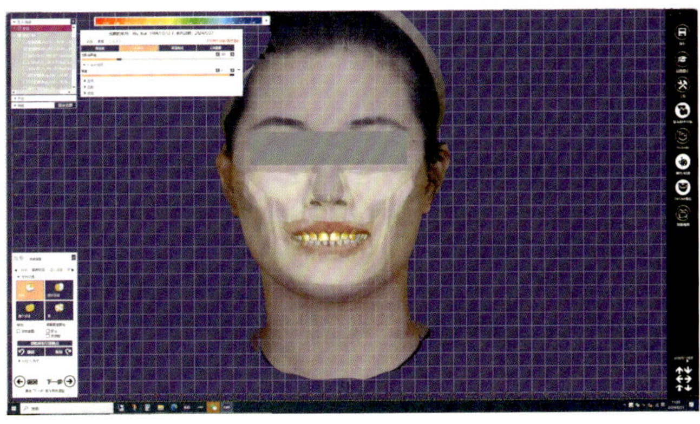

◎图 9-2-68　设计完成

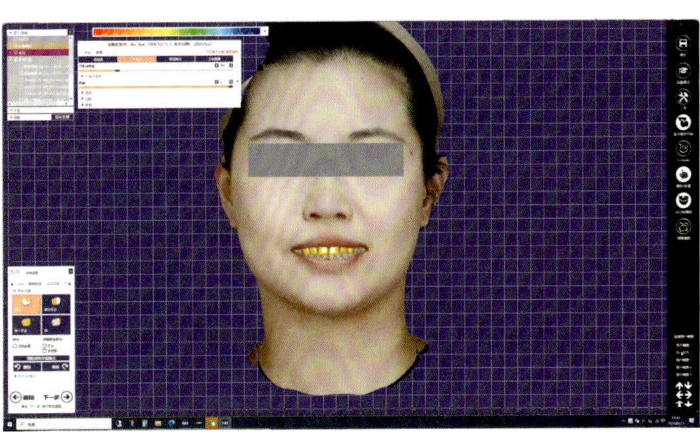

◎图 9-2-69　面扫口扫通过 CBCT 作为媒介进行整合的设计结果

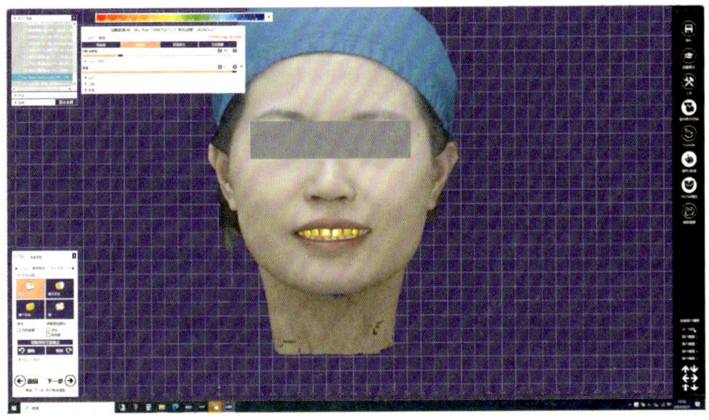

◎图 9-2-70　面扫口扫直接进行整合的设计结果

（周 倜　刘 峰　李 祎　余 涛　王宇飞）

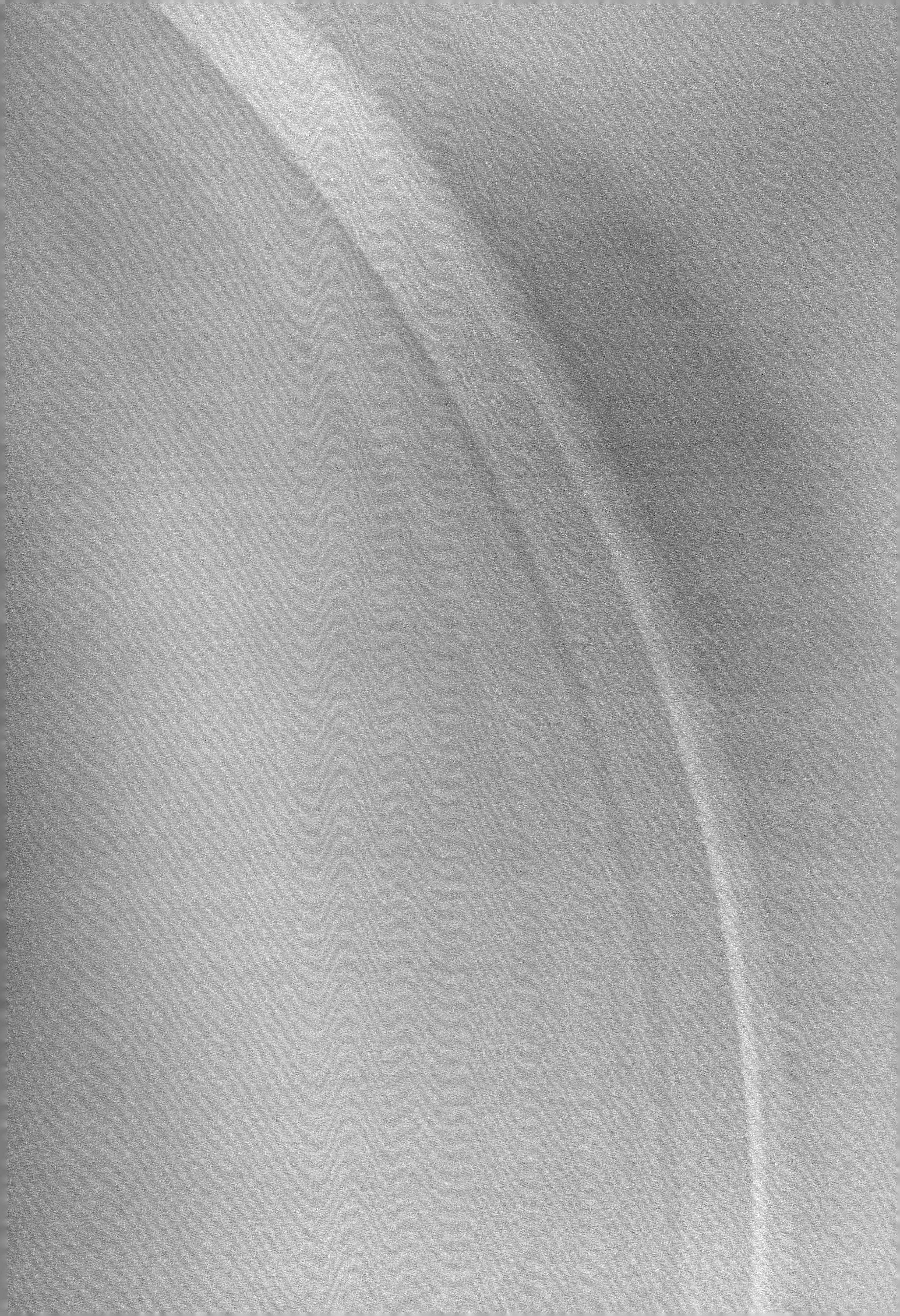